Donhauser-Gruber / Mathies / Gruber

RHEUMATOLOGIE

ENTZÜNDLICHE GELENK- UND WIRBELSÄULENERKRANKUNGEN

FACHBUCHREIHE KRANKENGYMNASTIK
Physikalische Therapie – Prävention – Rehabilitation

Herausgeberin: Anneliese tum Suden-Weickmann

Donhauser-Gruber/Mathies/Gruber

RHEUMATOLOGIE

ENTZÜNDLICHE GELENK- UND WIRBEL-SÄULENERKRANKUNGEN

Lehrbuch für Physiotherapeuten

Mit Beiträgen von

Carola v. Altenbockum • Magdalena Bräckle

Ute Donhauser-Gruber • Alfred Gruber

Birgit Herrmann • Ulrike Jochmann

Hartwig Mathies • Lore Sänger

Klaus L. Schmidt • Andrzej Seyfried

Marianne Spamer • Karl Tillmann

Pflaum Verlag München

Die Deutsche Bibliothek – CIP-Einheitsaufnahme

Rheumatologie : Entzündliche Gelenk- und Wirbelsäulenerkrankungen ; Lehrbuch für Physiotherapeuten / Ute Donhauser-Gruber ... Mit Beitr. von Carola von Altenbockum ... – München : Pflaum, 1996
(Fachbuchreihe Krankengymnastik)
ISBN 3-7905-0695-8
NE: Donhauser-Gruber, Ute; Altenbockum, Carola von

ISBN 3-7905-0695-8

Gesamtherstellung: Pustet, Regensburg

Inhalt

Vorwort

Diesem hier vorgelegten Buch diente das 1988 erschienene und inzwischen vergriffene Buch »Rheumatologie. Lehrbuch für Krankengymnastik und Ergotherapie« als Grundlage. Wegen der inzwischen verlängerten Ausbildung zum Physiotherapeuten mit Betonung erweiterter Lehrinhalte war ein neues aktuelles Lehrbuch, das sich nur auf die Physiotherapie und ihre Grundlagen bezieht, erforderlich.

Das Buch vermittelt neben den Grundlagen und der Praxis der krankengymnastischen Behandlung auch alle medizinischen Grundkenntnisse über die hier abgehandelten Erkrankungen. Es informiert darüber hinaus über die Zusammenarbeit mit allen an der Therapie der Rheumakranken beteiligten Berufsgruppen. Auch psychosomatische und soziale Probleme, mit denen Krankengymnasten zwangsläufig konfrontiert werden, sind entsprechend dargestellt. Nur wenn man so umfassend informiert ist, wird man eine vertrauensvolle Mitarbeit des Patienten erreichen.

Die Darstellung der Krankengymnastik selbst basiert auf den neuesten Erkenntnissen der Pathophysiologie der in dem Lehrbuch abgehandelten Erkrankungen. Spezielle Methoden werden nur insofern berührt, als sich innerhalb jeder Methode Verfahren finden lassen, die der jeweiligen Situation Rechnung tragen. Die gebotene Ausführlichkeit des pathomechanischen und krankengymnastischen Teils hat uns veranlaßt, den Anspruch auf ein Lehrbuch auch für die Ergotherapie aufzugeben. Deshalb ist auf die Ergotherapie nur insofern Bezug genommen, als Grundlagen erörtert werden, über die der Physiotherapeut wegen der notwendigen Abstimmung dieser beiden Berufsgruppen orientiert sein sollte.

Was die neue Berufsbezeichnung „PhysiotherapeutIn" betrifft, so wird sie nicht in allen Beiträgen des Berufes verwendet.

Wir hoffen, mit diesem Buch ein hilfreiches Lehrbuch für die Krankengymnastik-/Physiotherapie-Schulen, und zwar sowohl für den Lehrenden als auch für den Lernenden, aber auch für die Fortbildung bereits im Beruf stehender Therapeuten geschaffen zu haben.

Im Namen aller Mitautoren *U. Donhauser-Gruber, H. Mathies, A. Gruber*

Autoren

Carola von Altenbockum, Rheuma-Kinderklinik Garmisch-Partenkirchen, Gehfeldstraße 24, D-82467 Garmisch-Partenkirchen

Magdalena Bräckle, Rheuma-Kinderlinik Garmisch-Partenkirchen, Gehfeldstraße 24, D-82467 Garmisch-Partenkirchen

Ute Donhauser-Gruber, Rheuma-Therapie-Zentrum Nürnberg, Schweinauer Hauptstraße 12, D-90441 Nürnberg

Dr. med. Alfred Gruber, Rheuma-Therapie-Zentrum Nürnberg, Schweinauer Hauptstraße 12, D-90441 Nürnberg

Birgit Herrmann, Rheumakrankenhaus, König-Karl-Str. 6, D-75323 Bad Wildbad

Ulrike Jochmann, Zentrum für Rheumatologie, Rheingauer Straße 18, D-65388 Schlangenbad

Prof. Dr. med. Hartwig Mathies, ehem. Chefarzt am Rheuma-Zentrum Bad Abbach, jetzt Rheuma-Therapie-Zentrum Nürnberg, Schweinauer Hauptstr. 12, D-90441 Nürnberg

Dr. med. Lore Sänger, Rheuma-Kinderklinik Garmisch-Partenkirchen, Gehfeldstraße 24, D-82467 Garmisch-Partenkirchen

Prof. Dr. med. Klaus L. Schmidt, Klinik für Physikalische Medizin, Balneologie und Rheumatologie der Universität Gießen in Bad Nauheim, Ludwigstraße 37–39, D-61231 Bad Nauheim

Prof. Dr. med. Andrzej Seyfried, Akademia Wyhowania Fizycznego, Ul. Marymoncka 34, PL-01-813 Warszawa

Marianne Spamer, Rheuma-Kinderklinik Garmisch-Partenkirchen, Gehfeldstraße 24, D-82467 Garmisch-Partenkirchen

Prof. Dr. med. Karl Tillmann, Orthopädische Abteilung der Rheumaklinik Bad Bramstedt, Oskar Alexander-Straße 26, D-24576 Bad Bramstedt

1

Einführung

H. Mathies

In der Krankengymnastik (Physiotherapie) wird auf vielen der diesbezüglichen Schulen das rheumatologische Gebiet auch nach Meinung und Erfahrung der Rheumatologen nicht ausreichend gelehrt. Es kommt dazu, daß in den letzten Jahren die Erkenntnisse sowohl in der Rheumatologie als medizinischem Gebiet als auch mit den entsprechenden Auswirkungen auf die Krankengymnastik eine enorme Vertiefung und Ausweitung erfahren haben, die ihren Niederschlag auch in der Ausbildung finden sollten. Frühere, unter relativ einfachen Vorstellungen entwickelte Techniken lassen inzwischen eine erhebliche Differenzierung erkennen, und Forschungsergebnisse vor allem auf pathophysiologischem Gebiet und zunehmende klinische Erfahrungen und Kenntnisse bestimmen heute das therapeutische Vorgehen in der Krankengymnastik. Die Krankengymnastik sollte in erster Linie präventiv orientiert sein, wie überhaupt die Behandlung rheumatischer Erkrankungen um so wirkungsvoller ist, je früher sie einsetzt und je konsequenter sie durchgeführt wird. So ist die krankengymnastische Behandlung heute eingebunden in eine moderne Therapie dieser Erkrankungen, die nicht nur die Rehabilitation, sondern vor allem die Prävention im Auge hat.

Die heutige Therapie rheumatischer Erkrankungen ist nicht nur auf die Bewegung schlechthin ausgerichtet, sondern sie hat die vorliegende Erkrankung und ihre Ätiologie, die speziellen Funktionsbehinderungen und ihre oft sehr unterschiedlichen Ursachen, besonders anatomische und pathophysiologische Gegebenheiten, das Problem des Gelenkschutzes trotz notwendiger Mobilisation und nicht zuletzt auch die psychische Situation des Patienten zu berücksichtigen. Bei diesen Voraussetzungen für eine moderne Behandlung verwundert es nicht, daß die Physiotherapie in manchen Ländern im Rahmen der Ausbildung in Rehabilitation ein akademisches Fach ist. Zumindest sollte aber bei uns das Berufsbild der Physiotherapie eine größere Profilierung erfahren, die jedoch nur gerechtfertigt ist, wenn die Ausbildung und Fortbildung einen angemessenen Standard aufweisen.

Aber nicht nur eine entsprechende fachliche Ausbildung ist Voraussetzung für eine rheumatologische Tätigkeit in diesem Beruf, sondern es müssen auch allgemeine Kenntnisse in der Rheumatologie auf medizinischem, sozialem und psychologischem Sektor gefordert werden. Die Krankengymnastin kommt oft in weitaus größerem Maße mit den

Patienten in persönlichen Kontakt, als es beim Arzt der Fall ist, und nicht selten baut sich ein besonderes Vertrauensverhältnis auf. Die Ursache dafür ist einmal die meist längere Zeit, die man sich mit dem Patienten beschäftigen kann, ferner das in der Regel ungezwungenere Gespräch und nicht zuletzt auch die Tatsache der körperlichen Berührung im Rahmen der Therapie, die in ihrer diesbezüglichen Bedeutung nicht zu unterschätzen ist. Deshalb sucht der Kranke oft das Gespräch über alle möglichen Dinge, die ihn bewegen, und stellt Fragen nach der Art, Ursache und Prognose seiner Erkrankung, nach der Richtigkeit der vom Arzt verordneten medikamentösen Behandlung, nach Möglichkeiten sozialer Hilfe am Wohnort jeder Art usw., also Fragen, auf die man in der Regel keine verbindliche Antwort geben kann und oft auch nicht darf, auf die man aber dennoch antworten muß. Durch die heute als für die Bewältigung der chronischen Erkrankungen notwendig und erfolgreich erkannte Aufklärung der Patienten wissen diese heute schon viel über ihre Erkrankung, deshalb muß auch die Krankengymnastin, die in der Rheumatologie arbeitet, mindestens so viel wissen, wie die Patienten selbst, damit sie auf deren Fragen eine Antwort finden kann. Meist sind es ja Zweifel, die die Patienten an der Aussage des Arztes hinsichtlich eines Krankheitsbildes, an der verordneten Medikation und der Notwendigkeit ihrer regelmäßigen Einnahme haben. Hier kann man nur eine beruhigende Antwort geben, wenn man über das, was der Patient weiß und überlegt, auch selbst informiert ist. Es gehört also die Unterrichtung über die Klinik und Therapie, auch medikamentöse, der rheumatischen Erkrankungen zur Ausbildung in der Krankengymnastik. Daß besonders die Krankengymnastin auch die Möglichkeiten der Methoden der übrigen physikalischen Therapie und der Ergotherapie kennen muß, versteht sich von selbst. Diesbezüglich greifen ja die Behandlungen oft sehr ineinander und müssen entsprechend abgestimmt werden.

Die Krankengymnastinnen haben also einen ganz wesentlichen Anteil an der psychischen Führung der Kranken, die gerade für die chronisch Rheumakranken so unendlich wichtig ist. Auf der anderen Seite ist die Krankengymnastin auch oft diejenige Bezugsperson des Patienten, die psychische Auffälligkeiten zuerst erkennt und somit den Arzt darauf aufmerksam machen kann. Deshalb gehört auch eine Grundausbildung auf diesem Sektor dazu.

Es ist also ein weites Feld der Kenntnisse, die in der Krankengymnastik verlangt werden, wobei besonders tiefgreifende Kenntnisse natürlich im eigenen speziellen Beruf erwartet werden; Kenntnisse, die oft weit über das hinausgehen, was der verordnende Arzt weiß. Deshalb ist auch die »Rückkopplung« mit dem Arzt in der gemeinsamen Behandlung des Patienten so wichtig. Der Arzt sollte spezielle Kenntnisse seines Assistenzpersonals, die natürlich fundiert sein müssen, akzeptieren und beachten, und er soll sich nicht zu gut sein, einen entsprechenden Rat zu beherzigen. Die Krankengymnastin andererseits sollte aber auch auf den Arzt zugehen, ihn fragen, um ihre Ansicht über das Krankheitsbild vertiefen zu können, auch, um mit dem Arzt auf Grund ihrer Kenntnisse dessen Verordnungen zu diskutieren, wo es not tut. Auch das gehört zur mit Berechtigung geforderten besseren Profilierung der Krankengymnastik. Möge dieses Lehrbuch dazu beitragen, das dazu notwendige Grundwissen in der Rheumatologie zu vermitteln.

2

Die Definition des Begriffes »Rheumatismus«

H. Mathies

Es soll des besseren Verständnisses wegen die aus der folgenden Betrachtung zu ziehende Feststellung vorweggenommen werden, daß die Bezeichnung »Rheumatismus« keinerlei diagnostischen Wert hat, sondern eine Sammelbezeichnung für bestimmte Erkrankungen im Bereich des Bewegungsapparates darstellt, etwa so wie die Gastroenterologie definierte Erkrankungen im Abdominalbereich zusammenfaßt. Daß die rheumatischen Erkrankungen heute ebenfalls, trotz einiger noch offener Fragen bezüglich ihrer Ätiologie, weitgehend definiert sind, kann als gegeben vorausgesetzt werden. Dennoch gibt es immer noch laufend neue Erkenntnisse über immunologische und klinische Zusammenhänge und Abgrenzungen.
Zur Zeit der hippokratischen Schule (etwa 400 v. Chr.) wurden die rheumatischen Erkrankungen in Unkenntnis der wahren und unterschiedlichen Ursachen als ätiologisch einheitlich, wenn auch bezüglich der Erscheinungsbilder unterschiedlich, angesehen. Man stellte sich vor, daß das φλῆγμα (Phlegma) als einer der vom Gehirn herabfließenden (ῥέω) Flüsse sich in einer »Falle« (ἄγρα (Agra) = Fang) festsetzt und damit je nach Lokalisation (Podagra, Cheiragra, Gonagra usw.) das Krankheitsbild charakterisiert. Rheuma als »das Fließende« wurde also später im Sinne der im Körper herumfließenden Schmerzen falsch interpretiert.
Die 1683 gewonnene Erkenntnis, daß die Gicht eine abgrenzbare, ätiologisch besonders gelagerte und als Folge einer Stoffwechselkrankheit geklärte Erkrankung ist, war nach zwischenzeitlich sehr unklaren Versuchen einer Differenzierung der rheumatischen Krankheiten der erste wirkliche Schritt zu einer Aufgliederung der rheumatischen Krankheiten. Obwohl die Gicht (»Arthritis urica«) somit die erste genau definierte Erkrankung war, hat sich teilweise im Volksmund völlig unbegründet und unerklärlich die Bezeichnung Gicht für alle mit Knoten und schweren Deformierungen und Deviationen vor allem der Hände einhergehenden Erkrankungen bis heute gehalten. Der Gicht (engl. Gout) wurde der »eigentliche« Rheumatismus gegenübergestellt, der als »Rheumatismus verus« (»Akute Polyarthritis«, später englisch »Rheumatic Fever«, neuere Nomenklatur »Streptokokkenrheumatismus«) dann von der chronischen Polyarthritis abgetrennt wurde. Im englischen Schrifttum erhielt die (primär) chronische Polyarthritis die Bezeichnung

»Rheumatic Gout« in der Auffassung, daß dieses rheumatische Krankheitsbild der Gicht näherstünde als dem »eigentlichen« Rheumatismus. Der englische Arzt Garrod schlug dann 1859 für die bei uns bis heute als (primär oder progressiv) chronische Polyarthritis bezeichnete Erkrankung den Terminus »Rheumatoid Arthritis« vor. Er wollte damit sagen, daß die chronische Polyarthritis weniger mit der Gicht zu tun hat, sondern dem »Rheumatismus« ähnlicher sei, also diesem näherstünde. Zu einem Zeitpunkt, als nur drei der unzähligen rheumatischen Erkrankungen bekannt waren, ist eine solche Differenzierung historisch noch zu verstehen. Die weitere, damals unvorhersehbare Entwicklung der Erkenntnisse zeigte jedoch, daß das Festhalten an nur einer, letztlich willkürlich als »eigentlich« rheumatisch zu bezeichnenden Krankheit nicht möglich war, da dann eine Krankheit nach der anderen aus dem Rheumatismus herausgenommen werden müßte und damit plötzlich alle bisher einwandfrei rheumatischen Krankheiten mit dem Rheumatismus nichts mehr zu tun hätten.
Man ist immer wieder erstaunt festzustellen, daß zu einem Zeitpunkt, als schon die ersten Abtrennungsversuche gemacht wurden, die Arthrosen noch im großen und undifferenzierten Rest der rheumatischen Erkrankungen enthalten waren. Sie wurden erst 1913 als abzutrennende degenerative Gelenkerkrankung erkannt. Es ist eigentlich die einzige Krankheitsgruppe, bei der man wegen der vorwiegend statischen Ursachen und wegen des nichtsystemischen Charakters ohne zugrundeliegende innere Erkrankung eine Abtrennung von rheumatischen Erkrankungen diskutieren könnte, wie es bei uns orthopädischerseits gefordert wird, obwohl ursprünglich von 400 v. Chr. bis 1913 die Arthrosen rheumatisch waren. In vielen Ländern werden die Arthrosen als selbstverständlich den rheumatischen Erkrankungen zugehörig betrachtet. Es gibt frühere Definitionen, in denen die Schwierigkeiten einer Abtrennung offensichtlich wurden, indem z. B. die Arthrosen aus dem Rheumabegriff herausgenommen wurden, dann aber in der Klassifikation ausdrücklich als »degenerativer Rheumatismus« wieder erschienen. In allen Rheumabüchern und auf Rheumakongressen ist genauso von degenerativen Gelenkerkrankungen die Rede, wie sie auch in Rheumakliniken und in Rheumasanatorien behandelt werden. Und der Patient kommt zunächst einmal mit seinen »rheumatischen Beschwerden« zum Arzt, der ja auch nicht in jedem Falle sofort entscheiden kann, ob eine Erkrankung degenerativ oder sonst nichtentzündlich mit internistischem Hintergrund oder entzündlich ist. In der angloamerikanischen Rheumatologie sah man lange die Arthrose als entzündlich an, wie die heute noch gebräuchliche Bezeichnung »Osteoarthritis« beweist.
Parallel mit der fortschreitenden Abgrenzung der Gelenkleiden lief die Erfassung der Erkrankungen an anderen Lokalisationen des Bewegungsapparates (Wirbelsäule und Weichteile). Hier hat man z. B. im deutschen Sprachraum sehr frühzeitig erkannt, daß die Spondylitis ankylosans (die Bechterew-Krankheit) nicht einer chronischen Polyarthritis, nur mit Lokalisation an der Wirbelsäule, gleichzusetzen ist, während man im angloamerikanischen Sprachraum bis erst vor kurzem an dieser Meinung festhielt. Die Differenzierung der entzündlichen und nichtentzündlichen Erkrankungen der Weichteile (Muskulatur, Sehnen usw.) sowie der Bindegewebserkrankungen mit systemischer Symptomatik geht erst auf die letzten Jahrzehnte zurück.

Die moderne Klassifikation der Erkrankungen des Bewegungsapparates weist neben den entzündlichen und degenerativen Erkrankungen auch die Erkrankungen infektiösen, metabolischen, endokrinen, hämatologischen, neurogenen und auch psychischen Ursprungs aus. Die Tatsache, daß diese Erkrankungen oft Folge nichtrheumatischer Grunderkrankungen sind, hat zu der gelegentlichen Auffassung geführt, daß man sie deshalb nicht als rheumatisch ansehen darf. Dieser Ansicht liegt eine falsche Betrachtungsweise der rheumatischen Erkrankungen zugrunde. Auch wenn die Grunderkrankung z. B. eine infektiöse Krankheit ist, so ist die mögliche Manifestation am Bewegungsapparat dennoch rheumatisch. Wir kennen sogar Fälle von reaktiven Arthritiden, wie z. B. Toxoplasmose-, Yersinia- oder Coxsackie-Infektionen, bei denen die Arthritis häufig die einzige Krankheitsmanifestation ist. Hier wird deutlich, daß man die Arthritis als Manifestation am Bewegungsapparat selbstverständlich zum Rheumatismus zählen muß, wenn auch eine nichtrheumatische Infektionskrankheit letztlich zugrundeliegt. Wir würden ja auch niemals eine Darmmanifestation deshalb nicht mehr als Darmerkrankung bezeichnen, weil ihr eine Infektionskrankheit zugrundeliegt. Das gilt auch für die infektiösen Gelenk- und Wirbelsäulenerkrankungen, bei denen sich die Erreger im Gelenk selbst befinden. Auch hier ist die Manifestation am Bewegungsapparat rheumatisch im Sinne des symptomatologischen Sammelbegriffes der rheumatischen Krankheiten.

Wollte man der Argumentation folgen, daß Erkrankungen des Bewegungsapparates dann keine rheumatischen Erkrankungen sind, wenn wir Ursachen und pathogenetische Zusammenhänge kennen, die außerhalb des Bewegungsapparates liegen, dann müßten viele der selbstverständlich als »rheumatisch« bezeichneten Erkrankungen aus dem Rheumabegriff herausgenommen werden. Die Arthritis psoriatica, die übrigens auch ohne Psoriasis auftreten kann, wäre also eine Hauterkrankung und nicht eine eigenständige Gelenkerkrankung mit Beziehung zur Psoriasis. Auch der Streptokokkenrheumatismus (Rheumatisches Fieber, akute Polyarthritis) wäre dann keine rheumatische Erkrankung (obwohl man ihr einst das Prädikat »Rheumatismus verus« zuerkannte), sondern eine Infektionskrankheit. Auch das Reiter-Syndrom mit seinen häufigen zugrundeliegenden Darm- oder Harnwegsinfektionen (wenn auch mit noch nicht genau bekanntem pathogenetischem Mechanismus) würde höchstens zum »Rheumatoid« degradiert, die Sarkoid-Arthritis (als Löfgren-Syndrom mit Boeckscher Hilusadenopathie) wäre eine Lungenerkrankung, und schließlich würde die chronische Polyarthritis, wenn wir eines Tages vielleicht die Ätiologie ganz aufklären sollten, aufhören, eine rheumatische Erkrankung zu sein. Auch bei der Gicht darf nicht übersehen werden, daß die Grundkrankheit natürlich eine Stoffwechselerkrankung ist, die aber eine rheumatische Manifestation am Gelenkapparat haben kann, deren Differentialdiagnostik erfahrungsgemäß oft nicht unerhebliche Schwierigkeiten macht. Für alle diese hier erwähnten Erkrankungen gilt also, wie auch für die symptomatischen und infektiösen Manifestationen am Bewegungsapparat: Die Ursache bzw. Grunderkrankung ist natürlich nicht rheumatisch, aber ihre möglichen Manifestationen am Bewegungsapparat sind rheumatisch.

Nach einigen historisch verständlichen, heute aber als überholt zu bezeichnenden Versuchen, den Rheumabegriff bestimmten Erkrankungen vorzubehalten, wobei man jedoch mal die eine und mal die andere Erkrankung als eigentliches Rheuma ansah, haben wir uns jetzt wieder auf den historischen Begriff des Rheuma als Gruppenbezeichnung für alle rheumatischen Erkrankungen zu besinnen, nur daß die einheitlich gedachte Ätiologie natürlich heute keine Gültigkeit mehr hat. Da wir aber in diesem Gruppenbegriff heute praktisch alle Erkrankungen pathogenetisch und nosologisch differenziert und gegliedert vor uns haben, hat der Rheumabegriff natürlich jegliche diagnostische Bedeutung verloren.

Somit stellt sich die Frage nach einer Definition des Begriffes. In Anlehnung an eine amerikanische Definition haben wir den Begriff einmal so formuliert: »Rheumatische Erkrankungen sind mit Schmerzen und Funktionseinschränkungen einhergehende Zustände am Bewegungsapparat unter Einschluß der diese Erkrankungen begleitenden oder auch isoliert vorliegenden Manifestationen an anderen Organen oder Organsystemen«. In dieser Definition sind also die begleitenden (bzw. gelegentlich auch ohne Symptomatik am Bewegungsapparat auftretenden) Manifestationen primär rheumatischer Erkrankungen an inneren Organen einschließlich der Konnektivitiden mit enthalten, wogegen selbstverständlich primäre innere Erkrankungen, die evtl. rheumatische Manifestationen haben können, nur bezüglich dieser etwaigen Manifestationen am Bewegungsapparat, nicht aber hinsichtlich der internen Grunderkrankung mit einbezogen sind. Allerdings wären in einer solchen Definition auch statisch bedingte Erkrankungen (z. B. Arthrose) enthalten. Wollte man diese eliminieren, was allerdings nicht der weltweiten Auffassung entspricht, so könnte folgende Definition vorgeschlagen werden, die die verbleibenden Erkrankungen dann näher definieren muß: »Rheumatismus ist der Sammelbegriff für Erkrankungen des Bewegungsapparates mit Systemcharakter unter Einschluß der diese Erkrankungen begleitenden oder auch isoliert vorliegenden Manifestationen an anderen Organen oder auf dem Boden von Grunderkrankungen bes. infektiöser, metabolischer, endokrinologischer, hämatologischer, neurologischer oder psychischer Genese«.

Mit solchen Begriffsdefinitionen entfallen dann auch die gelegentlich zu lesenden Termini, wie »echter« Rheumatismus, »eigentlicher« Rheumatismus, Rheuma im »engeren« oder »weiteren« Sinne, »pararheumatische« Erkrankungen, »Rheumatoide« usw., und der oft aus Verlegenheit gebrauchte, unklare Terminus »Rheumatischer Formenkreis« wäre identisch mit dem Begriff »Rheumatismus« und damit überflüssig.

3

Klassifikation der rheumatischen Erkrankungen

H. Mathies

Es hat im Laufe der Jahrzehnte zahlreiche Klassifikationen gegeben, die teils als heute veraltet, unvollständig, sachlich angreifbar oder auch sonst als ungeeignet bezeichnet werden müssen. Das gilt auch für das Kapitel XIII »Diseases of the Musculo-Sceletal System and Connective Tissue« der 9. Revision der »International Classification of Diseases (ICD)«, die gleichzeitig als Klassifikation der WHO gilt. Diese läßt eine sinnvolle Einteilung und logische Zuordnung zu Oberbegriffen vermissen und läßt mehrere Registrierungen der gleichen Erkrankung an den verschiedensten Positionen zu, da nosologische, lokalisatorische und deskriptive Termini nebeneinander bestehen. Die ICD sollte die Dokumentation aller Begriffe gestatten, die sich auf Krankenscheinen, Rezepten und in Krankengeschichten finden, unabhängig davon, ob sie zutreffend sind oder nicht. Damit verführt die ICD zu oberflächlicher Diagnostik, da sie für jede Beschwerde auch ohne exakte Krankheitsbezeichnung eine Position anbietet.
Um die Forderung nach einer klinisch brauchbaren Klassifikation zu erfüllen, wurde die »Klassifikation der Erkrankungen des Bewegungsapparates (KEB)« erstellt, die in deutscher, englischer, französischer und spanischer Sprache vorliegt und im Eular Verlag, Basel, erschienen ist.
Die neueste Revision ICD 10 löst die neunte Revision ab und soll ab Januar 1996 für alle Registrierungen von Krankheiten international gültig sein.
Die ICD 10, deren Kapitel M die rheumatischen Erkrankungen abdeckt, weist wesentliche Verbesserungen gegenüber der oben kritisierten ICD 9 auf, wenn sie auch noch erhebliche Unzulänglichkeiten erkennen läßt. Auch in der Rheumatologie wird man sich in Zukunft der ICD 10 bedienen müssen. Der erste Band ist inzwischen erschienen. Band 2 und 3 werden in absehbarer Zeit im Buchhandel erhältlich sein.

4

Klinische Grundlagen der wichtigsten chronisch-entzündlichen rheumatischen Erkrankungen

H. Mathies, L. Sänger

Für die Krankengymnastik und die Ergotherapie sind nur diejenigen entzündlichen Gelenk- und Wirbelsäulenerkrankungen, ggf. mit Beteiligung weiterer Strukturen des Bewegungsapparates, wichtig, die chronisch sind und demzufolge auch zur Progredienz neigen und Folgeerscheinungen wie Bewegungseinschränkungen bis zur Ankylosierung, Deformierung, Fehlstellung, Kontrakturen, muskuläre Insuffizienzen usw. nach sich ziehen. Akute und kurzdauernde Gelenkerkrankungen, wie z. B. die sog. reaktiven (symptomatischen), meist infektbedingten, Arthritiden (z. B. bei Darminfektionen, Yersinia-Infektion u. a.) hinterlassen meist keine Dauerschäden und sind deshalb in der Regel nicht oder nur am Rande krankengymnastisch und ergotherapeutisch zu behandeln. Das gilt auch für das heute sehr selten gewordene Rheumatische Fieber (Streptokokkenrheumatismus, früher: akute Polyarthritis), das in der Regel keine Einschränkungen der Gelenkfunktion, sondern eher einen Herzklappenfehler zur Folge hat. Auch akute Gichtanfälle bedürfen keiner Krankengymnastik. Folgezustände wiederholter Gichtanfälle oder die chronische Gicht erfordern ggf. ein Übungsprogramm, das den bei degenerativen Veränderungen notwendigen Maßnahmen entspricht. Degenerative Gelenk- und Wirbelsäulenerkrankungen mit ihren Folgen werden in diesem Buch, das sich allein mit entzündlichen Erkrankungen beschäftigt, nicht abgehandelt. Das gleiche gilt für nichtentzündliche Erkrankungen der Weichteile, auch wenn sie oft fälschlich mit der die Entzündung charakterisierenden Endung »-itis«, z. B. als Periarthritis, Epicondylitis usw. bezeichnet werden. Entzündliche Begleiterscheinungen sind hier wohl möglich, deshalb ist jedoch kein entzündlicher Vorgang primär für diese Erkrankungen verantwortlich zu machen. Die systemischen entzündlichen Muskelerkrankungen, wie z. B. die Polymyositis oder Polymyalgia arteriitica (= rheumatica) bedürfen in der Regel keiner speziellen krankengymnastischen Behandlung, sie ist, im Gegenteil, meist nicht angezeigt.
Die sog. Bindegewebserkrankungen, zu denen außer der schon erwähnten Polymyositis der Lupus erythematodes, die systemische progressive Sklerose (Sklerodermie) und die Panarteriitis (nodosa) gehören, die zwar auch mit einer Gelenkbeteiligung einhergehen

können, bei denen aber vorwiegend Haut und innere Organe betroffen sind, werden im Rahmen der speziellen Thematik dieses Buches nicht abgehandelt.
So brauchen also im folgenden eigentlich nur die Chronische Polyarthritis (engl. / amer.: Rheumatoid Arthritis) und ihre besonderen jugendlichen Verlaufsformen, die Arthritis psoriatica, die Spondylitis ankylosans (M. Bechterew) und das Reiter-Syndrom, das zur Chronifizierung neigt, dargestellt zu werden.
Es werden im folgenden nur Fragen der Nomenklatur, Ätiopathogenese und der grundsätzliche Krankheitsprozeß dieser Erkrankungen beschrieben, während die einzelnen Veränderungen im Kapitel über die Pathophysiologie als unmittelbare Grundlage für die krankengymnastische und ergotherapeutische Behandlung eingehend abgehandelt werden.

Chronische Polyarthritis

Andere Bezeichnungen

Primär-chronische Polyarthritis, Progredient-chronische Polyarthritis, Progressiv-chronische Polyarthritis, Polyarthritis rheumatica (Rheumatische Polyarthritis), Rheumatoide Arthritis.

Nomenklatur

Die Einigung auf eine einheitliche Nomenklatur der im deutschen Sprachraum überwiegend »Chronische Polyarthritis« genannten Erkrankung bereitet vor allem deshalb Schwierigkeiten, weil die Einführung der in den angloamerikanischen Ländern üblichen Bezeichnung »Rheumatoid Arthritis« als wenig logisch von den meisten deutschen Rheumatologen abgelehnt wird.
Die Bezeichnung »Primär chronische Polyarthritis« würde bedeuten, daß es auch eine »Sekundär chronische Polyarthritis« als von ihr abgrenzbare Erkrankung im Sinne des Übergangs einer akuten in eine chronische Polyarthritis gibt. Als »Akute Polyarthritis« bezeichnete man früher die jetzt als »Streptokokkenrheumatismus« (= Rheumatisches Fieber) definierte Erkrankung. Nach heutiger Erkenntnis wissen wir, daß es den Übergang dieser Erkrankung in eine echte chronische Polyarthritis nicht gibt. Da also das Krankheitsbild einer »Sekundär chronischen Polyarthritis« nicht existiert, ist auch die »Primär chronische Polyarthritis« als krankheitsdefinierender Terminus nicht gerechtfertigt. Es bleibt also die »Chronische Polyarthritis« als akzeptable Bezeichnung. Der bereits erwähnte, besonders in den angloamerikanischen Ländern gebräuchliche Ausdruck »Rheumatoid Arthritis« bedeutet eine dem Rheuma ähnliche bzw. vergleichbare Arthritis. Die Chronische Polyarthritis als eine der wichtigsten rheumatischen Erkrankungen als nur rheumatoid (also der Gesamtgruppe Rheuma nur ähnlich) herauszunehmen, ist weder logisch noch gerechtfertigt. Der Versuch, die Unlogik dadurch zu entschärfen, daß man statt »rheumatoid« falsch übersetzt »rheumatisch« sagt und die Erkrankung »Polyarthri-

tis rheumatica« oder »Rheumatische Polyarthritis« oder »Rheumatische Arthritis« nennt, ist in keiner Weise eine Lösung des Problems. Alle Arthritiden sind letztlich rheumatisch, da sie der großen Gruppe der rheumatischen Erkrankungen zuzuordnen sind, wobei dem Begriff »Rheuma« keine diagnostische oder differentialdiagnostische Bedeutung zukommt.

Ätiopathogenese

Die letztliche Ursache ist unbekannt, wenn man auch bestimmte, vorerst jedoch noch hypothetische Vorstellungen vom pathogenetischen Mechanismus hat, der der Erkrankung zugrunde liegt. Man hat Anhaltspunkte dafür, daß ein unbekanntes Antigen mit dagegen gebildeten 7 S-IgG-Antikörpern Immunkomplexe bildet. Diese Immunkomplexe stellen nun aber wiederum ein neues Antigen dar, gegen das vor allem 19 S-IgM-Antikörper gebildet werden. Dieser mit IgG-GLobulin reagierende Antikörper ist der sog. Rheumafaktor. Die Komplexe, die Komplement binden, finden wir in der Synovialis. Durch Phagozytose der Immunkomplexe durch Leukozyten kommt es zur Freisetzung lysomaler Enzyme, ein Vorgang, der schließlich die Entzündung bedingt. Daneben läuft jedoch bei der chronischen Polyarthritis auch ein Immungeschehen im Sinne der sog. Spätreaktion ab. Es handelt sich hier um zellgebundene, an der lymphozytären Infiltration erkennbare Antikörper, die spezifisch gegen Synovialantigene sensibilisiert sind und die die Synovialis attackieren. Es wurde diskutiert, ob es sich hierbei ursprünglich um eine Abwehrreaktion gegen bereits verändertes Gewebe handelt, so wie wir es bei Tumoren kennen.
Mit diesen auf Befunden beruhenden pathogenetischen Vorstellungen war aber immer noch nicht das »Erst-Antigen« in seiner Eigenschaft aufgeklärt. Wenn man auch nach wie vor weit davon entfernt ist, die chronische Polyarthritis als Infektionskrankheit anzusehen, so wird heute doch diskutiert, ob latente Viren (vielleicht auch ganz unterschiedliche Viren) vorhanden sind, die irgendwie aktiviert werden, zirkulierende Antikörper induzieren und mit diesen die ersten Immunkomplexe bilden. Eine weitere Theorie geht dahin, daß die Virusstrukturen eine Antigenverwandtschaft gegenüber einem »Sekundär-Antigen«, das vielleicht in Kollagenbausteinen zu suchen ist, aufweisen und daß letztere dann mit dem Antikörper gegen das Virus kreuzreagieren. Es wäre sogar denkbar, daß die Antikörper nur mit abartigen Kollagenstrukturen reagieren, so daß damit auch zu erklären wäre, daß nur die relativ wenigen Personen, die einen solchen fehlerhaften Aufbau des Kollagens aufweisen, an chronischer Polyarthritis erkranken, und warum sich die Immunkomplexbildung mit nachfolgender Entzündung bevorzugt im Gelenk abspielt.
Neben diesen hypothetischen Vorstellungen werden auch noch andere Überlegungen diskutiert, die aber alle keine ätiopathogenetische Klärung bringen. Vererbbare prädisponierende Antigene spielen, ähnlich wie bei der Spondylitis ankylosans (s. d.), sicher auch eine Rolle. So hat man bei Patienten mit einer c. P. häufig das HLA Dw 4 positiv gefunden, aber längst nicht in der Häufigkeit, wie das HLA B 27 bei der Spondylitis ankylosans, so daß es allein auch nicht maßgebend sein kann, vielleicht jedoch in Kombination mit anderen Antigenen eine Rolle spielt. Es liegt zweifellos ein heriditärer Faktor vor, wenn er auch bekanntermaßen in Familienanamneseerhebungen nur wenig zum Tragen kommt.

Häufigkeit, Altersverteilung

Es gibt außerordentlich divergierende Häufigkeitsangaben über die chronische Polyarthritis. Natürlich hängt viel davon ab, welcher Grad diagnostischer Sicherheit den ausgewerteten Fällen zugrunde liegt. In der Bundesrepublik Deutschland sind genaue Zahlen nicht zu erheben, da nur Arbeitsunfähigkeiten der Pflichtversicherten und nicht Erkrankungsfälle der Gesamtpopulation erfaßt werden, die Diagnosestellung äußerst unzuverlässig ist und schließlich die »Deutsche Systematik der Krankheit, Gesundheitsschädigungen und Todesursachen«, nach der registriert wird, als unzulänglich bezeichnet werden muß und eine Aufgliederung in bestimmte Erkrankungen nicht hinreichend gestattet. Wir meinen, daß man mit einer Morbidität für die chronische Polyarthritis von 3–5% rechnen kann, zumal man heute weiß, daß es eine nicht geringe Zahl mehr oder weniger abortiver Verlaufsformen gibt. Die chronische Polyarthritis ist bekanntlich bei Frauen häufiger als bei Männern (2–3:1), und der Häufigkeitsgipfel der Erstmanifestation liegt bei Frauen um das 55., bei Männern um das 30. Lebensjahr.

Der pathologisch-anatomische Prozeß und seine Auswirkungen auf das klinische Bild

Zu Beginn des pathologischen Prozesses im Gelenk liegt eine Synovitis vor, also eine Entzündung der Gelenkinnenhaut (Synovialis) mit den für eine Entzündung typischen Vorgängen wie vermehrte Blutfülle, ödematöse Aufquellung durch vermehrte Durchlässigkeit der Gefäßwände, Ansammlung weißer Blutkörperchen (Entzündungszellen), die in die Gelenkflüssigkeit abwandern und den Gelenkerguß bedingen, sowie »Ausschwitzung« von Fibrinogen, das zu Fibrin wird und sich als solches in Zotten auf die Synovialis auflagert oder in Flocken in der Gelenkflüssigkeit (Synovia) schwimmt. Im Laufe des Prozesses ändert sich die Verteilung der Arten der weißen Blutkörperchen in der Gelenkinnenhaut. Zuerst sind es vorwiegend neutrophile Granulozyten, später mehr Lymphozyten, die sich zu Plasmazellen umbilden, die reich an entzündungsunterhaltenden und -fördernden Enzymen sind und diese in die Gelenkflüssigkeit abgeben.
Der entzündliche Vorgang stellt schließlich einen Reiz zur vermehrten Zellteilung dar, wodurch die Synovialzellschicht dicker wird und sich Zotten an der Synovialis bilden. Ergänzt wird das histologische Bild durch herdförmige Infiltrate von Granulozyten, die als »Explosionsherd« im Rahmen von Krankheitsschüben angesehen werden. Und schließlich findet man relativ selten, aber dafür in für eine chronische Polyarthritis typischer Weise Nekrosen in der Gelenkinnenhaut vor, die einen Gewebsuntergang anzeigen, über dessen Ursache wohl noch keine Einigkeit besteht.
Die nächste Stufe des Gelenkprozesses ist die Gelenkzerstörung. Neben den verschiedensten, aus den pathologischen Zellen der Synovialis und Synovia stammenden Entzündungsenzymen dürfte dafür vor allem das sog. Pannusgewebe verantwortlich zu machen sein, das sich aus den Gelenktaschen (Umschlagfalten der Gelenkinnenhaut) heraus entwickelt, auf den Knorpel vorschiebt und ihn regelrecht von der Oberfläche und der

dem Knochen aufliegenden Unterfläche in die Zange nimmt und auch in ihn eindringt. Dieses Gewebe, das mit seinem zunehmenden Gefäßreichtum einem Granulationsgewebe entspricht, durchbricht schließlich auch die Kortikalis des Knochens und dringt bis in die Markräume vor. Auch im Pannusgewebe werden abbauende und damit die Gewebestruktur zerstörende und entzündungsfördernde Enzyme gebildet. Die letztliche Ursache, warum sich dieses Pannusgewebe bildet, ist nicht bekannt. Es gibt hier nur Spekulationen. Zuletzt kann das Pannusgewebe in einer Narbe »ausbrennen«, was als allerdings unvollkommener »Reparationsprozeß« gedeutet werden kann.

Das Endstadium ist eine völlige Zerstörung der Gelenkstrukturen. Je nachdem, wie und wohin die Zerstörung in erster Linie fortschreitet, d. h. ins Gelenkinnere mit Vereinigung des Pannusgewebes aus den beiden gelenkbildenden Enden oder mehr in die gelenkumgebenden Weichteile (Kapsel, Bänder, Sehnen) ergibt sich das klinische Bild: fibröse und schließlich knöcherne Ankylose oder Gelenkinstabilitäten und Fehlstellungen, wozu Folgen tenosynovitischer Prozesse (Sehnenrupturen, Sehnenvernarbungen usw.) noch beitragen. Auch sekundär-arthrotische Veränderungen prägen dieses Bild.

Insgesamt können die Prozesse sehr unterschiedlich ablaufen, wie die Vielfalt der möglichen klinischen Verlaufsformen zeigt. Wir kennen, auch über längere Zeit, vorwiegend exsudative oder von vornherein mehr proliferative Bilder, stark destruktive Verläufe ohne wesentliche Neigung zur Ankylosierung und, umgekehrt, frühzeitig ankylosierende Bilder ohne wesentliche Destruktionen. Auch gibt es rasch eintretende Deformationen, ohne daß das Gelenk wesentliche Destruktionen oder eine Synovialschwellung zeigt. Auch gibt es rasch ankylosierende Verläufe ohne wesentliche Gelenkschwellungen.

Mit zum Verlaufsbild trägt der Prozeß an den Sehnenscheiden bei, der im Prinzip der gleiche wie am Gelenk ist. Die Innenhaut der Sehnenscheiden entspricht der Gelenkinnenhaut. Hier wächst das Pannusgewebe auf die Sehne zu und zerstört sie, so daß es zum Sehnenriß kommen kann. Auch kann der Prozeß zur narbigen Sehnenkontraktur führen. Am häufigsten sind die Tenosynovitiden im Handbereich, wobei die Fingerstrecksehnen oft ein mehr exsudatives Bild mit wenig Schmerzen aber dennoch mit der Gefahr der Sehnenruptur zeigen, und sich die Beugesehnen mit wenig Schwellungen aber meist mehr Schmerzen und frühen Funktionseinschränkungen, aber seltener mit Rupturen präsentieren. Auf jeden Fall kann sich der Prozeß an den Sehnenscheiden auch auf das klinische Gelenkbild auswirken, so daß dieses und die Funktion der Gelenke letztlich aus vielen Faktoren des pathologischen Gelenk- und Sehnenscheidenprozesses resultieren kann.

Auch in Bursen (Schleimbeuteln) kann sich der gleiche Prozeß wie an der Synovialis abspielen.

Zu erwähnen sind noch Gelenkzysten, besonders die sog. Bakerzyste am Kniegelenk. Es handelt sich um eine vorgewölbte und schließlich (u. U. in die Bursa gastrocnemiosemimembranosa) rupturierende Gelenkkapsel, wobei diese Zyste wiederum platzen und der Zysteninhalt, oft unter Schmerzen, in die Waden absacken kann, was dann nicht selten als Thrombophlebitis fehlgedeutet wird.

Schließlich kann der beschriebene Prozeß, der in seinen Anfängen immer der gleiche ist, und sich je nach der Lokalisation dann unterschiedlich entwickelt bzw. auswirkt, auch zur

Nervenkompression führen, am häufigsten zur Kompression des Nervus medianus im sog. Karpaltunnel (meist im Rahmen einer Beugertenosynovitis). Klinische Zeichen sind sensible Störungen, vor allem nächtliche Schmerzen, Parästhesien, Gefühlsverlust, Funktionsschwierigkeiten usw. im 1.–3. Finger und vom 4. Finger nur die Radialseite.
Die Prozesse an anderen Organen sind hier nicht zu beschreiben, da sie keinen direkten Bezug zum Bewegungsapparat haben.

Krankheitsbild

Es handelt sich um eine chronisch verlaufende, entzündliche, destruierende Gelenkerkrankung mit Beteiligung aller Gelenkstrukturen und Tendenz zur Bewegungseinschränkung bis zur Ankylosierung, aber auch zum Stabilitätsverlust der Gelenke. Der gleiche Prozeß spielt sich auch an Sehnenscheiden (Tenosynovitis) und Sehnen ab und führt auch dort zu entsprechenden Folgezuständen. In manchen Fällen treten subkutane Rheumaknoten, vor allem in Gelenknähe, auf. Eine Beteiligung der Muskulatur mit Atrophien, vor allem im Bereich des Handrückens und der Oberschenkel, findet sich in fast allen Fällen. Mögliche Organmanifestationen außerhalb des Bewegungsapparates sind: Arterien (Vaskulitis), Atmungsorgane (selten Lungenfibrose, Rheumaknotenlunge, Pleuraadhäsionen), Herz (relativ selten Koronararteriitis, Nekrosen, interstitielle Myokarditis, Perikarditis), Augen (selten Uveitis). Bei schweren, lange verlaufenden Fällen kommt es relativ häufig zur Amyloidose mit Befunden entsprechend der Lokalisation, vor allem Niere, Darm, aber auch Herz, Nervensystem usw.
Es können alle stammnahen und stammfernen großen und kleinen Gelenke befallen werden, wobei jedoch ein Befall der Fingerendgelenke überhaupt und erst recht im Beginn der Erkrankung selten ist. An den Zehen sind vorwiegend die Zehengrundgelenke befallen, die vom Patienten bei der Anamneseerhebung meist nicht als zu den Zehen gehörig erwähnt werden. Die Hüftgelenke sind im Beginn nicht sehr häufig befallen. Ein früher Kiefergelenkbefall, oft mit nachfolgender Totalremission, ist ein recht wichtiges Symptom, das oft nur aus der Anamnese entnommen werden kann. Der Sakroiliakalgelenkbefall ist im Gegensatz zur juvenilen chronischen Polyarthritis eine Rarität, kommt aber vor. Zumindest muß ein Sakroiliakalgelenkbefall zunächst an eine andere Erkrankung denken lassen. Typisch ist eine weiche synovitische und periartikuläre Schwellung mit verstrichenen Konturen (an den Fingermittelgelenken »spindelförmig«) und Kapselzysten (in der Kniekehle die sog. Bakerzyste, die platzen kann und in die Wadenmuskulatur absackt und oft zur Fehldiagnose einer Thrombophlebitis führt). Eine Rötung findet sich über den betroffenen Gelenken fast nie, dagegen häufig eine bräunliche Hautverfärbung. Charakteristisch ist ein Bewegungsschmerz, Ruheschmerz, eine Funktionseinschränkung, in fortgeschrittenen Fällen mit Ausbildung von Deviationen, Subluxationen und Luxationen, Instabilitäten und zunehmender Ankylose. Der »Händedruckschmerz« (Gänsslen-Handgriff: Zusammendrücken der Fingergrundgelenke) ist in der Diagnostik der Fingergrundgelenkentzündung ein wichtiges Zeichen.
Der Krankheitsverlauf ist sehr unterschiedlich. Der Beginn kann monartikulär, oligoarti-

kulär oder polyartikulär, schleichend, aber auch mehr akut, u. U. mit Fieber, sein. Besonders im Krankheitsbeginn sind Spontanremissionen oft über mehrere Jahre nicht selten. Auch die Progredienz ist individuell sehr unterschiedlich. Bei manchen Patienten ist ein schubweiser, bei anderen ein sehr gleichmäßiger progredienter Verlauf festzustellen.
Außer den Gelenken ist in mindestens einem Drittel der Fälle die Halswirbelsäule mit Schmerzen, vorwiegend mit okzipitalen Ausstrahlungen und Funktionseinschränkungen, befallen. Es finden sich entzündliche Veränderungen in den Intervertebralgelenken mit schließlicher Synchondrose, in den Diszi (Diszitis) mit Arrosionen der Wirbelkörper (Spondylitis), in den Dornfortsätzen mit Osteolysen, vor allem aber am Bandapparat mit Lockerung der Verbindungen zum Knochen mit der Folge von Wirbeldislokationen (bes. atlantoaxiale Dislokation) und dadurch bedingter Vertebralisinsuffizienz (Durchblutungsstörung im A. vertebralis-basilaris-Stromgebiet: Parästhesien, Ohrensausen, Schwindel, Sehstörungen, Synkopen) oder sogar partielle oder totale Querschnittlähmung. Auch eine basiläre Impression mit Hirnstamm-Symptomen kommt vor.

Arthritis psoriatica

Andere Bezeichnungen

Psoriasis arthropathica, psoriatische Arthropathie, Athropathia psoriatica, Psoriasisarthritis.

Nomenklatur

In der Rheumatologie wird die Erkrankung natürlich vom Blickpunkt der Arthritis her gesehen und deshalb als Arthritis psoriatica bezeichnet, während dermatologischerseits eine Psoriasis, die mit einer Gelenkbeteiligung einhergeht, logischerweise besser als Psoriasis arthropathica bezeichnet wird.

Ätiopathogenese

Die Ätiologie ist weitgehend unbekannt, insbesondere wissen wir nichts über die Zusammenhänge zwischen der Psoriasis und der Manifestation am Bewegungsapparat. Wahrscheinlich spielen nach neueren Erkenntnissen auch bei der Arthritis psoriatica vererbbare HLA-Antigene in der Ätiopathogenese eine gewisse Rolle. Das gilt besonders auch für die verschiedenen Erscheinungsformen der Erkrankung. So wurden häufig die HLA-Antigene B 13, B 17 und B 27, aber auch Bw 38 gefunden. Dabei war bei einer Beteiligung des Achsenskeletts das HLA-B 27 mit 60–87% der Fälle sehr häufig, während es bei reinem peripheren Gelenkbefall mit 14–24% sehr viel seltener, aber immer noch häufiger als in der Durchschnittsbevölkerung war. Bei der peripheren Arthritis ohne Achsenskelettmanifestation ist dagegen das Bw 38 häufiger als in der Gesamtbevölkerung.

Häufigkeit und Altersverteilung

Auf Grund verschiedener Statistiken ist bei 3,5–7% der Patienten, die an einer Psoriasis leiden, mit einer Arthritis zu rechnen. Da die Häufigkeit der Psoriasis in der Durchschnittsbevölkerung mit bis zu 2% angegeben wird, kann man eine Häufigkeit von 0,07–0,14% annehmen. Die Spondylitis psoriatica ist noch zehnmal seltener. Trotz etwas unterschiedlicher Literaturangaben kann man eine etwa gleichmäßige Verteilung auf Männer und Frauen annehmen. Bei der Wirbelsäulenbeteiligung überwiegen eindeutig die Männer. Die Arthritis psoriatica tritt vorwiegend zwischen dem 18. und 50. Lebensjahr mit einem deutlichen Häufigkeitsgipfel in der Altersgruppe 21–30 Jahre (15% der Fälle) auf. Es können jedoch auch Kinder unter 10 Jahren erkranken.

Der pathologisch-anatomische Prozeß und seine Auswirkungen auf das klinische Bild

Ein morphologisches Substrat, das sich von dem anderer entzündlicher Gelenkerkrankungen unterscheidet, ist nicht gefunden worden. So gleichen auch die histologischen Befunde weitgehend denen der chronischen Polyarthritis (s. d.). Dennoch findet man bei der Arthritis psoriatica oft besonders stark destruierende Veränderungen, aber auch hier, ohne daß eine histologische Abgrenzung von der chronischen Polyarthritis möglich wäre. Besonderheiten des Prozesses der A.ps. gegenüber der c.P. sind die Neigung zu stärkerer Mutilation bei gleichzeitiger Tendenz zu osteophytischen Proliferationen sowie der Befund extraartikulärer Periostproliferation. Der pathologische Prozeß ist besonders durch entzündlich periostale und insertionstendopathische Vorgänge gekennzeichnet. Sie finden sich vor allem an Stellen einer Verbindung von Bändern, Kapseln und Muskeln mit dem Knochen: Ansatzossifikationen im Bereich der Sehnenscheiden, der Fingerbeuger, an den Phalangen, Sehnenansatzossifikationen auch am Trochanter major, am Becken und im Bereich des Fersenbeines, an der dorsalen und plantaren Kalkaneusoberfläche, an der Patella und am distalen Teil der Klavikula sind möglich (Enthesopathie).

Krankheitsbild

Die Arthritis psoriatica ist eine chronisch verlaufende, entzündliche, destruierende Gelenkerkrankung mit gleichzeitigen proliferativen und ossifizierenden Vorgängen im Gelenkbereich, ossifizierenden Periostitiden im Handwurzelbereich und an den Phalangen auch außerhalb der Gelenke, Fibroostitiden (Entzündungen im Bereich von Sehnenansätzen), mit besonderer Neigung zu Mutilationen im Gelenkbereich (dabei oft Ankylosen und Mutilationen an benachbarten Gelenken der Hände und Füße) und mit der Tendenz zur Beteiligung der Iliosakralgelenke und der Wirbelsäule bei Psoriasis der Haut und/oder Nägel. Dabei kann die Psoriasis sowohl bereits längere Zeit bestehen als auch etwa gleichzeitig mit der Gelenkerkrankung auftreten, oder auch erst mehr oder weniger lang nach Beginn der Gelenkerkrankung in Erscheinung treten oder sogar auch gar nicht beobachtet werden. In ihrer klassischen Form ist die Erkrankung ein eigenständiges

Krankheitsbild und eindeutig z. B. von der chronischen Polyarthritis abzugrenzen. In seltenen Fällen ist auch eine Spondylitis psoriatica (ohne periphere Gelenkmanifestation) zu diagnostizieren.
Die Erkrankung kann alle stammnahen und stammfernen großen und kleinen Gelenke befallen, wobei der Fingerendgelenkbefall und auch der Zehenendgelenkbefall im Gegensatz zur chronischen Polyarthritis besonders typisch ist. Die Hüftgelenke sind im Beginn selten betroffen. Es findet sich gegenüber der chronischen Polyarthritis eine meist etwas weniger weiche Gelenkschwellung mit leicht livider Rötung, die den Gelenkbereich häufig überschreitet und dadurch bei Befall auch des Nachbargelenkes zum Bild des »Wurstfingers« führt. Typisch ist der entzündlich bedingte Bewegungs- und Ruheschmerz. Es kann zu Deviationen, Ankylosen, Subluxationen und Luxationen sowie vor allem auch zu Mutilationen (»Fernrohrfinger«) kommen. Der Beginn der Krankheit ist gegenüber der chronischen Polyarthritis häufiger mon- oder oligoartikulär und häufiger schleichend als akut. Anfangs treten, wie auch bei der chronischen Polyarthritis, noch oft mehr oder weniger lange (oft auch jahrelange) Remissionen ein. Bei Beteiligung der Iliosakralgelenke und der Wirbelsäule ist deren subjektive Symptomatik meist wesentlich weniger ausgeprägt als bei der Spondylitis ankylosans.

Spondylitis ankylosans

Andere Bezeichnungen

Spondylitis ankylopoetica, Morbus Bechterew, Morbus Pierre Marie-Strümpell-Bechterew, Pelvispondylitis ossificans (ankylopoetica).

Nomenklatur

Der von französischen und schwedischen Autoren und von Moll propagierte Terminus Pelvispondylitis soll besonders auf die Sakroiliitis als wesentlichen Krankheitsort hinweisen. Da aber einerseits damit nur auf diese spezielle Lokalisation hingewiesen wird und andere Prozeßorte, z. B. in den Kostovertebralgelenken und in den häufig befallenen extravertebralen Strukturen unberücksichtigt bleiben, andererseits jedoch die Sakroiliakalgelenke mit zum Bereich der Wirbelsäule gehören, wird der Zusatz »Pelvi-« vielfach als nicht erforderlich bezeichnet. Das Adjektiv »ankylopoetica« ist ebenso gebräuchlich wie »ankylosans«. Die Bedeutung ist jedoch letztlich die gleiche. Es ist auch auf den Vorschlag hinzuweisen, »ankylosans« durch »ossificans« zu ersetzen, da weniger eine Ankylosierung als vielmehr eine Ossifikation im Bereich des Anulus fibrosus der Bandscheibe, im lockeren interdiskoligamentären Bindegewebe, im Bereich der kurzen und langen Wirbelsäulenligamente usw. das vorherrschende pathomorphologische Substrat der Erkrankung darstellt. Dieser Vorschlag ist zweifellos beachtenswert, hat sich aber in der Nomenklatur nicht durchgesetzt. Vor allem in Laienkreisen bzw. im ärztlichen Gespräch mit den Patienten wird vielfach auch der Name »Morbus Bechterew« oder »Bechterew-Krankheit« gebraucht. Der russische Neurologe von Bechterew hat sowohl Fälle von Spondylitis ankylosans als auch von Spondylosis hyperostotica beschrieben, die er als gleiche Erkrankung neurologischen Ursprungs ansah. Schon einige Jahre früher hat der Leipziger Internist STRÜMPELL die Erkrankung wesentlich besser und einige Jahre später der französische Kliniker PIERRE MARIE geradezu klassisch beschrieben.

Ätiopathogenese

Die Ätiologie ist noch nicht bekannt. Das in über 90% der Fälle nachweisbare vererbbare Antigen HLA-B 27 hat zweifellos eine prädisponierende Bedeutung. Es findet sich in etwa 7% der Bevölkerung, und nur etwa 1,5% der Träger des HLA-B 27 bekommen eine Sp.a. Über die Faktoren, die bei vorhandenem HLA-B 27 letztlich zur Manifestation der Erkrankung führen, gibt es vorerst nur Spekulationen. Die immunologisch-pathogenetische Verwandtschaft mit HLA-B 27-positiven reaktiven Arthritiden und dem Reiter-Syndrom sowie der gelegentliche direkte oder serologische Chlamydien-Nachweis lassen vermuten, daß bestimmte Erreger urogenitaler und enteraler Infekte Auslöser auch der Sp.a. sein können, jedoch selten festgestellt werden. In jüngster Zeit wird auch eine Kreuzreaktivität mit bestimmten Klebsiellentypen diskutiert.

Häufigkeit, Altersverteilung

Die Häufigkeit ist mit etwa 0,2% der Bevölkerung anzusetzen. Das Verhältnis Männer: Frauen wurde bisher mit 9–10:1 angegeben. Auf Grund einer verbesserten Frühdiagnostik, vielleicht aber auch wegen zunehmender Häufigkeit der Erkrankung bei Frauen beträgt das Verhältnis heute bis zu 4:1. Bei Frauen verläuft die Erkrankung meist sehr viel leichter und entgeht daher oft sogar der Diagnosestellung. Die Krankheit beginnt in der Regel zwischen dem 15. und 40. Lebensjahr mit einem deutlichen Häufigkeitsgipfel zwischen dem 20. und 30. Lebensjahr. Selten kann auch bei Kindern eine Sp.a. auftreten, auch in höherem Alter tritt die Krankheit nur relativ selten auf.

Der pathologisch-anatomische Prozeß und seine Auswirkungen auf das klinische Bild

Wirbelgelenke

Die Wirbelbogen-, Wirbelrippen-, die Sakroiliakalgelenke und evtl. auch befallenen peripheren Gelenke zeigen zunächst das gleiche unspezifische pathologisch-anatomische Bild wie es auch bei der chronischen Polyarthritis der Fall ist: Entzündung der Membrana synovialis (der inneren Kapselschicht), Bildung von der Gelenkinnenhaut (Synovialis) ausgehenden Zotten mit Infiltration von Lymphozyten und Plasmazellen, u.U. auch Lymphollikeln, Fibroblastensträngen und Gefäßreichtum sowie Fibrinauflagerungen, schließlich Bildung eines Pannusgewebes, das jedoch an den Wirbelsäulengelenken nur selten direkt zur Ankylosierung beiträgt. Eine Syndesmose, also bindegewebige Verstei-

fung ist selten. Die Ankylose entsteht meist durch eine Synchondrose, also eine Verschmelzung der Gelenkflächen, nachdem der Knorpel bereits vorher regressive Veränderungen an der Grenze des Gelenkspaltes zeigt.
Die knöcherne Versteifung geht auffallenderweise von der Gelenkkapsel aus. Es kommt zu einer Kapselverknöcherung und schließlich einer Knorpelverknöcherung, nachdem vorher in aktiven Schüben das Knorpelgewebe mit Fibroblasten und Kapillaren durchsetzt oder nekrotisch geschädigt ist. Dabei bleibt die Gelenkstruktur meist vollständig erhalten, es kommt also nicht, wie bei den peripheren Gelenken der chronischen Polyarthritis, zu stärkeren Gelenkdestruktionen.

Wirbel und Bandscheiben

Nach einer vorausgehenden Entzündung (Spondylitis anterior), aber auch ohne entzündliche Veränderungen, bilden sich, ausgehend von der äußeren Partie der Wirbelkörperrandleiste, die Syndesmophyten, die schließlich die Kortikalis von zwei benachbarten Wirbeln verbinden und damit den Zwischenwirbelraum überbrücken. Es ist bisher ungeklärt, wie die Spondylitis anterior entsteht, genauso ungeklärt ist, wie, offenbar auch ohne vorausgehende Entzündung, die Vorgänge der Ossifikation (Verknöcherung) ausgelöst werden. Ebenfalls ungeklärt ist die Entstehung der Verknöcherung der Bandscheibe. Eine Entzündung geht ihr nicht voraus.
Dennoch gibt es eine sog. »Spondylodiscitis« (Destruktion in einer Bandscheibe und der zugehörigen Wirbelkörperabschlußplatte), deren wirklich entzündliche Ursache noch sehr umstritten ist. Man sollte daher besser von einer diskovertebralen Destruktion sprechen.
Alle Bänder der Wirbelsäule und ihrer Gelenke können in den Verknöcherungsprozeß einbezogen werden, vor allem die Ligamenta flava, am seltensten die Längsbänder, wenn auch das vordere Längsband in die Syndesmophyten mit eingeschlossen sein kann.
Die Wirbelkörper selbst weisen eine ätiologisch nicht einwandfrei geklärte frühe Osteoporose und eine auf einer Inaktivität beruhende Spätosteoporose auf. Schließlich erfahren die Wirbel nicht selten einen Umbau mit Verstärkung der Spongiosa, was röntgenologisch die sog. »Rahmenstruktur« bedingt, und mit ätiologisch noch umstrittener vor allem ventraler Begradigung oder sogar Konvexierung der sonst konkaven Wirbelkanten (»Kastenwirbel« bzw. »Tonnenwirbel«).

Klinische Folgen

Statische und funktionelle Folgen dieser pathologisch-anatomischen Veränderungen sind, abgesehen von der Versteifungstendenz, durch komplizierte Schonhaltungen und Kompensationsversuche zu erklären, die im Kapitel über die Pathophysiologie näher erläutert werden.
Eine direkte Folge der Beteiligung der Wirbel-Rippengelenke am Ankylosierungsprozeß ist die Einschränkung der Atmung durch mangelnde Thoraxentfaltung mit der kompensatorischen Folge der Bauchatmung.

Krankheitsbild

Das Krankheitsbild ist charakterisiert durch vor allem nächtlich-frühmorgendliche Schmerzen und Bewegungseinschränkungen mit Versteifungstendenz im Bereich der befallenen Strukturen. Durch Inaktivität und »Schonhaltung« zur Verminderung der momentanen Beschwerden kommt es langsam zu der typischen Haltung der Sp.a.-Patienten mit Steilstellung der Lendenwirbelsäule, vermehrter Brustwirbelsäulenkyphose, kompensatorischer, aber nicht ausreichender Halswirbelsäulenlordose, Vorwölbung des Abdomens mit Bauchatmung, kompensatorischer Knie- und Hüftgelenkbeugung (bei Beteiligung dieser Gelenke am entzündlichen Geschehen auch mit echtem Streckdefizit infolge Ankylosierung) und insgesamt Schiefhaltung mit Skoliose und Torsion der Wirbelsäule in dem Bemühen, das Blickfeld geradeaus kompensatorisch zu vergrößern. Am entzündlichen Prozeß sind häufig die stammnahen Gelenke beteiligt. Nicht selten geht der Spondylitis ein peripher-arthritisches (mon- oder oligoarthritisches, manchmal aber auch polyarthritisches) Vorstadium voraus, an das sich eine oft jahrelange Remission anschließen kann. Aber auch unmittelbare Übergänge sind möglich. Auffallend dabei ist, daß die Prozesse in den zunächst befallenen peripheren Gelenke oft folgenlos ausheilen, und daß die betreffenden Gelenke oft auch nie wieder in das Krankheitsbild einbezogen werden. Im Kindesalter beginnt die Spondylitis ankylosans fast immer unter dem Bild einer juvenilen chronischen Arthritis (s. d.), und das wahre Krankheitsbild gibt sich dann meist erst nach ein- bis mehrjährigem Verlauf zu erkennen.

Juvenile chronische Arthritis

Nomenklatur und Klassifikation

Die Nomenklatur des chronischen Gelenkrheumatismus des Kindes hat im Laufe der Jahre immer wieder eine Wandlung erfahren. Zumindest die europäischen Kinderrheumatologen haben sich jedoch seit 1977 auf die Bezeichnung *juvenile chronische Arthritis* festgelegt.

Dabei gliedert sich das – im Vergleich zum chronischen Gelenkrheumatismus des Erwachsenen – oft recht unterschiedliche und vielgestaltige Krankheitsbild in verschiedene Verlaufsformen, deren Kenntnis entscheidend ist hinsichtlich der zu erwartenden Komplikationen, der Prognose und der einzuschlagenden therapeutischen Maßnahmen.

Es handelt sich dabei um 5 Subgruppen, von denen 3 einen polyartikulären Gelenkbefall und 2 einen mon-oligoartikulären Gelenkbefall aufweisen.

Polyarthritischer Verlauf

(Gelenkbefall symmetrisch)

- systemisch (viszerale seronegative Form mit Beteiligung innerer Organe = Still-Syndrom, Rheumafaktor-negativ)
- nichtsystemisch (seronegativ, innere Organe nicht beteiligt, Rheumafaktor-negativ)

– nichtsystemisch (seropositiv, innere Organe nicht beteiligt, Rheumafaktor nachweisbar).

Mon-oligoarthritischer Verlauf

(Gelenkbefall asymmetrisch)

– frühkindlicher Typ (Erkrankungsalter vor dem 5. Lebensjahr, betroffen mehr Mädchen als Buben, in hohem Prozentsatz drohende Iridozyklitis mit chronischem Verlauf)
– Sakroiliitistyp (Erkrankungsalter ab Schulalter, betroffen mehr Buben als Mädchen, häufig Beteiligung der Iliosakralgelenke bei positivem HLA-B 27, nicht selten Iridozyklitis, jedoch mit akutem Verlauf).

Häufigkeit

Über die Häufigkeit rheumatischer Erkrankungen im Kindesalter liegen keine exakten Zahlenangaben vor, jedoch ist einer Veröffentlichung der »Bundesvereinigung für Gesundheitserziehung« aus dem Jahre 1979 zu entnehmen, daß derzeit Überschlagszahlen aus verschiedenen Ländern zufolge im Durchschnitt mit einer Erkrankung auf 1000 Geburten zu rechnen ist. Das entspricht bei 500 000 Geburten in der Bundesrepublik etwa 500 Neuerkrankungen im Jahr oder überschlagsweise 3000–5000 Gesamterkrankungen.
Aufgrund der vergleichsweisen geringen Erkrankungszahl läßt sich auch verstehen, warum es nur vereinzelt Spezialeinrichtungen für jugendliche Rheumatiker gibt. Dabei ist zu bedenken, daß dezentralisierte kleinere Einrichtungen keineswegs so effektiv arbeiten können, wie dies den besonderen Bedürfnissen der Kinder und Jugendlichen entsprechend hinsichtlich einer altersgerechten medizinischen wie auch physischen und psychischen Betreuung zu fordern ist.

Krankheitsbilder

Die *polyartikuläre systemische Verlaufsform* der juvenilen chronischen Arthritis, nach ihrem Erstbeschreiber auch *Still-Syndrom* genannt, ist durch den hochakuten Beginn, die hohe – entsprechend den laborchemischen Befunden – humorale Entzündungsaktivität, den schubweisen und oft vital bedrohlichen Verlauf, die schlechte Prognose hinsichtlich der Gelenksituation, die drohenden Folgeerkrankungen, die Letalität und die sozialen Probleme gekennzeichnet.
Man spricht von einer systemischen Verlaufsform, da bei Beginn der Erkrankung die Beteiligung innerer Organe ganz im Vordergrund steht. Neben einem symmetrischen Befall großer und kleiner Gelenke ist das Krankheitsbild von septischen Fieberschüben, rheumatischen Exanthemen, Milz-Lebervergrößerung, Beteiligung von Lymphdrüsen, Herz und serösen Häuten geprägt. Die hohe humorale Entzündungsaktivität stellt sich in einer stark beschleunigten BKS, Anämie und Leukozytose mit Extremwerten bis zu 50 000 Granulozyten / ml dar.

Eine schwere Myokarditis oder Perikarditis sowie im weiteren Krankheitsverlauf auftretende Nierenbeteiligung und die als Folgekrankheit drohende Amyloidose können eine ernste Gefahr für die betroffenen Patienten bilden. Im Anfangsstadium wirft das akut bedrohliche Krankheitsbild oft erhebliche differentialdiagnostische Probleme auf. Sepsis, Meningitis, Peritonitis, Leukämie, Neuroblastom müssen ausgeschlossen werden.
Der Erkrankungsbeginn bei der systemischen Verlaufssform liegt mit seinem Maximum zwischen dem 1. und 3. Lebensjahr, dann nimmt die Erkrankungsrate bis zur Pubertät hin ständig ab. Ebenso zeigt sich die viszerale Beteiligung, also der Mitbefall innerer Organe, im Laufe der Erkrankungsjahre rückläufig. Der Beginn eines Still-Syndroms im Erwachsenenalter gehört zu den Seltenheiten.
Die anfänglich u. U. nur dezente Gelenksymptomatik nimmt im weiteren Verlauf der Erkrankung deutlich zu und führt meist zu erheblichen röntgenologischen Veränderungen.
Krankheitsbedingte Schädigungen – u. U. noch verstärkt durch eine Kortikosteroid-Langzeitbehandlung – sind Osteoporose, nekrolytische Veränderungen im Bereich der Gelenke oder Wirbelsäule, Gelenkluxationen aller Art, meist bedingt durch Schrumpfungsvorgänge im Kapsel-Bandapparat und Minderwuchs.
Die Prognose der systemischen juvenilen chronischen Arthritis ist nach wie vor ernst. Während vor der Kortison-Ära die Frühletalität bei 50% lag, konnte sie jetzt auf knapp 6% gesenkt werden, die Spätletalität mit Todesfolgen nach dem 10. Krankheitsjahr liegt jedoch noch über 10%.
Die polyartikuläre nichtsystemische, seronegative chronische Arthritis ist beim Kind die häufigste Erkrankungsform des chronischen Gelenkrheumatismus. Bei ihr können zwar bei Beginn der Erkrankung auch fieberhafte Temperaturen auftreten, es fehlt jedoch die Beteiligung innerer Organe, ein Rheumafaktor ist nicht nachweisbar.
Der Gelenkbefall ist symmetrisch, kann schleichend beginnen, sämtliche Gelenke einschließlich der Halswirbelsäule befallen und zu mehr oder minder starken röntgenologischen Veränderungen führen. Eine rheumatische Iridozyklitis ist bei dieser Form selten. Der Erkrankungsbeginn liegt im frühen Schulalter und steigt bis zur Pubertät gleichmäßig an.
Die *polyartikuläre nichtsystemische, seropositive chronische Arthritis* des Kindes entspricht am ehesten der malignen chronischen Arthritis des Erwachsenen. Betroffen sind überwiegend Mädchen, der Erkrankungsbeginn liegt im 2. Lebensjahrzehnt. Immer findet sich bereits bei Erkrankungsbeginn ein positiver Rheumafaktor. Insgesamt kommt diese Verlaufsform jedoch nur in etwa 8–10% der chronischen Arthritis beim Kind vor.
Die *Mon- und Oligoarthritis* des Kindes weist im Gegensatz zum analogen Krankheitsbild des Erwachsenen Besonderheiten auf, die unbedingt beachtet werden müssen. In der Regel spricht man von Oligoarthritis, wenn nur bis zu 4–5 Gelenke befallen sind. Hinsichtlich der Prognose und der Eingliederung in die verschiedenen Verlaufsformen ist beim Kind wohl weniger die Anzahl der befallenen Gelenke als vielmehr das Befallsmuster und zwar der betont asymmetrische Gelenkbefall bei der Oligoarthritis zu beachten.
Bei etwa 33% beginnt die juvenile chronische Arthritis als Monarthritis, bei 10% als

Oligoarthritis, wobei immer die Gelenksituation während der ersten drei Erkrankungsmonate für die Verlaufseinteilung herangezogen wird. Die Prognose einer Mon-Oligoarthritis ist im Vergleich zu den polyarthritischen Verlaufsformen deutlich günstiger. Die Gelenkveränderungen zeigen eine langsam fortschreitende Progredienz, ohne zumeist den Grad der Destruktion zu erreichen, wie z. B. beim Still-Syndrom. Beim asymmetrischen Gelenkbefall ist dabei sowohl eine lokale Wachstumshemmung wie auch ebenso häufig ein lokaler entzündlicher Wachstumsreiz an betroffenen Gelenken festzustellen.
Die Besonderheiten im Vergleich zur Mon-Oligoarthritis des Erwachsenen stellen sich beim Kind wie folgt dar:
Erkranken Kinder vor dem 5. Lebensjahr – es sind überwiegend Mädchen in dieser Gruppe – ist in etwa 30% mit dem Auftreten einer rheumatischen Iridozyklitis zu rechnen. Sind zudem noch antinukleäre Antikörper nachweisbar, muß mit einem komplikationsreichen Verlauf der Iridozyklitis gerechnet werden. Da der rheumatische Augenprozeß die Gefahr einer Erblindung in sich birgt, sind regelmäßige augenärztliche Kontrollen unerläßlich. Dieser Krankheitsverlauf wird dem *frühkindlichen Typ der juvenilen chronischen Arthritis* zugerechnet.
Eine weitere Gruppe, der sogenannte *Sakroiliitis-Typ*, umfaßt überwiegend Knaben mit einem Erkrankungsbeginn um das 10. bis 11. Lebensjahr. Die häufig nachzuweisende röntgenologische Veränderung der Iliosakralgelenke gab den Namen zu dieser Verlaufsform. Das ebenfalls in hohem Maße nachweisbare Gewebeantigen HLA-B 27 läßt die Vermutung zu, daß ein Teil der Patienten dieser Verlaufsform in späteren Jahren eine Spondylitis ankylosans (Morbus Bechterew) entwickeln kann. Befall der unteren Extremität mit Fersenschmerz, männliches Geschlecht und familiäre Belastung sind weitere Hinweise für diese Verdachtsdiagnose, die ihre Bestätigung erst dann findet, wenn typische röntgenologische Veränderungen der Iliosakralgelenke oder auch der Wirbelsäule nachzuweisen sind.
Die auch bei dieser Verlaufsform nicht selten auftretende Iridozyklitis zeigt meist einen akuten Charakter mit Rötung und Schmerz am Auge und heilt hier im Gegensatz zur chronisch rezidivierenden Iridozyklitis der kleinen Mädchen in der Regel ohne Restschäden ab.

Rheumatische Iridozyklitis

Bei der rheumatischen Iridozyklitis des Kindes kommt es zu Entzündungsvorgängen im Auge, die zunächst die vordere Augenkammer befallen mit Beteiligung der Regenbogenhaut, Ausschwitzen von Eiweißpartikeln in das vordere Kammerwasser und Verklebungen zwischen Pupillensaum und vorderer Linsenkapsel (Synechien). Der entzündliche Prozeß kann sich jedoch auch auf die Linse selbst und den Glaskörper ausdehnen. Bei unsachgemäßer Behandlung kommt es zur erheblichen Beeinträchtigung des Sehvermögens, eventuell zur völligen Erblindung. Der Augapfel kann bei fortschreitendem Krankheitsgeschehen erweichen (Phthisis bulbi) und muß dann operativ entfernt werden.

Das Heimtückische bei der chronisch rezidivierenden Iridozyklitis ist der schleichende Beginn der Augenbeteiligung, der ohne äußere Warnzeichen wie Rötung oder Schmerz einhergeht.
Der Krankheitsprozeß wird nur bei regelmäßigen und engmaschigen Spaltlampenuntersuchungen rechtzeitig erfaßt werden können.
Als oberstes Gebot muß deshalb gefordert werden, daß alle an Rheuma erkrankten Kinder obligatorisch während der gesamten Krankheitsjahre regelmäßig dem Augenarzt vorgestellt werden. Nur auf diese Weise können therapeutische Maßnahmen rechtzeitig eingeleitet und schwere Sehstörungen verhindert werden.

5

Grundlagen der medikamentösen Therapie

H. Mathies, L. Sänger

Aus klinischen aber auch aus didaktischen Gründen teilt man die medikamentöse Therapie rheumatisch Erkrankter ein in:

- ursächlich wirkende Therapie,
- sog. Basistherapie,
- sog. symptomatische Therapie.

Ursächlich wirkende Therapie

Diese kommt nur in Frage, wenn die Möglichkeit besteht, die Ursache der vorliegenden rheumatischen Erkrankung anzugehen, zu beseitigen und damit auch die rheumatische Begleiterscheinung auszuheilen. Das trifft beispielsweise zu für die Gelenktuberkulose, die mit entsprechenden Tuberkulosemitteln behandelt und evtl. ausgeheilt wird, auch für Gelenkinfektionen durch andere Erreger (Staphylokokken u. a.), die mit Antibiotika zu behandeln sind. Evtl. kann auch eine bakterielle Erkrankung, bei der die Krankheitserreger nicht direkt ins Gelenk wandern, sondern auf toxisch-allergischem Wege eine Gelenkreaktion auslösen, ursächlich behandelt werden. Auch die Penizillinbehandlung bzw. -rezidivprophylaxe des Rheumatischen Fiebers (= Streptokokkenrheumatismus) gehört hierher.
Bei den meisten chronischen rheumatischen Erkrankungen kennen wir die Ursache nicht, bzw. können sie nicht behandeln. Deshalb entfällt bei diesen auch die Möglichkeit einer ursächlichen Therapie.

Basistherapie

Hier handelt es sich um Medikamente, von denen man sich eine Wirkung auf dem Wege von der krankmachenden Ursache zum Ort der Erkrankung vorstellt, die aber möglicherweise auch am Ort der Erkrankung selbst wirksam werden. Nicht bei jedem Medikament ist der Angriffspunkt genau bekannt. Da die Basistherapeutika bei den einzelnen rheumatischen Erkrankungen unterschiedlich sind bzw. unter unterschiedlichen Voraussetzungen gegeben werden, werden sie weiter unten unter den wichtigsten Erkrankungen abgehandelt. Die Basistherapeutika haben die Eigenschaft, daß es längere Zeit dauert, bis sie wirksam werden bzw. ihre Wirksamkeit sich am Ort der Erkrankung auswirkt. Sie sind, zumindest teilweise, nicht bei jedem Patienten wirksam. Auch läßt ihre Wirkung bei Absetzen oder Unterdosierung des Präparates erst nach längerer Zeit nach.

Symptomatische Therapie

Symptomatika sind die Mittel, die am Erkrankungsort direkt angreifen und dort rasch wirksam werden. Nach Absetzen hört die Wirkung auch sofort wieder auf. »Symptomatisch« nennt man diese Medikamente, weil sie das »Symptom« der Erkrankung, in der Regel also die Entzündung und den Schmerz, »symptomatisch« bekämpfen. Wir werden sehen, daß diese Definition bei den entzündlichen rheumatischen Erkrankungen nicht absolut zutrifft. Die hierher in erster Linie gehörenden Mittel sind einmal die Kortisonpräparate (*Tab. 1*), obwohl diese auch eine klinisch allerdings nicht so ins Gewicht fallende basistherapeutische Wirkung haben, und die nichtsteroidalen Antirheumatika (Nichtkortisone, *Tab. 2*). Da auch diese Mittel unter unterschiedlichen Vorzeichen bei den einzelnen Erkrankungen gegeben werden, sind sie auch dort näher erläutert.

Tab. 1: Kortisonpräparate (= Glukokortikoide = Steroide).

Prednison: Decortin, Hostacorten, Ultracorten u. a.
Prednisolon: Decortin H, Deltacortril, Prednisolon lentia, Scherisolon, Ultracorten H u. a.
Flucocortolon: Ultralan
Triamcinolon: Delphicort, Volon
6-Methylprednisolon: Urbason
16-Methylenprednisolon: Decortilen
Cloprednol: Syntestan
Paramethason: Monocortin
Dexamethason: Fortecortin, Millicorten u. a.
Betamethason: Betnesol, Celestan
Deflazacort: Calcort

Es folgt die Darstellung der Grundlagen der speziellen medikamentösen Therapie der wichtigsten rheumatischen Erkrankungen. Es werden dabei die Dinge hervorgehoben, die vom Patienten in erster Linie angesprochen werden, während auf ins einzelne gehende Überlegungen, Dosen usw. nicht eingegangen wird.

Tab. 2: Nichtsteroidale Antirheumatika.

Salicylate

Acetylsalicylsäure (Acetylin, Acesal, Aspirin, ASS)

Diflunisal (Fluniget)

Pyrazolone

Azapropazon (Prolixan, Tolyprin)

Mofebutazon (Diadin, Mofesal)

Oxyphenbutazon (Californit, Phlogont, Tanderil)

Phenylbutazon (Ambene, Exrheudon, Butazolidin)

Anthranilsäure-Derivate (Fenamate)

Mefenaminsäure (Parkemed, Ponalar)

Nifluminsäure (Actol)

Arylessigsäure-Derivate (Fenac-Verbindungen)

Acemetacin (Rantudil)

Diclofenac (Allvoran, arthrex, Benfofen, Diclac, Diclo, Diclophlogont, Dolobasan, Duravolten, Effecton, Jenaphenac, Monoflam, Myogil, Revodina, Sigafenac, Silino, Voltaren)

Indometacin, (Amuno, Durametacin, Indocontin, Indomet, Indo-Phlogont, Indo-Tablinen, Jenatacin, Vonum)

Lonazolac (Argun, arthro akut, Irritren)

Arylpropionsäure-Derivate (Profene)

Fenbufen (Lederfen)

Flurbiprofen (Froben)

Ibuprofen (Aktren, Anco, Brufen, Cesra, Contraneural, Dignoflex, Dolgit, Dolo-Neos, Dolapuren, Dolormin, Dura-Ibu, Dystolen, Esprenit, exneural, Fibraflex, Ibol, Ibu-Attritin, Ibuhexal, Ibuphlogont, Ibutad, Imbun Jenaprofen, Opturem, Parsal)

Ketoprofen (Alrheumun, Gabrilen, Orudis)

Nabumeton (Arthraxan)

Naproxen (Apranax, malexin, Naproflex, Proxen)

Tiaprofensäure (Lindotab, Surgam)

Benzothiazin-Derivate (Oxicame)

Piroxicam (Brexistol, durapirox, fasax, Felden, Flexase, Piroflam, Piro-Phlogont, Pirorheum, Rheumitin)

Tenoxicam (Liman, Tilcotil)

Medikamentöse Therapie der einzelnen Erkrankungen

Chronische Polyarthritis

Eine ursächlich angreifende medikamentöse Therapie gibt es nicht.

Basistherapie

Die Basistherapeutika, die bei der chronischen Polyarthritis in Frage kommen, sind in *Tab. 3* aufgeführt. Ihre Angriffspunkte sind nur teilweise bekannt. Welches Präparat man bei welchem Patienten einsetzt, richtet sich nach dem Stadium und der entzündlichen Aktivität der Erkrankung, aber auch nach Laborbefunden, die den Einsatz bestimmter Präparate erfordern oder auch verbieten.

Tab. 3: Basistherapeutika: Mittel, die in den Entstehungsprozeß des chronischen Gelenkrheumatismus eingreifen.

Chloroquin-Präparate	Resochin, Quensyl
Sulfasalazin	Azulfidine RA
Gold-Präparate	Aureotan, Tauredon, Ridaura
D-Penicillamin	Metalcaptase, Trolovol
Immunsuppressiva (Zytostatika)	Alkylantien: Endoxan, Leukeran, Trenimon Antimetabolite: Puri-nethol, Imurek, Methotrexat Antimitotika: Proresid
Immunmodulator	Subreum

Auch Vorschädigungen innerer Organe, meist aus nichtrheumatologischen Gründen, können den Einsatz mancher Präparate, vor allem Gold und D-Penicillamin u. U. nicht erlauben. Auch wird man kein Präparat geben, das der Patient schon einmal hatte, aber nicht vertrug, oder das bei ihm trotz ausreichender Gabe nicht geholfen hatte.

Die Gabe von Basistherapeutika kann nur dann einen entscheidenden Effekt erhoffen lassen, wenn man sie möglichst frühzeitig gibt, denn wenn Gelenke schon weitgehend zerstört sind, kann man von einem Eingriff auf dem Weg von der krankmachenden Ursache zum Krankheitsort, der sich hemmend auf die Krankheitsentwicklung auswirken soll, nicht mehr viel an Besserung erwarten. Deshalb gibt man oft in fortgeschrittenen Fällen, wenn sie nicht noch eine ausgesprochene entzündliche Aktivität aufweisen, keine Basismedikamente mehr. Patienten haben dafür oft wenig Verständnis, und man muß ihnen den Grund für die Entscheidung, kein Basistherapeutikum zu geben, erklären.

Andererseits haben Patienten aber auch oft Angst vor einer Basistherapie, da sie Nebenwirkungen befürchten. Hier müssen sie beruhigt werden in dem Sinne, wie es im Abschnitt »Nebenwirkungen« dargestellt ist. Wenn der Patient in der Krankengymnastik oder in der Ergotherapie darauf zu sprechen kommt, und erfahrungsgemäß ist das nicht selten der

Fall, kann der Therapeut bzw. die Therapeutin durch entsprechende Beruhigung des Patienten den Ärzten sehr viel helfen.
Es wurde schon gesagt, daß Basistherapeutika je nach Präparat bzw. Dosierungsschema längere Zeit bzw. eine gewisse Gesamtdosis oder auch Dosishöhe brauchen, ehe man mit einer Wirkung rechnen kann. Diesbezüglich sind Patienten oft ungeduldig und müssen wissen, daß man abwarten muß. Natürlich stellt sich manchmal auch der erhoffte Erfolg nicht ein, aber dann wird der Arzt seine Konsequenzen ziehen und das Präparat absetzen und es evtl. durch eine andere Medikation ersetzen.

Symptomatische Therapie

Man muß sich die Frage stellen, ob die »Symptomatika« bei der chronischen Polyarthritis als entzündliche Gelenkerkrankung wirklich nur »symptomatisch« (s. o.) wirken. Indem sie am Ort der Erkrankung vor allem entzündungshemmend und auch schmerzhemmend wirken, wird ja das Krankheitsgeschehen und der Krankheitsverlauf günstig beeinflußt, und das ist schon mehr als eine reine Beeinflussung nur der Symptome.
Symptomatika (s. *Tab. 1* und *2*) werden zunächst einmal als »Sofortmaßnahme« gegeben, solange ein Basistherapeutikum noch nicht wirkt. Kann man ihre Dosierung nicht reduzieren oder das Präparat ganz absetzen, wenn man eine Wirkung der Basistherapie erwarten kann, dann hat das Basistherapeutikum keine Wirkung gehabt. Aber auch wenn die Basistherapie eindeutig wirkt, muß eine symptomatische Therapie, wenn auch in verminderter Dosierung, oft noch weitergegeben werden, damit das Krankheitsbild optimal beeinflußt wird. Und schließlich werden Symptomatika gerade dann eingesetzt, wenn eine Basistherapie aus einem der genannten Gründe nicht in Frage kommt.

Kortisonpräparate

Man wird in der Regel versuchen, mit einem der genannten Nichtkortisonpräparate (*Tab. 2*) auszukommen. Wenn das jedoch nicht geht, oder wenn die Erkrankung von vornherein eine starke entzündliche Aktivität erkennen läßt, muß man Kortisonpräparate (*Tab. 1*) einsetzen, die eine weitaus stärkere entzündungshemmende Aktivität gegenüber den Nichtkortisonen haben. Durch Zugabe eines Nichtkortisons wird man dann versuchen, die Kortisondosis möglichst niedrig zu halten. Vielleicht kann man schließlich auch ganz auf das Kortison verzichten. Heute wird man, wenn man das Krankheitsbild mit einer geringen Kortisondosis allein, ohne Zugabe eines Nichtsteroids, in den Griff bekommt, nur mit dem Kortisonpräparat behandeln, weil die Magenverträglichkeit des Kortisons allein besser ist als die der Nichtsteroide oder in Kombination mit dem Kortison.
Beim Patienten ist die Angst vor dem Kortison meist unberechtigt groß. Sie ist nur bei hoher Dosis über längere Zeit oder bei Gabe ungeeigneter Präparationen (intramuskuläre Spritzen und Depotpräparate) gerechtfertigt. Vom verantwortungsbewußten Arzt wird man erwarten können, daß er die Kortisontherapie so einsetzt und überwacht, daß Gefahren weitgehend ausgeschlossen sind.

Nichtsteroide

Es gibt inzwischen sehr viele Nichtkortisonpräparate (= Nichtsteroide). Sie wirken bei den verschiedenen Patienten sehr unterschiedlich. Man muß deshalb manchmal verschiedene Präparate und auch Dosen und Dosisverteilungen über Tag je nach Wirkung und Wirkungsdauer ausprobieren, um einen bestmöglichen Erfolg zu erzielen.

Kombinationsbehandlung

Aus dem bisher Gesagten geht hervor, daß oft ein Basistherapeutikum und evtl. zwei Symptomatika (Kortison und Nichtkortison) gleichzeitig gegeben werden müssen. Manche Patienten glauben, das sei unnötig viel. Der Kranke muß wissen, warum das nötig ist. Der Arzt sollte es ihm erklären, und alle, die mit ihm in der Krankengymnastik, Ergotherapie, Krankenpflege usw. zu tun haben, sollten ihn unterstützen, wenn der Patient sich ihm mit seinen Gedanken und Sorgen anvertraut.
Auch muß der Patient verstehen, warum es ihm manchmal subjektiv nicht besser geht, als zu einem früheren Zeitpunkt. Es ist schon als Erfolg zu verbuchen, wenn es z. B. mit einem Basistherapeutikum gelingt, die Symptomatikatherapie weitgehend abzubauen und durch ein Nichtsteroid das Kortison weiter zu reduzieren, auch wenn die Zustandsbesserung nicht immer so ist, wie man es sich wünscht.

Arthritis psoriatica

Die Therapie der Arthritis psoriatica (Arthritis bei Schuppenflechte) sollte auch angesprochen werden, da sie relativ häufig ist und in ihrer Ursache und im Krankheitsbild doch von der chronischen Polyarthritis abweicht.

Basistherapie

Obwohl die Ursache der Arthritis psoriatica sicher anders gelagert ist, haben sich die bei der chronischen Polyarthritis wirkungsvollen Basistherapeutika auch bei dieser Erkrankung als wirksam erwiesen, wenn auch vielleicht nicht bei jedem Präparat in gleichem Ausmaß. Das zeigt, daß die vermuteten Angriffspunkte in das Krankheitsgeschehen speziell der chronischen Polyarthritis sicher nicht in vollem Umfang zutreffend sind, sondern noch darüber hinausgehen.

Symptomatische Therapie

Was bei der chronischen Polyarthritis über die Symptomatika-Therapie gesagt wurde, gilt für die Arthritis psoriatica in gleicher Weise.

Spondylitis ankylosans (M. Bechterew)

Auch bei dieser Erkrankung gibt es keine ursächliche Therapie.

Basistherapie

Die Spondylitis ankylosans ist nicht einfach die gleiche Erkrankung wie die chronische Polyarthritis, nur daß sie sich an der Wirbelsäule abspielt. Demzufolge hat sie auch einen ganz anderen pathogenetischen Mechanismus. Deshalb verwundert es, daß die Basistherapeutika der chronischen Polyarthritis auch hier gelegentlich wirksam sein sollen und wohl auch sind. Dennoch sind die Erfolge nicht vergleichbar, und man macht auch längst nicht in jedem Falle einer Spondylitis ankylosans den Versuch mit einem Basistherapeutikum. Basistherapeutika sind eher berechtigt, wenn periphere Gelenke mit befallen sind.

Symptomatische Therapie

Kortisonpräparate wirken in der Regel nicht besser als Nichtsteroide, deshalb haben sie meist auch keine Berechtigung. Nichtsteroide sind meist ausreichend wirksam und bewirken, daß eine gezielte Krankengymnastik besser durchgeführt werden kann. Im Gegensatz zu degenerativen Gelenk- und Wirbelsäulenerkrankungen darf und muß bei der Spondylitis ankylosans, wie auch bei der chronischen Polyarthritis, über die allerdings zu respektierende Schmerzgrenze hinaus therapiert werden, weil es hier um die Erhaltung bzw. Verbesserung der Funktion geht.

Juvenile chronische Arthritis

Ähnlich wie in der Erwachsenen-Rheumatologie stehen uns beim Kind Medikamentengruppen mit unterschiedlichen Wirkungsmechanismen zur Verfügung. Bei ihrer Anwendung sind jedoch im Gegensatz zum Erwachsenen wegen der altersspezifischen Gegebenheiten des Kindes und der nicht selten hohen humoralen Entzündungs- und Krankheitsaktivität der juvenilen chronischen Arthritis therapeutische Abweichungen zu beachten.

Basistherapie

Zu der Gruppe der Basistherapeutika oder Langzeittherapeutika zählen Goldsalze, D-Penicillamin, Anti-Malariamittel, Immunsuppressiva und Zytostatika. Ihre Eigenheit beruht auf ihrer nur langsam erst nach Wochen und Monaten einsetzenden Wirksamkeit, die auf einer Beeinflussung des immunpathogenetischen Ablaufes der Erkrankung basiert. Die Basistherapeutika bedürfen einer Aufsättigungsphase, die wegen der möglichen Nebenwirkungen beim Kind nur unter klinischer Kontrolle erfolgen soll. Davon abgesehen sind während der gesamten Behandlungsphase eines Rheumapatienten die vorgeschriebenen Kontrolluntersuchungen sorgfältig und regelmäßig durchzuführen, damit bei eventuellen Unverträglichkeitserscheinungen die medikamentöse Behandlung entsprechend gestoppt oder geändert werden kann.

Symptomatische Therapie

Kortisonpräparate

Eine Sonderstellung nehmen *Kortikosteroide* ein, vor deren kritiklosem Einsatz jedoch dringend gewarnt werden muß. Als oberstes Gebot beim Kind gilt, daß Kortikosteroide solange wie möglich vom Behandlungsplan ausgeschlossen bleiben, vor allem bei den nichtviszeralen Verlaufsformen und besonders bei der Mon- und Oligoarthritis des Kleinkindes.
Gerade beim jungen Kind sind die Steroid-Nebenwirkungen hinsichtlich Osteoporose, Wachstumsretardierung, Steroid-Cushing und Linsenpoltrübungen äußerst unerfreulich und gravierend. Erfahrungsgemäß enden auch nur kurzfristig geplante Steroidstöße bei rheumatischen Erkrankungen schließlich doch in einer Langzeittherapie. Ist eine Kortikosteroid-Langzeitbehandlung unumgänglich, muß die kindgerechte Erhaltungsdosis beachtet werden. Auch muß Kortison immer als morgendliche Gabe verabreicht werden, um den zirkadianen Rhythmus der körpereigenen Hormonproduktion der Nebennierenrinde und deren Aktivität nicht zu sehr zu stören. *Nicht zu umgehen ist die Steroidtherapie in der Regel bei den hochentzündlichen systemisch-viszeralen Verlaufsformen.* Durch die Kombination mit entsprechenden Basistherapeutika und nichtsteroidalen Antirheumatika muß aber auch hier eine baldmögliche Reduktion der Kortikosteroide angestrebt werden.
Intraartikuläre Kortikosteroidinjektionen können bei schwer beeinflußbaren Synovitiden oder zunehmenden Kontrakturen oft sehr hilfreich sein. Aber auch sie bedürfen wegen eventueller sekundärer Gelenkschäden einer strengen Indikation. *Lokale Kortikosteroidanwendungen* in Form von Augentropfen sind *bei* der *rheumatischen Iridozyklitis,* in der Regel kombiniert mit Mydriatika, unerläßlich.

Nichtsteroide

Das Angebot der nichtsteroidalen Antirheumatika ist groß. Man sollte sich jedoch beim Kind auf Präparate beschränken, über die ausreichend klinische Erfahrungen auch in der Langzeittherapie vorliegen und die eine kurze Halbwertszeit haben, so daß Nebenwirkungen und Interaktionen mit anderen Medikamenten besser vermieden werden können. Strikt zu meiden sind mit Steroiden kombinierte Fertigpräparate. Des weiteren ist auf eine kindgerechte galenische Zubereitung, d. h. Verabreichungsform hinsichtlich der Dosierungsmöglichkeit und auch Geschmacksrichtung zu achten.
Gemeinsames Merkmal der *nichtsteroidalen Antirheumatika* ist ihre relativ rasch nach Einnahme am Gelenk einsetzende Wirkung. Durch ihre analgetische, antiphlogistische und antipyretische Komponente, die bei den einzelnen Medikamenten unterschiedlich vertreten ist, wirken sie schmerzlindernd und entzündungshemmend, zum Teil auch fiebersenkend und können somit den entzündlichen Gelenkprozeß zumindest symptomatisch beeinflussen.
Leitgedanke in der Kinderrheumatologie sollte sein, Kortikosteroide soweit wie möglich zu vermeiden, deshalb sind nichtsteroidale Antirheumatika mit guter antiphlogistischer

Wirkung zu bevorzugen. Zu diesen Medikamenten zählen vor allem die Indol- / Indendederivate (z. B. Indometacin = Amuno), sowie die Phenylcarbonsäure-Derivate (z. B. Diclofenac = Voltaren, Naproxen = Proxen, Ibuprofen = Brufen). Die in ihrer Wirkungsweise zurückstehenden Salizylate gewinnen an Bedeutung bei Gefäßprozessen im Rahmen rheumatischer Erkrankungen.

Schlußbemerkung

Es sind im Vorangegangenen nur die Grundzüge der medikamentösen Therapie aufgeführt, die jedoch gerade beim Kind ein sehr differenziert und sorgfältig überwacht einzusetzendes Instrument darstellt. Von vielerseits angepriesenen Alternativtherapien sollte beim Kind Abstand genommen werden, damit keine kostbare Zeit durch ineffektive Maßnahmen verloren geht und der entzündlich rheumatische Krankheitsprozeß gerade in jungen Entwicklungsjahren des Kindes seine zerstörende Wirkung auf Gelenke oder auch innere Organe entwickeln kann.
Zu warnen ist auch vor einem zu frühzeitigen Therapieabbruch bei den besonders rezidivgefährdeten Kindern. Monatelange therapeutische Bemühungen können so mit einem Schlage wieder zunichte gemacht und das Kind in seiner körperlichen und schulischen Entwicklung erneut empfindlich gestört werden.

Nebenwirkungen

Die nicht zuletzt auch von den Massenmedien aus Sensationslust geschürte Angst vor Nebenwirkungen ist nur sehr bedingt berechtigt, erschwert die Therapie nicht unerheblich und beeinträchtigt das Vertrauensverhältnis zwischen Arzt und Patient. Eine Schuld an der Verunsicherung tragen auch die Beipackzettel zu den Präparatepackungen, auf denen, um sich in jeder Hinsicht abzusichern, deshalb oft schon vielleicht mögliche, aber noch nie vorgekommene Nebenwirkungen aufgeführt sind.
Zur Behandlung, vor allem der entzündlichen rheumatischen Erkrankungen, sind wirksame Arzneimittel unerläßlich, andererseits gibt es aber kein wirksames Medikament, das nicht auch Nebenwirkungen haben kann. Es kommt also darauf an, die Arzneimittel zwar in ausreichender, aber nicht zu hoher Dosis zu geben und durch entsprechende Überwachung sich etwa anbahnende Nebenwirkungen rechtzeitig zu erkennen. Dann sind alle antirheumatischen Behandlungen weitgehend ungefährlich, obwohl man natürlich ein gewisses Risiko immer in Kauf nehmen muß. Selbst die in bestimmten Krankheitsfällen unumgänglichen Kortisonpräparate mit ihren vielfältigen Wirkungen sind relativ gut verträglich, wenn sie fachgerecht eingesetzt werden, was natürlich vorausgesetzt werden muß.
Es ist grundsätzlich zu unterscheiden zwischen Befindensstörungen, die sich bis zur Unverträglichkeit steigern können, und wirklichen ernsten Nebenwirkungen, die sich auf Hauterscheinungen (Allergien) und Schädigungen des Blutes und innerer Organe (Leber, Nieren usw.) beziehen. Die meisten Rheumakranken sind schon wegen der notwendigen langdauernden Medikamenteneinnahme magenempfindlich. Die Magenverträglichkeit

der Medikamente spielt deshalb eine große Rolle. Die Präparate sind unterschiedlich magenverträglich, aber auch die Patienten sind unterschiedlich in ihrer Magenempfindlichkeit gegen die verschiedenen Arzneimittel. Dann gibt es noch weitere Befindensstörungen, die durch die Präparate ausgelöst werden können, wobei ebenfalls die Patienten sehr unterschiedlich reagieren. Diese Befindensstörungen sind für die wichtigsten Präparate bzw. Präparategruppen in der *Tab. 4* aufgeführt. Darunter finden sich auch bereits einige Symptome, die erste Hinweise auf eine echte Nebenwirkung geben können.
Vielleicht spricht der Kranke auch einmal zuerst anläßlich der krankengymnastischen Behandlung über eine Unverträglichkeit. Dann sollte man dem Patienten sagen, daß er sich sofort an den Arzt wenden muß. Auf der anderen Seite muß man den Patienten beruhigend beeinflussen, wenn es sich lediglich um eine offensichtlich unbegründete Angst handelt, wobei man dann natürlich davon ausgehen können muß, daß der Patient ständig in ärztlicher Kontrolle steht.

Tab. 4: Mögliche Unverträglichkeiten der wichtigsten Arzneimittel zur Behandlung rheumatischer Erkrankungen.

Chloroquin-Präparate	Gold-Präparate	D-Penicillamin	Immunsuppressiva	Kortison-Präparate	Nicht-Kortison-Antirheumatika
Magenunverträglichkeit	Juckreiz	Juckreiz	Magenunverträglichkeit	Knöchelschwellungen	Magenunverträglichkeit
Schlaflosigkeit	Hautausschlag	Hautausschlag	Durchfälle	Gewichtszunahme	Hautallergie
Nervosität	Metallgeschmack	Geschmacksverlust	Hautausschlag	Dickerwerden des Gesichts	Verstopfung
Kopfschmerz	Mundschleimhautentzündung	Mundschleimhautentzündung	Haarausfall	Muskelschmerzen	Durchfälle
Schwindel	Haarausfall	Magenunverträglichkeit	Mundschleimhautentzündung	Magenschmerzen	Vergrößerung der Schilddrüse
Hautallergie	Durchfälle	Doppelsehen		Störungen der Periode bei Frauen	Knöchelschwellungen
Augenflimmern	Luftröhrenkatarrh	Kau- und Schluckbeschwerden		Sehstörungen	Kopfschmerzen
Rotsehen	Nervenschmerzen	Müdigkeit		Augenschmerzen	Schwindel
Haarentfärbung		Muskelschwäche			Konzentrationsschwäche
Muskelschwäche					Müdigkeit
Gewichtsverlust					Herzklopfen
					Ohrensausen

Die wirklich ernst zu nehmenden Nebenwirkungen werden zumeist nur durch spezielle Untersuchungen und Blutkontrollen erkannt. Deshalb sind ständige Kontrolluntersuchungen in entsprechenden Zeitabständen erforderlich. Dadurch werden solche Nebenwirkungen fast immer rechtzeitig erkannt.
Es gibt Nebenwirkungen, die nur bei bestimmten Präparaten auftreten können. Aber auch diese Nebenwirkungen treten nur relativ selten in Erscheinung. Es müssen also auch vom

Patienten her Voraussetzungen gegeben sein, die das Auftreten von Nebenwirkungen begünstigen. Natürlich kann eine solche Vorschädigung durch eine vorliegende Erkrankung eines Organs (z. B. der Nieren oder der Leber) bedingt sein. Deshalb kann man in einem solchen Fall bestimmte Arzneimittel auch nicht geben. Aber darüber hinaus gibt es noch unbekannte und nicht im voraus bestimmbare Faktoren, die oft in der dem Menschen eigenen Erbmasse liegen. Solche Faktoren, die zu irgendwelchen Fehlleistungen im Körper führen, sind vermutlich bei den sehr seltenen wirklich lebensbedrohlichen Nebenwirkungen die Ursache für deren Auftreten. Man kann also sagen, daß auch der Patient und weniger das Medikament »schuld« an einer Nebenwirkung sein kann. Das ist wohl auch der Grund dafür, daß bestimmte Nebenwirkungen bei irgendwelchen Bevölkerungsgruppen oder auch Rassen in ganz unterschiedlicher Häufigkeit auftreten.
Solche Nebenwirkungen müssen aber mit einkalkuliert werden. Es geht nicht an, daß man auf Grund der Tatsache, daß irgendwo einmal über eine ernste Nebenwirkung berichtet wurde, auf jede Medikation verzichtet. Das hieße, daß der Patient sich entschließt, seine Krankheit unbehandelt zu ertragen und ihr ihren Lauf zu lassen. Wenn ein Medikament, das Millionen von Kranken hilft, einmal eine ernstere Nebenwirkung verursacht hat, dann ist das Risiko für jeden einzelnen minimal. Im täglichen Leben geht man ständig Risiken ein, die viel größer sind als das Risiko, bei Einnahme eines Medikamentes einen entsprechenden Schaden davonzutragen. Es mutet oft seltsam an, wenn ein Kranker Angst hat, durch ein Medikament geschädigt zu werden, obwohl er sich auf der anderen Seite ohne Bedenken in den Straßenverkehr begibt, vielleicht noch starker Raucher ist und damit die großen Risiken der Gefäßschädigung und des Lungenkrebses auf sich nimmt, oder mit reichlichem Alkoholgenuß die Gesundheit seiner Leber aufs Spiel setzt. Zahlen des Deutschen Statistischen Bundesamtes belegen das. Das Risiko, durch einen Unfall (vor allem Verkehrsunfall) ums Leben zu kommen oder einen körperlichen Schaden davonzutragen, ist mehr als hundertfach größer, als das durch die Einnahme eines Medikamentes. Und da wir ja alle nicht damit rechnen, einen Unfall zu erleiden, wenn wir uns ins Auto setzen, sollten wir erst recht nicht Angst vor einer fachgerecht durchgeführten Medikation haben. Sonst müßten wir unser Auto in der Garage stehen lassen. Wir müßten auch auf Flugreisen verzichten. Eigentlich dürften wir gar nicht mehr aus dem Haus gehen, denn auch als Fußgänger kann man überfahren werden. Faßt man alle Erkrankungen zusammen, bei denen unsere schädigenden Lebens- und Ernährungsgewohnheiten ursächlich beteiligt sind (Herzinfarkt, Gefäßleiden, Hochdruck, Gicht, Zuckerkrankheit usw.), so sind die dabei beteiligten Risikofaktoren etwa 1000mal höher anzusetzen als das Risiko, das man durch die Einnahme eines antirheumatisch wirksamen Medikamentes eingeht.
Diese Argumente mögen hilfreich sein, wenn sich ein Patient der Krankengymnastin mit seinen Sorgen anvertraut.
Eng verknüpft mit der Angst vor Nebenwirkungen ist die Unzuverlässigkeit der Medikamenteneinnahme, wenn auch andere Gründe, wie z. B. einfach Nachlässigkeit, dabei mitspielen. Selbst Rheumakranke nehmen nicht selten mehr Schmerzen in Kauf und nehmen weniger von den Symptomatika, als ihnen verordnet wurde. Man wundert sich dann über das schlechte Befinden und vermutet schlechtes Ansprechen auf die Medika-

tion. Schwerwiegender, weil schwerer festzustellen, ist das Weglassen einer Basismedikation. Hier glauben die Patienten öfter, daß sie, da es ihnen doch gut geht, die verordnete Dosis vermindern oder das ganze Medikament weglassen können. Ihr Entschluß scheint ihnen auch Recht zu geben, denn ihr Zustand verschlechtert sich auch zunächst nicht, da diese Medikamente ja eine Langzeitwirkung haben. Und wenn es ihnen dann später schlechter geht, denkt niemand mehr an den Grund dafür und nimmt alle möglichen anderen Ursachen dafür an. Vor allem der Arzt grübelt über den Grund der Wiederverschlechterung, wenn er die eigenmächtige Veränderung der Dosis durch den Patienten nicht erfährt. Aber manchmal erfährt die Krankengymnastin in einem Gespräch mit dem Patienten davon. Sie sollte den Patienten dann entsprechend beeinflussen und ihm eventuell zu einem offenen Gespräch mit dem Arzt raten.

6

Grundlagen der physikalischen Therapie

K. L. Schmidt

Einleitung

Die physikalische Therapie – die Anwendung mechanischer, thermischer, elektrischer und anderer Energieformen, auch miteinander kombiniert – ist in der Behandlung fast aller rheumatischen Krankheiten unentbehrlich, gehört früh in den Behandlungsplan und ist der medikamentösen Therapie zweifelsohne gleichberechtigt. Wie die Pharmakotherapie, so haben auch einzelne physikalisch-therapeutische Behandlungsverfahren ihre eigenen Indikationen und Kontraindikationen und müssen sorgfältig dosiert werden; dies gilt insbesondere für die entzündlich-rheumatischen Erkrankungen, weil diese sich durch eine ungewöhnliche Reizbarkeit gegenüber äußeren Einflüssen – dazu gehören auch therapeutische Maßnahmen! – auszeichnen. Überdosierung jeder physikalischen Therapie kann Schübe provozieren und Krankheiten verschlimmern.
Dies bedeutet mit anderen Worten: Der Einsatz physikalischer Behandlungsmethoden ist in jedem Fall primär mit einer *Belastung des Organismus* verbunden. Durch physikalische Therapie werden zunächst *kurzfristige »Soforteffekte«* ausgelöst, bei wiederholter Applikation physikalisch-medizinischer Reize aber auch tiefgreifende Umstellungen im vegetativen Nervensystem, die rhythmisch ablaufen und zur *besseren Adaptation und Resistenzsteigerung* führen. Beide Reaktionen machen wir uns therapeutisch zunutze. Ob mehr die Immediateffekte oder mehr die längerfristigen zeitlich gegliederten Funktionsumstellungen erwünscht sind, hängt u. a. vom Therapieziel ab.

Hauptaufgaben der physikalischen Therapie

Wie die *Tab. 5* zeigt, sind die Aufgaben der physikalischen Therapie sehr vielfältig und nur teilweise durch Medikamente ersetzbar. Wenn auch im Zentrum der Maßnahmen die krankengymnastische Bewegungstherapie steht, so haben auch die anderen – zu Unrecht häufig als »passive« Maßnahmen bezeichneten – Verfahren einen hohen therapeutischen

Tab. 5: Hauptaufgaben der physikalischen Therapie.

1. Schmerzstillung
2. Muskelentspannung
3. Durchblutungsförderung
4. Dämpfung von Entzündungen
5. Funktionsverbesserung
   a) durch Zunahme der Beweglichkeit
   b) durch Kraftzuwachs
   c) durch Förderung der Koordination
   d) durch Anpassung an Behinderungen
6. Einsparung an Medikamenten
7. Vor- und Nachbehandlung bei chirurgisch-orthopädischen Eingriffen
8. Verhütung und Korrektur von Fehlstellungen
9. Verbesserung der Reaktionslage (»Reaktionstherapie«)
10. Prävention
11. Rehabilitation

Stellenwert. Im folgenden sollten zunächst die hauptsächlichen Effekte der verschiedenen therapeutischen Verfahren besprochen und dann ihr Einsatz an einzelnen Krankheitsbildern erläutert werden.

Thermotherapie: Wärme- und Kältebehandlung

Sowohl die *Thermotherapie durch Wärmezufuhr* (Wärmebehandlung) als auch die *Thermotherapie durch Wärmeentzug* (Kältetherapie, Kryotherapie) sind uralte und vielfach bewährte therapeutische Verfahren bei fast allen Krankheiten des Bewegungsapparates. Ihre Angriffspunkte sind komplex.

Wärmebehandlung

Wie die *Abb. 1* zeigt, vermag ein Temperaturanstieg im lebenden Gewebe eine ganze Reihe von Reaktionen auszulösen, die freilich – darauf sei jetzt schon hingewiesen – durchaus nicht immer therapeutisch erwünscht sind. Wärme kann dem Körper bekanntlich in ganz verschiedener Form zugeführt werden: durch Anwendung entsprechend temperierter *hydrotherapeutischer Verfahren*, durch *Peloidpackungen*, durch *Hochfrequenztherapie, Ultraschall* und *Infrarotstrahlung;* auch die Applikation heißer Luft als Teil- und Vollbäder (Sauna) ist eine Form der Thermotherapie durch Wärmezufuhr. In der krankengymnastischen und physikalisch-medizinischen Praxis am häufigsten werden wohl die thermotherapeutischen Verfahren angewandt, die über *Wärmeleitung* dem Körper die Wärme zuführen; da man bei ihnen auf die Toleranz der Haut angewiesen ist, ist die Kenntnis der unterschiedlichen Erträglichkeitsgrenzen der Haut für hohe Temperaturen

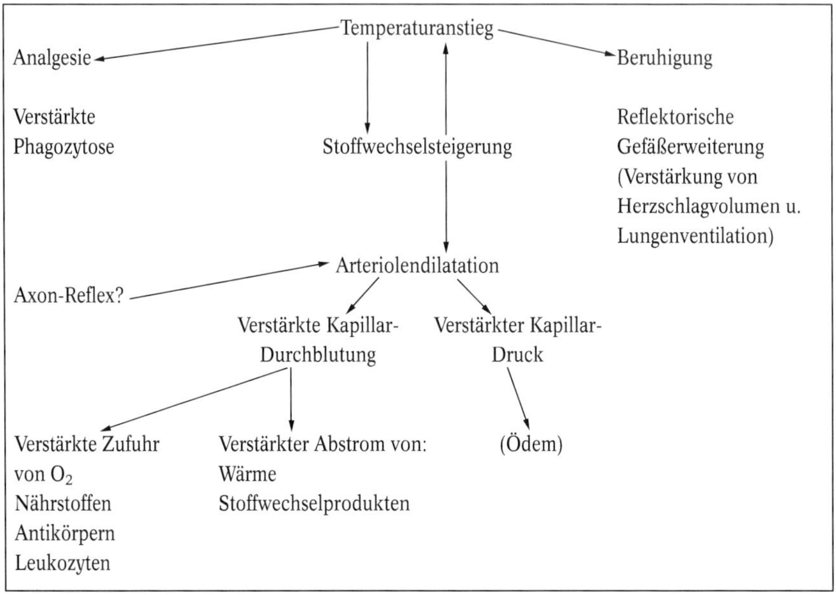

Abb. 1: Wirkung einer lokalen Erwärmung (nach Stillwell, 1971).

sehr wichtig, um Verbrennungen vorzubeugen (*Tab. 6*). Dies gilt für Rheumatiker deshalb in ganz besonderem Maße, weil bei ihnen die Gewebe oft trophisch gestört sind und die Durchblutung schlecht ist. Hier müssen darum auch die *Kontraindikationen der örtlichen Wärmeanwendungen* besonders sorgfältig beachtet werden (*Tab. 7*).

Tab. 6: Erträglichkeitsgrenzen hoher Temperaturen für die Haut.

Wasser:	43–45 °C
Peloide:	50–60 °C
Sand: (trocken)	52–55 °C
Paraffin:	55–60 °C
Luft: (trocken)	über 100 °C

Tab. 7: Kontraindikationen lokaler Wärmeanwendungen.

1. Gestörte Blutzirkulation
2. Gestörte Temperatur-Empfindung
3. Ödeme
4. Frische Blutungen
5. Aktive Tuberkulose
6. Bei Säuglingen und sehr alten Menschen

Kältebehandlung

Die Kältetherapie ist zwar ebenso uralt wie die Wärmetherapie, erlebt aber in den letzten Jahren eine erstaunliche Wiedergeburt, wohl vor allem wegen ihrer neurologischen Effekte. Wie die *Tab. 8* zeigt, hat auch eine örtliche Kühlung für lebendes Gewebe

Tab. 8: Wirkungen einer lokalen Kälteapplikation.

A. Primäre lokale Wirkungen einer (längerdauernden) Kälteapplikation
  1. Abfall der Gewebetemperatur (auch in der Tiefe!)
  2. Stoffwechselverringerung und -verlangsamung
  3. Arteriolenkonstriktion
  4. Verminderte Zufuhr von Sauerstoff, Nährsubstraten, Zellen

B. Sekundäre lokale Wirkungen einer (längerdauernden) Kälteapplikation
  1. Schmerzstillung
  2. Ödemhemmung
  3. Blutungshemmung
  4. Entzündungshemmung
  5. Verminderung der Lymphproduktion
  6. Venöse Druckerhöhung
  7. Muskeldetonisierung
     a) durch Dämpfung der Spindelaktivität
     b) durch Dämpfung der Gammamotoneuronenaktivität
     c) durch Schmerzstillung
  8. Verlängerung von Latenzzeit, Kontraktionszeit und Erschlaffungszeit der Muskulatur
  9. Herabsetzung der Akkommodationsfähigkeit
  10. Verringerung der Nervenleitungsgeschwindigkeit
  11. Erhöhung der Viskosität von Gewebe und Synovia

C. Fernwirkungen einer lokalen Kälteapplikation
  1. Thermoregulatorische Gegenreaktion
  2. Konsensuelle Reaktion
  3. Blutdruckerhöhung (»cold pressure-Test«), evtl. Bradykardie
  4. Kutiviszerale Reaktionen?
  5. Vertiefung und Intensivierung der Atmung
  6. Habituation (Adaptation)

erhebliche Konsequenzen. Diese überwiegend therapeutisch nützlichen Kälte-Effekte sind freilich nicht mit jedem Verfahren und mit jeder Dosierung in gleicher Weise zu erreichen. Wie die *Tab. 9* zeigt, muß zwischen »*Kurzzeit-Kältetherapie*« und »*Langzeit-Kältetherapie*« sorgfältig unterschieden werden. Für die Behandlung entzündlich-rheumatischer Erkrankungen ist hier besonders wichtig, daß Kälte das mächtigste entzündungshemmende physikalische Agens ist, welches wir kennen; diese *entzündungshemmende Wirkung* kommt aber *nur bei lang einwirkender Kälte* zustande! Dies bedeutet in der Praxis, daß Kältepackungen z. B. mit tiefgefrorenen Gelbeuteln mindestens 20, besser 30 Minuten angelegt bleiben müssen; ja man kann nach Aufwärmung einer Kältepackung sofort eine weitere anschließen und dadurch entzündete Gelenke, falls erwünscht, über Stunden hinweg kühlen. Beim Einsatz *kurzdauernder* intensiver Kaltreize (z. B. Eisabreibungen, Eisbäder) muß dann zur Erzielung einer Entzündungshemmung die Behandlung entsprechend lang gewählt bzw. immer wieder wiederholt werden.

Tab. 9: Vergleich der Wirkung von kurzzeitiger und länger einwirkender Kälte.

	Kurzzeit-Kältetherapie	Langzeit-Kältetherapie
	primäre Effekte	
Initiale Vasokonstriktion:	ja	ja
Reaktive Hyperämie:	ja	*nein*
Stimulation des neuromuskulären Apparates:	ja	nur initial
Muskeldetonisierung:	ja	ja
Muskeldurchblutung:	variabel	vermindert
Muskeltemperatur:	inital Anstieg	drastisch u. anhaltend vermindert
	sekundäre Effekte	
Analgesie:	ja	ja
Reflektorische Fernwirkungen:	ja	ja
Senkung der intraartikulären Temperatur:	*nein*	ja
Entzündungshemmung:	*nein*	ja

Auch die Palette der kältetherapeutischen Verfahren ist sehr reichhaltig (*Tab. 10*). Kälteanwendungen sind im allgemeinen weniger belastend als Wärmeanwendungen; bestimmte Kontraindikationen muß man jedoch auch hier beachten. Diese sind Raynaud-Syndrome, Vaskulitis, Kälteurticaria, Kälteüberempfindlichkeit, Kältehämoglobinurie, schwere Herz-Kreislaufkrankheiten sowie Nieren- und Blasenaffektionen. Seit einiger Zeit sind auch Ganzkörper-Kältekabinen im Gebrauch (geschlossene und offene Systeme; Temp.: minus 100°C und darunter), die ebenfalls intensiv schmerzlindernd und muskelentspannend wirken. Sie sind kontraindiziert bei schweren Herz-Kreislauferkrankungen.

Tab. 10: Anwendungsformen lokaler Kälteapplikationen.

1. Eispackungen
2. Eismassagen
3. Eisabtupfungen
4. Eintauchen in Eiswasser
5. Packungen mit salzwassergetränkten tiefgekühlten Tüchern
6. Packungen mit Tüchern, an denen feinkörniges Eis haftet
7. Aufbringen leicht verdunstender Flüssigkeiten (z. B. Chloräthyl)
8. Beblasen mit kalter oder tiefgekühlter Luft bzw. anderen Gasen
9. Aufbringen von Kohlensäureschnee (»Krimotherapie«)
10. Packungen mit tiefgefrorenen Gelbeuteln
11. Spezielle von gekühlten Flüssigkeiten durchflossene Bandagen, Manschetten etc.
12. Thermoelektrische Kühlung

Therapeutisch unerwünschte Effekte örtlicher Wärme- und Kälteanwendungen

Wenn auch kein Zweifel an den bewährten therapeutischen Effekten von Wärme und Kälte bei rheumatischen Erkrankungen besteht, so können beide Verfahren unter Umständen doch auch therapeutisch unerwünschte »Nebenwirkungen« entfalten (*Tab. 11*). Hier ist in erster Linie die mögliche *Verstärkung von Entzündungen* (vor allem durch Wärme!) zu nennen. Dies ist der Hauptgrund, daß Wärmeanwendungen *in allen akuten Entzündungsstadien kontraindiziert sind.*

Tab. 11: Therapeutisch erwünschte und unerwünschte Effekte örtlicher Wärme- und Kälteapplikationen.

ÖRTLICHE WÄRMEAPPLIKATIONEN	
Therapeutisch erwünschte Effekte	*Negative Effekte*
1. Schmerzlinderung	1. Verstärkung von Ödemen
2. Antiphlogist. Wirkung (vorwiegend bei chronischen Entzündungen)	2. Verstärkung von Blutungen
3. Muskeldetonisierung	3. U. U. Abnahme der Muskeldurchblutung
4. Verbesserte Dehnbarkeit des kollagenen Bindegewebes	4. Aktivierung kollagenolytischer Enzyme
5. Verbesserung der Durchblutung (lokal und entfernt)	5. U. U. Verstärkung von Entzündungen
6. Stimulation der Phagozytose	6. Belastung für Herz und Kreislauf
7. Stimulation der Diffusion	
8. Verbesserung der Synovia-Viskosität	
ÖRTLICHE KÄLTEAPPLIKATIONEN	
Therapeutisch erwünschte Effekte	*Negative Effekte*
1. Schmerzlinderung	1. Verminderung der Durchblutung
2. Antiphlogistische Wirkung (vorwiegend bei akuten Entzündungen)	2. Langdauernde Kühlung der Muskulatur
3. Muskeldetonisierung	3. Erhöhung der Synovia-Viskosität
4. Antihämorrhagische Wirkung	4. U. U. entzündungsverstärkende Wirkung
5. Ödemhemmende Wirkung	
6. Keine schwere Kreislaufbelastung	

Elektrotherapie

Durch neue technische Entwicklungen ist die Palette der elektrotherapeutischen Verfahren wesentlich erweitert worden, so daß man heute zwischen der *Niederfrequenztherapie* (Behandlung mit galvanischem Strom und mit »Reizströmen«), der *Mittelfrequenzthera-*

pie (Interferenzstromtherapie, Wechselstromtherapie [Wymoton®]) und der *Hochfrequenztherapie* (Kurzwellen-, Dezimeterwellen- und Mikrowellentherapie) unterscheidet. In der Behandlung rheumatischer Erkrankungen bedient man sich vor allem der schmerzlindernden, hyperämisierenden und die Muskulatur »tonisierenden« Wirkungen des galvanischen Stromes (einschließlich der galvanischen Bäder) und der Reizströme (diadynamische Ströme, Ultrareizstrom nach Träbert, transkutane elektrische Nervenstimulation mit tragbaren Geräten) sowie der Mittelfrequenztherapie; diese Stromformen sind angezeigt bei entzündlich nicht sehr gereizten Gelenken und in der Therapie begleitender weichteilrheumatischer Syndrome (Insertionstendopathien, Tendomyosen).
Wird eine entzündlich-rheumatische Erkrankung durch schlaffe periphere Paresen z. B. im Rahmen rheumatischer Gefäßentzündungen kompliziert, so kann nach vorheriger Elektrodiagnostik auch eine »Elektrogymnastik« mit galvanischen Einzelimpulsen notwendig werden; Inaktivitätsatrophien ohne Paresen, die ja bei entzündlichen Leiden außerordentlich häufig und frühzeitig auftreten, sprechen in der Regel gut auf neofaradischen Reizstrom (schonend appliziert als Schwellstrom) an.
Gegenüber der Nieder- und Mittelfrequenztherapie ist die Hochfrequenztherapie eine *reine Wärmetherapie*, die sich aber gegenüber von außen durch Leitung, Konvektion oder Strahlung angewendeten Wärmeanwendungen durch ihr großes Penetrationsvermögen unterscheidet (deswegen »Diathermie«!). Die Wahl des geeigneten Verfahrens und des Strahlers bzw. der Elektroden hängt vom individuellen Krankheitsbefall und vom Therapieziel ab. Die Beachtung der *Kontraindikationen der Hochfrequenztherapie* ist besonders deshalb wichtig, weil der Körper der Hochfrequenztherapie gewissermaßen »schutzlos« ausgeliefert ist; jede Physiotherapeutin und jeder Physiotherapeut sollte sich vor Einleitung einer Hochfrequenztherapie insbesondere durch persönliches Nachfragen u. a. davon überzeugen, daß sich kein Metall im Behandlungsgebiet befindet und der Patient nicht Träger eines Herzschrittmachers ist (*Tab. 12*). In der eiligen Praxis kann durchaus einmal die entsprechende Angabe auf der physikalisch-medizinischen Rezeptur vergessen werden.

Tab. 12: Kontraindikationen der Hochfrequenztherapie.

1. Erkrankungen mit gestörter Thermosensibilität
2. Septisch-metastatische Infektionen
3. Aktive pulmonale und extrapulmonale Tbc
4. Maligne Tumoren
5. Arterielle Durchblutungsstörungen bei partieller oder totaler Gefäßobliteration
6. Frische Blutungen jeder Genese
7. Ödeme
8. Größere Metalleinschlüsse (bei Spulenfeld-Behandlung auch kleine Metallpartikel)
9. Schwangerschaft (im Bereich des Uterus)
10. Implantierte Herzschrittmacher

Massage

Für die Indikationsstellung und Durchführung verschiedener Massagetechniken in der Behandlung entzündlicher Gelenk- und Wirbelsäulenleiden ist die genaue Kenntnis der einzelnen Griffe ganz besonders wichtig. Während die im Rahmen der »klassischen« Massage angewandte *Streichung* überwiegend entstauende Effekte hat, können *weiche*(!) *Knetungen* detonisieren, kräftige den Muskelstoffwechsel intensiv anregen, *Reibungen* hyperämisieren und »zerteilen«, *Klopfungen* und *Hackungen* tonisieren und *Vibrationen* entspannen.

Hingegen wirken »*Bindegewebsmassagen*« und andere Massageformen als Behandlung reflektorischer Zonen nicht nur auf die »massierten« Gewebe, sondern auf Blutgefäße und innere Organe. Stehen die Bindegewebsbefunde im Vordergrund, so wäre initial eher Bindegewebsmassage indiziert; bei vorherrschendem Muskelbefund sind lockernde Griffe der klassischen Massage angezeigt. *Die Gelenke sind dabei immer auszusparen,* können aber einer gezielten Periostbehandlung zugeführt werden. Bei der ankylosierenden Spondylitis (Strümpell-Marie-Bechterew-Erkrankung) kann die Massage im allgemeinen kräftiger dosiert werden, außer bei schweren schmerzhaften Schüben. Alle die entzündlich-rheumatischen Leiden so häufig begleitenden weichteilrheumatischen Syndrome können ebenfalls dankbares Objekt einer Massagetherapie sein. Als Spezialtechnik hat sich die Manuelle Lymphdrainage (als eigene komplexe Behandlung) bei den häufigen begleitenden Ödemen sehr bewährt!

Hydrotherapie

Auch die Hydrotherapie ist überwiegend eine Form der Thermotherapie; bei bestimmten Applikationen wirken aber mechanische Effekte mit. Sowohl Bäder wie auch Packungen und Wickel können »antiphlogistisch«, d. h. wärmeentziehend, aber auch hyperämisierend appliziert werden. Die Wahl der einzelnen Methode richtet sich nach der Entzündungsaktivität. Kurzzeitige intensive Kaltreize (als Güsse, Waschungen, Duschen etc.) sind in akuten Schüben kontraindiziert. Alle hydrotherapeutischen Prozeduren haben eine ausgeglichene Wärmebilanz zur Voraussetzung; nur dann kann über die Reizung der Thermorezeptoren der Haut die erwünschte Gefäßreaktion erzielt werden. Allgemeine *Kontraindikationen* für hydrotherapeutische Maßnahmen sind fieberhafte und Infektionskrankheiten, Tumoren, Tuberkulose, Herzinsuffizienz und fortgeschrittene arterielle Durchblutungsstörungen. Für rheumatische Erkrankungen speziell gelten Gefäßentzündungen als Kontraindikation; hier kann man verständlicherweise eine physiologische Reaktion der Blutgefäße auf hydrotherapeutische Reize nicht mehr erwarten.

Lichttherapie

In der physikalischen Therapie entzündlich-rheumatischer Erkrankungen spielt die Ultraviolett-Therapie vor allem eine Rolle. Hauptindikation ist die Arthritis psoriatica; vorherige Bäder in konzentrierter natürlicher Sole verstärken den Effekt der nachfolgenden Ultraviolettbestrahlung (meist mit Ultraviolett A durchgeführt).

Kurorttherapie

Unter einer modernen Kurorttherapie versteht man eine am Kurort durchgeführte klassische Behandlung mit Medikamenten, physikalischer Therapie, ggf. auch diätetischen Maßnahmen, die mit der Anwendung von »natürlichen ortsgebundenen Heilmitteln« (= Balneotherapie) kombiniert und durch sozialmedizinische Maßnahmen (Gesundheitsbildung) abgerundet wird. Unter den natürlichen ortsgebundenen Heilmitteln dominieren die Heilquellen (meist als Bäder angewandt) und die Peloide (Moor, Schlamm, Schlick).

Die Reizwirkung der einzelnen Heilquellen ist nach ihrer chemischen Zusammensetzung unterschiedlich; in akuten Schüben verbietet sich eine Balneotherapie. Für Peloide als eine Form der Thermotherapie gelten die dort gemachten Ausführungen.

Badekuren bewirken tiefgreifende »Umstimmungen« im Gesamtorganismus, die den zugrundeliegenden Krankheitsprozeß zu beruhigen vermögen; diese therapeutisch erwünschten Effekte werden jedoch meist nur über periodisch auftretende Verschlimmerungen erreicht (Kurkrisen, Badekrisen).

Behandlung der einzelnen Erkrankungen

Gegenüber der Therapie nichtentzündlicher rheumatischer Erkrankungen ist die der entzündlichen Gelenk- und Wirbelsäulenleiden viel schwieriger; die Gründe dafür sind in der *Tab. 13* aufgeführt. Andererseits verfügt die physikalische Medizin über eine reiche Palette entzündungsdämpfender Maßnahmen (*Tab. 14*). Im folgenden sind nur die chronischen entzündlichen Erkrankungen im einzelnen aufgeführt, die auch sonst als für die Krankengymnastik und Ergotherapie bedeutsam in diesem Buch abgehandelt werden.

Tab. 13: Besonderheiten der physikalischen Therapie bei Arthritiden im Vergleich zu degenerativen Gelenkleiden.

1. Behandlung viel schwieriger, weil
   - meist Allgemeinerkrankung vorliegt
   - meist Kombination von bereits bestehenden Behinderungen mit fortschreitender Erkrankung vorliegt
   - Verlauf oft unberechenbar und Entzündungsaktivität sehr wechselhaft ist.
2. Behandlung muß
   - dem Stadium
   - der Funktionsklasse
   - der Entzündungsaktivität angepaßt werden.
3. Ambulante physikalische Therapie muß berücksichtigen
   - behandlungsfreie Intervalle
   - Behandlungsnachruhe
   - häufige ärztliche Kontrollen
   - engen Kontakt mit Behandler.

Tab. 14: Physikalische Therapie von Arthritiden: Möglichkeiten der *Entzündungsdämpfung* in der klinischen Praxis.

Aktivität der Arthritis	Physikal.-Med. Prinzip	Physikal.-Med. Methode (Beispiel)
1. Akut:	Kühlung	*Eis* (Packungen, Massagen, Teilbäder) *Kalte Hydrotherapie* (Packungen, Wickel, Waschungen) *Tiefgefrorene Gelbeutel* *Kalte Peloidpackungen* (Fango)
2. Subakut:	Milde Wärmetherapie	*Lauwarme Hydrotherapie* *Mild-warme Peloidpackungen* *Kurzwellen, Dezimeterwellen* (schwache Dosierung!)
3. Chronisch-torpid:	Intensivere Wärmetherapie	wie 2.; mit höheren Temperaturen und länger appliziert *Warme Balneotherapie* Evtl. *Überwärmungstherapie (Hyperthermie)*
	Elektrotherapie mit niederfreq. Strömen	Stabile *Galvanisation* *hydroelektrische Bäder*

Zu beachten: Günstig: Bewegungstherapie im Anschluß an die Thermotherapie.
Cave: Intensive Wärmezufuhr kann Entzündungen verschlimmern!

Chronische Polyarthritis

Da die heutzutage häufigste entzündlich-rheumatische Krankheit, die chronische Polyarthritis (rheumatoide Arthritis), als Allgemeinleiden unbekannter Ursache bei einer Reihe von Patienten zu Gelenkzerstörung und Deformierung mit allen ihren Folgen führen kann, ist neben der hier unverzichtbaren krankengymnastischen Bewegungstherapie auch die übrige physikalische Therapie schon in Frühstadien ein wichtiger Bestandteil des gesamten, oft lebenslangen Therapieplanes. Ebenfalls behandlungsbedürftige Folgekrankheiten können Osteoporose (ohne oder mit Frakturen), Gelenk-Operationen, Neuropathien, Halswirbelsäulenbeteiligungen und anderes mehr sein. Leider gestaltet sich nicht nur die medikamentöse, sondern auch die physikalische Therapie bei dieser ungewöhnlich launenhaften und durch die Behandlung auch irritierbaren Erkrankung häufig recht schwierig. Darum ist es gerade hier nötig, die physikalische Therapie mit der »Mikrometerschraube« zu dosieren und von dem *fundamentalen physikalisch-medizinischen Dosierungsprinzip* »je akuter ein Schub, um so schonender die physikalische Therapie« niemals abzuweichen; katastrophale Verschlimmerungen könnten sonst die

Tab. 15: Physikalische Medizin in der Behandlung der chronischen Polyarthritis.

Prinzip	Behandlungsform	Bemerkungen
Präventive und korrektive Lagerung	Flachbett, Schienen, Sandsack	
Bewegungstherapie	Passive Bewegung	Im vollen Bewegungsbereich
	Aktive Übungen	
	Isometrische Spannungs- und Widerstandsübungen	Auch mit Geräten
	Bewegungsübungen im Teilbad	Besonders Hände (auch in Fango oder Moor)
	Unterwasser-Bewegungsübungen	Im Therapiebad, krankengymnastisch geleitet.
Massage	Vorwiegend klassisch	Auslassung der Gelenke
Hydrotherapie	Kühle Teilpackungen, wechselwarme Waschungen	
Kältetherapie	Eispackungen, Eiswasserbäder, gefrorene Gelbeutel	Zur Entzündungshemmung mindestens 20 Minuten, evtl. mehrmals täglich
	Lokale Kaltlufttherapie	2–3 Minuten, evtl. mit Krankengymnastik kombiniert
	Ganzkörperkaltlufttherapie	In geschlossenen oder offenen Systemen, wenige Minuten
	Fangokneten kühl	
Wärmetherapie	Packungen (Fango, Moor), Fangokneten warm	
	Dezimeterwellen, UKW	Milde Dosierung
	Überwärmungsbad	Schwache Hyperthermie, kurze Dauer
	Sauna	Nicht bei Herzinsuffizienz
Kurörtliche Therapie	Solebäder, NaCl-Thermen, Radon- und Schwefelbäder, Akratothermen, Peloide	Kombiniert mit physikalischer Therapie, besonders Übungstherapie.

Folge sein. Wie die *Tab. 15* zeigt, ist die Palette möglicher physikalisch-medizinischer Maßnahmen reichhaltig; die Kunst besteht aber darin, aus diesem Arsenal die für einen bestimmten Krankheitsfall idealen Maßnahmen auszuwählen und diese adäquat zu dosieren. Da man in der ambulanten Praxis sich meist auf wenige Maßnahmen beschränken muß, sind in der folgenden *Tab. 16* die Hauptangriffspunkte, Ziele und möglichen Methoden unserer Therapie zusammengestellt. Natürlich steht die Bewegungstherapie im Zentrum; zusätzliche physikalische Maßnahmen können und sollen aber »synergistisch« mit eingebaut werden. Massagen sollen die Gelenke aussparen; intensive Thermotherapie

Tab. 16: Ambulante physikalische Therapie bei chronischer Polyarthritis.

Angriffspunkt	Behandlungsziel	Phys. Methode (Beispiel)
1. Entzündung	Entzündungsdämpfung	*akute* Phasen: *Kühlung* *subakute* Phasen: *Kühlung* oder *milde Wärme* *chronische* Phasen: intensive *Wärme* *Niederfrequenztherapie* (Galvanisation hydroelektrische Bäder)
2. Muskelatrophie	Muskelkräftigung Durchblutungsförderung	Isometrisches *Muskeltraining* *Aktive Bewegungstherapie* Tetanisierende *Reizströme* Klassische *Massagen* (außer an Gelenken)
3. Bewegungs-einschränkung	Funktionsverbesserung Gelenkstabilisierung Kontrakturbeseitigung	Aktive u./o. passive *Bewegungstherapie* *Isometrisches Muskeltraining* *Unterwasserbewegungstherapie* (u. U. günstig: Wärme vor Bewegungstherapie)

verbietet sich an Gelenken, die schon selbst heiß, also akut entzündet sind. Kryotherapie ist fast immer möglich.

Arthritis psoriatica und andere chronische Arthritiden

Bei der Arthritis psoriatica kann eine Phototherapie (auch in Kombination mit Solebädern) sinnvoll sein; nicht selten bessern sich Hauterscheinungen und Gelenkbeschwerden parallel. Die physikalische Therapie der Arthropathie gehorcht den gleichen Prinzipien wie bei der rheumatoiden Arthritis. Besonderer Sorgfalt bedarf die Behandlung der psoriatischen Enthesiopathie (Ultraschall, Kryotherapie, niederfrequente Elektrotherapie). Dies gilt in ähnlicher Weise auch für andere chronische Arthritiden (z. B. das chronische Reiter-Syndrom), die z. T. Verwandtschaft zur Arthritis psoriatica aufweisen. Eine Mitbeteiligung der Wirbelsäule (Spondylitis psoriatica, chronisches Reiter-Syndrom) gehorcht in der Regel gleichen Therapie-Prinzipien wie die Spondylitis ankylosans (s. folgendes Kapitel).

Spondylitis ankylosans (Strümpell-Marie-Bechterew-Erkrankung)

Vergleicht man die physikalische Therapie der entzündlich-rheumatischen *Gelenk*-Erkrankungen mit der klassischen entzündlichen *Wirbelsäulen*-Erkrankung, so gibt es hier einige Besonderheiten, die man beachten muß (*Tab. 17*). Auf den *möglichst frühen*

Tab. 17: Besonderheiten der physikalischen Therapie der ankylosierenden Spondylitis (nach Franke, 1972).

1. Mit der physikalischen Therapie muß unmittelbar nach Diagnosestellung begonnen werden.
2. Die Gefahr der Irritation des entzündlichen Geschehens ist geringer als bei der rheumatoiden Arthritis.
3. Die Atemfunktion muß besonders beachtet werden.
4. Der Patient muß ein Übungsprogramm erlernen, das er mehrmals täglich durchführt.

Beginn jeder physikalischen Therapie muß hier besonders eindringlich hingewiesen werden; dies gilt natürlich vor allem für die Bewegungstherapie. Aber auch der Einsatz der sich darum gruppierenden elektrotherapeutischen, hydrotherapeutischen und thermotherapeutischen Maßnahmen ist schon in frühen Krankheitsstadien wichtig. Als vorteilhaft erweist sich im Vergleich zur physikalischen Therapie der chronischen Polyarthritis, daß die ankylosierende Spondylitis viel weniger durch äußere Reize irritierbar ist. Selbst intensive Wärmemaßnahmen (einschließlich Überwärmungsbäder) sind häufig durchführbar und wegen ihrer sehr guten Effekte auf den allgemeinen Krankheitsprozeß sinnvoll (*Tab. 18*). Auch hier muß aus dem Gesamtarsenal der möglichen Methoden ein individuelles Behandlungsprogramm zusammengestellt werden (*Tab. 19*).

Tab. 18: Physikalische Therapie bei ankylosierender Spondylitis: Aufgaben und Wirkungen der Wärmebehandlung.

1. Schmerzstillung
2. Entzündungshemmung
3. Verbesserung der Durchblutung
4. Beeinflussung der Grunderkrankung?

Tab. 19: Physikalische Therapie in der Behandlung der ankylosierenden Spondylitis (nach Ott, 1972).

Prinzip	Behandlungsform	Bemerkungen
Präventive Lagerung	nächtliche Flachlagerung	
Bewegungstherapie	Gymnastik, besonders Bodenübungen	Dauerbehandlung (auch zu Hause)
	Vierfüßlerstand	
	Klappsches Kriechen	
	Hockergymnastik	mit Atemübungen
	Sprossenwand	
	Unterwasser-Bewegungstherapie	
	Sportlich-spielerische Übungen	in Patientengruppen

Prinzip	Behandlungsform	Bemerkungen
Fortsetzung Tab. 19		
Massage	Klassisch (besonders Rücken und Brustkorb)	
Wärmetherapie	Packungen	
	Heißluft, Glühlicht,	
	Ultraschall	
	Dezimeterwellen, UKW	
	Überwärmungsbad	
	Sauna	1mal wöchentlich
Elektrotherapie	Iontophorese	auch bei Enthesiopathien!
	diadynamische Ströme	
	Interferenzströme, Stangerbäder	
Kurörtliche Therapie	Thermen, Sole-, Schwefel- und Radonbäder,	kombiniert mit physikalischer Therapie
	Peloide (Bäder, Packungen)	Cave: akute Schübe (Iridozyklitis!)

Kombination verschiedener physikalisch-therapeutischer Maßnahmen

Für die Gestaltung eines längerfristigen Behandlungsprogrammes ist es notwendig, sich auf wenige wichtige Maßnahmen zu beschränken, diese sinnvoll miteinander zu kombinieren und Polypragmasie zu vermeiden. Dies ist freilich nicht immer möglich. Im Prinzip sollte die Bewegungstherapie als essentieller Bestandteil (rezeptiert als Krankengymnastik oder Übungstherapie) im Zentrum stehen; gute Kombinationen ergeben sich mit einer vorangehenden Thermotherapie, Niederfrequenztherapie sowie mit Massagen. Wenn auch manche physikalisch-medizinischen Prinzipien sich in ihrer Wirkung zu überschneiden scheinen, sind sie doch keineswegs frei austauschbar; sinnlose oder besonders belastende Kombinationen müssen vermieden werden. Einer besonders guten Koordination bedarf die Krankengymnastik mit der Ergotherapie. Unabdingbar ist ein intensiver gegenseitiger Kontakt zwischen dem verordnenden Arzt und dem Physiotherapeuten sowie dem Ergotherapeuten und eine engmaschige Kontrolle und Überwachung der Therapie. Nur dann kann diese optimale Erfolge erzielen.

Probleme der physikalischen Therapie im höheren Lebensalter und bei ambulanter Behandlung

Mit zunehmendem Lebensalter kann sich bei Patienten, die an entzündlich-rheumatischen Erkrankungen leiden, die Therapie schwierig gestalten; dies liegt hauptsächlich am Alternsprozeß selbst (*Tab. 20*). Die physiologischerweise abnehmende Belastbarkeit engt

Tab. 20: Probleme der physikalischen Therapie rheumatischer Erkrankungen im höheren Lebensalter.

1. Mißverhältnis zwischen notwendiger physikalischer Therapie und verminderter Belastbarkeit
2. Grundkrankheit nicht selten weit fortgeschritten (»gealterte« Krankheit)
3. Bei neu auftretenden entzündlichen Leiden: Durch häufig akuten Beginn und schweren Verlauf Gefahr langdauernder Immobilisierung
4. Ambulante physikalische Therapie häufig nicht durchführbar, stationäre ungünstig (Milieuwechsel!)
6. Altersbedingte Phänomene verkleinern Palette physikalisch-therapeutischer Möglichkeiten
7. Rekonvaleszenz nach orthopädisch-rheumatologischen Operationen verzögert

Tab. 21: Physikalische Therapie im höheren Lebensalter.

Altersbedingte *Veränderungen an Herz und Kreislauf*, die bei Indikationsstellung und Dosierung zu berücksichtigen sind.

1. Abnahme von Schlag- und Minutenvolumen bei Belastung (dadurch höhere Pulsfrequenz!)
2. Erhöhung des mittleren systolischen Blutdrucks (dadurch zunehmende Druckbelastung d. linken Ventrikels)
3. Verringerung des maximalen Sauerstoff-Aufnahmevermögens
4. Verringerung der Durchblutung in fast allen Organen
5. Verringerung der arteriovenösen O_2-Differenz durch Kapillarverlust und reduzierten Myoglobin-Gehalt
6. »Unökonomische« Blutverteilung
7. Eingeschränkte Ventilation (durch Elastizitätsverlust und Rarefizierung des Lungenparenchyms, Zunahme des bronchialen Strömungswiderstandes, Herabsetzung der maximalen Diffusionskapazität)
8. Verringerung des Gesamt-Hb-Gehaltes.

Fazit: Einschränkung der kardiopulmonalen *Leistungsfähigkeit* mit »*Starre*« der Gefäßregulationen und verminderter *Adaptionsfähigkeit.*

die physikalisch-therapeutischen Möglichkeiten ein (*Tab. 21*). Aber auch bei jüngeren Patienten können sich Probleme ergeben, die eine ambulante physikalische Therapie erschweren (*Tab. 22*).

Tab. 22: Probleme, die eine ambulante physikalische Therapie von Gelenkerkrankungen häufig erschweren.

1. Ärztlich geleitete physik.-therapeutische Abteilungen nur selten vorhanden
2. Anfahrtswege zu den Behandlern und Therapieabteilungen häufig zu lang
3. Volle Kostenübernahme meist nicht gewährleistet
4. Physikalische Therapie neben beruflicher Tätigkeit meist nicht durchführbar
5. Spektrum der angebotenen Maßnahmen oft nur klein
6. Verordnung der physikalischen Therapie nicht immer optimal
7. Durchführung der physikalischen Therapie nicht immer optimal

7

Besonderheiten der physikalischen Therapie beim Kind

C. v. Altenbockum, M. Spamer, M. Bräckle*

Kälte

Grundsätzlich sollte an Gelenken bzw. Sehnenscheiden mit Entzündungszeichen, also Schwellung, Überwärmung und / oder Schmerzen, Kälte angewendet werden. Der Wärmeentzug wirkt sich entzündungshemmend und schmerzlindernd aus.
Dauer und Intensität der Kälte sind immer von der jeweiligen Gelenksituation abhängig. Bei hoher Entzündungsaktivität des einzelnen Gelenkes toleriert das Kind häufig nur milde Kälteanwendungen. Andere Kinder in der gleichen Situation empfinden Kälteanwendungen als angenehm und schmerzlindernd. Es bestehen Unterschiede in der Toleranz und Verträglichkeit von Kälteanwendungen. Aus den verschiedenen Möglichkeiten muß für das einzelne Kind die effektivste, verträglichste und praktischste Form der Kälteanwendung herausgefunden werden.
Die Haut muß nach den ersten Anwendungen auf evtl. Unverträglichkeiten untersucht werden.

Anwendungsformen

Firneispackungen: Sie haben sich wegen ihrer intensiven Kältewirkung gut bewährt.

Modellierbare Kryogelpackungen: Diese gibt es in verschiedenen Größen. Besonders bei Kindern mit vielen betroffenen Gelenken sind sie praktisch und erzielen eine langanhaltende Kühlung der Gelenke. Die Handhabung für zu Hause ist einfach, besonders wenn sie mehrmals täglich angewandt werden müssen.

»Eis am Stiel«: Besonders gut hat sich bei kleinen Kindern zur Gewöhnung an die Eistherapie das Eisklötzchen am Stiel bewiesen. Aber auch größeren Kindern bietet es

* Unter Mitarbeit von H. J. Händel

eine willkommene Abwechslung. Gerade kleinere Gelenke, wie z. B. das häufig betroffene Großzehengrundgelenk, lassen sich so gut behandeln.

Alkoholwickel: Beim Kleinkind kommt es zu einem schnellen Absinken der Kerntemperatur. Gelegentlich ist deshalb bei polyarthritischem Befall in diesem Alter eine mildere Kühlung durch Alkoholwickel günstig. Auch an Fingern und Zehengelenken ist diese angebracht. 70%iger Isopropylalkohol wird hierzu mit Wasser im Verhältnis 1:2 verdünnt. Bei einer Anwendungszeit von 20 Min. müssen die Wickel zweimal erneuert werden.

Quarkwickel und kaltes Moor: Sie eignen sich hervorragend zur milden Kühlung der Gelenke, sind jedoch in der Anwendung etwas aufwendig.

Kaltlufttherapie: Die Kaltlufttherapie stellt für die kindliche Haut ein erhöhtes Risiko dar. Die Anwendungsdauer ist bei den subjektiven Angaben der Kinder ein unsicherer Faktor. Auch bei äußerster Vorsicht reagiert die empfindliche Haut leicht mit Verbrennungen. Trotz der kurzen intensiven Kälte kommt es zu einer schnellen Wiedererwärmung der Gelenke. Die Kaltluftanwendung beim Kind bietet gegenüber den anderen Anwendungsformen keine Vorteile.

Wärme

Die Wärmeanwendung ist bei eingeschränkter Gelenkfunktion ohne Entzündungszeichen indiziert. Sie wirkt muskelentspannend und durchblutungsfördernd. Sie wird in Form von Fango- oder Gelpackungen verabreicht.
Feuchtwarme Packungen haben sich bei hartnäckigen Kontrakturen als Vorbereitung zur Krankengymnastik gut bewährt. An Hüft-, Schultergelenken und Halswirbelsäule kommen Wärmeapplikationen am häufigsten zur Anwendung.

Hydrotherapie-Bewegungsbad

Zunächst muß sich die Krankengymnastin vergewissern, daß das Kind ausreichend belastbar ist. Hier ist wegen einer möglichen Herzbeteiligung die Rücksprache mit dem Arzt wichtig. Die Wassertemperatur sollte bei Kleinkindern mindestens 31°, bei größeren Kindern mindestens 28 °C betragen. Die Aufenthaltsdauer im Wasser sollte 20–30 Min. nicht überschreiten, da besonders Kleinkinder zum Auskühlen und damit zum Absinken ihrer Kerntemperatur neigen.
Vorteile des Bewegungsbades:

- Durch Auftrieb und Temperatur des Wassers Erleichterung von Bewegungsabläufen und Schmerzminderung der Gelenke,
- langsam zunehmende Belastung der Gelenke der unteren Extremitäten und Wirbelsäule nach Indikation,
- ungehindertes Herumtollen im Wasser, freie Entfaltbarkeit des Bewegungsdranges.

Bewegungserweiternden Maßnahmen sind im Wasser durch die unzureichenden Möglichkeiten der Fixierung Grenzen gesetzt. Bei akut entzündeten Gelenken sind Moor- und Solebäder kontraindiziert.

Elektrotherapie

Die Elektrotherapie wird zur Schmerzlinderung und Muskelentspannung eingesetzt. Bei sehr genauer Elektrodenlage und vorsichtiger Wahl der Intensität können Kinder schon ab dem 4. Lebensjahr behandelt werden.

Mittelfrequente Ströme, z. B. Interferenzstrom und Hochvolttherapie, werden bei Kindern und *Jugendlichen effektiv* eingesetzt, ohne stärkere Mißempfindungen zu verursachen.

Niederfrequente Ströme hingegen erfordern eine hohe Intensität, was leicht zu Hautverätzungen führt und die Kinder durch das brennende Hautgefühl unnötig verängstigt. Generell sollte die Elektrotherapie bei Kindern mit JCA immer motorisch unterschwellig und unterhalb der Schmerzgrenze angewandt werden.

Die Ultraschalltherapie wirkt entzündungshemmend und schmerzlindernd bei Sehnenansatzschmerzen. Auch zum Lösen von Verklebungen des Gewebes bei Kontrakturen und Narben wird Ultraschall erfolgreich eingesetzt. Um noch offene Epiphysenfugen nicht zu schädigen, muß die thermische Wirkung durch gepulste Anwendung und niedrige Intensität vermieden werden.

8

Grundlagen der operativen Therapie

K. Tillmann

Die operative Behandlung entzündlich-rheumatischer Gelenkerkrankungen hat zwei hauptsächliche Zielsetzungen: die Verhinderung und die Kompensation der krankheitsbedingten Zerstörungen. Die Gelenke bilden mit den bewegenden und stabilisierenden Strukturen eine funktionelle Einheit. Diese Strukturen können sowohl primär wie auch sekundär durch die Grunderkrankung beziehungsweise durch die Gelenkveränderungen betroffen sein. Sie müssen daher bei der operativen Therapie berücksichtigt und erforderlichenfalls mit einbezogen werden.
Es ist eine Grundvoraussetzung für jeden operativen Eingriff, daß die Möglichkeiten der konservativen Behandlung erschöpft sind und sich lokal als insuffizient erwiesen haben. Sind jedoch sehr wichtige Funktionen des Bewegungsapparates akut bedroht und die Erfolgsaussichten der konservativen Behandlung erfahrungsgemäß als gering einzustufen, so ist es manchmal nicht verantwortbar, mit der Operation zu warten: es ergibt sich eine »dringliche Indikation«. Daß eine solche Entscheidung erheblicher Spezialerfahrung bedarf, ist selbstverständlich. Sie sollte vom internistischen und orthopädischen Rheumatologen gemeinsam getroffen werden.

Vorbeugende Gelenkoperationen

Synovektomien

Die vorbeugenden Operationen haben die möglichst radikale Entfernung allen entzündlichen Gewebes zum Ziel. Primär entzündlich verändert sind die sogenannten Gleitgewebe: die Gelenkinnenhaut und die Sehnenscheiden. Die Entzündung greift nur sekundär auf die umgebenden Gewebe über, die für die Funktion entscheidend sind: am Gelenk auf den Knorpel und den gelenkbildenden Knochen (beginnend oft an der Gewebsgrenze) sowie auf den Kapsel-Bandapparat (auch hier bevorzugt an den Umschlagsfalten, das heißt auch an den Bandinsertionen), ebenso von den Sehnenscheiden auf die Sehnen selbst. Natürlich müssen auch diese Gewebeüberwucherungen, die in der Art der Ausbreitung wie auch bezüglich der Attackierung der umgebenden Gewebe »tumorähnlichen« Charakter haben (Fassbender, 1975), operativ entfernt werden.

Die *Frühsynovektomie*, die den Gelenk- beziehungsweise Sehnenveränderungen zuvorkommt, hat dabei die besten Erfolgsaussichten (Gschwend, 1977).

Hat die Synovitis schon zu nennenswerten Gewebezerstörungen geführt, so spricht man von einer *Spätsynovektomie* (bzw. Spät-Tenosynovektomie im Falle der Sehnenscheiden und der Sehnen). Auch diese ist noch sinnvoll, solange die geschädigten Strukturen aus funktioneller Sicht erhaltenswert erscheinen.

Rekonstruktive Gelenkoperationen

Von den rekonstruktiven operativen Möglichkeiten der Orthopädie gibt es im Prinzip keine, die nicht auch in der Rheumaorthopädie ihren festen Platz hätte, wenngleich es in der Häufigkeit der Anwendung Besonderheiten gibt.

Osteotomien

So kommen Osteotomien zum Beispiel gegenüber der Arthrose-Therapie seltener zur Anwendung. Solange die Entzündung nicht völlig zum Abklingen gekommen ist, läßt sich das notwendige Ausmaß einer Korrektur nicht sicher vorausberechnen. Selbst nach Beseitigung der Entzündung z. B. durch eine Synovektomie oder – im günstigen Falle – durch eine systemische Behandlung kann es infolge osteolytischer Prozesse zu weiteren Deformierungen mit der Folge eines Rezidivs einer operativ zunächst beseitigten Fehlstellung kommen. Die biologische Wirkung der Osteotomie spielt in der Arthrose-Therapie eine große Rolle, und es wird bei der Indikationsstellung mit ihr gerechnet. Sie ist über die Beseitigung mechanischer Störfaktoren wie auch über die Normalisierung der pathologisch veränderten Zirkulation bei der Arthrose gut erklärbar. Bei der Behandlung der entzündlich-rheumatischen Gelenkerkrankungen gibt es zweifellos etwas Ähnliches: Nach gelenknahen Osteotomien peripher und zentral des Gelenkspaltes verschwindet sogar die Entzündung. Leider fehlt für diese rein empirische Tatsache jegliche theoretische oder gar experimentelle Erklärung, was der weiteren Verbreitung und Anwendung dieser Operationen mit Sicherheit im Wege steht.

Arthrodesen

Versteifende Operationen (Arthrodesen) werden ebenfalls in der Rheumaorthopädie mit einer gewissen Zurückhaltung angewendet. Zweifellos kann man mit Arthrodesen oft auch bei Rheumatikern bei richtiger Indikation und Technik erhebliche Funktionsverbesserungen erzielen – gerade bei jüngeren Patienten mit guter Adaptationsfähigkeit. Ein nicht vorhersehbarer Befall benachbarter Gelenke kann jedoch einen primären Funktionsgewinn in das Gegenteil verkehren, so daß man bestrebt sein wird, besonders bei systemisch aktivem Krankheitsprozeß nach aller Möglichkeit die Gelenkbeweglichkeit zu erhalten. Ein weiteres Handikap besteht darin, daß die versteifenden Operationen oft eine längere Fixierungszeit unter Einbeziehung benachbarter Gelenke erfordern, was beim meist multilokulär betroffenen Rheumatiker zu sekundären Funktionsverlusten führen kann. Auch kann es passieren, daß eine solche länger dauernde Fixierung in einem größeren und relativ schweren Gipsverband (z. B. Unterschenkelgehgips oder Thoraxabduktionsgips) für die in ihrem Allgemeinzustand oft erheblich reduzierten Patienten schon an sich eine unzumutbare Belastung darstellt. Aus allen diesen Gründen gibt man beim Rheumatiker im Falle der Zerstörung eines funktionell unentbehrlichen Gelenkes den bewegungserhaltenden Operationen nach aller Möglichkeit den Vorzug.

Arthroplastiken

An erster Stelle seien die Resektions- und Exzisionsarthroplastiken genannt, bei denen entweder durch Neubildung der Gelenkflächen, meist unter Zwischenlagerung von körpereigenem oder körperfremdem, jedoch gewebeverträglichem Bindegewebe (Resektions-Interpositionsarthroplastik), oder durch Entfernung von Gelenkanteilen, gelenkbildendem Knochen oder eines ganzen Gelenkes (Exzisionsarthroplastik) unter einem gewissen Verzicht auf Stabilität eine schmerzfreie oder -arme Beweglichkeit angestrebt wird. Im Bereich der oberen Extremitäten haben sich diese Operationsverfahren nach unseren eigenen Beobachtungen hervorragend bewährt, während – abgesehen von den Zehengrund-(Metatarsophalangeal-MTP-)Gelenken – ihre Anwendbarkeit an der unteren Extremität sehr umstritten ist. Der alte Satz, daß die Beweglichkeit bei einer solchen Gelenkneubildung im umgekehrten Verhältnis zur Stabilität stehe, stimmt nur noch bedingt. Er ist an vielen Gelenken durch operationstechnische Fortschritte überholt.
Verschiedene technische Möglichkeiten wurden realisiert: die reine *Resektions- oder Exzisionsarthroplastik*, bei der nach Neubildung der Gelenkflächen bzw. nach Exzision krankhaft veränderter Gelenkanteile eine direkte Artikulation der nunmehr benachbarten Oberflächen gestattet wird, die *Resektions-Interpositionsarthroplastik*, bei der durch Zwischenlagerung körpereigenen oder körperfremden Bindegewebes ein Ersatz des verlorengegangenen knorpeligen Zwischenlagers angestrebt wird, und schließlich die *Resektions-Interpositions-Suspensionsarthroplastik*, bei der das Interpositum gleichzeitig zu einer stabilisierenden Aufhängung der artikulierenden Skelettanteile herangezogen wird. Bei allen Techniken ist in der Regel eine sorgfältige Rekonstruktion und Replazierung des Bandapparates, gegebenenfalls auch der zugehörigen Sehnen erforderlich. Da es – im Gegensatz zur Endoprothetik – praktisch keine speziellen Hilfsinstrumente, wie Zielgeräte, Bohr- und Sägelehren gibt, ist ihre korrekte Durchführung anspruchsvoll und schwierig. Mit entsprechender Erfahrung, Geschicklichkeit und Einfühlungsvermögen sind jedoch Resultate erreichbar, die denjenigen der Endoprothetik durchaus vergleichbar sind. Die krankengymnastische und ergotherapeutische Nachbehandlung ist allerdings meist wesentlich aufwendiger und langwieriger. Da jedoch der Rückzugsweg im Falle eines späteren Fehlschlages (Knochenresorption, Sekundärarthrose) in der Regel erheblich besser ist als nach alloplastischen Operationen, eignen sich die Resektionsverfahren besonders für kooperative jüngere Patienten mit hohem Funktionsbedarf.

Gelenkendoprothesen

Über die Gelenkendoprothesen ist in den letzten Jahren eine unübersehbare Fülle von Arbeiten erschienen, die teils infolge sensationeller Aufmachung und unkritischer Lobpreisungen oder aber generalisierender Verteufelungen zu einer gewissen Verunsicherung geführt haben – nicht nur bei den Patienten. Wenn hier vorsichtige Bewertungen vorgenommen werden, dann nur im Hinblick auf die spezielle Situation des Rheumatikers und aufgrund langjähriger Eigenerfahrungen. Zunächst seien die verschiedenen Möglichkeiten der Gelenkendoprothetik abgehandelt – mit möglichst wenigen technischen Anmerkungen.

Interpositum

Die einfachste Möglichkeit stellt das Interpositum dar: ein lose zwischen die mehr oder minder entknorpelten Gelenkflächen eingelagerter Fremdkörper. Er soll das schmerzhafte Reiben der zerstörten Oberflächen aufeinander verhindern und eine Art Knorpelfunktion übernehmen. Es ist hier fast ausschließlich Silikonkautschuk zur Anwendung gekommen. Leider sind diese Materialien bisher nicht ausreichend verschleißfest. Die zerriebenen Fragmente führen in der Regel nach einiger Zeit zu einer schmerzhaften resorptiven Entzündung, die die Entfernung des Fremdmaterials erforderlich macht. Wenn sich inzwischen eine narbig verdickte, stabile Gelenkkapsel und ein glatter Bindegewebsbelag auf den artikulierenden Oberflächen gebildet hat, so kann das Ergebnis dennoch positiv sein.

Platzhalter

Eine weitere Möglichkeit der Gelenkendoprothetik besteht im Ersatz der wegen entzündlicher Zerstörungen resezierten Gelenke oder Gelenkanteile durch einen sogenannten »Platzhalter« (Swanson, 1973). Er soll ein Zusammenrutschen der verbleibenden Skelettanteile mit der Folge von Deformierungen und Funktionsstörungen verhindern und ahmt in seiner Form und Funktion oft diejenige der exzidierten Skelettanteile nach. Verwendet wurden und werden z. T. noch harte Kunststoffe wie Polyacrylate und Polypropylen, insbesondere aber gewebeverträgliche Metallegierungen – vorwiegend Titan. Zahlenmäßig dominieren allerdings immer noch die Silikon-Implantate – trotz gewisser Bedenken bzgl. der mechanischen Haltbarkeit und (seltener) Unverträglichkeitsreaktionen auf die Abriebstoffe. Die Verankerung der Platzhalter kann auf verschiedene Weise erfolgen: durch Fäden, die durch benachbartes Bindegewebe (Kapsel-Bandapparat) oder durch Bohrlöcher in benachbarten Knochen geführt und verknotet werden, auch durch Stielkonstruktionen, die mittels Bohröffnungen in verbleibende benachbarte Skelettanteile eingeführt werden. Immer müssen diese Platzhalter durch sorgfältige Rückvernähung, erforderlichenfalls Rekonstruktion und Verstärkung des Kapsel-Bandapparates in ihrer Position und Funktion gesichert werden.

Gelenkflächenersatz

Die nächste Möglichkeit besteht in einem *einseitigen Gelenkflächenersatz*. Er wird besonders dann angewendet, wenn nur eine von beiden korrespondierenden Gelenkflächen zerstört und deformiert, der andere Gelenkpartner aber noch relativ gut geformt und glatt überknorpelt ist. Metall hat sich hier gut bewährt, besonders an nicht durch das Körpergewicht belasteten Gelenken und bei relativ geringem Funktionsbedarf. Auf die Dauer führt allerdings der Druck des harten Materials auf die weniger resistente Gegenfläche zu einem Knorpelabrieb und dann auch oft wieder zu Schmerzen, eventuell auch zu Einsteifungen. Läuft die polierte metallische Oberfläche dann einem rauhen Knochen gegenüber, so kann es zu Verletzungen der sogenannten Passivschicht des Metalls kommen. Es treten dann zunächst oberflächliche Korrosionen auf, die zur Metallose mit der Folge schmerzhafter Entzündungen führen.
Auch der einseitige Gelenkflächenersatz mit Silikon-Kautschuk ist in Anwendung. Hier sind aber auch – wie bei den Interponaten (s. o.) – die Probleme des Verschleißes, insbesondere des Oberflächenabriebs, noch nicht befriedigend gelöst.
Als nächstes sei der *beidseitige Gelenkflächenersatz* erwähnt. Heute wird allgemein eine gewebeverträgliche Metallegierung mit glatt polierter Oberfläche gegen hochmolekulares Niederdruckpolyaethylen gestellt. Beide Gelenkpartner können mit Knochenzement fixiert werden. Es hat sich als zweckmäßig erwiesen, die konvexe Gelenkfläche aus Metall, die konkave dagegen aus Polyaethylen zu formen. Eine konvexe Polyaethylenfläche unterliegt durch die bei keinem Gelenk vermeidbaren Scherwirkungen einem hohen Abrieb und verschleißt deshalb zu schnell. Die Vorteile des Gelenkflächenersatzes gegenüber dem Totalgelenk liegen in der meist weitaus geringeren Knochenresektion und den somit besseren Rückzugsmöglichkeiten im Falle eines Fehlschlages. Außerdem wird der eingebrachte Fremdkörper aufgrund des geringeren Volumens besser integriert. Er bietet u. E. weniger Besiedlungsmöglichkeiten für Keime im Falle einer endogenen Infektion (auf dem Blutwege). Voraussetzung für die Anwendbarkeit ist allerdings ein noch ausreichend erhaltener Bandapparat, da es sonst zu Luxationen der Gelenkpartner mit der Folge eines erhöhten Abriebs, einer Instabilität und ligamentär bedingter Schmerzen kommen kann. Auch muß der umgebende Knochen ausreichend vital sein, um eine sichere Verankerung zu gewährleisten. Es besteht die Möglichkeit, nur einen Teil der Gelenkoberfläche endoprothetisch zu ersetzen, so beim Kniegelenk z. B. nur die tibiale oder fibulare Gelenkhälfte oder das Femoropatellargelenk. Gerade beim Rheumatiker kann jedoch durch ein Rezidiv der Synovitis (trotz der Synovektomie, die bei einem solchen Eingriff immer zusätzlich und möglichst radikal durchgeführt werden sollte) oder aber durch Osteolyse bei schon vorbestehender vaskulärer Störung nachfolgend auch die gegenseitige, nicht alloplastisch ersetzte Gelenkhälfte der Zerstörung anheimfallen. Dann muß der partielle zum totalen Gelenkflächen- oder bei gleichzeitiger Zerstörung des Bandapparates zum totalen Gelenkersatz ergänzt werden.

Totaler Gelenkersatz

Der totale Gelenkersatz ist lediglich an die Voraussetzungen einer ausreichenden Verankerungsmöglichkeit im benachbarten Skelett und einer ausreichenden Funktionsfähigkeit der zugehörigen Motoren gebunden. Vom Ausmaß der Gelenkzerstörung einschließlich des Kapsel-Bandapparates ist er dagegen weitgehend unabhängig. Der künstliche Gelenkersatz stellt – wie jede rekonstruktive Maßnahme – lediglich einen Kompromiß dar. Weder bezüglich des physiologischen Bewegungsablaufes noch der Stabilitätsverhältnisse ist eine perfekte Nachahmung der natürlichen Gegebenheiten möglich, was schon aufgrund der individuellen Vielfalt der Form- und Funktionsverhältnisse undenkbar ist. Immer steht der Konstrukteur vor der Notwendigkeit, anatomische in geometrische Formen umwandeln zu müssen. Die technischen Gegebenheiten der künstlichen Materialien und der Fertigung verlangen weitere Kompromisse. Auch ökonomische Gesichtspunkte können nicht vollständig außer acht bleiben.

Wieweit unter diesen Bedingungen eine möglichst weitgehende Annäherung an die natürlichen Verhältnisse überhaupt noch sinnvoll und wünschenswert ist, läßt sich derzeit noch nicht sicher übersehen. Ebensowenig ist bisher die Frage nach den besten Materialien zu beantworten. Für die großen Gelenke hat sich die Paarung von gewebeverträglichen Metallen (meist Kobalt-Chrom-Legierungen, auch Titan, besonders bei Allergien gegen die vorgenannten Metalle) mit hochmolekularem Niederdruckpolyaethylen zeitlich und zahlenmäßig am besten bewährt. Als Partner mit günstigen Abriebeigenschaften vor allem gegen Polyaethylen haben sich in den letzten Jahren auch Keramik-Werkstoffe bestens bewährt. Weitere Materialpaarungen wie Metall / Metall und Polyester / Polyacetal sind ebenfalls in Gebrauch. Die in der Geschichte der Endoprothetik vorherrschenden Metall / Metallpaarungen, die temporär wegen des Metallabriebs verlassen wurden, erleben aufgrund neuer metallurgischer Erkenntnisse und technischer Neuerungen z. Zt. eine Renaissance. Die Fixierung im Knochen erfolgt meist mit selbsthärtenden Knochenzementen (Methyl-Metacrylat). Während der Aushärtungsphase entstehen Temperaturen, die sich eiweißschädigend auswirken und theoretisch auch die umgebenden Osteozyten zerstören können. Die negativen Auswirkungen sind jedoch – richtige Anwendungstechnik vorausgesetzt – sicher in früheren Jahren erheblich überschätzt worden, ebenso die toxische Wirkung der vom umgebenden Gewebe resorbierten Monomere. Sicher ist, daß die Zementverankerung gerade für schwerbehinderte Rheumatiker und auch für ältere Menschen, die aus vielen Gründen möglichst bald mobilisiert werden müssen, unentbehrlich ist. Bei jüngeren Patienten, denen bei nicht optimalen Implantationsverhältnissen auch eine länger dauernde Entlastung oder Fixierung zugemutet werden kann, wird heute oft die zementfreie Implantation bevorzugt. Hier ist die Oberfläche des Implantates so beschaffen, daß ein direktes »Anwachsen« von vitalem Knochen an die Prothese möglich ist.

Prinzipiell unterscheidet man zwischen verblockten, »formschlüssigen« Prothesen, die ohne Beschädigung des Mechanismus nicht luxieren können, und den sogenannten unverblockten, »kraftschlüssigen« Gelenken, deren Kontakt durch den Tonus der bewegenden Muskulatur gesichert wird. Die Konstruktionen der Gelenke selbst sind vielfältig

wie diejenigen der Natur: vom Scharniergelenk bis zum Kugelgelenk. Nicht immer wird die natürliche Konstruktion auch für den Gelenkersatz gewählt: technische und funktionelle Gegebenheiten und auch Notwendigkeiten sind zu berücksichtigen.
Es besteht bezüglich des künstlichen Gelenkersatzes seitens des Patienten, in Laienkreisen überhaupt, oft die Ansicht, daß ein *Fehlschlag der Endoprothetik* notwendigerweise auf ein schuldhaftes Verhalten des operierenden Arztes oder aber des Konstrukteurs bzw. des Herstellers zurückzuführen sei. Ohne einer generellen Absolution das Wort reden zu wollen, muß doch gesagt werden, daß diese Ansicht irrig ist.
Kein Material und keine Konstruktion sind gegen Verschleiß und auch gegen technische Fehlschläge wie Fraktur und Luxation absolut gesichert. Die besten und sorgfältigsten Simulatorprüfungen haben, wie leider die Vergangenheit gezeigt hat, nicht immer alle natürlichen Beanspruchungen vorwegnehmen können. Für alle im Gebrauch befindlichen Implantate gibt es nur einen objektiven Beurteilungsmaßstab: das Langzeitresultat. Eine sorgfältige Überwachung der operierten Patienten mit entsprechender Dokumentation ist daher unerläßlich. Die Krankengymnasten können hierbei durch direkte Kooperation und auch durch Motivierung der in ihrer Behandlung befindlichen Patienten einen überaus wichtigen Beitrag leisten.

Weichteiloperationen

Letztlich sei noch auf die Rekonstruktionsmöglichkeiten entzündlich-rheumatisch zerstörter Weichteile eingegangen. Der *Kapsel-Bandapparat* kann im Falle von Überdehnung oder Ruptur durch raffende oder adaptierende Nahttechniken wiederhergestellt werden. Wo dies nicht möglich ist, wird im allgemeinen Sehnengewebe zu Hilfe genommen: funktionell entbehrliche Sehnen oder Sehnenanteile, gestielt aus der Nachbarschaft oder aber als freies Transplantat. Körperfremde Gewebe (lyophylisierte Sehnen o.ä.) haben sich bisher nicht bewährt. Kunststoffe zum Ersatz sind in Erprobung. Hier muß die weitere Entwicklung abgewartet werden. Auch im Falle rupturierter *Sehnen* ist zur Zeit nur der Ersatz durch körpereigenes Gewebe erfolgversprechend. Eine direkte Naht ist fast nie möglich; meist ist durch die Entzündung eine beträchtliche Strecke der betroffenen Sehnen zerstört. Meist hat auch vorher bereits eine Gleitstörung von mehr als 6 Wochen bestanden, so daß ein ausreichender Arbeitsweg des zugehörigen Muskels nicht mehr gegeben ist. Es verbleibt nur noch die Überpflanzung des distalen Stumpfes auf einen geeigneten Motor, nämlich auf eine noch funktionierende Sehne ähnlicher Zugrichtung (»Transfer«). Die Nahttechnik sollte nach Möglichkeit so gewählt werden, daß bei den Strecksehnen zumindest eine aktiv-assistierte Übung bereits nach 3 Wochen möglich ist, da sonst die Gefahr postoperativer Gleitstörungen der rekonstruierten Sehne wie auch eine Einsteifung der oftmals auch entzündlich veränderten bewegten Gelenke zu befürchten ist. Bei Beugesehnenrekonstruktionen im Bereich der Hand wird die aktiv-assistierte Beübung mittels Gummizügelung (sog. Kleinert-Verband) im Sinne einer dynamischen Schiene sogar unmittelbar postoperativ aufgenommen. Die Schwierigkeit der Rekonstruktion läßt es allerdings in manchen Fällen ratsam erscheinen, ein funktionell weniger wichtiges Gelenk zu versteifen (z. B. bei Rupturen der langen Fingerbeuge-Sehnen die distalen Interphalangealgelenke an der Hand), statt eine erfolgsunsichere, aufwendige Sehnenrekonstruktion zu versuchen. Wieweit auch hier später einmal durch Einführung künstlicher Sehnen eine Verbesserung der Resultate wie auch eine Erleichterung der Operationstechniken erreichbar sein wird, bleibt abzuwarten. Bisher sind die Probleme sowohl der Haltbarkeit wie auch der Verankerung im vitalen Sehnengewebe noch ungelöst.

Nach diesen allgemeinen Überlegungen soll nun kurz auf die praktisch bedeutsamen regionalen Probleme der operativen Therapie eingegangen werden – unter kurzer Erwähnung der Nachbehandlung (Tillmann, 1981).

Wirbelsäulenoperationen

An der Wirbelsäule kommen insbesondere versteifende und stellungskorrigierende Eingriffe in Frage.

Die häufigste operativ behandlungsbedürftige Veränderung der *Halswirbelsäule* ist die Luxation im Atlas-Axis-Gelenk durch Zerstörung des Ligamentum transversum atlantis. Der Atlasbogen rutscht bei der Inklination nach vorne. Der Dens epistrophei kann – nach hinten in den Canalis vertebralis zurückrutschend – sich völlig auflösen oder auch nach kranial in das Foramen occipitale magnum eintreten und so eine Art basilärer Impression verursachen. Operativ wird im allgemeinen durch dorsale Knochenverspanung und zusätzliche Drahtumschlingungen entweder vom Okziput (durch Bohrlöcher) oder vom hinteren Atlasbogen aus nach kaudal zum Dornfortsatz C2 oder C3 versucht, eine gleichzeitige Reposition und Stabilisierung zu erreichen. Ziel ist neben einer sofortigen Beseitigung der neurologischen Symptome eine möglichst rasche Mobilisierung des Patienten ohne allzu belastende Fixierungsmaßnahmen. Dies ist z. B. erreichbar durch eine einseitige sofort belastbare innere Fixierung mit Knochenzement, während auf der Gegenseite zur Erreichung einer Dauerstabilität Knochenspäne eingelagert werden. Hier muß natürlich postoperativ unter strikter Vermeidung der Kopfdrehung und Inklination nur allgemein mobilisierend und lokal kräftigend und stabilisierend krankengymnastisch behandelt werden.

Bei der Spondylitis ankylosans kommen im Bereich der *Lenden-* und *Brustwirbelsäule* im Falle schwerer Deformierungen mit ausgeprägter Absenkung des Blickwinkels Columnotomien in Betracht. Natürlich sind auch hier zur Erreichung eines guten Stellungsergebnisses die Möglichkeiten der inneren Fixierung unentbehrlich.

Da diese Patienten meist in einem erheblich besseren Allgemeinzustand sind als die Polyarthritiker, sind ihnen diese großen Eingriffe auch eher zumutbar – mit den nachfolgenden fixierenden Behandlungsnotwendigkeiten durch Gips oder Orthese.

Die krankengymnastische Behandlung entspricht im Prinzip derjenigen, die auch bei den sonstigen korrigierenden und versteifenden Operationen an der Wirbelsäule erlaubt und erforderlich ist. Hinzu kommt die für die Spondylitis ankylosans notwendige Atemgymnastik. Allgemein kann man sagen, daß durch die heute übliche konsequente Bewegungstherapie der Patienten mit Spondylitis ankylosans die schweren Wirbelsäulendeformierungen seltener geworden sind.

Operative Möglichkeiten an einzelnen Gelenken

Schultergelenk

Am *Schultergelenk* haben relativ *frühe Synovektomien* (einschließlich Bursektomie des subakromialen und subdeltoidalen Raumes) sehr gute Erfolgsaussichten, wobei die arthroskopische Durchführung an Bedeutung gewinnt. Bei *Spätsynovektomien* muß oft die Rotatorenmanschette rekonstruiert werden, insbesondere die Supraspinatus-Sehne. Bei der Nachbehandlung muß dem Krankengymnasten deshalb die individuelle Operationstechnik bekannt sein – vor allem, welche Sehnen zum Zwecke des Gelenkzuganges oder im Rahmen der Rekonstruktion genäht worden sind (bei reinen Synovektomien meist die Subscapularis-Sehne, evtl. auch temporäre Ablösung des Korakoid mit den Ursprüngen der kurzen Bizepssehne und des M.coracobrachialis, bei Rekonstruktionen meist die Supraspinatus-Sehne. Hier muß mindestens 2–3 Wochen in Entlastungshaltung ruhiggestellt werden. Bei Naht der Supraspinatus-Sehne ist meist eine mindestens 6wöchige Abduktionslagerung mittels Schiene oder Gips erforderlich).
Bei völliger Gelenkzerstörung kann die *Doppelosteotomie* Schmerzfreiheit bringen, ohne Verbesserung der objektiven Beweglichkeit. Hier ist die krankengymnastische Behandlung streng *verboten*! Die Remobilisierung muß aktiv durch den Patienten allein erfolgen. Die krankengymnastische Behandlung führt fast mit Sicherheit zu einem Beschwerderezidiv, möglicherweise sogar zu Pseudarthrosen.
Auch die *Arthrodese* wird propagiert. Die Notwendigkeit einer mindestens dreimonatigen Fixierung in einem Thorax-Abduktionsgips limitiert jedoch die Indikation u. E. erheblich.
Alternativ kommt der *alloplastische Gelenkersatz* infrage: einseitig des Humeruskopfes bei noch gut erhaltenem Glenoid, sonst durch einen doppelseitigen Gelenkflächenersatz oder – heute praktisch verlassen – ein verblocktes Gelenk. In letzteren beiden Fällen bestehen auf der Seite des Glenoid erhebliche Auslockerungsprobleme, die bisher nicht befriedigend gelöst sind. Die Beweglichkeit wird meist limitiert durch den schlechten Zustand der Rotatorenmanschette.
Wir haben selbst in den letzten Jahren bei jungen und kooperativen Patienten einer *Resektions-Interpositionsarthroplastik* den Vorzug gegeben. Die meist erforderliche Rekonstruktion der Rotatorenmanschette wird durch die notwendige Knochenresektion (= Verkürzung der Knochenstrecke) erleichtert. Das Verfahren hat – wie alle Resektionsarthroplastiken – den Nachteil einer recht aufwendigen postoperativen Behandlung (täglich mehrfache Umlagerungen in der postoperativen Phase, sehr vorsichtige und langwierige Reaktivierung der Muskulatur). Die Lanzeitergebnisse rechtfertigen jedoch den Aufwand, da Rückzugswege zur Endoprothese und Arthrodese offen bleiben.

Ellenbogengelenk

Am Ellenbogengelenk ist es ebenfalls entscheidend, mit der *Synovektomie* früh genug zu kommen. Instabilitäten (häufiger infolge von Knorpel-Knochendestruktionen als durch direkte ligamentäre Schädigung) verschlechtern die Erfolgsaussichten erheblich. Im allgemeinen muß bei der Operation das Speichenköpfchen, dessen Form meist früh verlorengeht, entfernt werden, um die funktionell überaus wichtige Unterarmdrehung zu erhalten oder wiederherzustellen. Allfällige Osteophyten am Processus coronoides oder am Olekranon müssen abgetragen werden (»erweiterte Synovektomie«).

Bei erheblichen Destruktionen ist auch hier der *alloplastische Ersatz* mit unverblockten Gelenken im Sinne eines Gelenkflächenersatzes sowie mehr oder minder stark verblockten Gelenken möglich. In der Regel gilt, daß eine stärkere Verblockung – bis hin zum Scharniergelenk – auch mit einer größeren Auslockerungsgefahr verbunden ist, bei den Scharnieren insbesondere im Bereich der Humeruskomponente. Scharnierkonstruktionen sollten deshalb Fällen extremer Instabilität (z. B. Revisionsoperationen) vorbehalten bleiben. Der Rückzugsweg nach Fehlschlägen von Ellenbogengelenkendoprothesen ist oftmals mehr als problematisch.

Wir sind – nach wie vor – große Anhänger der *Resektions-Interpositionsarthroplastik*, deren Langzeitergebnisse bei richtiger Technik und optimaler Nachbehandlung nach unserer Erfahrung von den endoprothetischen Verfahren zumindest nicht übertroffen werden.

Die *Nachbehandlung* aller dieser Operationen am Ellenbogengelenk läßt sich nach unseren Erfahrungen durch mehrfache tägliche Umlagerungen in Beuge-, Streck- und Rechtwinkelstellung erheblich vereinfachen und abkürzen, die Ergebnisse verbessern. Bei der Arthroplastik muß in der Nachbehandlung – bei entsprechendem Zugang – die temporäre Durchtrennung der Trizepssehne berücksichtigt werden. Sie ist zu umgehen – allerdings unter Inkaufnahme einer schlechteren Übersicht. *Arthrodesen* kommen für das Ellenbogengelenk nicht in Frage, da weder eine dauerhafte Beuge- noch Streck- oder Rechtwinkelstellung der Hand ihren notwendigen Aktionsradius beläßt.

Handgelenk

Am Handgelenk wird die *Synovektomie* meist kombiniert mit einer Tenosynovektomie der Streckerfächer. Ausgeräumt werden sowohl das Radiokarpal- wie das Radioulnargelenk, desgleichen fast immer die interkarpale Gelenkreihe.

Nur in Frühstadien ist es möglich, das Ulnaköpfchen zu belassen. Ist dieses bereits stärker destruiert und sind seine Bandverbindungen gelockert (insbesondere durch Zerstörung des Discus articularis), so ist es ratsam, das Ellenköpfchen zu entfernen, da anderenfalls auf längere Sicht doch eine Behinderung der Unterarmdrehung zu erwarten ist.

Auch späte Synovektomien sind hier noch sinnvoll, solange die Form und Stabilität insbesondere des Radiokarpalgelenkes noch einigermaßen erhalten sind. Ist beides verloren, so kommen alternativ nur noch versteifende oder arthroplastische Operationsverfahren in Frage.

Mit der *Resektions-Interpositionsarthroplastik* haben wir selbst auch in der Langzeitbeobachtung sehr gute Erfahrungen gemacht, wenngleich es in Einzelfällen im Laufe der Jahre zu einer Stabilitätseinbuße und auch zu Rezidiven der Fehlstellung gekommen ist.
Entsprechende Beobachtungen wurden jedoch auch nach der Implantation von *Endoprothesen* gemacht, so daß hier ein sicherer Vorteil der Einbringung von Fremdmaterialien für uns nicht unbedingt erkennbar ist.
Bei Verwendung von *Platzhaltern* aus Silikon werden oftmals nur sehr bescheidene Bewegungsresultate erzielt. Komplikationen sind häufig, insbesondere das Einsinken und Frakturen der Endoprothesen.
In der *Nachbehandlung* muß vor allem auf die Unterarmdrehung geachtet werden. Sie ist funktionell wichtiger als Dorsalextension und Palmarflexion, wenngleich man natürlich auch hier versuchen sollte, ohne Gefährdung der Stabilität das Optimum zu erreichen. Wichtig ist, daß radiale Achsenabweichungen vermieden werden. Präoperativ ist auch die radiale Deviation häufiger als eine ulnare Abweichung, so daß in aller Regel mehr nach ulnar geübt werden muß als nach radial. Dabei muß auch bedacht werden, daß die radiale Deviation der Handwurzel, die es zu bekämpfen gilt, die überaus häufige Ulnardeviation der Metakarpophalangealgelenke II-V begünstigt und sicher auch oft mitverursacht.
Bei Patienten, denen die Stabilität wichtiger sein muß als die dorsopalmare Beweglichkeit, ist die *Arthrodese* ein ausgezeichnetes Behandlungsverfahren. Die meisten Patienten sind mit den Ergebnissen sehr zufrieden, da nach der Operation im allgemeinen das Gelenk mit voller Kraft schmerzfrei belastbar ist. Es werden meist innere Fixierungsverfahren verwendet, die es ermöglichen, schon nach 14 Tagen auf eine Gipsfixierung zu verzichten. Danach wird meistens noch für 4–6 Wochen eine Kunststoff-Schiene benutzt. Die Unterarmdrehung kann und muß im allgemeinen sofort nach der Operation geübt werden. Die radiolunäre Teilarthrodese beläßt dem Handgelenk die interkarpale Beweglichkeit und verhindert gleichzeitig das ulnare Abrutschen des Karpus. Voraussetzung ist allerdings ein guter Zustand der interkarpalen Gelenkreihe.

Sehnen und Sehnenscheiden im Hand- und Fußbereich

Der rheumatische Befall von Sehnenscheiden und sekundär den darin verlaufenden Sehnen hat seine größte klinische Bedeutung im Bereich des Handgelenkes, in zweiter Linie in der Umgebung der Sprunggelenke. Er sei deshalb an dieser Stelle abgehandelt.
Am augenfälligsten ist meist der Befall der *Strecksehnen* am Handgelenk. In der Enge der Strecksehnenfächer ereignen sich auch am häufigsten Rupturen, zahlenmäßig führend im 3. Fach (lange Daumenstrecksehne) sowie im 5. Fach (Eigenstrecksehnen des 5. Fingers, meist doppelt angelegt). Zeichen einer drohenden Ruptur sind ausgeprägte Anspannungsschmerzen im betreffenden Sehnenfach in Höhe des Retinaculum extensorum, auch ein vermehrter umschriebener Palpationsschmerz bei Anspannung. Bei der Indikationsstellung muß bedacht werden, daß vielfach ausgeprägte tenosynovitische Schwellungen über viele Jahre beobachtet werden können, ohne daß die Sehnen ernsthaften Schaden leiden.

Andererseits kann man sich darauf natürlich nicht verlassen. Meist erfolgt die Tenosynovektomie in Kombination mit einer Handgelenksynovektomie (s. o.), bei dem seltenen Befall einzelner Sehnenscheiden auch isoliert. Bei der Operation muß das Retinakulum *unter* die Sehnen verlagert werden, die somit subkutan zu liegen kommen. Anderenfalls besteht eine sehr große Gefahr postoperativer Gleitstörungen.
Sind die Sehnen bereits stärker verdünnt – dabei meist auch durch Narbenbildung und Auslockerung verlängert –, so ist eine Stabilisierung mit Raffnähten möglich. Spontane Rupturen werden manchmal vom Patienten erkannt, mehrheitlich aber nicht richtig gedeutet. Meist sitzt der distale Stumpf am distalen Rand des Retinaculum fest, so daß er bei Beugung des Handgelenkes noch eine streckende Wirkung auf den zugehörigen Finger ausüben kann. Durch diese Ersatzbewegung bleibt die Öffnung der Hand möglich. Natürlich ist hier trotzdem eine Operationsindikation gegeben. Nur selten kommt der Patient so rasch zur operativen Behandlung, daß noch eine direkte Naht oder eine Überbrückung eines bestehenden Defektes durch ein freies Sehnentransplantat möglich oder sinnvoll ist. Meist hat der zugehörige Muskel bereits seinen Arbeitsweg verloren (s. o.). Hier ist dann – und das ist die Regel – ein Sehnentransfer nötig. Bei einer Ruptur der langen Daumenstrecksehne erfolgt meist eine Verpflanzung des distalen Stumpfes entweder auf einen der radialen Handgelenkstrecker oder auf die funktionell sehr selbständige Eigenstrecksehne des 2. Fingers – in beiden Fällen natürlich mit gewissen, jedoch funktionell kompensierbaren Funktionsminderungen. Vor allem bei Verwendung der Eigenstrecksehne des 2. Fingers kommt es meist vorübergehend zu einer Streckschwäche des Zeigefingers im Grundgelenk, die ergotherapeutisch und krankengymnastisch durch Kräftigung der verbliebenen gemeinsamen Fingerstrecksehne behandelt werden sollte. Am 5. Finger erfolgt der Transfer meist durch Vernähung der rupturierten Eigenstrecksehnen auf die noch erhaltenen benachbarten gemeinsamen Fingerstrecksehnen.
Bei geeigneter Nahttechnik kann bereits 3 Wochen nach der Operation die aktiv assistierte Beübung aufgenommen werden – zweckmäßigerweise unterstützt durch dynamische Schienen.
Die Synovitis der *Beugesehnenscheiden* kann sich in verschiedenen Etagen manifestieren: proximal unter dem Ligamentum carpi transversum, hier oft mit Kompression des Nervus medianus, distal vor allem im Hohlhandbereich (häufig erste Manifestation einer c. P. überhaupt!), in fortgeschrittenen Fällen auf die Finger selbst übergreifend.
Beim proximalen Befall ist oft nicht die Tenosynovitis selbst, sondern die dadurch verursachte Medianuskompression entscheidend für die Indikationsstellung zur Operation. Hier wird die Entlastung (mit Spaltung und Teilresektion des Ligamentum carpi transversum) natürlich mit einer radikalen Tenosynovektomie kombiniert. Die sensiblen Störungen bessern sich meist sehr rasch und eindrucksvoll. Ist es durch Einengung motorischer Nervenäste bereits zu einer Daumenballenatrophie gekommen, so muß die nachfolgende Bewegungstherapie auch eine Kräftigung der Daumenopposition zum Ziel haben. Wenn sich die Atrophie auch nicht beheben läßt: entscheidend ist die Funktion.
Wenn es im Bereich der Beugesehnen zu Rupturen kommt, so sind nach unserer Erfahrung besonders die am weitesten radial liegenden tiefen Beugesehnen des Daumens und

des Zeigefingers betroffen. Im Prinzip sind die gleichen Rekonstruktionen durchführbar wie bei ungünstigen oder veralteten nicht-rheumatischen Kontinuitätstrennungen. Eine direkte Naht ist fast nie möglich, selten eine freie Sehnenverpflanzung unter Benutzung desselben Motors. Es kann ein Transfer vorgenommen werden (am Daumen unter Benutzung einer oberflächlichen Beugesehne eines der mittleren Langfinger, an den Langfingern unter günstigen Verhältnissen auch durch direkten Transfer der oberflächlichen auf die rupturierte tiefe Beugesehne desselben Fingerstrahls). Es muß überlegt werden, ob man dem Patienten die langwierige und aufwendige Nachbehandlung zumuten will, oder ob es nicht besser ist, die zugehörigen Endgelenke zu stabilisieren. Dies gilt ganz besonders für den Daumenstrahl, an dem das Interphalangealgelenk oft ohnehin durch entzündliche Destruktion so instabil ist, daß sich die Arthrodese eher anbietet.
Im Bereich der *Sprunggelenke* findet sich der tenosynovitische Befall vor allem retromalleolär tibial wie fibular, seltener streckseitig. Diese Tenosynovitis kann isoliert zur Operationsindikation werden, wenn dadurch eine funktions- oder schmerzbedingte Fehlhaltung des Rückfußes resultiert, die leicht zu einer fixierten Deformierung führen kann. Meist wird auch hier die Tenosynovektomie zusammen mit der Synovektomie des oberen Sprunggelenkes durchgeführt. Im Prinzip gelten dieselben Regeln wie am Handgelenk. Die Retinacula sind allerdings hier meist soweit ausgelockert, daß sie nach der Tenosynovektomie locker zurückvernäht werden können. Eine Subkutanverlagerung der Sehnen ist nicht erforderlich. Die Auslockerung der Retinacula mag auch der Grund sein, daß ein sogenanntes Tarsaltunnelsyndrom bei der chronischen Polyarthritis überaus selten ist.
Auch hier kommen Sehnenrupturen vor, vor allem der langen Großzehenbeuge-Sehne und der Tibialis-Sehnen. Eine isolierte Rekonstruktion ist selten angezeigt. Versteifende Eingriffe, gegebenenfalls mit Stellungskorrekturen im Rückfußbereich sind hier indiziert, um eine gleichzeitig bestehende Fehlstellung des Rückfußes (meist ein Knick-Senkfuß) zu beseitigen. Häufiger sind Tenolysen bei fibrösen Verklebungen und noch erhaltener Sehnenkontinuität angezeigt und wirksam.

Fingergelenke

Bei der Besprechung der Fingergelenke ist es zweckmäßig, den Daumenstrahl einerseits und die dreigliedrigen Fingerstrahlen II–V gesondert zu behandeln.
Am 1. Strahl gehört das *Daumensattelgelenk* zwar anatomisch zum Handwurzel-Mittelhandbereich. Einer funktionellen Betrachtungsweise folgend soll es jedoch hier abgehandelt werden. Bei den entzündlich-rheumatischen Gelenkerkrankungen tritt dieses Gelenk hinsichtlich therapeutischer Notwendigkeiten gegenüber den Gelenken der Finger II–V deutlich zurück – ganz im Gegensatz zu den Verhältnissen bei der Polyarthrose. Hier sehen wir den Grund darin, daß dieses Gelenk vergleichsweise wenig Schmerzen verursacht. Es schmerzt nur solange, wie der Kapsel-Bandapparat noch fest ist. Bei den meist sehr rasch eintretenden Destruktionen kommt es dann zwar oft zu abenteuerlichen Luxationen und Instabilitäten, jedoch lassen die Schmerzen eher nach. Trotz seiner unverändert großen funktionellen Bedeutung wird daher das Daumensattelgelenk nicht

nur vom Arzt, sondern auch vom Rheumatiker selbst oft »vergessen«. Seine Wichtigkeit für die Funktion des Daumens kommt dem Patienten oft erst dann richtig zum Bewußtsein, wenn es operativ wieder rekonstruiert worden ist.
Entsprechend selten werden hier auch Synovektomien durchgeführt, trotz nach unserer Erfahrung zumindest temporär guten Resultaten. Versteifungsoperationen werden bei Rheumatikern am Daumensattelgelenk sicher noch seltener durchgeführt als heute bei arthrotischen Veränderungen.
Da ohnehin die Bandverhältnisse schlecht sind, scheut man sich im allgemeinen, die bereits schwer beeinträchtigte Stabilität durch eine Exzisionsarthroplastik noch weiter zu vermindern. Wenn hier therapeutisch eingegriffen wird, läuft es meist auf einen endoprothetischen Ersatz heraus: zementierte Kugelgelenke mit einer im Trapezium verankerten Polyaethylen-Schale und einer gestielten Metallkugel, die proximal im Metacarpale I fixiert wird; Platzhalter für das Os trapezium, daneben ein gestielter einseitiger Gelenkflächenersatz. Wir haben uns bevorzugt für die letztere Lösung entschieden und damit sehr gute Resultate erzielt.
Das *Metakarpophalangealgelenk* (MCP-I, Daumengrundgelenk) steht bezüglich der Befallshäufigkeit gleichrangig neben den übrigen MCP-Gelenken.
Relativ frühe Synovektomien haben hier gute Erfolgsaussichten. Besteht bereits eine Beugefehlstellung, charakterisiert durch eine Insuffizienz der kurzen Daumenstrecksehne, so läßt sich durch entsprechende zusätzliche Weichteileingriffe die Sehnenbalance wieder herstellen.
Bei sehr starken Zerstörungen, insbesondere auch Instabilitäten, ist eine Arthrodese in Streckstellung für den Patienten oftmals die beste Lösung, sofern die Funktion des Daumensattelgelenkes noch gut oder zumindest wieder herstellbar ist. Wie bei allen Fingergelenken, so wird man auch hier Operationsverfahren bevorzugen, die eine möglichst frühzeitige Belastung gestatten (Schraubenkompression, Titanklammern oder Zuggurtung). Eine Übungsstabilität ist bei diesen Techniken allgemein schon nach 14 Tagen gegeben, eine Belastungsstabilität oft schon nach 6 Wochen.
Am *Interphalangealgelenk* des Daumens (IP, Daumenendgelenk) läßt sich bei noch nicht zu starker Destruktion selbst eine beginnende Instabilität noch durch eine Synovektomie beheben. Ist die Stabilität völlig verloren gegangen, so empfiehlt sich auch hier eine Arthrodese, desgleichen bei der Hyperextensionskontraktur, die oft mit der Beugefehlstellung des MCP-Gelenkes I vergesellschaftet ist (sog. 90/90-Deformierung). Wir verwenden eine von der Daumenkuppe aus zentral durch das Endglied geführte Zugschraube. Bezüglich der Übungs- und Belastungsstabilität gilt das oben Gesagte. Eine gleichzeitige Arthrodesierung von MCP I- und IP-Gelenk ist vertretbar, solange das Daumensattelgelenk noch eine ausreichende Funktion besitzt.
An den Fingerstrahlen II–V gilt als Regel, daß versucht wird, die proximale Gelenkreihe beweglich zu halten, die distalen Gelenke dagegen erforderlichenfalls in funktionell günstiger Stellung zu versteifen. Bei dieser Überlegung folgt man weniger funktionellen Gesichtspunkten als vielmehr der Überlegung, wo bewegungserhaltende Operationsverfahren die besten Erfolgsaussichten haben.

Unter diesem Gesichtspunkt haben zweifellos die *Metakarpophalangealgelenke II–V* (MCP-II–V, Fingergrundgelenke) die günstigeren Voraussetzungen im Vergleich zu der distal gelegenen Gelenkreihe.
Solange die Form der Metakarpalköpfchen und deren Knorpelbelag noch gut erhalten ist, wird man versuchen, mit einer Synovektomie auszukommen. Besteht bereits eine ulnare Deviation, so wird der Seitenbandapparat radial gestrafft und ulnar entlastet. Daneben wird die Streckerkappe jeweils ulnar der Strecksehnen durchtrennt, um das Gelenk zu erreichen. Im Falle einer Ulnardeviation wird dieser Kapselschnitt nicht wieder vernäht, sondern die Streckerkappe auf der radialen Seite zusätzlich gerafft. Die Nachbehandlung wird durch die Naht des temporär durchtrennten Seitenbandes nicht kompliziert. Die Patienten dürfen sofort nach der Operation wieder aktiv bewegen und krankengymnastisch beübt werden. Reicht die passive Weichteilkorrektur nicht aus, so kann man die ulnaren Handbinnenmuskel-Sehnen isolieren und als aktiven Gegenhalt gegen die Ulnardeviation auf den distalen Ansatz des radialen Seitenbandes unter Spannung nähen (sog. »Intrinsic-Transfer«). Ist das radiale Seitenband zerstört, so kann man den distalen Sehnenstumpf noch einmal nach proximal umschlagen und ihn als Seitenbandersatz verwenden.
Diese Weichteilrekonstruktionen werden auch bei arthroplastischen Operationen verwendet – ob ohne oder mit Fremdmaterial.
Bei den Resektionsarthroplastiken wird das Mittelhandköpfchen entfernt, der Bandapparat rekonstruiert und eine Raffung der Strecksehnen nach radial vorgenommen, falls eine ulnare Deviation vorgelegen hat. Ein Interpositum ist nicht unbedingt erforderlich. Für 14 Tage erfolgt eine Ruhigstellung in nur leicht gebeugter Position. Auch bei der Beübung hat die Streckung (Handöffnung) funktionell Vorrang vor der Beugung. Der volle Faustschluß wird im täglichen Leben kaum gebraucht. Bei der Resektionsarthroplastik erfordert die Rekonstruktion des Bandapparates und die Radialverlagerung (Replazierung) der nach ulnar verrutschten Strecksehnen bezüglich der Dosierung der Nahtspannung eine große Erfahrung. Operationstechnisch einfacher ist die Implantation von Endoprothesen. Weltweit durchgesetzt haben sich Silikonimplantate, die doppelseitig gestielt sind. Die Stiele werden in vorbereitete Öffnungen im Markkanal des Metacarpale und der Grundphalanx eingesteckt und gleiten dort bei Beugung und Streckung lose. Der mittlere, biegsame Endoprothesenteil dieser Platzhalter hat eine gewisse Gelenkfunktion: durch Verbreiterung sorgt er für eine gewisse Seitenstabilität, in der Beuge- / Streckrichtung ist er flexibler als die Stiele.
Ein Dacron-Überzug mit der Absicht der Materialverfestigung und der Begünstigung einer fibrösen Verwachsung in den benachbarten Markräumen hat sich nicht als zweckmäßig erwiesen. Prothesenbrüche waren häufiger als bei den reinen Silikon-Platzhaltern. Außerdem kam es zu Verwerfungen, wenn die Stiele sich aus den Markhöhlen halb herauszogen und hinterher nicht wieder zurückrutschen konnten. Relativ hoch (ca. 30%) war auch die Versagerquote der zementierten Metall-Polyäthylengelenke in der Langzeitbeobachtung. Neben Auslockerungen kam es auch zu Frakturen und Luxationen der Prothesen. Meist waren in diesen Fällen die Polyäthylenteile den Belastungen nicht gewachsen.

Auch das Prinzip der elastischen Verklemmung mittels Federn oder Dübelkonstruktionen konnte sich nicht durchsetzen. Der Dauerdruck auf den benachbarten Knochen führt gesetzmäßig zu einer Knochenresorption mit nachfolgender Implantatauslockerung.
Die Nachbehandlung ist bei Resektionsarthroplastiken wie auch bei Alloarthroplastiken gleich. Meist wird für 4–6, maximal 14 Tage ein Gips in nur leicht gebeugter Stellung der MCP-Gelenke angelegt. Danach wird mit der aktiven krankengymnastischen Übungsbehandlung begonnen, unter Betonung der Streckung. Diese Behandlung wird unterstützt durch funktionelle Ergotherapie, redressierende Verbände und dynamische Schienen, beides mit Zugwirkung in dorsaler und radialer Richtung auf die Grundglieder.
Die Bewegungsresultate entsprechen oft nicht den Vorstellungen der Patienten. Oft muß man sich mit einer Flexions-Extensionsbeweglichkeit zwischen 40 und 60 Grad letztendlich begnügen. Selbst dieser geringe Bewegungsradius kann sehr nützlich sein, wenn er in einem funktionell günstigen Bewegungsbereich verfügbar ist.
Bezüglich Bewegungseinschränkungen, Deformierungen und Instabilitäten sind die *proximalen Interphalangealgelenke* (PIP-Fingermittelgelenke) mindestens ebenso gefährdet wie die MCP-Gelenke. Im allgemeinen sind die bewegungserhaltenden rekonstruktiven Maßnahmen hier weniger erfolgversprechend als an der proximalen Gelenkreihe. Deshalb ist es wichtig, hier den geeigneten Zeitpunkt für eine relativ frühe Synovektomie nicht zu verpassen. Die frühen Eingriffe haben sehr gute Erfolgsaussichten. Nach unserer Erfahrung sind durch die Einführung einer temporären Durchtrennung der ulnaren Seitenbänder II–IV und radial V die Ergebnisse deutlich verbessert worden. Auch die Nachbehandlung ist unproblematischer geworden. Durch die temporäre Durchtrennung lassen sich auch hier die palmaren Gelenkabschnitte erreichen und radikal synovektomieren, was auf anderem Wege nicht möglich ist. Die Rückvernähung der Seitenbänder erfolgt mit ein bis zwei Einzelknopfnähten. Trotzdem ist postoperativ eine Fixierung nicht erforderlich. Die Finger dürfen sofort aktiv bewegt werden.
Die Erfolgsaussichten verschlechtern sich erheblich, wenn bereits die typischen rheumatischen Fehlstellungen vorliegen. Bei einer Knopfloch-Deformierung (Beugekontraktur im PIP-Gelenk, Streckkontraktur im DIP-Gelenk) muß zusätzlich zur Synovektomie der mittlere Streckerzügel gerafft oder durch Umleitung der seitlichen Streckerzügel ersetzt werden. Die nach palmar verrutschten seitlichen Streckerzügel müssen replaziert werden. Bei fixierten Kontrakturen ist eine temporäre Drahtstiftfixierung in Korrekturstellung angezeigt.
Bei der Schwanenhalsdeformierung (Streckkontraktur PIP-Gelenk und meist leichtere Beugekontraktur der DIP-Gelenke) ist umgekehrt eine Verlängerung des mittleren Streckerzügels möglich. Auch hier erfordert schon die Sehnennaht eine Fixierung von mindestens 2–3 Wochen, die natürlich die postoperative Wiedererlangung der Beweglichkeit erschwert. Bei weniger ausgeprägten Kontrakturen ist durch Dermodese oder palmare Fesselung eines seitlichen Streckerzügels eine Blockierung der Überstreckung des PIP-Gelenkes möglich.
Bei ausgeprägten Destruktionen kommen alternativ endoprothetische Maßnahmen oder Arthrodesen in Frage. Bei den Endoprothesen dominieren auch hier die Silikon-Platzhal-

ter, die wir allerdings nur bei wenig ausgeprägten Weichteilkontrakturen für erfolgversprechend halten. Im Zweifelsfalle sollte der sicherere Weg der Arthrodese gewählt werden. Die Arthrodesen werden auch hier durch Verschraubung oder Zuggurtung fixiert und sind entsprechend früh übungs- und belastungsstabil (s. o.).
Die Nachbehandlung folgt ähnlichen Gesetzen wie an den MCP-Gelenken. Wird trotz vorbestehender stärkerer Deformierung eine bewegliche Lösung gewählt, so kann die Verhinderung eines Rezidivs der Fehlstellung sehr aufwendig sein. Hier sind manchmal dynamische Schienen zu schwach. Das temporäre Tragen individuell gefertigter starrer Schienen ist oftmals notwendig. Umso intensiver und ausdauernder muß danach die Bewegungstherapie sein, um wenigstens zu einem einigermaßen zufriedenstellenden Resultat zu gelangen.
An den *distalen Interphalangealgelenken* (DIP-Fingerendgelenke) wird relativ selten eingegriffen. Nur selten werden in frühen Stadien Synovektomien durchgeführt. Bei stärkeren Destruktionen ist hier die Arthrodese in Funktionsstellung die Methode der Wahl. Bezüglich der Fixierung gilt dasjenige, was auch für das IP-Gelenk des Daumens gesagt wurde (s. o.).

Hüftgelenk

Das Hüftgelenk ist bei den entzündlich-rheumatischen Gelenkerkrankungen relativ häufig befallen, auch schon bei Kindern und Jugendlichen. Sind die Gelenke einmal erkrankt, so kommt es rasch zu ausgeprägten Knorpelzerstörungen. Nicht selten wird auch das Skelett des Pfannenbodens mitbetroffen: es kommt zu starken Verdünnungen und Schwächungen oder gar Perforationen. Letztere sind sogar noch nach endoprothetischen Versorgungen möglich, wenn nicht entsprechende Vorkehrungen getroffen werden.
Gerade bei jungen Patienten muß unbedingt darauf geachtet werden, den rechten Zeitpunkt für eine *Synovektomie* nicht zu verpassen. Aussichtsreich sind nur frühe Synovektomien, evtl. kombiniert mit einer intertrochantären Osteotomie.
Sind bereits sehr starke Destruktionen, insbesondere des Hüftkopfes, vorhanden, so werden die üblichen Totalprothesen implantiert. Meist werden z. Zt. zementfreie Metallpfannen mit Polyäthylen-Innenlagern verwendet. Als Gleitpartner werden anstelle von Metall-Hüftköpfen wegen der besseren Gleiteigenschaften und des geringeren Abriebs bevorzugt Keramik-Implantate verwendet. Zementfreie Endoprothesenschäfte sollten m. E. aus den bereits diskutierten Gründen (s. o.) nur bei jungen Rheumatikern eingesetzt werden. Bei der meist sehr starken Osteoporose ist nicht immer eine Primärstabilität erreichbar, welche Voraussetzung für ein unmittelbar postoperatives intensives Üben und eine frühe Belastung ist.
Die *Nachbehandlung* hängt weitgehend vom Zugang ab. Werden die Glutaealmuskeln temporär abgelöst – sei es nun im Ursprungsbereich an der Darmbeinschaufel oder im Bereich des Trochanter major – so darf 4 Wochen lang nicht aktiv abduziert werden, insbesondere nicht gegen Widerstand. Es kann sonst zu einem Reißen der Naht mit bleibendem Trendelenburg-Hinken kommen. Wird die Ablösung beim Zugang vermieden

(heute die Regel), so können alle Bewegungsrichtungen sofort geübt werden, mit Ausnahme der Adduktion und Innenrotation. Werden diese beiden Bewegungen durchgeführt – insbesondere in gebeugter Stellung – so ist die Gefahr einer Luxation der Prothese sehr groß, da die natürliche Gelenkkapsel bei der Operation großenteils reseziert wird und somit der passive Kapselhalt fehlt. Mit der Belastung verhält es sich genau wie mit der aktiven Bewegung. Sind die medialen Glutaeen an einer Stelle gelöst, so sollte die Belastung – je nach Sicherheit der Naht – erst etwa 14 Tage nach der Operation erfolgen. Ist die Kontinuität erhalten worden, so ist eine Belastung schon unmittelbar postoperativ möglich.

Arthrodesen werden beim Rheumatiker an der Hüfte kaum noch durchgeführt. Die Notwendigkeit der langdauernden Fixierung und Bettruhe wie auch die Möglichkeit einer beweglichen Rekonstruktion durch endoprothetische Maßnahmen schränkt die Indikation ohnehin extrem ein.

Kniegelenk

Das Kniegelenk ist an der unteren Extremität am häufigsten befallen.

Synovektomien sind noch sinnvoll, solange in allen Gelenkbereichen noch eine einigermaßen gleichmäßig dicke Knorpelbedeckung vorhanden ist und solange der Bandapparat noch stabil ist. Frühe Synovektomien haben natürlich bessere Erfolgsaussichten als späte. Atraumatisches und radikales Vorgehen ist wichtig. Hiervon hängt das Ergebnis weitgehend ab, woraus sich sicherlich manche Widersprüche bezüglich der Erfolgsbewertung erklären lassen.

Der offene Zugang erfolgt am häufigsten von einem tibialen und fibularen Parapatellarschnitt aus, wobei der Streckapparat nicht lädiert wird. Meist ist eine Meniskektomie nötig, da unter den Menisken oft sehr viel Synovitis vorhanden ist. Diese kann dann sekundär die Seitenbandansätze unterwandern und damit zu einer schweren Instabilität führen. So wird man im Zweifelsfalle lieber auf die Menisken verzichten, als das Risiko einer Bandlockerung einzugehen.

Wichtig ist nach unserer Erfahrung auch, die hinteren Gelenkabschnitte exakt auszuräumen. Dies ist am besten von einem getrennten Schnitt aus möglich, von dem aus gegebenenfalls auch die Entfernung einer Bakerzyste erfolgen kann. Der beste Zugang ist ein Querschnitt in der Kniekehle, der im Bedarfsfall (bei Vorliegen einer sogenannten Bakerzyste in der Kniekehle) auf der tibialen Seite nach distal verlängert werden kann mit ausgedehnten Kapsellängsschnitten tibial und fibular. Die hinteren Gelenkabschnitte lassen sich auch von kleineren Kapsellängsschnitten hinter den Seitenbändern tibial und fibular erreichen, wenn auch weniger exakt und übersichtlich als von der isolierten dorsalen Schnittführung aus. Wir benutzen diesen Zugang nur in weniger aktiven Fällen.

Die Resultate der Synovektomie sind auch in Spätfällen oft verblüffend gut – selbst in der Langzeitbeobachtung. Dennoch sollte man bestrebt sein, nicht zu spät einzugreifen, da das Ausmaß der zu erwartenden Sekundärarthrose vom Grad der Zerstörungen zum

Zeitpunkt der Operation abhängt. Wir sehen die Indikation zumindest dann als unbedingt gegeben an, wenn bereits eine Seitenbandlockerung klinisch nachweisbar ist.
Häufig wird – vor allem aufgrund der geringeren Traumatisierung und der einfacheren Nachbehandlung – die Synovektomie heute *arthroskopisch* durchgeführt, meist gefolgt von einer Radiosynoviorthese mit Yttrium 90. Langzeitergebnisse stehen noch aus, so daß der gerne angestellte Vergleich mit der bei korrekter Indikation und Durchführung überaus erfolgssicheren offenen Synovektomie z. Zt. noch unzulässig ist.
Osteotomien werden bei entzündlich-rheumatischen Gelenkerkrankungen seit der Einführung der Endoprothesen nur noch selten durchgeführt. Die Gefahr einer postoperativen Einsteifung ist hierfür teilweise verantwortlich, teilweise auch die Überlegung, daß die Entwicklung etwa einer Fehlstellung sich beim Rheumatiker auch nach durchgeführter Operation bei noch aktivem Krankheitsprozeß unmöglich vorhersehen läßt (s. o.). Auch nach exakter Stellungskorrektur kann es durch ein Fortschreiten der Gelenkzerstörungen wieder zu einem Rezidiv einer vorbestehenden Fehlstellung kommen (s. o.).
Auch die Indikationsstellung zur *Arthrodese* ist durch die Möglichkeiten der endoprothetischen Versorgung erheblich eingeschränkt worden. Primär führen wir Arthrodesen bei diesen Erkrankungen praktisch nicht mehr durch. Ihren Wert haben die Versteifungsoperationen allerdings noch als letzte Ausweichmöglichkeit bei Fehlschlägen endoprothetischer Operationen behalten.
Von den endoprothetischen Versorgungen ist an erster Stelle der *Gelenkflächenersatz* zu nennen. Im allgemeinen wird auf der Seite der Oberschenkelrollen ein metallisches, schlittenkufenähnlich geformtes Implantat eingesetzt, während die zerstörte Oberfläche des Schienbeinkopfes mit einer heute meist halbkreisähnlich geformten Polyaethylen-Scheibe geeigneter Dicke versehen wird. Beide Teile werden meist einzementiert.
Der unikondyläre Gelenkflächenersatz läßt sich nur solange verwenden, wie noch ein ausreichend stabiler Seitenbandapparat vorhanden ist. Auf die vorderen Kreuzbänder kann notfalls verzichtet werden, wenn es gelingt, durch geschicktes Einsetzen des Gelenkflächenersatzes eine gute Stabilisierung zu erreichen.
Liegt keine massive Beugekontraktur und/oder Achsenabweichung vor und läßt sich durch eine geeignete Weichteilentspannung eine symmetrische Bandstabilität erreichen, so ist ein sogenannter kondylärer Gelenkersatz möglich, bei dem beide Kondylen mit einem aufgesetzten Metallimplantat überkleidet werden. Der Tibiateil besteht aus einer meist kurzstielig verankerten Metallplatte und entweder starr fixierten oder beweglichen (meniskalen) Polyäthylen-Auflage. Die Fixierung erfolgt zementiert oder zementfrei.
Ist der Bandhalt völlig verloren gegangen – insbesondere auf der tibialen Seite – so kommt u. E. nur noch ein totalprothetischer Gelenkersatz mit einem verblockten Gelenk infrage. Dabei stehen zur Auswahl Scharniergelenke, Gelenke mit einer Rotationsmöglichkeit und Gelenke mit einer wandernden Achse, angenähert an den physiologischen Bewegungsablauf. Auch hier dominiert die Materialpaarung Metall – hochmolekulares Niederdruckpolyaethylen und die Zementfixierung.
Die *Nachbehandlung* ist von Klinik zu Klinik mehr im zeitlichen Ablauf als im Inhalt unterschiedlich. Sie ist – abgesehen von individuellen Notwendigkeiten – auch für die

Synovektomie wie für die endoprothetische Versorgung in etwa gleich. Im allgemeinen wird unmittelbar postoperativ mit Umlagerungsmaßnahmen in Beugung und Streckung begonnen. Da oftmals ein Teil des natürlichen Gelenkes belassen wird, sollte man diesem Zeit geben, sich allmählich an veränderte Verhältnisse bezüglich der Substratzufuhr und der mechanischen Belastung des verbliebenen Gelenkknorpels zu gewöhnen. Aus diesem Grunde beginnen wir erst 14 Tage nach der Operation mit vorsichtigen, allmählich gesteigerten Belastungen. Zuvor wird nur versucht, die Beweglichkeit über den rechten Winkel hinaus durch Lagerungsmaßnahmen und Bewegungstherapie zu verbessern. Bei zu früher Belastung haben wir postoperativ mehrfach andauernde Schwellungs- und Schmerzzustände beobachtet. Die Belastung sollte deshalb vorsichtig zunehmend erfolgen, etwa durch stufenweisen Abbau von Gehhilfen (vom Gehwagen über Unterarmstockstützen zum Handstock). Besonderes Gewicht muß auf die isometrische Quadrizepskräftigung gelegt werden: nach längerer Schonung, Beugekontrakturen und Patellektomien, die insbesondere wegen schwerer Deformierungen der Patella nach der Korrektur von Valgusfehlstellungen erforderlich werden können.
Bei Kindern kann nach der Synovektomie besonders die Wiedergewinnung der Streckung problematisch werden. Die Gefahr postoperativer Beugekontrakturen ist groß. Die langdauernde postoperative Anwendung einer Kreuzschiene mit Knieverspannung zur Nacht ist manchmal notwendig, auch bei kooperativen und disziplinierten Kindern.

Gelenke am Fuß

Für die Diskussion der rheumatischen Veränderungen des Fußes bevorzugen wir unter pathomechanischen Gesichtspunkten eine Einteilung in: oberes Sprunggelenk, Rückfuß (einschließlich Tarsometatarsalgelenke) und Vorfuß. Die Deformierungen im Rück- und Vorfuß beeinflussen sich gegenseitig, so daß die Verhinderung und auch die Beseitigung von Deformierungen immer dieser ganzheitlichen Betrachtungsweise Rechnung tragen sollte. Schmerzhafte entzündliche Veränderungen – sowohl Arthritiden wie auch nachfolgende Deformierungen – können durch die in diesem Bereich oft besonders starken Belastungsschmerzen die Gehfähigkeit und das Gesamtbefinden ganz erheblich beeinträchtigen, was einen entsprechenden therapeutischen Aufwand rechtfertigt. Wir halten es deshalb für erforderlich, auch am Fuß funktionsstörende und schmerzhafte Veränderungen operativ mit handchirurgischen Techniken anzugehen (»Handchirurgie am Fuß«). Die Vergleichbarkeit der antomatischen Strukturen und der Größenverhältnisse legt dies auch nahe (Tillmann, 1977).

Oberes Sprunggelenk

Am oberen Sprunggelenk werden Synovektomien meist mit Tenosynovektomien insbesondere der retromalleolären Sehnenscheiden kombiniert (s. o.). Ein retromalleolärer Zugang – fibular oder bei entsprechendem Sehnenscheidenbefall tibial – ist ohnehin erforderlich, um den dorsalen Abschnitt des oberen Sprunggelenkes zu erreichen. Auch hier besteht das Bestreben, bei Versagen aller konservativen (auch lokalen) Möglichkeiten möglichst früh zu synovektomieren, um die Sekundärarthrose in Grenzen zu halten. Wir haben hier jedoch auch noch mit sehr späten Synovektomien gute Erfahrungen gemacht, selbst langfristig.

Bei schweren Destruktionen ist die Arthrodese heute noch die Methode der Wahl. Auch hier werden vorwiegend Verfahren der inneren Fixierung verwendet, um eine exakte Position zu sichern und die knöcherne Überbrückung zu beschleunigen. Im günstigen Falle kann eine Belastung im Unterschenkelgehgips bereits nach 14 Tagen erlaubt werden und schon nach 6 Wochen ein Ersatz durch einen Arthrodesenstiefel erfolgen, der dann allerdings angesichts der meist ausgeprägten Osteoporose und Verformbarkeit des Knochens noch für etwa 1 Jahr getragen werden sollte.

Die beidseitige Versteifung der oberen Sprunggelenke ist vor allem bei Patienten problematisch, bei denen die Funktion der Kniegelenke durch gleichzeitigen rheumatischen Befall in Mitleidenschaft gezogen ist, besonders dann, wenn Instabilitäten bestehen.

Nach der Arthrodese muß am Schuh zur Ermöglichung einer Abrollung eine Abrollsohle angebracht werden. Erfolgt dies beidseitig, so kann der Patient Probleme mit der Stabilisierung bekommen. In solchen Fällen und auch wegen der in der Regel einfacheren postoperativen Behandlung ist die endoprothetische Versorgung eine wertvolle Alternative. Da im allgemeinen ein Gelenkflächenersatz verwendet wird, der nur wenig Knochenresektion erfordert (bei entzündungsbedingter Knochenzerstörung wird manchmal fast nur aufgebaut und kaum reseziert), bleibt im Falle eines Fehlschlages auch noch die Möglichkeit einer sekundären Versteifung nach Entfernung des Implantates. Bei praktisch allen Endoprothesen der ersten Generation wird die tibiale Gelenkfläche mit einem Polyaethylenlager überkleidet, dem ein kufenartiger metallischer Überzug der Talusrolle gegenübergestellt wird – beides zementiert. Die Bewegungsresultate sind weitgehend von der exakten Position der Endoprothesenteile abhängig. Schon eine geringe Dezentrierung stört den Gleit-Rollvorgang und führt zu einem reinen Aufklappen, im Endeffekt nur zu einer Wackelsteife.

Bei den Endoprothesen der neueren Generation bewegt sich – nach dem Vorbild der sog. »meniskalen« kondylären Kniegelenkendoprothesen (s. o.) – ein Polyäthylengleitkern nur halbseitig geführt zwischen einem planen tibialen und einem konvexen talaren Gelenkflächenersatz. Die Prothese richtet sich dadurch automatisch auf die vom Bandapparat bestimmte Bewegungsachse des Gelenkes aus. Dadurch wird die Knochenverankerung nur noch minimal belastet, so daß auch eine zementfreie Verankerung möglich und überdies eine längere Haltbarkeit zu erwarten ist.

Bei der Nachbehandlung der bewegungserhaltenden Operationen – Synovektomie und Arthroplastik – tut man genau wie am Knie gut daran, mit der Belastung erst spät und nur vorsichtig zu beginnen. Wir warten im allgemeinen 4 Wochen, um allzu starke postoperative Beschwerden und vor allem Schwellungszustände zu vermeiden. Letztere können das Bewegungsresultat gefährden. Das obere Sprunggelenk verträgt auch eine relativ langdauernde Fixierung ohne Gefährdung des Bewegungsresultates. Bei frühen Synovektomien kann mit der Aufnahme von Bewegungsübungen bis zu 4 Wochen gewartet werden. Nach Spätsynovektomien und zementierten endoprothetischen Versorgungen beginnen wir mit den Bewegungsübungen zwei Wochen nach der Operation, bei den zementfreien Implantaten erst nach 6 Wochen. Es ist empfehlenswert, die exakte Position des Rückfußes gegen Deformierungen im Valgus- oder Varussinne durch eine sehr feste umfassende Einlage zu sichern.

Rückfuß

Im Bereich des Rückfußes ist die Erhaltung oder Wiederherstellung möglichst natürlicher Formverhältnisse (gerade Stellung der Ferse, einwandfreies Fußgewölbe) wichtiger als die Beweglichkeit. Hier sind nur in seltenen Fällen, etwa bei isoliertem Befall einzelner Gelenke bei Kindern und Jugendlichen, Synovektomien indiziert und durchgeführt worden. Dennoch sind diese Gelenke häufig befallen, und es kommt auch oft zu progredienten Zerstörungen. Führen diese zu Einsteifungen in guter Position, so sind spätere operative Maßnahmen überflüssig. Eine solche durchaus akzeptable Defektheilung kann begünstigt werden durch eine rechtzeitige und konsequente Einlagenversorgung, wobei sich uns die umfassenden Walkledereinlagen mit Kunststoffverstärkung weitaus am besten bewährt haben. Weiche Einlagenversorgungen, die dem Patienten im Moment angenehm sind, sind nutzlos, da sie der Deformierung keinen Gegenhalt bieten können und somit letztendlich weder in der Lage sind, die Fußform zu erhalten, noch die Beschwerden dauerhaft zu lindern.

Bei starken schmerzhaften Destruktionen mit (oft abenteuerlichen) Deformierungen, gegebenenfalls auch vor endoprothetischen Eingriffen am oberen Sprunggelenk, sind stellungskorrigierende Arthrodesen und auch Osteotomien notwendig. Diese Eingriffe können oft überaus schwierig sein, vor allem dann, wenn die Deformierungen in verschiedenen Etagen erfolgt sind, was nicht selten der Fall ist. Die Nachbehandlung entspricht im Prinzip derjenigen der Arthrodese des oberen Sprunggelenkes. Bei sehr schweren Deformierungen gestatten wir allerdings die Belastung im Unterschenkelgips oft erst nach 6 Wochen. Nachfolgend ist auch kein voller Arthrodesenstiefel erforderlich, wohl aber eine feste Fußbettung (umfassende Walkledereinlage), oft kombiniert mit Schuhzurichtungen gegen die vorbestehende Deformierung – besonders dann, wenn die Fehlstellung nicht vollständig ausgeglichen werden konnte. Häufig bleibt dann noch die Notwendigkeit einer orthopädischen Schuhversorgung bestehen.

Zehengelenke

Bei rheumatischen Deformierungen sind die im deutschsprachigen Raum am häufigsten geübten Operationsverfahren zur Korrektur der ungleich häufigeren spreizfußbedingten Veränderungen, nämlich die Grundgliedbasisresektion nach Keller-Brandes zur Korrektur des Hallux valgus und die Grundgliedköpfchenresektion nach Hohmann zur Beseitigung der Hammerzehen-Fehlstellung nur sehr selten angezeigt. Die Ergebnisse dieser Operationen sind in der Regel bei rheumatischer Verursachung schlecht, obwohl sich die Veränderungen verschiedener Ursache äußerlich gleichen. Die rheumatischen Zehendeformierungen werden meist verursacht durch Zerstörungen der Mittelfußköpf-

chen als Folge einer Arthritis der Metatarsophalangealgelenke (MTP, Zehengrundgelenke). An der Großzehe resultiert meist eine Valgus-Fehlstellung. Am 2.–5. Strahl treten insbesondere die mittleren Metatarsalköpfchen tiefer und führen zu schmerzhaften plantaren Schwielenbildungen, und das Quergewölbe geht verloren. Sekundär kommt es zu einer dorsalen und fibularen Subluxation oder Luxation der Grundgliedbasis mit nachfolgender Krallenstellung der Zehen. Die 5. Zehe weicht oft nach tibial (Varus-Fehlstellung) ab. Das Interphalangealgelenk der Großzehe (IP, Großzehenendgelenk) ist ebenfalls häufig befallen. Kommt es im MTP-Gelenk zu einer Einsteifung, so finden wir oft im IP-Gelenk kompensatorisch eine kontrakte Überstreckung. Die proximalen Interphalangealgelenke (PIP, Zehenmittelgelenke) sind bei der chronischen Polyarthritis selten befallen, desgleichen die distalen Interphalangealgelenke (DIP, Zehenendgelenke).
Synovektomien werden an den Zehen selten durchgeführt. Sie werden in der Literatur positiv beurteilt. Unsere eigenen Erfahrungen sind langfristig weniger gut. Deshalb versuchen wir, solange wie möglich mit einer Einlagenversorgung auszukommen, bei der durch eine (sehr feste!) Vorfußpelotte die Mittelfußköpfchen gut entlastet werden. Eine Ballenrolle als Schuhzurichtung kann die Abrollung weiter erleichtern. Wenn durch die entzündlichen Destruktionen die Deformierungen und Schmerzen zunehmen und sich konservativ nicht mehr beherrschen lassen, sind rekonstruktive Operationen zur Stellungskorrektur notwendig. Im Vordergrund stehen die Resektionsverfahren. Die Schmerzen und Fehlstellungen lassen sich beseitigen durch eine einfache Resektion der gesamten Grundgelenke. Es resultiert eine »funktionelle Vorfußamputation«, da die Zehen aktiv nicht mehr kontrolliert werden können. Wir selbst bevorzugen Resektionsverfahren, die einer Arthroplastik entsprechen. Dabei werden die Hautschwielen und die subkutanen Schleimbeutel entfernt, die Mittelfußköpfchen ganz oder teilweise entfernt, die Gelenkkapseln zur Stellungskorrektur gerafft und die verlagerten Beugesehnen gelöst (einschließlich Tenosynovektomie) und replaziert. Bezüglich Schmerzbefreiung und Stellungskorrektur sind die Resultate dieser aufwendigen Operationen den einfachen Resektionen nicht nachweisbar überlegen. Es resultieren jedoch stabile und aktiv bewegliche Gelenke, was für die Abrollung sehr wichtig ist.
Am Großzehengrundgelenk werden auch einseitig oder doppelseitig gestielte Platzhalter aus Silikon verwendet. Wir sehen den Vorteil gegenüber einfachen Resektionsverfahren lediglich in einer einfacheren Operationstechnik, jedoch nicht im Resultat, und verwenden derartige Implantate deshalb nur dann, wenn bei vorgängigen Operationen zu viel Knochenstrecke geopfert worden ist.
Bei extremen Fehlstellungen insbesondere auch bei jungen Menschen kann eine Arthrodese des Zehengrundgelenkes die beste Lösung darstellen. Auch die übrigen Zehen werden hierdurch in ihrer Position gesichert. Die Notwendigkeit einer oft dreimonatigen Gipsfixierung limitiert die Indikation jedoch erheblich. Arthrodesen des IP-Gelenkes der Großzehe werden dagegen häufig indiziert. Eine zentrale Schraubenkompression (entsprechend dem Daumenendgelenk) erübrigt eine nachfolgende Gipsfixierung.
An den PIP-Gelenken sind die Beugekontrakturen meistens sekundär. Ist die Stellung der MTP-Gelenke korrigiert, so genügt meistens eine einfache stumpfe Mobilisierung. Selten

ist eine zentrale temporäre Drahtstiftarthrodese in korrigierter Stellung erforderlich. Nur bei direktem Befall der PIP-Gelenke lassen sich die Kontrakturen stumpf unter Anaesthesie nicht lösen. In diesen Fällen bevorzugen wir die Stellungskorrektur nach HOHMANN durch Resektion des Grundgliedköpfchens und Raffung der darüber liegenden Strecksehne wie bei den spreizfußbedingten Hammerzehen. Meist werden diese Operationen in einer Sitzung zusammen mit der Metatarsalköpfchenresektion durchgeführt.
Die Nachbehandlung der Vorfußkorrekturen ist relativ einfach. Eine 14tägige Ruhigstellung in einer Gipssohle ist im allgemeinen ausreichend, wobei wir zur Sicherung der Position und Erreichung einer leichten Distraktion der arthroplastisch rekonstruierten Gelenke Heftpflasterzügel anlegen. Eine krankengymnastische Nachbehandlung ist nur für das Großzehengrundgelenk erforderlich. Hier muß oftmals auch über einen längeren Zeitraum – etwa ein Vierteljahr – passiv mobilisiert werden, und zwar unter leichter Extension. Ist gleichzeitig eine Arthrodese des IP-Gelenkes durchgeführt worden, so darf natürlich nur am Grundglied extendiert werden. Hier ist auch eine aktive Beübung der Beuger und Strecker erforderlich, um eine befriedigende Funktion im Rahmen der Abrollung zu erreichen. Eine Einlagenversorgung mit exakter Abstützung der Fußgewölbe, insbesondere des Quergewölbes, ist u. E. für ein Jahr nach der Operation unentbehrlich. Die Vorfußpelotte muß dabei entsprechend der Metatarsalköpfchenresektion zurückverlagert werden, um die distalen metatarsalen Schaftenden zu entlasten. Auch hier muß sie fest und formbeständig und keinesfalls weich und verformbar sein, um ihren Zweck zu erfüllen.

9

Allgemeine Grundlagen der Pathophysiologie und Pathomechanik

A. Gruber, A. Seyfried

Die Anatomie ist eine der Grundlagen für jeden, der sich mit Medizin beschäftigt. Die funktionelle Anatomie geht einen Schritt weiter und beschreibt z. B. beim Bewegungsapparat die Funktion von Muskeln, Sehnen, Knochen, Gelenken, Nerven und Gefäßen. Zusammen mit der Physiologie können wir so einen Großteil unserer normalen Lebensvorgänge beschreiben.

Erst die Biomechanik läßt uns die Funktion des Bewegungsapparates erfassen und beruft sich dabei auf die Prinzipien der Physik und des Ingenieurwesens. Die Biomechanik ist die wesentliche Voraussetzung für das Verständnis des Bewegungsapparates. Sie befaßt sich mit der Wirkung von Kraft und Energie auf die Form der Bewegungen des Körpers. Wesentlich sind dabei die Begriffe der Statik und Dynamik.

Erkrankungen des Bewegungsapparates führen zu einer Störung der Funktion, sprich Pathophysiologie. Diese Funktionsstörung führt gerade bei chronischen Erkrankungen zu einer völlig anderen Wirkung der Mechanik auf biologische Materialien. Wir sprechen dann von einer »Pathomechanik«.

Dieser gestörte Ablauf von Statik und Dynamik führt zu ganz neuen Betrachtungsweisen und verlangt eine entsprechende Umstellung therapeutischen Handelns.

Entzündlich-rheumatische Erkrankungen des Bewegungsapparates hinterlassen in der Regel Störungen der Körperfunktion (Pathophysiologie) und der Mechanik (Pathomechanik), die sich leider nicht mehr in physiologische und biomechanische Verhältnisse zurückführen lassen. Wir müssen uns also mit Pathophysiologie und Pathomechanik auseinandersetzen.

Form und Funktion sind in der Biologie streng miteinander verbunden. Dabei richtet sich die Funktion nach den Bedürfnissen und gestaltet so die Form mit. Das heißt aber auch, daß es durch jede Formveränderung zu einer Veränderung der Funktion kommen wird.

Entzündlich-rheumatische Gelenkerkrankungen sind charakterisiert durch einen *multilokulären* Prozeß, der in Form von *Schüben* sehr *schmerzhaft* und *chronisch* verläuft. Daraus ergeben sich zahlreiche verschiedenartige pathologische Veränderungen am Bewegungsapparat.

Die Kenntnis der Pathophysiologie des Entzündungsprozesses und das Wissen über die Bio- und Pathomechanik des Bewegungsapparates sind die Voraussetzungen für eine sinnvolle Therapie im Sinne einer funktionellen krankengymnastischen Bewegungstherapie.
Einem Behandlungsplan werden dabei folgende zwei Schwerpunkte als Zielsetzung vorangestellt:
1. Präventivbehandlung zur Verhinderung von Deformitäten und zur Erhaltung der Funktionsfähigkeit.
2. Rehabilitationsmaßnahmen zur Wiederherstellung der Funktionsfähigkeit oder Anpassung des Behinderten bei bleibenden Dysfunktionen.

Zur Erschließung des Bewegungsapparates nach den biomechanischen Gesichtspunkten unterteilt man in folgende vier Grundstrukturen:
I. Den Gelenkknorpel
II. Den Kapsel-Bandapparat
III. Die Muskulatur
IV. Die knöchernen Anteile des Gelenkes.

Mechanisch wird dabei der menschliche Körper als eine Serie von knöchernen, steifen Segmenten angesehen, die mit einer Serie von Bindegliedern gekoppelt sind und durch die Muskulatur angetrieben werden.

Der Gelenkknorpel

Der Gelenkknorpel stellt ein ideales biologisches Material für die Gleit-Reibung dar. Ein intakter Knorpel ist also die Voraussetzung dafür, den Verschleiß der Gelenke zu verhindern. Zur Beschreibung der Gelenkbewegung werden Momentanachsen der Rotation benötigt (*Abb. 2a, b*). Wird z. B. ein Ball mit konstanter Geschwindigkeit an einer Schnur geschleudert, so besitzt der Linear-Beschleunigungsvektor in jedem Augenblick eine neue Richtung. Diese Momentanachsen richten sich natürlich nach der Form der Gelenkanteile.

Abb. 2a, b: Momentanachsen der Rotation.

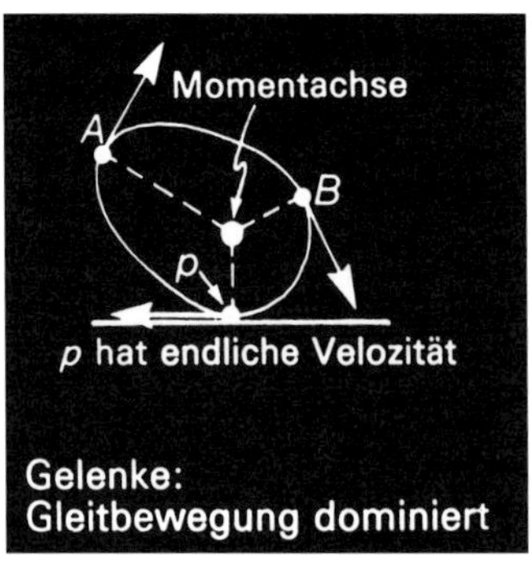

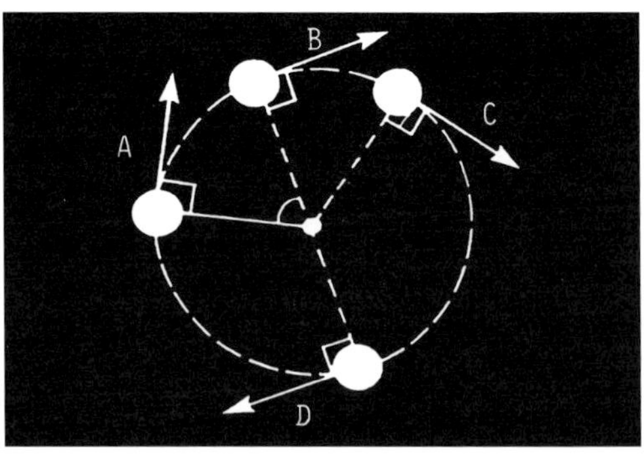

Man kann dabei grob drei Arten von Bewegungen zwischen Gelenkflächen beschreiben:

1. Gleitbewegung

Das Gleiten ist die dominierende Bewegungsform bei den menschlichen Gelenken und entspricht, bildlich gesprochen, dem Durchdrehen eines Wagenrades auf einer Eisfläche. Die Momentanachse befindet sich nicht am Berührungspunkt, da der bewegte Körper auf der Fläche rotiert, ohne eine gleichgroße Strecke zurückzulegen.

2. Rollbewegung

Die Rollbewegung ist auch bei nicht so glatten Oberflächen möglich und entspräche in diesem Beispiel einem Rad, welches mit Spikes versehen weiterrollt. Die reine Rollbewegung ist dann gegeben, wenn sich die Momentanachse stets im Berührungspunkt zwischen den beiden Körpern befindet.

3. Translation

Die Translation entspricht einer Bewegung einer Gelenkfläche auf einer anderen, ohne daß dabei eine Rotation vonstatten geht.

Die meisten Gelenke des menschlichen Körpers setzen sich aus den zwei Komponenten des Gleitens und des Rollens zusammen (z. B. das Kniegelenk). Ein Beispiel für ein »reines Gleitgelenk« stellt das Hüftgelenk dar. Die Gelenkbewegung der Translation findet sich an der Wirbelsäule und vor allem auch am Schultergelenk.
Entzündlich-rheumatische Erkrankungen führen über die Bildung von Gelenkpannus zu einer Schädigung des Gelenkknorpels.
Entsprechend der Schädigung des Gelenkknorpels verringert sich die Gleitfähigkeit, und die Gelenkbeweglichkeit wird damit zunehmend eingeschränkt. Für die Behandlung eines Gelenkes wird die Kenntnis des jeweiligen Knorpelzustandes von entscheidendem Interesse sein, und je nach dem Stadium der Gelenkschädigung werden sich die Art und Zielsetzung der physiotherapeutischen Behandlung ändern müssen.
Als funktioneller Test haben sich dabei die folgenden Stadieneinteilungen der Gelenkschädigung bewährt.
Für die großen Gelenke werden folgende vier Stadien definiert:

Stadieneinteilung für die großen Gelenke

Stadium 1:
Der Patient kann sein Gelenk im erhaltenen Bewegungsausmaß (Ausmaß der passiven Beweglichkeit) mit einem geringeren Widerstand als normal (ca. der Hälfte des Maximalwiderstands) flüssig und »schmerzfrei« bewegen.

Stadium 2:
Eine »schmerzfreie« und flüssige Bewegung ist nur ohne äußeren Widerstand gegen die Eigenschwere der Extremität möglich.

Stadium 3:
Die Bewegungen lassen sich nur noch unter Abnahme der Schwere (z. B. im Schlingenkäfig) durchführen. Bei Bewegungen gegen die Eigenschwere der Extremität tritt eine typische zahnradartige Bewegung auf (»Zahnradphänomen«).

Stadium 4:
Trotz Bewegung unter Entlastung treten bei dem Patienten Schmerzen und eine zunehmende Einschränkung der Beweglichkeit auf.

An diesen Stadien der Gelenkschädigung orientiert sich die krankengymnastische Behandlung. Die Richtlinien der Therapie werden durch die Notwendigkeit zur rechtzeitigen Entlastung der Gelenke als *Gelenkschutzmaßnahme* bestimmt. Es müssen die »*äußeren*« und »*inneren*« *Belastungen* der Gelenke analysiert, die Möglichkeiten der »*äußeren*« und »*inneren*« *Kompensation* gefunden und als richtig oder falsch beurteilt werden.
Bei Hüftschmerzen zum Beispiel wird der Patient sein Gangbild verändern und den Oberkörper beim Gang zur kranken Seite hin neigen (Duchenne), um durch diese innere Kompensation sein Hüftgelenk zu entlasten. Eine richtige Kompensation wäre in diesem Fall allerdings die äußere Entlastung durch einen Gehstock auf der gesunden Seite.

Für die Beurteilung der Gelenke des Fußes und der Hand orientiert sich die Stadieneinteilung einmal an der erheblichen Belastung und andererseits an dem Ausmaß der Deformität und der Möglichkeit zur aktiven und passiven Korrektur.

Stadieneinteilung für die Gelenke des Fußes

Stadium 1:
Funktionsstörungen mit erhaltener Möglichkeit zur aktiven Korrektur unter Belastung im Stehen.

Stadium 2:
Funktionsstörungen mit der Möglichkeit einer passiven Korrektur.

Stadium 3:
Fixierte Deformitäten.

Stadieneinteilung für die Gelenke der Hand

Stadium 1:
Die Deformität kann vom Patienten selbst aktiv noch korrigiert werden.

Stadium 2:
Die Deformität kann passiv korrigiert und die Korrekturstellung vom Patienten dann aktiv gehalten werden.

Stadium 3:
Die Deformität kann passiv noch korrigiert werden, der Patient kann die Finger aber nicht mehr in der Korrekturstellung halten.

Stadium 4:
Die Deformität kann passiv nicht mehr korrigiert werden.

Der Kapsel-Bandapparat

Gerade der Kapsel-Bandapparat unterliegt bei entzündlich-rheumatischen Gelenkerkrankungen pathologischen Veränderungen. Beginnt doch hier die Gelenkschädigung mit der Entzündung der Synovialmembran der Gelenkkapsel in der proliferativen Phase – mit der Synovitis in Form von Kapsel- und Knorpelpannus. Diese pathologischen Veränderungen können zu Schrumpfungen des Kapsel-Bandapparates und damit häufig zu Kontrakturen führen. Kommt es jedoch zur Überdehnung oder Zerstörung der Strukturen, werden die Gelenkmechanik und der Mechanismus der Kraftübertragung oftmals entscheidend gestört. Allerdings bewirkt die Schädigung des Kapsel-Bandapparates nicht an jedem Gelenk gleich große Funktionsbeeinträchtigungen.

Wir müssen unterscheiden zwischen Gelenken, die ihren Wert von der Bandführung ableiten und solchen, die ihre Stabilität hauptsächlich der sie umgreifenden Muskulatur verdanken.

Als Beispiel für bandgeführte Gelenke seien hier Knie- und Handgelenke genannt; muskelgeführt sind Schulter- und Hüftgelenke.
Die statische und dynamische Funktion des Bewegungsapparates kann am Bild eines Mastbaumes demonstriert werden (*Abb. 3*). Der Mastbaum entspricht dabei dem Knochensystem, die Seile entsprechen den Bändern und die Männer mit den Seilen den Muskeln und Sehnen. Entsprechend dem Gelenktyp werden die Männer (Muskulatur) oder die Seile (Bänder) überwiegen (*Abb. 4a, b*). Bei einer Verlagerung der Belastung gerät das gesamte System in zunehmende Spannung. Ist der Bandapparat insuffizient, muß die Muskulatur zunehmend Arbeit verrichten, andererseits wird eine Überlastung der Muskulatur auf die Dauer zu einer weiteren Überbelastung des Gesamtsystems führen.
Eine Insuffizienz der Muskulatur kann durch entsprechendes Training behoben werden, eine Bandinsuffizienz läßt sich sinnvoll nur durch eine Operation oder die frühzeitige Anwendung äußerer, stabilisierender Orthesen kompensieren.

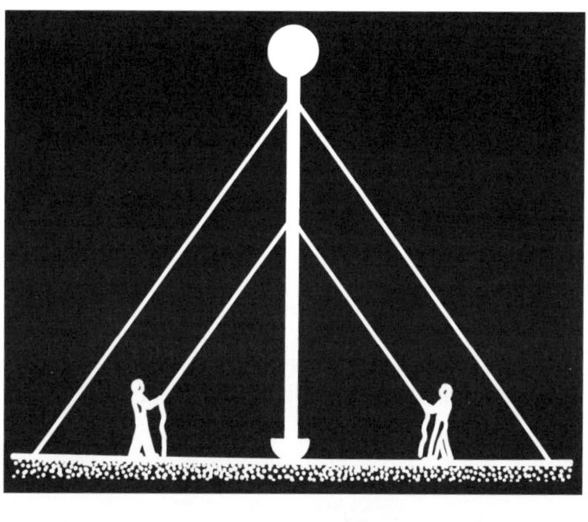

Abb. 3: Bewegungsapparat, versinnbildlicht mit einem Mastbaum. Der Mastbaum stellt den Bewegungsapparat dar, die Seile den Bandapparat und die Männer mit den Seilen die Muskulatur.

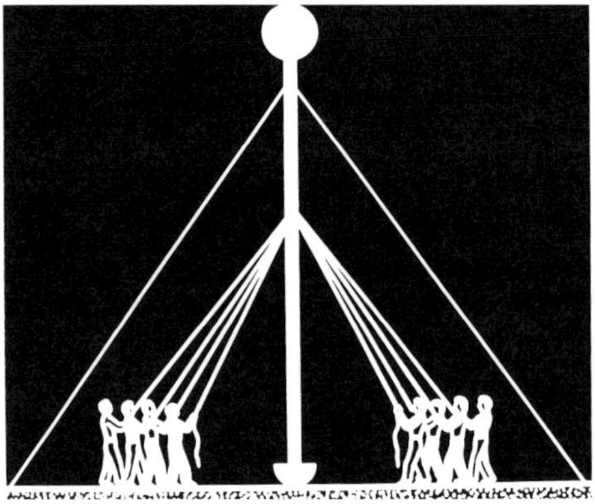
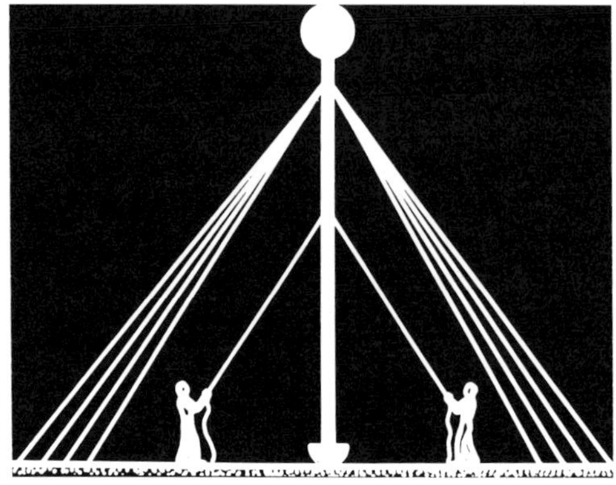

Abb. 4a: Symbol für ein muskelgeführtes Gelenk. – **Abb. 4b:** Symbol für ein bandgeführtes Gelenk.

Die Muskulatur

Die Muskulatur spielt für die Funktion des Bewegungsapparates in mehrfacher Weise eine wichtige Rolle. Sie ist für den Antrieb der steifen Segmente verantwortlich und stellt so die Bedingung für die Beweglichkeit der Gelenke dar. Muskelkräfte vermitteln über Hebelsysteme Drehmomente und bestimmen damit die innere Belastung der Gelenke. Die Muskelkraft parallel zur Knochenachse komprimiert das Gelenk. Beidseits einwirkende Muskelkräfte können auch ein Gelenk stabilisieren. Man findet fünf wesentliche Funktionen der Muskulatur für die Mechanik der Gelenke:

1) die Bewegung der Gelenke
2) die Stabilisation der Gelenke
3) die Kompression der Gelenke
4) die Funktion für die innere Belastung der Gelenke
5) das Kräftegleichgewicht.

Bei bandgeführten Gelenken, bei denen die inneren Kräfte hauptsächlich durch den Bandapparat übertragen werden, erfüllt sie eine Art »Stellfunktion«. Dabei wird das Gelenk in eine gewisse Stellung bewegt und beispielsweise in dieser Position gehalten. Aber auch neurophysiologische Gesichtspunkte mit Proprio- und Nozizeptoren des Gelenkes spielen für die Muskelfunktion bei chronisch-entzündlichen Gelenkerkrankungen eine wichtige Rolle. So werden vor allem durch die Überdehnung der Kapsel-Bandstrukturen Steuerungsmechanismen für die Muskulatur zerstört. Die entzündliche Veränderung der Kapsel-Bandstrukturen führt zu Gelenkschmerz als Ruhe- und Dauerschmerz und leitet so einen »circulus vitiosus« ein. Der Gelenkschmerz führt zur Muskelverspannung und diese wiederum zu einer stärkeren Gelenkbelastung. Therapeutisch muß dieser Circulus vitiosus an den drei angesprochenen Punkten gleichzeitig aufgebrochen werden (*Abb. 5*):

1. schmerzlindernd, 2. entspannend, 3. entlastend.

Dazu müssen alle Möglichkeiten der medikamentösen und physikalischen Therapie zur Anwendung kommen.
Die Muskulatur hat aber auch eine wichtige Funktion für die Erhaltung der Knochenstabilität. Der Knochen, an sich ein starres, festes Material, widersteht axialen Kompressionskräften sehr gut. Verlagert sich jedoch die Belastung außerhalb der Knochenachse, treten Scherkräfte auf, die die Stabilität des Knochens gefährden (*Abb. 6*). Durch Muskelanspannung werden Scherkräfte wieder in Kompressionskräfte umgewandelt und so das physiologische Gleichgewicht wiederhergestellt (*Abb. 7*). Kommt es durch die rheumatische

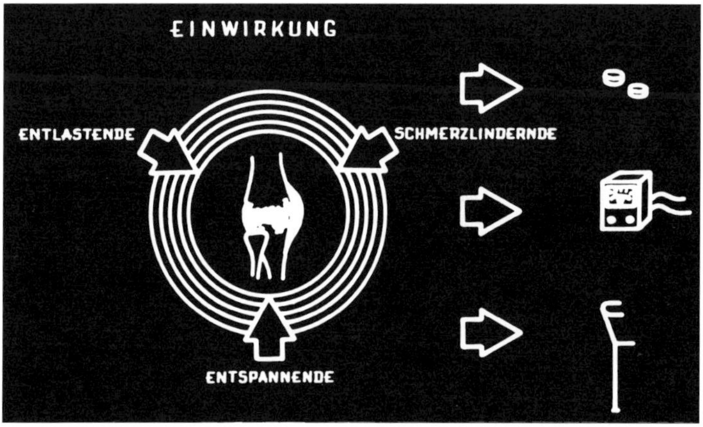

Abb. 5: Unterbrechung des Circulus vitiosus bei entzündlichen Gelenkerkrankungen.

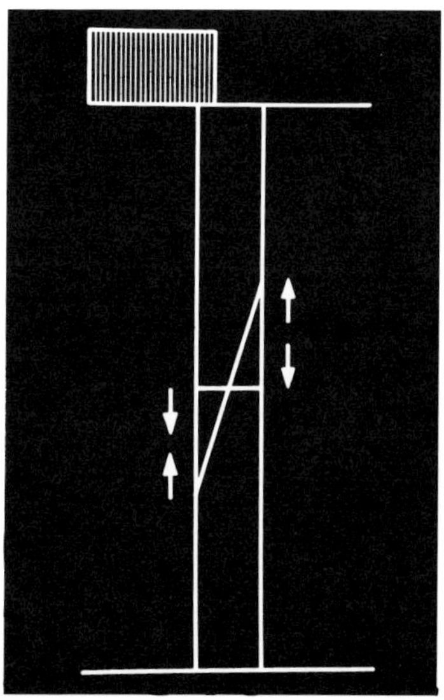

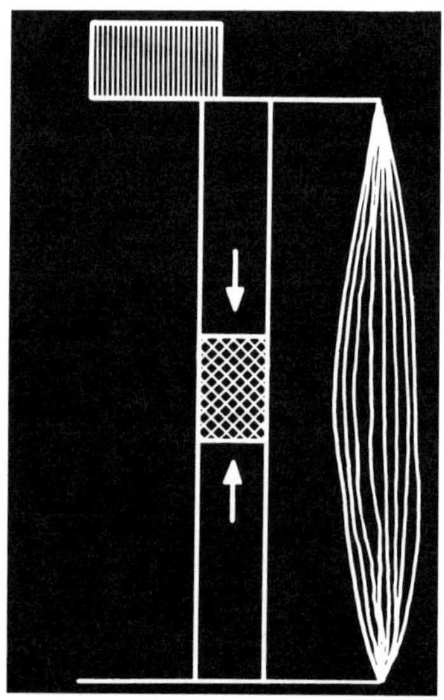

Abb. 6 (links): Scherkräfte bei nicht axial auftreffender Knochenbelastung.

Abb. 7 (rechts): Ausgleichende Arbeit (Gelenkschutz) der Muskulatur.

Destruktion der Gelenke zu einer zunehmenden Abweichung der Schwerpunktlinie von der Knochenachse, so wird die ausgleichende Muskelkraft von entscheidender Bedeutung für ein funktionierendes Bewegungssystem sein. Wird bei der chronischen Polyarthritis bei den »muskelstabilisierten« Gelenken eine Schwächung der Muskelkraft oder ein Ungleichgewicht der stabilisierend einwirkenden Muskelkräfte auftreten, so findet man typische Deformitäten, z. B. am Schultergelenk die ventrale und kraniale Subluxation.

Ein ausgewogenes Muskelkorsett ist die Voraussetzung für den Gelenkschutz.

Die knöchernen Anteile des Gelenkes

Hierbei handelt es sich um die steifen Segmente. Diese können grob eingeteilt werden in Kopf, Hals, Rumpf, obere Gliedmaßen und untere Gliedmaßen. Die Segmente werden getragen von den jeweiligen Knochen und verbinden sich im Bereich der Gelenke.
Hier sei vor allem an die Abnahme der Festigkeit des Knochens erinnert durch die zusätzliche Osteoporose, sei es durch die Krankheit selbst oder durch eine begleitende Steroidtherapie. Aber auch die Muskelatrophie infolge der Entzündung oder der Inaktivität kann, wie oben beschrieben, Einfluß auf die Stabilität des Knochens haben. Zur Beurteilung von Achsenfehlstellungen und knöchernen Veränderungen des Gelenkes sollten auch dem Krankengymnasten und Ergotherapeuten Röntgenbilder zur Verfügung stehen. Die anatomische Form der knöchernen Anteile eines Gelenkes bestimmt aber auch wesentlich dessen Funktion. Die Kenntnis und Analyse der knöchernen funktionellen Anatomie der Gelenke sind Voraussetzung für das Verständnis der Bio- und Pathomechanik.

Zusammenfassung

Zur Erstellung eines Therapiekonzepts für die Behandlung verschiedener Gelenke des Bewegungsapparates müssen die vier Strukturen – Gelenkknorpel, Kapsel-Bandapparat, Muskulatur, Knochen – vorab beurteilt werden:

I. Gelenkknorpel

Handelt es sich um ein Gelenk mit Roll-Gleitbewegung?
In welchem Stadium der Gelenkschädigung befindet sich das Gelenk?
Ist die Kompensation richtig?

II. Kapsel-Bandapparat

Handelt es sich um ein band- oder muskelgeführtes Gelenk?
Liegt eine Kontraktur der Kapsel oder des Bandapparates vor?
Stört die Insuffizienz eines Bandes den dynamischen Gelenkablauf?

III. Muskulatur
Liegt ein muskelgeführtes Gelenk vor?
Welchen Muskelstatus können wir erheben?
Begünstigen Muskelatrophien Fehlstellungen?
Funktioniert die propriozeptive neuromuskuläre Steuerung?
Führt verspannte Muskulatur zu Gelenküberlastung?

IV: Knöcherne Anteile des Gelenkes
Ist durch Veränderung der knöchernen Gelenkanteile die Biomechanik gestört?
Muß mit Inaktivitätsatrophie gerechnet werden?
Finden sich Achsenveränderungen?
Deuten knöcherne Gelenkveränderungen mechanische Probleme an?
Ging eine Steroidtherapie voraus?

Behandlungsprogramm

Aus diesen Beurteilungen lassen sich die Ziele der Behandlung wie folgt beschreiben:
1. Erhaltung und Verbesserung des Bewegungsausmaßes;
2. Dysfunktionen, Deformitäten, Kontrakturen verhindern;
3. Kräftigung der Muskulatur bzw. Stabilisation der bandgeführten Gelenke;
4. Bereits vorhandene Deformitäten behandeln;
5. Konzentrierte Behandlung der zur Mobilität vorrangigen Gelenke;
6. Kompensation und Gelenkschutz.

10

Biomechanik, Pathophysiologie und Pathomechanik der Gelenke und der Wirbelsäule und therapeutische Konsequenzen

A. Gruber, A. Seyfried

Hand- und Fingergelenke

Die Hand ist das wichtigste funktionelle Organ des Bewegungsapparates. Als ausführendes Organ erreicht sie mit ihrem Funktionsreichtum eine Vielzahl von Stellungen, Bewegungen und Aktionen. Die Hand verrichtet öffnende und schließende Arbeit. Die Qualität und Quantität der Griffe bestimmen dabei die schließende Arbeit; die öffnende Funktion hängt ab von der Beweglichkeit der Gelenke und der manipulatorischen Geschicklichkeit.
Neben der Bedeutung als funktionellem Organ-Werkzeug, kommt der Hand aber auch eine Bedeutung als Sinnesorgan zu. Wie in einem Regelkreis sind Gehirn und Hand miteinander verknüpft.
Verständlicherweise können hier nur grundlegende biomechanische Probleme angesprochen werden, soweit sie die Pathophysiologie betreffen.

Biomechanik

Bei den Gelenken, die vornehmlich ihre Bewegungen als Roll-Gleitbewegungen vollziehen, liegt der Wert der Stabilität in der Bandverbindung, durch die große innere Kräfte übertragen werden. Durch die Muskulatur, die fast ausnahmslos (M. flexor carpi ulnaris inseriert am Os pisiforme) die Handwurzel mit ihren Sehnen übergreift, werden die Bewegung und die Stellung der Finger und der Hand reguliert. Die Muskulatur wirkt über einen Hebel der Klasse III, hat somit einen größeren Widerstandsarm als Leistungsarm und gewährleistet damit hohe Bewegungsgeschwindigkeiten an den Gelenken. Die Handwurzelknochen wirken dabei wie ein mechanisches Kugellager zur Übertragung großer Kräfte bei erhaltener großer Beweglichkeit.
Das *Handgelenk* ermöglicht die Bewegungen der Radial- und Ulnarabduktion und die der

Flexion und Extension. Die Ulnarabduktion ist unter physiologischen Voraussetzungen zwei- bis dreimal größer als die Radialabduktion und in Supinationsstellung größer als in Pronationsstellung. Die Extensions- und Flexionsbewegungen werden in Pronationsstellung geringer ausfallen. Das Lig. collaterale radiale und das Lig. collaterale ulnare sichern die Abduktionsbewegungen, der palmare und dorsale Bandapparat die Flexions- und Extensionsbewegungen.
Ulnarseitig müssen die Bänder der Tendenz des Karpus, in proximal ulnare Richtung abzuweichen, entgegenarbeiten (*Abb. 8*).
Diese Subluxationstendenz wird bestimmt von der Radiusgelenkpfanne, die von radial nach ulnar-proximal hin abfällt, von dem Einfluß der longitudinalen Muskelkraft und wird verstärkt durch eine radiale Abduktion des Karpus.
In der anderen Ebene ist die Radiusgelenkpfanne von dorsal nach palmar-proximal geneigt, der Karpus hat die Tendenz, in die palmare Richtung auszuweichen (*Abb. 9*). Die Dorsalextension verstärkt diese Tendenz. Die palmaren Bänder haben dabei große Bedeutung, da sie das Os lunatum und Os capitatum bei der Extensionsbewegung in die Gelenkpfanne pressen. In Neutral-Nullstellung sind die dorsalen und palmaren Bänder etwa in gleichem Spannungszustand.
Der M. extensor carpi radialis brevis streckt, der M. extensor carpi radialis longus streckt und radialabduziert im Handgelenk.

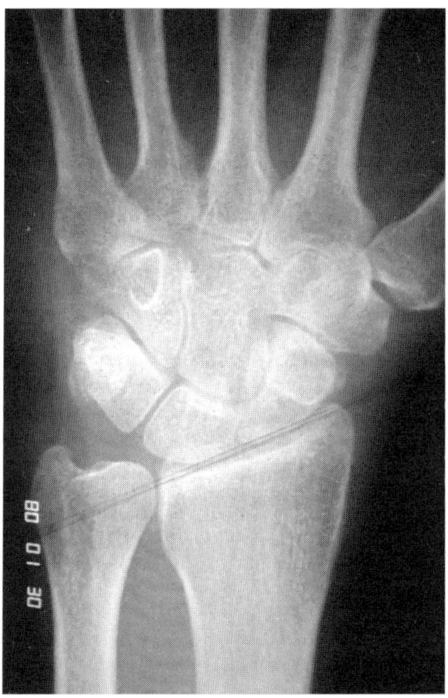

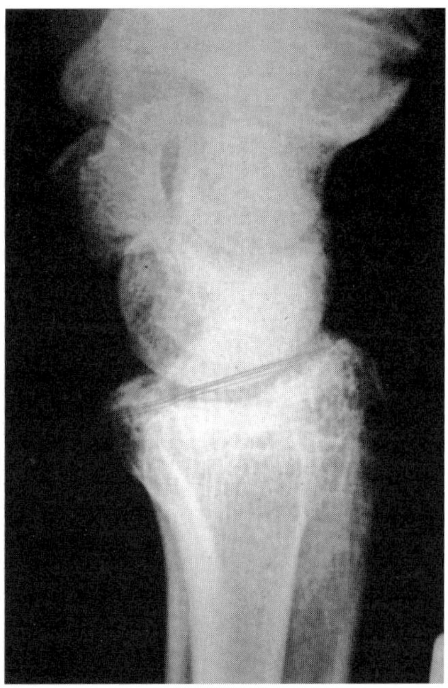

Abb. 8 (links): Röntgenbild des Handgelenkes mit Neigungswinkel der Radiusgelenkfläche aus frontaler Sicht. – **Abb. 9** (rechts): Neigungswinkel der Radiusgelenkfläche aus sagittaler Sicht.

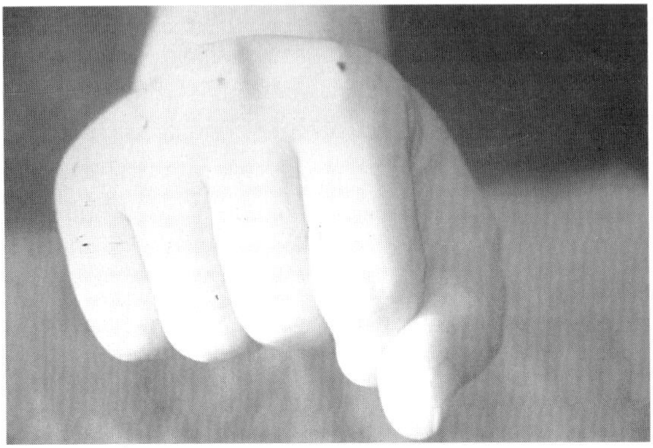 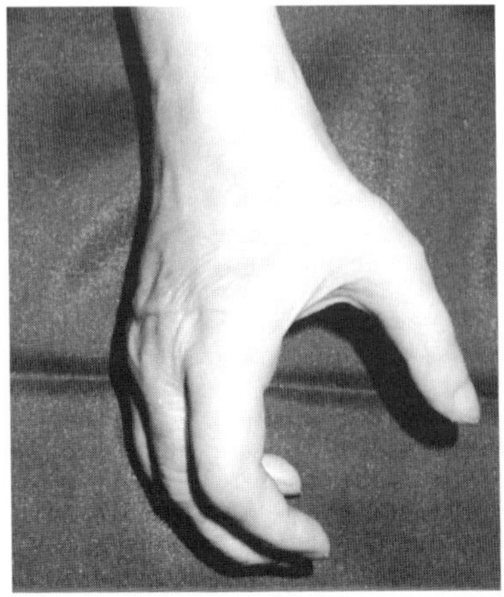

Abb. 10: (links): Aktives Handgewölbe bei Faustschluß der Hand. Das MCP-Köpfchen III bildet den First des Gewölbes.
Abb. 11: (rechts): Aktiv gebildetes Längsgewölbe der Hand, durch Oppositionsstellung des Daumens zu den Langfingern.

Der M. palmaris longus und der M. flexor carpi radialis sind direkte Beuger. Die Ulnarabduktion wird durch den M. flexor carpi ulnaris und den M. extensor carpi ulnaris bewirkt. Die Strecker im Handgelenk wirken synergistisch mit den langen Fingerbeugern, umgekehrt die Beuger des Handgelenkes synergistisch mit den langen Fingerstreckern.
Die *Hand* ist in ihrer Längsachse über den Unterarm, das Lunatum und Capitatum zum Os metacarpale III ausgerichtet. Der transversale Karpalbogen, der durch den knöchernen Aufbau der Handwurzel gebildet wird, setzt sich als transversaler palmarer Bogen bis zu den Fingergrundgelenken fort. Dieses aktive palmare Gewölbe ist auf die Bewegungen der Metacarpalia zurückzuführen und zeigt beim Faustschluß das 3. Metakarpalköpfchen als First (*Abb. 10*). Beim Faustschluß können aktive Palmarbewegungen mit dem 4. und 5. Metakarpalknochen durchgeführt werden, wohingegen die straffe Bandverbindung im Karpometakarpalgelenk 2 und 3 keine derartige Bewegung zuläßt. Der opponierte Daumen bildet mit den übrigen Fingern ein »Längsgewölbe« (*Abb. 11*).
Bei Fingerspreizung laufen die fünf Fingerachsen an der Basis des Thenar zusammen. Beim Faustschluß mit gestreckten Fingerendgelenken und adduziertem Daumen laufen die Fingerachsen zu einem Punkt dicht an der Radiuspulsstelle zusammen.
Die *Fingergrundgelenke* bieten mit der relativ kleinen Gelenkpfanne und dem großen Gelenkkopf Roll- und Gleitbewegungen. Es gibt hier die Bewegungsmöglichkeiten: Streckung / Beugung und Abduktion / Adduktion in Streckung der MCP-Gelenke. Die Stabilität wird durch den Bandapparat gewährleistet. Das Lig. palmare vergrößert auch zusätzlich die Gelenkpfanne. Die beiden Kollateralbänder sind für den Gelenkkontakt verantwortlich, verhindern aber auch die Seitbewegungen in voller Flexion. Durch ihren exzentrischen Verlauf (proximaler Ansatz dorsal des Krümmungsmittelpunktes) sind sie in Beugung gespannt und in Streckung entspannt.

Das Lig. collaterale ulnare ist kräftiger als das radiale. Der Kapsel-Bandapparat der Fingergrundgelenke hat aber auch eine komplexe Funktion für die Führung der Beuge- und Strecksehnen. Die Strecksehne wird dabei durch das sog. »Sehnenhäubchen« an der Kapsel fixiert und kann dadurch bei der Beugung in Achsenrichtung gehalten werden. Physiologisch zeigen die Strecksehnen einen radial abgewinkelten Verlauf. Der daraus resultierenden Tendenz, nach ulnar zu luxieren, wird durch die radiale Faserplatte im Streckersehnenhäubchen entgegengewirkt. Die Aufhängung der Beugesehne am Metakarpalköpfchen wird durch Bandanteile des Kollateralbandes gesichert, die in die palmare Faserknorpelplatte und von hier in die Beugesehnenscheide einstrahlen. Durch diese Aufhängung wird der knochennahe Verlauf der Beugesehne garantiert.
Die Bedeutung des *Daumens* für das aktive Gewölbe des Handtellers wurde bereits angesprochen. Er ist der wichtigste Finger der Hand durch seine Oppositionsbewegung den anderen Fingern gegenüber. Für seine Beweglichkeit sind die Gelenke des radialen Handstrahls verantwortlich: das straffe Gelenk zwischen Scaphoid und Trapezium, das Daumensattelgelenk, das Daumengrundgelenk und das Endgelenk.
Am Daumengrundgelenk finden sich ebenfalls exzentrisch angelegte Kollateralbänder (ulnar und radial) und wie bei den Fingergrundgelenken Faserbündel, die ulnar und radial den Kopf des Metacarpale I mit der palmaren Faserknorpelplatte verbinden. Bei Streckung sind die Seitenbänder entspannt, das System der Faserknorpelplatte und der seitlichen Faserbündel gespannt. In maximaler Beugestellung sind die Kollateralbänder gespannt und die Faserknorpelplatte mit den seitlichen Faserbündeln zum Kopf des Metacarpale I entspannt. Längsrotation und Seitbewegungen sind in diesen Positionen ausgeschlossen, das Gelenk ist »verriegelt«. In mittlerer Beugestellung sind maximale Seitbewegungen und Drehung möglich.
Das Daumenendgelenk besitzt neben der Bewegungsmöglichkeit der Flexion und Extension, mit der Fähigkeit zur passiven Hyperextension, eine zunehmend pronatorische Längsrotation bei der Flexion.
Der Daumen besitzt neun eigene Muskeln, vier lange oder extrinsische Muskeln, fünf kurze oder intrinsische Muskeln. Die extrinsischen Muskeln sind der M. abductor pollicis longus, die Mm. extensor pollicis longus et brevis und der M. flexor pollicis longus. Die ulnare Gruppe der intrinsischen Muskulatur (M. adductor pollicis und M. interosseus palmaris) bringt die Fingerbeere des Daumens in Kontakt mit der Radialseite der Zeigefingergrundphalanx unter Supination des Daumens. Alle Muskeln der radialen Gruppe der intrinsischen Muskulatur (M. opponens pollicis, M. abductor pollicis brevis, M. flexor pollicis brevis) bewirken zusammen mit dem M. abductor pollicis longus die Opposition des Daumens. Die Opposition des Daumens ermöglicht uns verschiedene Griffarten.

Pathophysiologie und Pathomechanik

Instabilitäten durch Insuffizienzen des Kapsel-Bandapparates im Bereich der Finger- und Handgelenke bewirken einen Kraftverlust der Hand und leiten Deformitäten an der Hand ein.

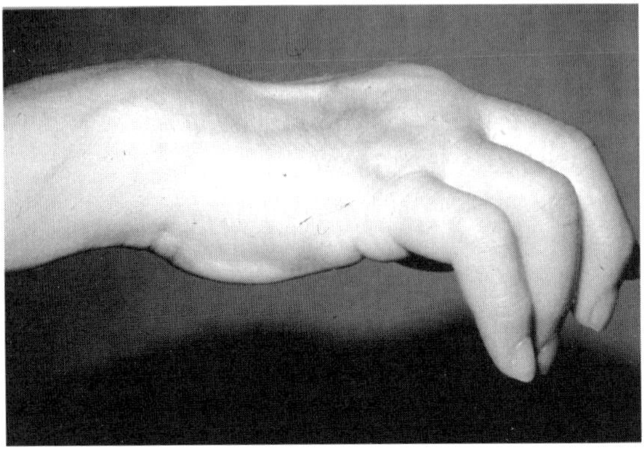

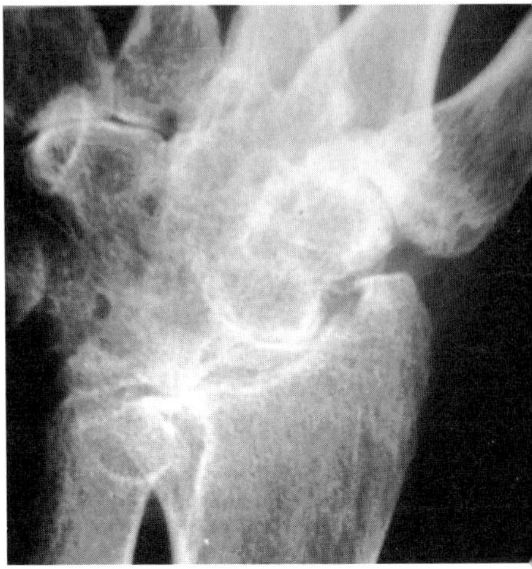

Abb. 12 (links): Palmar-proximale Luxation des Karpus.
Abb. 13 (rechts): Röntgenbild des Handgelenkes mit ulnar-proximaler Verschiebung des Karpus.

Die typischen fortgeschrittenen Veränderungen im Bereich des Handgelenkes sind beim Erwachsenen die palmare proximale Luxation und die Radialabduktion.
Die Luxationsstellung im Handgelenk wird durch die Zerstörung des palmaren Bandapparates verursacht. Aufgrund der Gelenkflächeneinstellung luxiert der Karpus dann nach palmar-proximal (*Abb. 12*). Eine Dorsalextension im Handgelenk verstärkt diese Tendenz. Durch eine Synovitis mit Überdehnung und späterer Zerstörung der Lateralbänder und des Bandapparates zwischen Radius, Scaphoideum und Lunatum (Testut- Ligament) erfolgt die ulnar-proximale Verschiebung des Karpus, Ulnardrift (*Abb. 13*).
Schon bei Beginn der entzündlichen Veränderungen, mit Überdehnung des Kapsel-Bandapparates und bei entsprechender Schmerzsymptomatik, ist die Möglichkeit der inneren Kraftübertragung eingeschränkt, und es tritt der Versuch der muskulären Kompensation in Kraft. Diese innere Kompensation begünstigt die Entwicklung der Deformitäten. Durch den Einsatz der Muskulatur der Hand zur Stabilisierung des Handgelenkes verliert der Patient seine Greifkraft. Hier wird vorwiegend die radiale Muskelgruppe eingesetzt, da sehr schmerzhafte synovitische destruktive Prozesse am distalen Radioulnargelenk (Baeckdahl-Syndrom) die Ulnarabduktion einschränken. Die dadurch bedingte Radialabduktion fördert jedoch einerseits die Drehung der proximalen Handwurzelreihe nach ulnar und das weitere Abgleiten des Karpus in die vorbeschriebene ulnar-proximale Richtung. Andererseits führt die zunehmende Drehung der proximalen Karpalreihe nach ulnar zu einer sekundären Radialabduktion der distalen Karpalreihe mit Radialdeviation der Metacarpalia II–V. Die dorsale Subluxation / Luxation des Ulnaköpfchens führt nicht nur zu schmerzhaften Einschränkungen der Pro- und Supinationsbewegungen. Durch die Verlagerung der Sehne des M. extensor carpi ulnaris nach palmar wird der ehemalige Strecker nun ein funktioneller Beuger des Handgelenkes. Außerdem wird durch diese Dislokation der Ulna die ulnar-proximale Dislokation des Karpus gefördert.
Mit der Gefügezerstörung der Handwurzel geht neben dem Karpalbogen auch der

transversale palmare Bogen der Hand verloren. Dabei wird die straffe Bandstabilisierung der Karpometakarpalgelenke II und III aufgelockert bzw. zerstört. Funktionell fällt eine pathologisch große Beweglichkeit der Metacarpalia II und III auf. Die beschriebene radiale Ausrichtung der proximalen Handwurzelreihe und der MCP II-V bedingt häufig die progrediente Ulnardeviation der Langfinger. Es wird die typische Deformität der rheumatischen Hand ausgebildet – die Handskoliose mit Radialabduktion im Handgelenk und Ulnardeviation der Langfinger (*Abb. 14*). Durch die radiale Abduktion im Handgelenk wird wegen des dadurch bedingten radial abgeknickten Sehnenverlaufes der Fingerstrecker und vor allem -beuger eine Kraft resultieren, die die Langfinger nach ulnar zieht. Bei entzündlicher Beteiligung der Fingergrundgelenke und Zerstörung der radialen Faserplatte des Streckersehnenhäubchens luxieren die Strecksehnen in die ulnaren Interdigitalräume. Diese Luxation erfolgt aber auch in palmare Richtung. Wird der Aufhängeapparat der Beugesehnen (Ligg. glenoidalia oder auch Ligg. collateralia accessoria genannt) zerstört, kommt es auch hier zu einer Verschiebung der Sehne nach ulnar-palmar. Da die Beugesehnen eine wesentlich größere Kraft entwickeln als die Strecksehnen, wird deutlich, daß vor allem durch diesen Pathomechanismus die Ulnardeviation verursacht werden kann.

Wird diese Verbindung zwischen Beugesehnenscheide und Metakarpalköpfchen insuffizient, resultiert auch die Subluxation / Luxation der proximalen Phalanx gegenüber dem Metakarpalköpfchen nach palmar und proximal (*Abb. 15*). Gefördert wird die Ulnardeviation durch die beschriebene unilaterale Laxität an der Radialseite der Metakarpal-Gelenke II–V. Die radialen Kollateralbänder sind viel schwächer und dehnbarer als die ulnaren. Beeinflussend wirkt sich außerdem die Inkongruenz der Gelenkflächen der Metakarpalköpfchen II–V aus. Außerdem finden sich bei diesen Patienten ein Verlust der Kraft der radialen Intrinsicmuskulatur und Kontrakturen der ulnaren Intrinsicmuskulatur an den Fingergrundgelenken. Bei der Subluxationsstellung im Fingergrundgelenk,

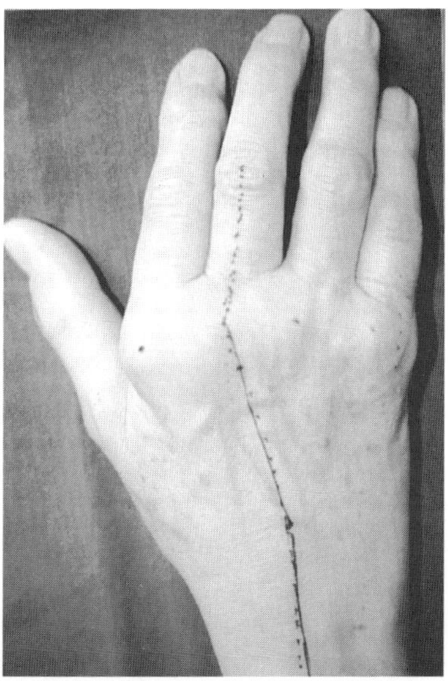

Abb. 14 (links): Rheumatische Handskoliose mit Radialabduktion im Handgelenk und Ulnardeviation der Langfinger.

Abb. 15 (rechts): Palmare Luxation der Langfinger im Grundgelenk.

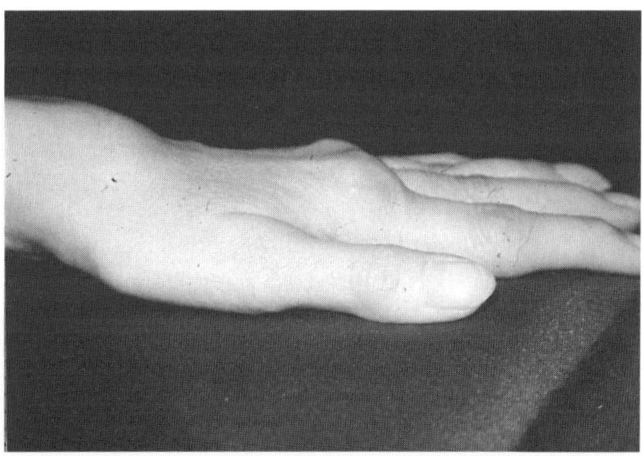

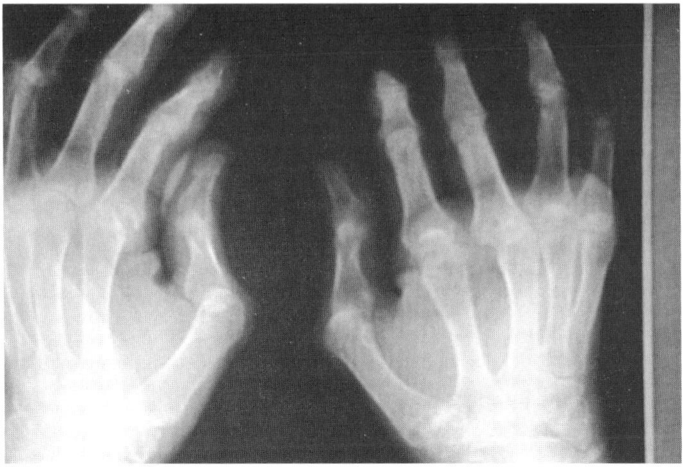

Abb. 16: Palmare Luxation im Daumengrundgelenk, Röntgenbild.

verbunden mit einem Funktionsverlust des M. flexor digitorum superficialis, wird unter dem dominierenden Einfluß der Intrinsicmuskulatur die Schwanenhalsdeformität der Langfinger mit Hyperextension im Fingermittelgelenk gefördert. Die Knopflochdeformität hat ihre Ursache in einer Zerstörung der Dorsalaponeurose über dem Fingermittelgelenk. Der dorsale Gelenkanteil schlüpft durch die Aponeurosenspalte, die Sehnenzüge luxieren nach lateral. Das Gelenk wird in Beugestellung fixiert, das Fingerendgelenk hyperextendiert.

Am Daumen wird der Verlust der Oppositionsfähigkeit oft durch eine palmare Luxation des Fingers im Grundgelenk bedingt (*Abb. 16*). Die Knopflochdeformität des Daumens (auch 90/90-Deformität genannt) entsteht bei einer Synovitis im Daumengrundgelenk mit der Dehnung der Kapsel und der damit in Beziehung stehenden Sehnenmanschette. Die palmare Luxation im Grundgelenk spannt die Streckzügel zum Endgelenk an und führt zur Hyperextension im Endgelenk. Die Sehne des M. extensor pollicis longus gleitet zunehmend nach ulnar, und der Muskel wirkt funktionell als Beuger im Grundgelenk. Die seltenere Schwanenhalsdeformität beginnt mit einer Instabilität im Bereich des Daumensattelgelenkes. Die dorsoradiale Subluxation des Metacarpale I gegenüber dem Multangulum majus führt zur Adduktion des Metacarpale I. Es folgen die Überstreckung und Radialabweichung im Grundgelenk.

Am Daumen findet man relativ häufig die Ruptur der Sehne des M. extensor pollicis longus an der Knickstelle am Tuberculum Listeri. Tenosynovitische Infiltrationen oder knöcherne Aufrauhungen können diese Spontanrupturen fördern.

Therapeutische Konsequenzen

Das Handgelenk sollte frühzeitig durch äußere Orthesen (z. B. eine Manschette) stabilisiert werden (*Abb. 17*). Dadurch soll einerseits die Subluxation der Handwurzel verhindert werden, die durch die Schwäche der Bandstrukturen der »palmaren Handschleuder«

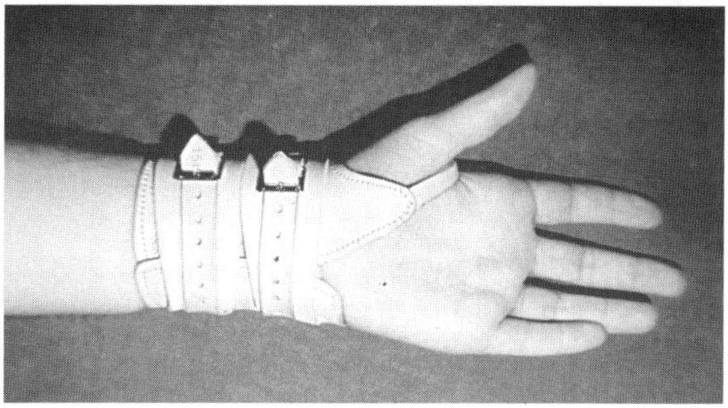

Abb. 17: Ledermanschette für das Handgelenk.

bewirkt wird, andererseits gewinnt der Patient damit Kraft für die Fingerbeweglichkeit, die sonst bei der inneren Kompensation zur Stabilisierung des Handgelenkes verlorengeht. Somit gilt:

Stabilität vor Mobilität des Handgelenkes!

Der funktionell anatomische Bau des Handgelenkes erfordert bei Bandinstabilitäten darüber hinaus eine Stabilisierung in Null-Position oder leichter Palmarflexionsstellung. In dieser Stellung ergibt sich nämlich funktionell anatomisch der beste Gelenkschluß zwischen Os scaphoideum und Radius. Außerdem werden damit auch ein gutes funktionelles Ergebnis für die alltäglichen Verrichtungen der Hygiene erreicht und ein ästhetisches Aussehen erzielt. Ferner ist auf eine Korrektur aus der Fehlstellung der Radialabduktion heraus zu achten.
Ein weiterer Behandlungsschwerpunkt betrifft die Fingergrundgelenke. Auch hier wird der Bandschaden die Deformität bestimmen. Durch das Übergewicht der Beugemuskulatur im Vergleich zu den Streckern kommt es bei Rupturen oder Insuffizienz des Beugesehnenaufhängeapparates zu den beschriebenen Deformitäten.
Für die präventive Behandlung der Fingergrundgelenke gilt deshalb:
Unterstützung und Formung des palmaren Bogens der Hand aktiv, passiv und mit äußeren Orthesen.

Ellenbogengelenk

Biomechanik

In *einer* Gelenkhöhle spielen sich zwei verschiedene Bewegungsmechanismen ab: Flexion und Extension (Humeroulnar- und Humeroradialgelenk); Pro- und Supination (prox. Radioulnargelenk).
Aufgrund der anatomischen Verhältnisse finden sich für die Flexion und Extension nur Gleitbewegungen. Kleinste pathologische Veränderungen der Gelenkflächen führen deshalb zu großen funktionellen Einschränkungen.
Der funktionelle Wert des Gelenkes wird durch einen intakten Kapsel-Bandapparat bestimmt. Die Bewegungen der Pro- und Supination sind abhängig vom proximalen und

distalen Radioulnargelenk und der Membrana interossea. Die Bewegungsform entspricht einem Roll-Gleitgelenk. Äußere Belastungen werden von der Hand über den Radius, die Membrana interossea und die Ulna zum Ellenbogengelenk und Oberarm weitergeleitet. Neben der intakten Membrana interossea ist die Bandstabilisierung im proximalen (Lig. anulare radii, Lig. quadratum, Lig. collaterale radiale, Chorda obliqua) und distalen (Lig. collaterale carpi ulnare und verstärkte Anteile der Kapsel) Radioulnargelenk Voraussetzung für die normale Funktion der Unterarmdrehbewegung.
Der Gelenkflächenkontakt für die Bewegung der Extension / Flexion wird durch das Lig. collaterale ulnare und das Lig. collaterale radiale aufrechterhalten. In Streckung verhindern sie jegliche Seitbewegungen. Die volle Streckung wird bestimmt durch das Anschlagen der Olekranonspitze in der Fossa olecrani, die Anspannung der vorderen Kapselanteile und durch den passiven Dehnungswiderstand der Beugemuskeln. Bei voller passiver Flexion kommt es zum Anschlagen des Radiuskopfes in der Fossa radialis, zum Anschlagen des Processus coronoideus in der Fossa coronoidea, zur Spannung der hinteren Kapsel und zu einem passiven Widerstand des M. triceps brachii.
Die wesentlichen Beugemuskeln des Ellenbogengelenkes sind:
- M. biceps brachii in Supination
- M. brachialis in Pronation
- M. brachioradialis in Mittelstellung.

Während die beiden erstgenannten ihren Ansatzpunkt nahe dem Ellenbogengelenk am Unterarm haben, setzt der M. brachioradialis am Processus styloideus radii an.
Der M. triceps brachii ist der Streckmuskel des Ellenbogengelenkes.
Vom funktionellen Wirkungsgrad her überwiegen die Beuger die Strecker leicht. Die Supinationsbewegung wird durch den M. biceps brachii und den M. supinator ausgeführt. Die Muskelfunktion folgt dabei der mechanischen Funktion des Abrollens (M. supinator) und der des Ziehens (M. biceps brachii). Bei der Pronationsbewegung wirkt der M. pronator quadratus als »Abroller«, der M. pronator teres als »Zugmuskel«.
Pro- und Supinationsbewegungen sind die Voraussetzung für die Kontrolle der Raumorientierung der Hand. Mit Flexions- und Extensionsbewegungen führen wir Ernährungs- und Hygienetätigkeiten aus.

Pathophysiologie und Pathomechanik

Articulosynovitische Veränderungen im Ellbogengelenk führen einerseits, wie schon erwähnt, zu Funktionseinschränkungen der Flexion und Extension wegen der Beeinträchtigung der Gleitbewegung, andererseits wird durch Verlegung der Fossa olecrani und durch Anspannung der vorderen Kapselanteile bei synovitischen Schwellungen vor allem die Streckbewegung behindert. Die typischen Funktionsstörungen des rheumatischen Ellenbogengelenkes sind die Flexionskontraktur und die Einschränkung der endgradigen Supination. Seitenbandinstabilitäten führen am Ellenbogengelenk zu erheblichem Steuerungsverlust der Bewegung und hinterlassen einen »Dreschschlegelmechanismus«. Die Einschränkung der Supinationsbewegung wird bei Insuffizienzen des Bandapparates und

Knorpelläsionen besonders deutlich: Die Patienten beugen das Ellenbogengelenk nicht mit dem M. biceps brachii, denn durch seine Insertion am Tuberculum radii ergibt sich ein ungünstiges Drehmoment für die Flexion im Ellenbogengelenk. Es resultieren große innere Kompressionskräfte, die auf dieses Gelenk zusätzlich destruierend wirken. Gleichzeitig wird aber auch eine Subluxation des Radiusköpfchens gefördert, vor allem in einer Ausgangsstellung von 90 Grad Flexion. Die Funktion, kräftigster Supinator zu sein, wird damit in Frage gestellt. Die Patienten beugen ihr Ellenbogengelenk mit dem distaler ansetzenden M. brachioradialis.
Bei den Drehbewegungen ist darauf zu achten, daß bei Belastung in Supination und Flexion die Instabilität im proximalen Radioulnargelenk, bei Belastung in Pronation und fixierter Hand im distalen Radioulnargelenk gefördert wird.

Therapeutische Konsequenzen

Vorrangiges Ziel ist die Erhaltung der Stabilität.

Für die aktive Flexion sollte im Sinne des Gelenkschutzes der M. biceps brachii nicht eingesetzt werden.
Durch den distaleren Ansatz werden die Drehmomente für den M. brachioradialis günstiger.
Die endgradige Extension sollte bei synovitischen Veränderungen im Humeroulnargelenk nicht geübt werden, da damit reaktive Reizungen der Gelenkschleimhaut provoziert werden. Eine Dehnung in die Extension kann damit zu einer weiteren Einschränkung der Gelenkbeweglichkeit führen.
Die Supination ist isoliert und nicht in Verbindung mit der Flexion zu üben. Instabilitäten müssen durch äußere Stabilisation ausgeglichen werden.

Schultergelenk

Biomechanik

Die Funktion dieses Gelenkes, in dem Roll- und Gleitbewegungen und Translation möglich sind, wird bestimmt von einem Kräftegleichgewicht der umgebenden Muskulatur. Als beweglichstes Gelenk des menschlichen Körpers besitzt es drei Freiheitsgrade mit drei Hauptachsen.
Neben der Roll- und Gleitbewegung findet man noch Einpunktdrehbewegungen, die von Kapandji als »Momentandrehachsen« beschrieben wurden. Dabei finden sich zwei unterschiedlich gelegene Momentandrehachsen für die Abduktion von 0 bis 50 Grad und von 50 bis 90 Grad.
Auch bei der Rotation finden sich zwei verschiedene Formen der Bewegung, die als *willkürliche* und als *zwangsläufig unwillkürliche* Rotation bezeichnet werden. Sie beruhen auf dem »Paradoxon« nach Codman. Führt man z. B. nach einer Anteversion um 180 Grad eine Adduktion um 180 Grad in die 0-Stellung zurück durch (Anlegen des

Armes an den Körper in der Frontalebene), resultiert eine maximale Außenrotationsstellung. Die zu Beginn dem Körper zugewandte Handinnenfläche zeigt dann nach außen, der zuerst nach vorne ausgerichtete Daumen zeigt nach hinten. D. h., eine Bewegung um zwei Achsen des Schultergelenkes verursacht eine unwillkürliche Drehung der oberen Extremität um die Längsachse.
Der Kapsel-Bandapparat des Schultergelenkes zeigt eine sehr schlaffe Kapsel. Das Labrum glenoidale vergrößert die Pfannenfläche und verbessert damit die Kongruenz der artikulierenden Flächen. Die Ligg. glenohumeralia und coracohumerale wirken vor allem bremsend bei den Endbewegungen der Abduktion, Rotation, Ante- und Retroversion. Eine Besonderheit bilden die Insertionen der drei Rotatorenmuskeln (Mm. supraspinatus, infraspinatus und teres minor) an der Kapsel und der intraartikuläre Verlauf der langen Bizepssehne. Von ihrem Ursprung am Tuberculum supraglenoidale verläuft die Sehne zum Sulcus intertubercularis intrakapsulär, jedoch extrasynovial.
Die muskuläre Sicherung des Gelenkes wird gewährleistet durch die Mm. supraspinatus, subscapularis, infraspinatus, teres minor und die Sehne des langen Bizepskopfes, die annähernd gleich große Kräfte entwickeln. Diese Muskeln sind verantwortlich für die Aufrechterhaltung des Flächenkontakts im Schultergelenk. Sie pressen den Humeruskopf in die Schulterpfanne. Das Caput breve des M. biceps, der M. coracobrachialis, das Caput longum des M. triceps und Anteile des M. deltoideus und M. pectoralis major wirken einer Luxatio inferior entgegen.
Zur Beurteilung der Funktion der Schulter für die Bewegungen der oberen Extremität müssen allerdings alle 5 Gelenke der Schultergürtelregion in die Analyse miteinbezogen werden. Dazu zählen:

1. das Schultergelenk (Articulatio humeri),
2. das Subakromialgelenk (Schulternebengelenk),
3. das Akromioklavikulargelenk,
4. das Sternoklavikulargelenk,
5. das Schulterblatt-Thoraxgelenk.

Das Subakromialgelenk und das Schulterblatt-Thoraxgelenk stellen zwar anatomisch keine echten Gelenke dar, funktionell mechanisch sind sie aber von der Gelenkgruppe nicht zu trennen. Mechanisch sind die fünf Gelenke in Form von zwei Gelenkgruppen (A: Schultergelenk, Subakromialgelenk; B: Schulterblatt-Thoraxgelenk, Akromioklavikulargelenk, Sternoklavikulargelenk) immer gleichzeitig an der Bewegung beteiligt, die Gelenke der Gruppen jedoch in unterschiedlichem Ausmaß, je nach Bewegungsumfang.
Zur Beurteilung der Bewegungen des Schultergürtels ist vor allem das Zusammenwirken der beiden Hauptgelenke – Humeroskapular- und Schulterblatt-Thoraxgelenk – von Bedeutung. Der »Schulterblatt-Schultergelenkrhythmus« wechselt dabei je nach Belastung.

Pathophysiologie und Pathomechanik

Entzündlich-rheumatische Veränderungen führen am Schultergelenk frühzeitig zu Gelenkkapselkontrakturen und Kontrakturen der angrenzenden Muskulatur. Einschränkungen der Endbewegungen im Schultergelenk sind somit oft die ersten Hinweise auf Gelenkveränderungen, da eine lockere und weite Gelenkkapsel die Voraussetzung für das physiologische Bewegungsausmaß des Schultergelenkes darstellt. Die Regel von Codman verdeutlicht zudem, daß Einschränkungen der Rotation auch die Abduktionsbewegungen limitieren.

Auch die Knorpeldestruktion führt zunehmend zur Einschränkung der Bewegungsfähigkeit des Schultergelenkes. Durch die dadurch bedingte Einschränkung der Gleitbewegungen und den erhöhten Reibungswiderstand steigt der notwendige Kraftaufwand für die Bewegung beträchtlich. Die zunehmende Anspannung der Muskeln der Rotatorenmanschette preßt den Humeruskopf weiter in die Schulterpfanne und verstärkt damit den Schmerz. Kompensatorisch wird der Patient sein Schultergelenk »schonen« und notwendige Bewegungen mit dem zweiten Hauptgelenk des Schultergürtels, dem Schulterblatt-Thoraxgelenk durchführen. Es resultiert die Atrophie der Schultergelenkmuskulatur. Die anteriore und superiore Subluxationsstellung des Schultergelenkes ist dabei die typische Fehlstellung der fortgeschrittenen entzündlichen Beteiligung dieses Gelenkes (*Abb. 18*).

Dabei sind auch der intraartikuläre Verlauf der Bizepssehne und die Beteiligung der Rotatorenmanschette an der Kapsel von Bedeutung. Beide Strukturen können frühzeitig in den synovitischen Prozeß mit einbezogen werden. Es findet sich ein Muskelungleichgewicht mit vornehmlicher Schwäche der Beuger, was die ventrale Subluxationsstellung bedingt. Die Schwäche der Beuger (M. biceps brachii) kann auch primär von Pathomechanismen am Ellenbogengelenk ausgehen.

Das Überwiegen der Rollbewegungen im 3. und 4. Grad der Gelenkschädigung führt bei der Abduktionsbewegung dazu, daß der Humeruskopf frühzeitig gegen das Pfannendach geschoben und die weitere Abduktionsbewegung blockiert wird. Die damit verbundene ständige mechanische Reizung und Belastung des M. supraspinatus erklärt das Auftreten von Schmerzen, wie sie bei der Periarthropathia humeroscapularis typisch sind. Es resultiert die kraniale Subluxation, die auch durch eine entzündungs- bzw. schmerzbedingte Schwäche des M. biceps brachii und des M. supraspinatus ausgelöst werden kann.

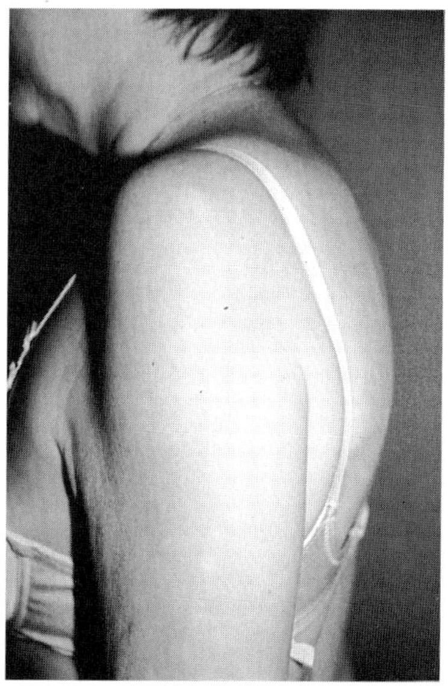

Abb. 18: Typische Deformität des rheumatischen Schultergelenkes.

Therapeutische Konsequenzen

Vermeidung von Kontrakturen, vor allem der Rotationsbewegungen;
Erhaltung des Muskelgleichgewichts des Schultergelenkes;
Muskelkräftigung, vor allem der Flexoren und Rotatoren;
Schulterblattmobilisierung.

Hüftgelenk

Biomechanik

Das Hüftgelenk ist das zentrale Gelenk für die untere Extremität. Wie das Schultergelenk an der oberen Extremität, besitzt das Hüftgelenk 3 Freiheitsgrade der Bewegung. Aufgrund der anatomischen Struktur des Femurkopfes und der Pfanne mit der weitgehenden Kongruenz der Gelenkanteile wird verständlich, daß es sich hier um ein reines Gleitgelenk handelt. Die Sicherung des Gelenkes erfolgt überwiegend durch die Muskulatur.
Eine hülsenförmige Kapsel und 3 Ligamente (Lig. iliofemorale und Lig. pubofemorale an der Vorderseite, Lig. ischiofemorale an der Rückseite) stabilisieren das Hüftgelenk zusätzlich in verschiedenen Belastungssituationen. Bei der Streckung sind alle Bänder angespannt, bei der Flexion entspannt. Bei der Außenrotation sind die vorderen Bänder gespannt, bei der Innenrotation das Lig. ischiofemorale. Auch bei der Ab- und Adduktion kommen verschiedene Bandanteile in Spannung.
Im aufrechten Zweibeinstand ergibt sich der beste Gelenkschluß, die beste Flächendekkung der artikulierenden Gelenkanteile jedoch in 90 Grad Flexion, leichter Abduktion und Außenrotation.
Die Bewegungsausmaße der Extension und Flexion sind bei verschiedenen Stellungen des Kniegelenkes unterschiedlich. Die Flexion der Hüfte wird bei Kniebeugung größer, die Extension bei Kniestreckung. Zudem werden die Bewegungen durch die Kippung des Beckens und die Lendenlordose beeinflußt. Eine Abduktionsbewegung im Stand stellt eine symmetrische gleichgroße Abduktionsbewegung in beiden Hüftgelenken dar.
Wie schon erwähnt, haben die Muskeln für die Stabilisierung des Hüftgelenkes entscheidende Bedeutung. Aber auch für die Stabilisierung des Beckens in der Transversalebene beim Gehen und Stehen spielt die Muskulatur eine wesentliche Rolle. Beim Zweibeinstand garantieren Adduktoren und Abduktoren als Antagonisten das Kräftegleichgewicht zur Stabilisierung des Beckens. Beim Einbeinstand wird das Becken durch die kleinen Glutaeen und den M. tensor fasciae latae des Standbeines stabilisiert. Die ungünstigen Drehmomente über die Glutaeen führen zu einer hohen inneren Belastung des Hüftgelenkes (*Abb. 19*). Die Funktion dieses Stabilisationsmechanismus für das Becken ist allerdings die Voraussetzung für das normale Gehen. Die Belastung des Hüftgelenkes ist auch abhängig von der Geschwindigkeit des Ganges, dem Körpergewicht und den Kräften, die in der Abstützphase vom Fuß über das Kniegelenk auf das Hüftgelenk übertragen werden. Beim Laufen steigen die inneren Kräfte im Hüftgelenk bis zum 8-fachen Körpergewicht.
Beim normalen Gehen greifen die Bewegungen um alle drei Achsen beider Hüftgelenke harmonisch ineinander. Beim Vorwärtsgehen, z. B. mit dem rechten Bein, wird die rechte

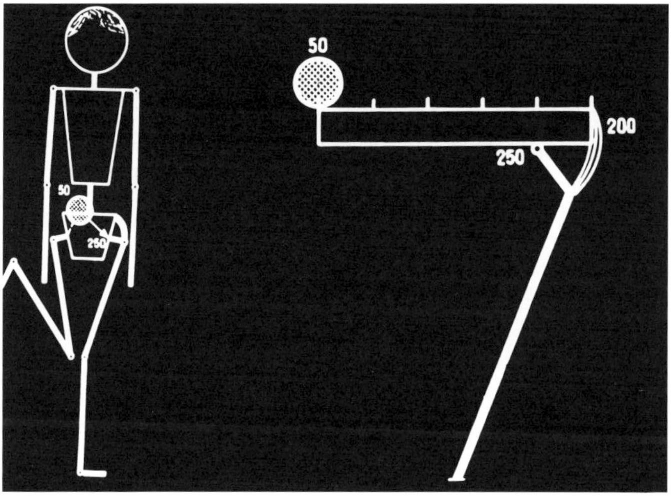

Abb. 19: Ungünstige Drehmomente der Glutaeen führen zu einer hohen inneren Belastung des Hüftgelenkes.

Beckenseite nach vorne gedreht, das rechte Bein im Hüftgelenk außenrotiert, während die linke Beckenhälfte nach hinten und das linke Bein damit innenrotiert steht. Die rechte Hüfte wird flektiert, die linke hyperextendiert und relativ adduziert. Dabei werden bei der Flexion/Extension Bewegungsausmaße von ca. 30/15 Grad, bei der Rotation ca. 20–30 Grad und bei Ab- und Adduktion Bewegungsausschläge von 10–15 Grad benötigt. Die normale Sitzhaltung verlangt eine Hüftflexion von 90 Grad; das Treppabgehen ca. 10 Grad, das Treppaufgehen ca. 50 Grad Hüftflexion, je nach Höhe der einzelnen Treppenstufen.

Pathophysiologie und Pathomechanik

Als typischen Befund findet man Atrophien, vor allem der Abduktoren, und Kontrakturen, vor allem des M. iliopsoas und des M. rectus femoris. Einschränkungen der endgradigen Rotation und Extension sind oft die ersten Symptome der Hüftgelenkbeteiligung. Entscheidender Faktor für das Ausmaß einer Dysfunktion und von Deformitäten ist bei einer rheumatischen Affektion des Hüftgelenkes die innere und äußere Belastung des Gelenkes. Wie beim Ellenbogengelenk finden wir auch am Hüftgelenk nur Gleitbewegungen. Große Belastungen führen bei vorbestehender Knorpelschädigung zu einer progredienten Destruktion und damit zur Kontraktur und Fehlstellung. Auf den damit verbundenen Belastungsschmerz reagiert der Patient mit einem inneren Kompensationsversuch, indem er den Oberkörper zur betroffenen Seite hinneigt, damit den Körperschwerpunkt verlagert und das geschädigte Hüftgelenk entlastet (Duchenne-Gangbild). Der M. glutaeus medius und der M. tensor fasciae latae müssen mit weniger Kraft ziehen, um das Becken in der Waagerechten zu halten. Die innere Belastung für das Hüftgelenk sinkt. Die innere Kompensation der Flexionskontraktur erfolgt im Stehen über eine Flexion im

Kniegelenk und im Sprunggelenk. Dies kommt einer funktionellen Verkürzung der Extremität gleich, bedingt eine Skoliose der Wirbelsäule und überlastet die Nachbargelenke. Die Flexionskontraktur eines Hüftgelenkes kann auch mit einer vermehrten Beckenkippung bei Kniestreckung kompensiert werden. Dies führt aber auch zur Beugestellung der kontralateralen Hüfte und zu einer Hyperlordose der Lendenwirbelsäule.

Therapeutische Konsequenzen

Frühzeitige Entlastung mit einem Gehstock auf der kontralateralen Seite;
Destruierende Gleitbewegungen ab Stadium 2 und 3 der Gelenkschädigung in der Belastungsphase vermeiden durch das Erlernen des Gehens mit einer muskulären Arthrodese;
Schwere Gegenstände auf der Seite der kranken Hüfte tragen: dies verlagert den Körperschwerpunkt zur Hüfte und entlastet;
Gezielte Muskelkräftigung vor allem der Glutaealmuskeln;
Kontrakturprophylaxe bzw. Behandlung der Kontrakturen;
Ausgleich funktioneller Verkürzung einer Extremität mit einer Absatzerhöhung;
Tragen von geeigneten Schuhen mit weichen Sohlen.

Kniegelenk

Biomechanik

Im Kniegelenk vollziehen sich die Bewegungen in Form von Roll- und Gleitbewegungen. Es besitzt zwei Freiheitsgrade der Bewegung, wobei eine horizontale Achse, die durch die Femurkondylen verläuft, die Flexions-Extensions-Achse darstellt. In Streckung wird die maximale Stabilität erreicht, um der Belastung durch das Körpergewicht gerecht zu werden. Axiale Druckkräfte wirken auf das Kniegelenk. Bei maximaler Beugung berührt die Ferse das Gesäß.
Um der mechanischen Aufgabe gerecht zu werden, dem Fuß eine optimale Anpassung an das Gelände durch Stellungsänderungen zu ermöglichen, besitzt das Kniegelenk einen zweiten Freiheitsgrad – die Rotation des Unterschenkels bei gebeugtem Knie. Der Umfang der Extensions- und Flexionsbewegungen ist – wie beim Hüftgelenk schon angesprochen – von den Ausgangsstellungen der Hüfte abhängig, der Umfang der Rotationsbewegungen vom Maß der Kniebeugung. Auch am Kniegelenk sind die passiven Bewegungen etwas größer als die aktiven.
Die Form und die anatomischen Gegebenheiten der knöchernen Anteile des Gelenkes bestimmen maßgeblich die Bewegungen mit. Dabei sind in der Sagittalebene für das Kniegelenk maßgeblich:
- die Versetzung der Femurkondylen nach dorsal,
- die rückwärtige Versetzung der Tibiakondylen,
- die Neigung der Tibiakondylen zur Horizontalen nach hinten,
- die konkave Krümmung von Femur und Tibia nach hinten (*Abb. 20*).

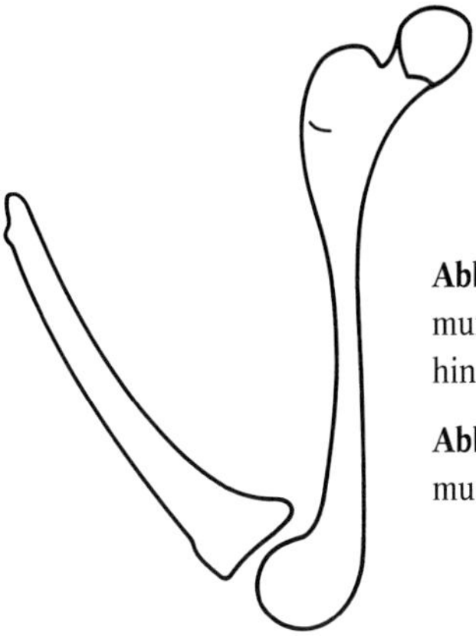

Abb. 20 (links): Konkave Krümmung von Femur und Tibia nach hinten.

Abb. 21 (rechts): Frontale Krümmungen der Tibia und des Femur.

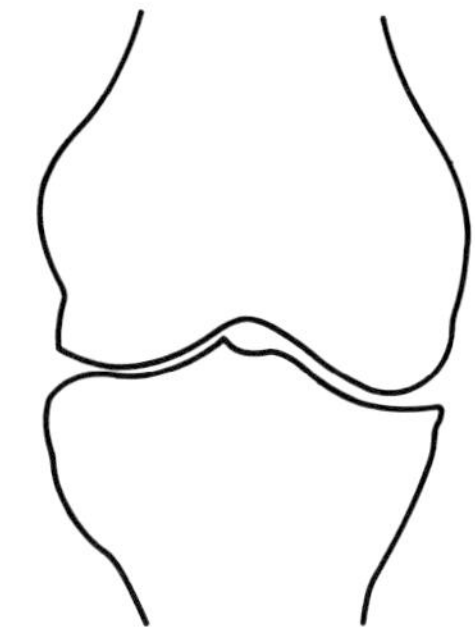

In der Frontalebene zeigen sich die konvexen Krümmungen der Femurkondylen kongruent mit den konkaven Krümmungen des Tibiaplateaus (*Abb. 21*). Die Krümmungsradien der korrespondierenden Gelenkflächen sind in sagittaler Richtung nicht gleich, die mediale Tibiagelenkfläche bikonkav, die laterale konvex und in der Transversalen konkav. Die dadurch bestehenden Inkongruenzen werden durch die Menisci ausgeglichen, die knöchern bedingte laterale Instabilität durch das vordere Kreuzband gesichert.
Die Bewegungen des Kniegelenkes sind dabei abhängig von der intakten Funktion des Kapsel-Bandapparates. Der dynamische Ablauf der Roll- und Gleitbewegung bei der Flexion / Extension des Kniegelenkes ist vom Verhalten der Kreuzbänder, der Patella, dem Lig. patellae und der Kapselretinakula abhängig. Aus der Streckung beginnt der Kondylus zu rollen. Mit zunehmender Beugung steigt der Anteil der Gleitbewegung, bis gegen Ende der Beugung der Kondylus nur noch gleitet. Die axiale Drehung bei gebeugtem Knie zeigt bei der Außenrotation eine Rückverlagerung des lateralen und Vorverlagerung des medialen Tibiaplateaus, bei der Innenrotation die umgekehrten Verhältnisse. Die sog. Schlußrotation findet beim Abschluß der Streckung statt. Dabei erfolgt eine zwangsläufige Außenrotation der Tibia oder bei fixierter Tibia eine Innenrotation des Femur. Durch die Außenrotation werden die Kreuzbänder etwas entspannt und erlauben somit die weitere Streckung.
Im Femoropatellargelenk gleitet die Patella über die Facies patellaris auf einem Kreisbogen in die Fossa intercondylaris hinein. Die dabei zurückgelegte Strecke ist ca. doppelt so lang wie die Höhe der Patella selbst. Diese Verlagerung wird vor allem durch den Recessus suprapatellaris ermöglicht. Der M. quadriceps femoris preßt die Patella bei der Beugung in ihr Gleitlager.
Der Kapsel-Bandapparat ist für die Bewegungssicherung am Kniegelenk entscheidend. Die Kapsel bietet dabei durch entsprechende Recessus eine Reserve für die Bewegung. In leichter Beugestellung weist die Kapsel ein maximales Fassungsvermögen auf, wobei die Gelenkflüssigkeit dem geringsten Druck ausgesetzt wird (*Abb. 22*). Durch die Kreuzbänder und die Kollateralbänder wird die Stabilität des Kniegelenkes gewährleistet. Die Kollateralbänder sichern die Seitenstabilität des Kniegelenkes in Streckstellung, sie werden bei Streckung angespannt, bei Beugung des Knies entspannt. Die Kreuzbänder

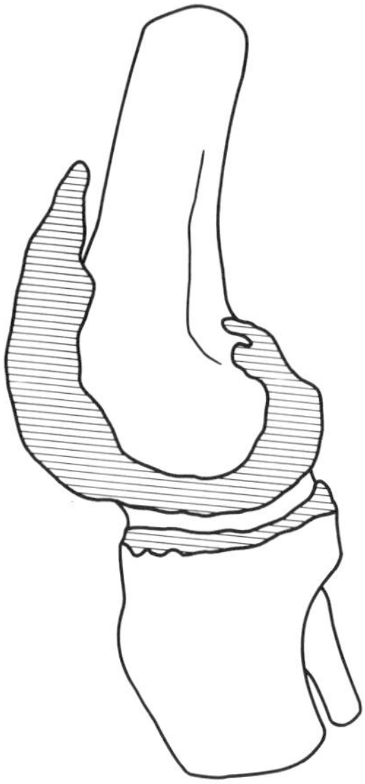

Abb. 22: Verteilung des Gelenkvolumens auf die Kapsel in leichter Beugestellung des Kniegelenkes.

stabilisieren das Kniegelenk vor allem in anterior-posteriorer Richtung. Die Bänder verlaufen intraartikulär, jedoch extrasynovial. Sie setzen sich aus verschiedenen Bandanteilen (vorderes Kreuzband: anteromedialer, posterolateraler und intermediärer Anteil; hinteres Kreuzband: posterolateraler, anteromedialer, anteriorer Anteil und Lig. meniscofemorale posterius) mit unterschiedlicher Länge und Orientierung zusammen. In Streckstellung und bei 30 Grad Beugung ist der Spannungszustand der beiden Kreuzbänder gleich, bis 60 Grad Beugung ändern sich die Spannungszustände nur wenig. Das vordere Kreuzband ist in Hyperextension in allen Faseranteilen gespannt, die Fasern des hinteren Kreuzbandes vornehmlich bei einer Flexion von 90 Grad. In der frontalen Ebene sind die Bänder überkreuzt. Bei einer Innenrotation bleiben die Bänder überkreuzt, sie wickeln sich umeinander. Das vordere Kreuzband spannt sich, das hintere entspannt sich. Bei der Außenrotation liegen die Bänder in der Frontalen parallel zueinander – entdreht – und das hintere Kreuzband spannt, das vordere entspannt sich. Wie beim Schrauben wird bei Innenrotation das Gelenk »zugedreht« und durch die Annäherung der Gelenkflächen die Bewegung blockiert; bei Außenrotation können die Kreuzbänder die Bewegung nicht bremsen. Durch den anatomischen Verlauf der Seitenbänder (das tibiale Seitenband verläuft nach unten vorne, das fibulare nach unten hinten) wird die axiale Stabilität vervollständigt: Bei Außenrotation »wickeln« sich die Bänder um den Tibiakopf, die Innenrotation erzeugt das Gegenteil.

Bei gestrecktem oder nur leicht gebeugtem Knie werden die Seitenbänder geprüft, die Kreuzbänder durch das Schubladenphänomen in Flexion oder in Extension. Neben diesen statischen Tests werden Knieinstabilitäten auch mit dynamischen Tests verifiziert, in Valgusinnenrotationsstellung oder Valgusaußenrotationsstellung. Neben den Kapsel- und Bandstrukturen greifen die Muskeln als »aktive Stabilisatoren« ein.

Der M. quadriceps femoris wird als der Strecker des Kniegelenkes bezeichnet. Eine wichtige Funktion ist dabei, das Einknicken bei Beugung zu verhindern. Die Patella mit dem Lig. patellae erhöht das Drehmoment des Muskels. Der M. quadriceps preßt die Tibia an das Femur, aber auch die Kniescheibe an die Facies patellaris femoris. Der M. rectus femoris beugt als zweigelenkiger Muskel das Hüftgelenk und streckt das Kniegelenk. Wird beim Gehen in der Abrollphase das Hüftgelenk durch den M. glutaeus gestreckt, erreicht der M. rectus femoris durch die Vordehnung die größte Effektivität für die Streckung des

Kniegelenkes. In der Schwungphase beugt der M. rectus femoris das Hüftgelenk und streckt das Kniegelenk. Der M. vastus medialis streckt vor allem ab 15–20 Grad Flexion das Kniegelenk. Die Flexoren des Kniegelenkes an der Rückseite des Oberschenkels sind vor allem die ischiokruralen Muskeln (Mm. biceps femoris, semitendinosus, semimembranosus), der M. gracilis und M. sartorius. Als zweigelenkige Muskeln hängt ihre Wirkung von der Stellung des Hüftgelenkes ab. Die ischiokrurale Muskulatur streckt im Hüft- und beugt im Kniegelenk. Eine Hüftbeugung dehnt die Muskeln vor und erhöht die Beugewirkung im Kniegelenk. Eine Hüftbeugung über 90 Grad wird oft mit einer Kniebeugung kompensiert (*Abb. 23*). Die Beuger sind aber auch Kniegelenkrotatoren. Die Außenrotation bewirkt der M. biceps femoris und der M. tensor fasciae latae, der nur bei gebeugtem Knie Beuger- und Außenrotator ist, bei gestrecktem Kniegelenk aber die Streckung sichert. Zu den kräftigeren Innenrotatoren gehören die Muskeln, die den Pes anserinus bilden, der M. semimembranosus und der M. popliteus.

Die Beugemuskeln und Rotatoren umgreifen das Knie gleichsam von hinten und können so durch ihre vielfältigen Funktionen dynamisch die Stabilisation des Gelenkes unterstützen (*Abb. 24*). Ein kräftiger M. quadriceps femoris stellt das Kräftegleichgewicht her. Die lateral der Drehachse inserierenden Muskeln haben darüber hinaus eine wichtige Funktion für die Belastungsverteilung im Kniegelenk. Die mechanische Achse des Beines verläuft durch das Zentrum des Hüft-, Knie- und Sprunggelenkes. Die Belastungsachse aus dem Körpergewicht läuft durch das mediale Kniegelenkkompartiment (*Abb. 25*). Die Kraft der Lateralmuskeln wirkt als »Zuggurtung«, wodurch die resultierende Belastung des Körpergewichtes wieder durch das Zentrum des Kniegelenkes geleitet wird und mit der mechanischen Achse korreliert (*Abb. 26*).

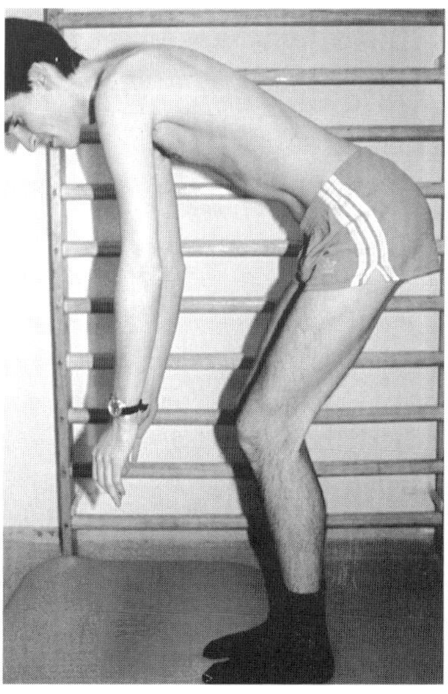

Abb. 23 (links): Starke Hüftbeugung wird mit Kniebeugung kompensiert.

Abb. 24 (rechts): Schema der Verteilung der Muskeln um das Kniegelenk.

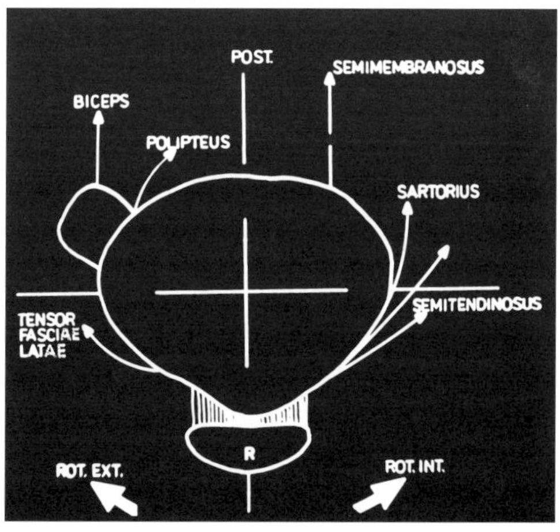

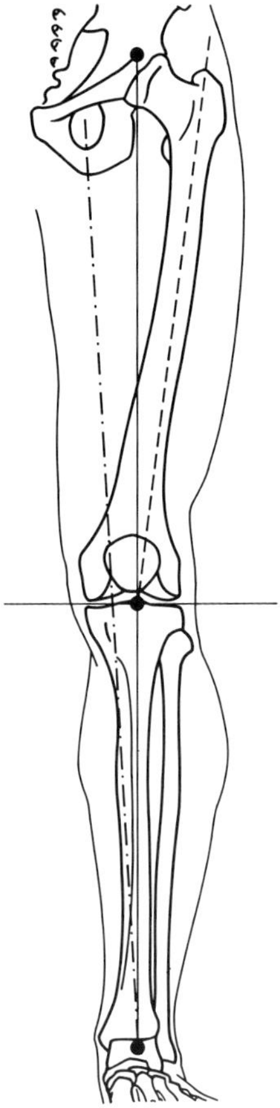

Abb. 25 (links): Physiologische und mechanische Achse des Kniegelenkes.

Abb. 26: Achse der resultierenden Kraft aus physiologischer Belastung und Lateralmuskelkraft am Kniegelenk.

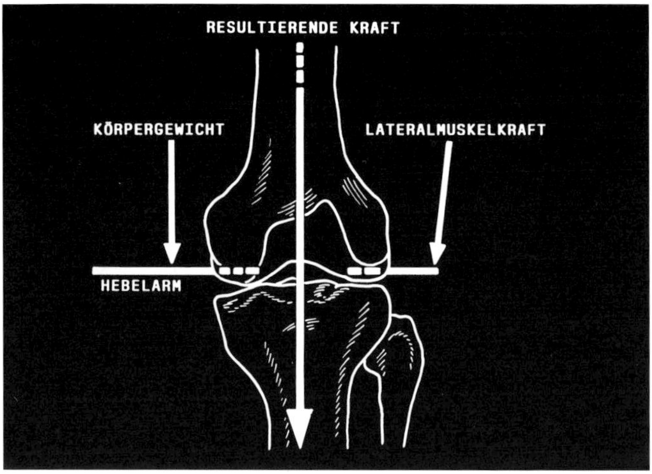

Pathophysiologie und Pathomechanik

Rheumatische Entzündungen des Kniegelenkes bedingen durch die Schwellung und Hypertrophie der synovialen Gelenkkapsel und die Ergußbildung in der proliferativen Phase eine Beugestellung des Gelenkes. Die daraus resultierende Beugekontraktur zählt zu den typischen Funktionseinschränkungen.

Wie beschrieben, weist die Kapsel in leichter Beugestellung das Kapazitätsmaximum auf, der Druck wird niedriger und die dadurch verursachten Schmerzen geringer. Die Belastungen des Kniegelenkes beim Gehen treffen dann immer auf ein gebeugtes Gelenk. Der M. quadriceps muß also fortwährend einem weiteren Einknicken entgegenarbeiten und preßt dabei die Kniescheibe in das Gleitlager der Kondylen. Bei Affektionen der retropatellaren Gelenkfläche wird dies den Schmerz vergrößern, aber bei Knorpelveränderungen auch den Gleitmechanismus weiter zerstören.

Die zunächst durch Entzündung und Erguß schmerzbedingte Stellung des Kniegelenkes in Beugung führt auch zur Schrumpfung der dorsalen Gelenkkapsel. Das Gleiten der Tibia

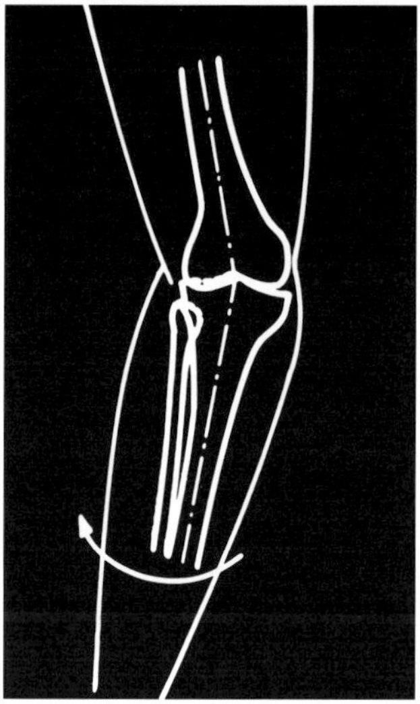 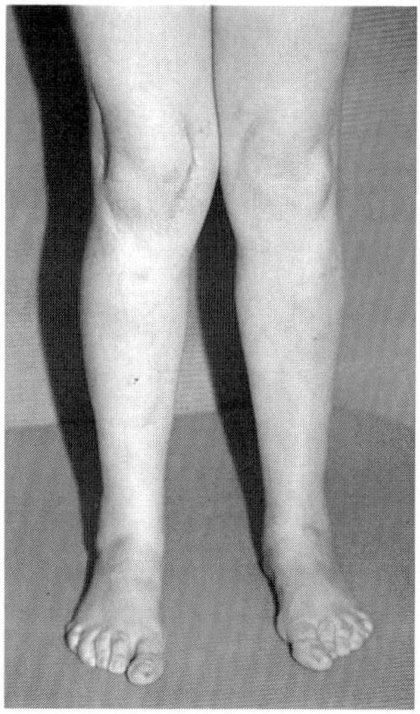

Abb. 27 (links): Schematische Darstellung der Rotationsfehlstellung des Kniegelenkes.
Abb. 28 (rechts): Pseudovalgusstellung des Kniegelenkes.

nach vorne wird somit bei der Streckung eingeschränkt. In Beugestellung befindet sich aber das vordere Kreuzband in einem eher lockeren Funktionszustand, der mittlere und hintere Anteil sind entspannt. Es kann dabei zu Kontrakturen des vorderen Kreuzbandes kommen, womit ebenfalls die Streckung gehemmt wird. Wie im Kapitel Biomechanik ausgeführt, spannen sich erst in Extension alle Fasern des vorderen Kreuzbandes. Die Kompensation der ganzen Kette von Dysfunktionen führt zu der typischen Deformität der »Pseudovalgusstellung« des Kniegelenkes (*Abb. 27*). Die Kontraktur der hinteren Kapsel führt zu einer Subluxationsstellung nach hinten, die »Verkürzung« des vorderen Kreuzbandes wird durch Außenrotation kompensiert (bei Außenrotation entspannt sich das vordere Kreuzband, in frontaler Ansicht entdrehen sich die Kreuzbänder, der Gelenkflächenkontakt wird gelockert). Das Kniegelenk täuscht eine Valgusstellung vor (*Abb. 28*). Auch muskuläre Kontrakturen (Beuger) oder Schwächen (Strecker) können ein Streckdefizit verursachen. Auf die Funktion der zweigelenkigen Muskeln wurde bereits im Kapitel Biomechanik hingewiesen. Findet sich ein sog. »extension lack«, ist zwar die volle passive Streckung möglich, diese kann aber nicht aktiv gehalten werden. Dabei findet man häufig eine Schwäche des M. vastus medialis oder eine mangelnde Beweglichkeit der Patella nach kranial bzw. eine Bewegungsanomalie. Einschränkungen der Flexionsbewegungen werden häufig durch eine Kontraktur des oberen Recessus bedingt. Bei der Beugung stellt der Recessus suprapatellaris die kapsuläre Reserve dar. Vor allem postoperativ spielen hier Verklebungen eine Rolle. Synovitische Wucherungen und Verlegungen im Bereich der Fossa intercondylaris behindern das Gleiten der Patella auf einem Kreisbogen in die Fossa intercondylaris (s. S. 114, 187). Wird der Radius dadurch für diesen Kreisbogen vergrößert, verlängert sich die Wegstrecke für die Kniescheibe deutlich (*Abb. 29*). Das

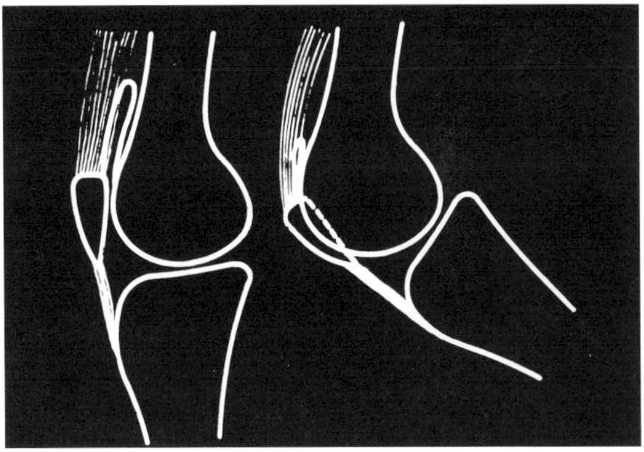

Abb. 29: Gleiten der Patella auf einem Kreisbogen in die Fossa intercondylaris.

Maß der Beugebehinderung hängt dabei von der Vorspannung und der Dehnfähigkeit des M. quadriceps ab. Im 3. und 4. Stadium der Knorpelschädigung werden vor allem Unebenheiten der femorotibialen Gelenkflächen die Bewegung einschränken. Da mit zunehmender Flexion der Anteil der Gleitbewegung steigt, werden wir in dieser Richtung die größten Einschränkungen finden. Im Stehen fällt das Schwerelot des Körpers schon bei geringgradiger Beugekontraktur hinter die Beuge-Streckachse des Kniegelenkes, wodurch vor allem die Belastung des Femoropatellargelenkes steigt. Das Beugen des Rumpfes nach vorne bringt das Schwerelot des Körpers wieder vor die Kniegelenkachse und verringert den Femoropatellar-Schmerz.
Dies erklärt auch, warum der Patient beim Treppabgehen größere Knieschmerzen angibt, während Hüftschmerzen beim Treppaufsteigen mit vorgebeugtem Oberkörper durch das kleine Drehmoment des M. glutaeus maximus bei der nötigen Hüftstreckung verursacht werden.
Insuffizienzen des Bandapparates verhindern den Gelenkflächenschluß und führen zu Fehlbelastungen und damit Zerstörung der Gelenkflächen. Kreuzbandinsuffizienzen zerstören zudem den dynamischen Ablauf der Roll-Gleitbewegungen und können eine Knorpeldestruktion einleiten.

Therapeutische Konsequenzen

Mobilisation der Patella, vor allem in kranial / kaudaler Richtung;
Muskelkräftigung;
Entlastung entsprechend den Schmerzen ab 2. Stadium der Gelenkschädigung durch Gehstützen;
Destruierende Gleitbewegungen ab Stadium 2 und 3 in der Belastungsphase vermeiden durch das Erlernen des Gehens mit einer muskulären Arthrodese;
Absatzerhöhung bei fixierten Beugekontrakturen bis 20 Grad;
Äußere Orthesen bei Bandinsuffizienzen (*Abb. 30, 31*) (zur Vermeidung von Extrembewegungen und zur Verbesserung der neurophysiologischen Steuerung).

Abb. 30 (links): Kniegelenkbandage, seitliche Ansicht.

Abb. 31 (rechts): Kniegelenkbandage, frontale Ansicht.

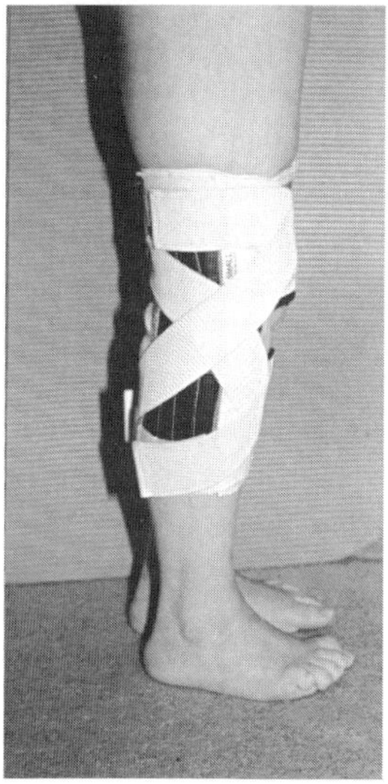

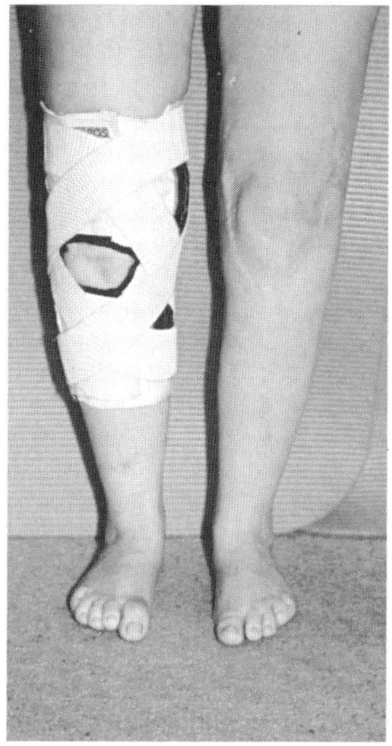

Fuß- und Zehengelenke

Biomechanik

Die Gelenke des Fußes ermöglichen uns die Anpassung an beliebig unebenes Gelände. Für die Einstellung des Fußes im Raum spielt dabei auch die Rotation im Kniegelenk eine wichtige Rolle (s. S. 112). Sie verleiht dem Fuß den Charakter eines dreidimensionalen Gelenkes.

Vergleichbar ist die Funktion des Fußes mit dem Bild eines umgekehrten Pendels, wobei eine große Masse auf einem dünnen Stab auf minimaler Auflagefläche ausbalanciert werden muß.

Die große Belastung stellt sozusagen das Limit für das Ausmaß der Beweglichkeit des Fußes dar. Dies begrenzt den Vergleich mit der oberen Extremität, an der die Beweglichkeit der Gelenke der Hand und die Pro- und Supinationsbewegungen die Raumeinstellung bestimmen.

Oberes Sprunggelenk

Flexion und Extension sind die Bewegungen des oberen Sprunggelenkes. Sie werden als »Plantarflexion und Dorsalextension« bezeichnet, wobei die Plantarflexion wesentlich größer als die Dorsalextension ist. Die Bewegungen vollziehen sich in Form von Roll- und Gleitbewegungen. Die knöchernen Anteile werden durch die Gelenkflächen der Tibia, Fibula und des Talus gebildet. Die Gelenkfläche des Talus weist eine longitudinale Rinne auf, die sich nach der Längsachse des Fußes orientiert. Die Trochlea des Talus ist außerdem vorne wesentlich breiter als hinten. Am Talus setzen keine Muskeln an. Alle

Unterschenkelmuskeln ziehen mit ihren Sehnen am Talus vorbei. Die Bänder stabilisieren das obere Sprunggelenk. Das laterale Bandsystem kennt drei Bänder: Ligg. talofibulare anterius und posterius und Lig. calcaneofibulare. Das mediale Kollateralband besteht aus einer oberflächlichen Schicht (Lig. deltoideum) und den tiefen Ligg. tibiotalaria anterius und posterius. Die Stabilisation der Malleolengabel wird durch die Ligamenta tibiofibularia anterius und posterius gewährleistet.
Die Muskulatur kann auf die Bewegungen des Sprunggelenkes hemmend wirken. Der M. triceps surae hemmt dabei die Dorsalextension, eine Kontraktur führt zum Spitzfuß. Die Extensoren hemmen die Plantarflexion, Kontrakturen führen zum Hackenfuß.

Der Fuß

Diese komplexe Konstruktion mit den Gelenken der Fußwurzel, des Mittelfußes und der Zehen ermöglicht uns die Kraftübertragung und Ausrichtung des Fußes an Unebenheiten des Untergrundes durch eine Gewölbekonstruktion (Längs- und Quergewölbe) und sorgt für den dynamischen Ablauf des Ganges.
Es sollen im folgenden nur die wesentlichen biomechanischen Grundlagen angesprochen werden, sofern sie für den pathophysiologischen Mechanismus der Erkrankungen von Bedeutung sind.
Die einzelnen Bewegungen der Gelenke ermöglichen Komplexbewegungen, wobei die größten Bewegungsausmaße durch folgende Kombinationen erreicht werden:
Supination – Adduktion – Plantarflexion,
Pronation – Abduktion – Dorsalextension.
Die Bewegungen der hinteren Fußwurzelgelenke (unteres Sprunggelenk und Chopart-Gelenk) erfassen Inversions- und Eversionsbewegungen. Bei der Inversionsbewegung bewegen sich Os naviculare und Os cuboideum nach medial (Adduktion). Durch ein Ansteigen des Navikulare und das Absenken des Kuboids entsteht eine Supinationsbewegung. Die Fußsohle schaut nach medial.
Bei der Eversionsbewegung verlagern sich Navikulare und Kuboid nach außen (Abduktion), ein Absinken des Navikulare bewirkt die Pronation. Auch die Bewegungen der hinteren Fußwurzelgelenke werden bandstabilisiert.
Die Bewegungen im Bereich der Gelenke der Lisfranc-Gelenklinie sind charakterisiert durch die relative Unbeweglichkeit des Os Metatarsale II und die große Beweglichkeit der Mittelfußknochen I und V. Das Metatarsale I vollzieht bei der Plantarflexion eine Abduktionsbewegung, das MTP V eine Adduktionsbewegung. Der 2. Mittelfußknochen bildet den höchsten Punkt des Quergewölbes, das von den Bewegungen der Metatarsalia I und V beeinflußt wird. Die Plantarflexion akzentuiert das Gewölbe.
Die Zehen zeigen im Grundgelenk eine größere Dorsalextensions- als Plantarflexionsbeweglichkeit. Der M. extensor hallucis longus streckt die Großzehe und dorsalextendiert auch das obere Sprunggelenk, ebenso wie der M. extensor digitorum longus. Sollen die Zehen durch diese Muskeln allein gestreckt werden, muß sich gleichzeitig der M. triceps surae als Antagonist kontrahieren. Der M. extensor digitorum brevis ist der isolierte Strecker der Zehen I–IV.

Die Musculi interossei und lumbricales sind Beuger der Zehen im Grundgelenk, jedoch Strecker im Mittel- und Endgelenk. Sind sie insuffizient, resultiert die Fehlstellung der Hammerzehe.
Die Abduktion der Großzehe erfolgt durch den M. abductor hallucis, der funktionell einem dorsalen M. interosseum entspricht. Mit dem M. flexor hallucis brevis und dem M. adductor hallucis beugt er die Großzehe. Der M. flexor hallucis brevis und M. adductor haben in ihrem anatomischen Verlauf eine laterale Zugrichtung. Der M. flexor hallucis longus beugt das distale Großzehenglied.
Der M. triceps surae ist der kräftigste Beuger im oberen Sprunggelenk. Mit dem zweigelenkigen Anteil des M. gastrocnemius hängt seine Wirksamkeit für die Plantarflexion im oberen Sprunggelenk vom Maß der Beugung im Kniegelenk ab. Bei gestrecktem Knie ist er besonders effektiv.
Die Mm. peronaei wirken abduktorisch-pronatorisch.
Der M. peronaeus longus spielt eine wichtige Rolle für die Statik und Dynamik der Fußwölbung: Als Abduktor bringt er den Vorfuß nach lateral, als Flexor senkt er den Kopf des MT I und zieht das MT I nach lateral, als Pronator senkt er den Kopf des MT I.
Die Mm. tibiales wirken adduktorisch-supinatorisch.
Die Supinatoren überwiegen die Pronatoren.
Der Fuß stellt die Basis für die kinetische und dynamische Funktion der unteren Extremität dar und kann funktionell als Basisdreieck mit drei Stützpunkten gesehen werden: Ferse – Metatarsale IV + V – Metatarsale I.
Wesentlich an diesem Modell des Basisdreiecks ist die Tatsache, daß zwei passive Stabilisatoren (Ferse, MT IV + V) dem aktiven I. Metatarsalestrahl gegenüberstehen. Die aktiven Plantarbewegungen des Metatarsale I durch den M. peronaeus longus gewährleisten die dynamische Abrollphase und erhalten das Quer- und Längsgewölbe. Das Gewölbe des Fußes mit Längs- und Quergewölbe wird durch die Knochen geformt und durch Bänder und Muskeln elastisch zusammengehalten. Die Elastizität des Gebildes erlaubt die Anpassung des Gewölbes an Unebenheiten des Bodens.

Pathophysiologie und Pathomechanik

Das obere Sprunggelenk wurde charakterisiert durch die hohe Belastung, die darauf trifft. Daraus ist ersichtlich, daß geringe Gelenkschädigungen bereits große funktionelle Bewegungseinschränkungen schmerzhaft nach sich ziehen werden. Bei der chronischen Polyarthritis sind dabei vor allem die Einschränkung der Dorsalextension und Plantarflexion von Bedeutung. Dadurch wird die Gangmechanik entscheidend beeinflußt. Bei Einschränkung der Dorsalextension wird die Schrittlänge mit dem gesunden Bein kürzer bzw. eine Rekurvation im Kniegelenk erzwungen, was bei der chronischen Polyarthritis durch die typische Beugekontraktur oft nicht mehr möglich ist. Die Patienten kompensieren mit einer Valgusstellung des Fußes, da in Pronation die größte Dorsalextension möglich ist. Bei Einschränkung der Plantarflexion wird die Schrittlänge mit dem betroffenen Bein kürzer bzw. mit Kniebeugung kompensiert.

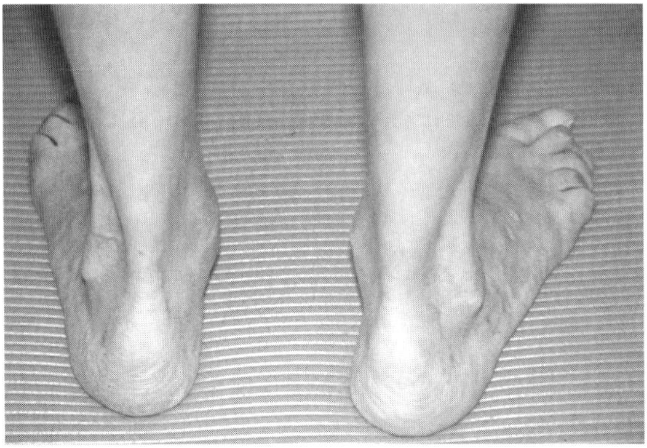

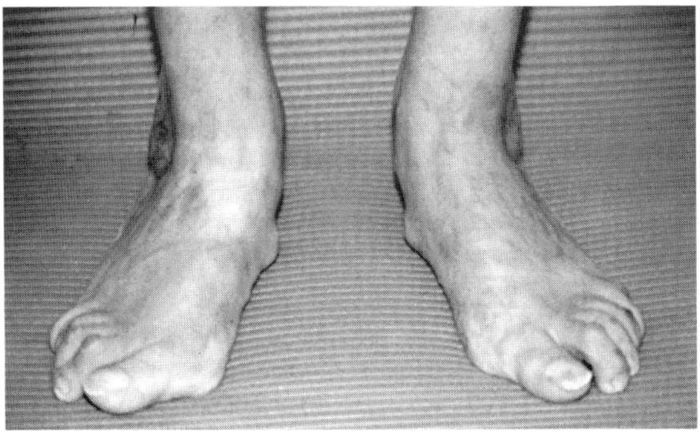

Abb. 32 (oben): Rheumatischer Plattfuß, Ansicht von hinten.

Abb. 33 (unten): Rheumatischer Plattfuß, Ansicht von vorne.

Die typische Deformität des rheumatischen Fußes ist der Pes plano-valgus-abductus-supinatus (*Abb.* 32, 33). Wir finden dabei drei Komponenten der Deformation:

1. Verlust des Längs- und Quergewölbes,
2. Valgusstellung des Rückfußes (Eversion),
3. Statische Vorfußsupination.

Diese Deformität kann durch verschiedene Ursachen ausgelöst werden. Wie besprochen, wird das Gewölbe des Fußes durch Knochen, Bänder und Muskeln gebildet. Entzündliche Affektionen können durch Zerstörung des Kapsel-Bandapparates das knöcherne Gefüge zum Zusammenbruch führen. Wird durch entzündliche Vorgänge der M. peronaeus longus schwach, entfällt die Plantardruckmöglichkeit für das MT I. Das Quergewölbe ist verlorengegangen und der 3. Stabilisationspunkt des Basisdreiecks Fuß. »Der Patient müßte auf der Fußaußenkante laufen.«

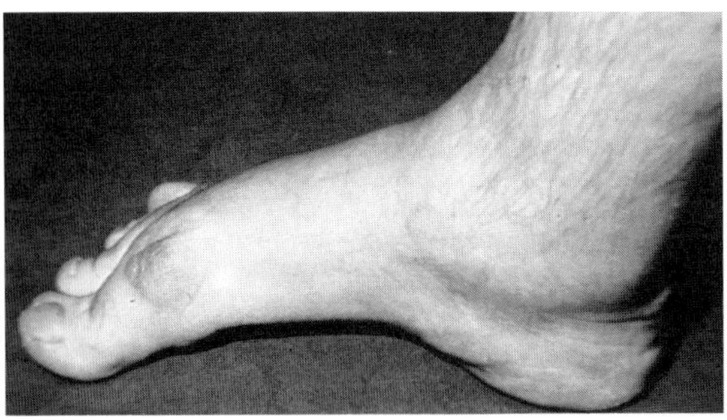

Abb. 34: Hallux flexus rigidus bei Poliomyelitis.

Die erste Kompensation liefe über eine Flexion der Großzehe, wie das bei Patienten mit Poliomyelitis zu beobachten ist (*Abb. 34*) und zum Hallux flexus rigidus führt.
Der Patient mit einer chronischen Polyarthritis und häufiger Beteiligung der Zehengrundgelenke wird die Kompensation durch ein Ausweichen in die Valgus- und Abduktionsposition suchen. Er gewinnt durch diesen *falschen* Kompensationsmechanismus zwar wieder eine mediale Abstützungsfläche, aber auf Kosten eines Verlusts des Längsgewölbes, einer Valgusfehlstellung und bei der Belastung einer statischen Supination des Vorfußes. Er entwickelt also den typischen rheumatischen Plattfuß.
Ist der Adduktor entzündlich beeinträchtigt (Tibialismuskulatur) wird der Fuß durch zunehmende Abduktionsstellung auf der Innenkante belastet. Wir finden wieder eine Valgusfehlstellung mit Abduktion und Vorfußsupination.
Neben dem Kompensationsmechanismus bei einer Einschränkung der Dorsalextension über die Valgusfehlstellung spielen dabei synovitisch ausgelöste Schwächen der peronaealen und tibialen Muskulatur eine wichtige Rolle. Eine nicht angepaßte Leistungsfähigkeit des M. peronaeus longus kann über den M. flexor hallucis longus kompensiert werden. Diese innere Kompensation ermöglicht den Patienten dieses Defizit auszugleichen, ist aber im Sinne der Mechanik aus therapeutischer Sicht nicht zu dulden. Durch den kompensatorischen Einsatz des M. flexor hallucis longus kommt es zu einem erheblichen Kraftzuwachs und zu einer Kontraktur dieses Muskels. Hierbei entstehen massive Kompressionskräfte auf das Großzehengrundgelenk. Der durch die Krankheit geschwächte Bandapparat kann diese Kräfte nicht mehr begrenzen bzw. führen. Das Lig. collaterale accessorium, das die Beugesehne führt, reißt oder wird insuffizient. Somit ist die Zugrichtung der Sehne verändert und es entsteht als Folge der Hallux valgus. Durch die vermehrte Kompression auf das Großzehengrundgelenk hat der Patient erhebliche Schmerzen, was wiederum zu einer reflektorischen Entlastung des Grundgelenkes führt und den M. peronaeus longus in seiner Funktion weiter hindert oder die Funktion sogar unterbindet.
Fehlstellungen des Fußes führen wegen der großen Belastung sehr schnell zu fixierten Deformitäten. Erinnert sei auch daran, daß Valgusfehlstellungen des Fußes die Pseudovalgusstellung des Kniegelenkes fördern können und umgekehrt.

Therapeutische Konsequenzen

Prävention bzw. Therapie des Spitzfußes und Hackenfußes;
Absatzerhöhung bei Verlust der Dorsalextension;
Vorfußerhöhung bei Verlust der Plantarflexion;

Bei Instabilität des oberen Sprunggelenkes und bei Verlust von Längs- und Quergewölbe entsprechende Orthesen- und Einlagenversorgung mit Unterstützung MT I;
Muskelkräftigung, vor allem M. peronaeus longus, M. tibialis posterior, Mm. interossei und lumbricales;
Dehnung des M. flexor hallucis longus.

Wirbelsäule

Biomechanik

Die Wirbelsäule ist das biegsame und zugleich stabile Achsenorgan des menschlichen Körpers. Die Gelenke der Wirbelsäule werden durch zahlreiche Bänder stabilisiert, die Muskulatur sichert die einzelnen Bewegungen und die Verbiegungen der Wirbelsäule, wobei sie das Achsenskelett zusätzlich verspannt. Die Wirbelsäule stellt sich bei statischer Betrachtung in frontaler Ebene als gerader Stab dar, in der sagittalen Ebene weist sie vier typische Krümmungen auf:

1. Sakralkyphose,
2. Lendenlordose
3. Brustkyphose,
4. Halslordose.

In Funktion beim Gang entwickeln sich ähnliche Wirbelsäulenverkrümmungen auch in der frontalen Ebene. Die Krümmungen steigern die Widerstandsfähigkeit gegenüber axialen Belastungen, und zwar nach der mathematischen Formel: $R = N^2 + 1$ (R = Widerstandsfähigkeit, N = Anzahl der Krümmungen).
Zur Funktionsanalyse werden einzelne Wirbelsäulenabschnitte in »Funktionseinheiten« eingeteilt. Zu einem Funktionssegment gehören zwei Wirbelkörper und der dazwischen liegende Discus intervertebralis. Ein Bewegungssegment umfaßt den Diskus, das Foramen intervertebrale, die Wirbelgelenke und das Lig. flavum und das Lig. interspinale. Die Wirbelsäule erlaubt Bewegungen in allen drei Ebenen des Raumes: Rotation, Flexion/Extension und Seitneigung. Die Bewegungen sind in entlasteten Ausgangsstellungen größer (Rückenlage, Seitenlage). Die einwirkenden Kräfte werden über die Wirbelkörper und über die Bandscheiben bzw. den Gallertkern weitergeleitet. Die Bewegungen erfolgen in den kleinen Wirbelgelenken. Die Bandscheiben erlauben die Kraftübertragung bei Bewegung der Wirbelsäule. Beckenring und Iliosakralgelenke leiten die Bewegungen und Kräfte von der unteren Extremität an die Wirbelsäule weiter oder umgekehrt. Das Becken

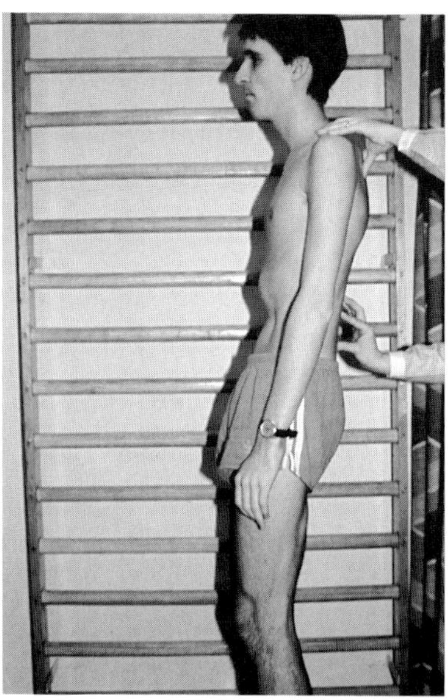

Abb. 35: Bechterew-Patient mit aufgerichtetem Becken, Hüftextension und Abflachung der Lendenlordose.

ist dabei im normalen Zweibeinstand nach vorne gekippt (Beckenneigungswinkel), das Kreuzbein in die beiden Darmbeinschaufeln »eingekeilt«. Starke Bandmassen sichern diese Verbindung und verhindern ein Abgleiten des Kreuzbeines in die ventrokaudale Richtung. Die Bewegungen des Beckens – Beckenkippung/-aufrichtung – beeinflussen die Stellung der Hüftgelenke und der Lendenwirbelsäule. Beckenkippung heißt demnach auch Hüftflexion und Verstärkung der Lendenlordose, Beckenaufrichtung entspricht einer Hüftextension und dem Ausgleich der Lendenlordose (*Abb. 35*). Dem dritten Lendenwirbel kommt als erstem beweglichen Wirbel der lumbalen Wirbelsäule besondere Bedeutung zu. Er ist der Drehpunkt für die aufsteigenden Muskeln vom Sakrum und Darmbein, für die herabziehende Muskulatur vom thorakalen Bereich ist er ein Fixpunkt.

Die Bauchmuskulatur spielt eine wichtige Rolle für die Aufrichtung der Lendenlordose bei Belastung. Durch Anspannung der Bauchmuskulatur und Bauchpresse kann die Lendenwirbelsäule stabilisiert werden, einwirkende Scherkräfte werden als resultierende Kompressionskräfte für die Lendenwirbelsäule umgelenkt.

Die Brustwirbelsäule bietet als Besonderheit die zusätzlichen gelenkigen Verbindungen mit den Rippen, die Rippenwirbelgelenke. Damit gewinnt sie vor allem auch an Bedeutung für die Atmung durch Vergrößerung oder Verkleinerung des Brustkorbbereichs über die Rippenbewegungen.

Die Halswirbelsäule ist für die Bewegungen des Kopfes funktionell verantwortlich. Anatomisch funktionell lassen sich zwei Abschnitte unterteilen:

1. obere Halswirbelsäule mit Atlas und Axis,
2. untere Halswirbelsäule.

Die Bewegungen im Atlantoaxialgelenk sind kombinierte Roll- und Gleitbewegungen. Das Atlantookzipitalgelenk stellt funktionell ein Kugelgelenk dar und verfügt demnach über drei Freiheitsgrade. Die Gelenke der oberen HWS werden durch ein komplexes Bandsystem stabilisiert.

Pathophysiologie und Pathomechanik

Entzündlich-rheumatische Gelenkerkrankungen führen an der Wirbelsäule zu unterschiedlichen funktionellen Störungen.

Die *chronische Polyarthritis* betrifft vornehmlich die Halswirbelsäule und führt an den Gelenken der oberen Halswirbelsäule durch die entzündliche Gelenkflächenveränderung und die entzündlich bedingte Lockerung und Zerstörung des Bandapparates zu Instabilitäten. Bei der Flexion des Kopfes entstehen Luxationskräfte, die zu einer Kompression des Rückenmarks führen können. Die kompensatorische Anspannung und Überlastung vornehmlich der Muskulatur, die an der hinteren Schädelgrube inseriert, führt zu den typischen Hinterhauptkopfschmerzen.

Bei der *Spondylitis ankylosans* und der *Spondylitis psoriatica* steht der ankylosierende Charakter der Erkrankung im Vordergrund. Der entzündliche Beginn an den Iliosakralgelenken bedingt eine Instabilität des Bandapparates und führt zu einer kompensatorischen Aufrichtung des Beckens (*Abb. 36a, b*). Damit wird der luxierenden Tendenz des Kreuz-

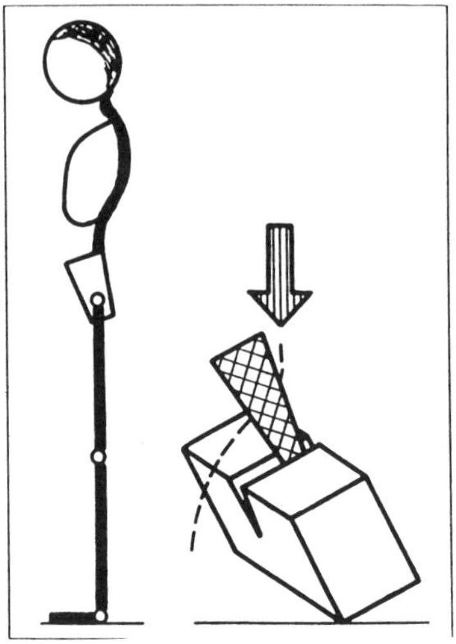

a)

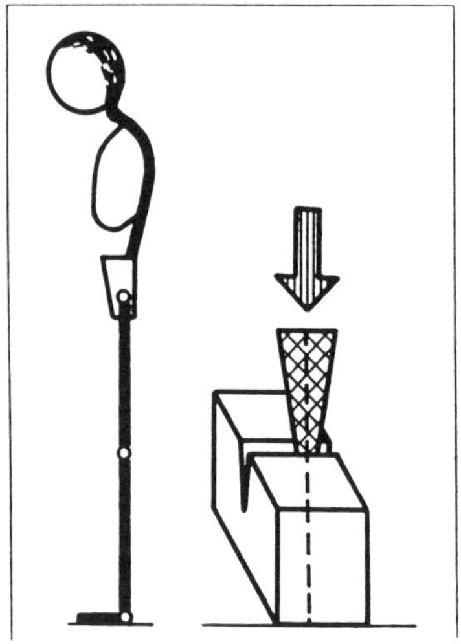

b)

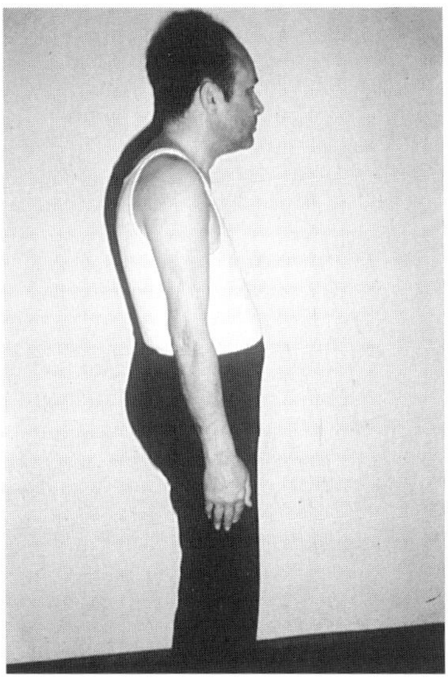

c)

Abb. 36a (oben links): Schema der normalen Statik beim Gesunden.

Abb. 36b (oben rechts): Schema der veränderten Statik beim Bechterew-Patienten.

Abb. 36c (unten): Typische Haltung des Bechterew-Patienten.

beins nach ventrokaudal vorgebeugt. Die Aufrichtung des Beckens bewirkt eine Streckstellung in den Hüftgelenken und eine Verminderung der Lendenlordose. Die ankylosierende Tendenz der Erkrankung führt zu einer Fixierung dieser LWS-Stellung. Schon durch die physiologische Brustkyphose fällt das Schwerelot des Körpergewichts vor die Füße und die resultierende Kraft beugt zusätzlich im Bereich der BWS. Die kompensatorische Rückneigung des Kopfes und der HWS komplettiert die typische Fehlstellung des Bechterew-Patienten (*Abb. 36c*). Die Aufrichteposition des Beckens und die zunehmende Versteifung der Wirbelsäule, mit der damit verlorengegangenen Rotation der Wirbelsäule, verändern die Gangmechanik und das Gangbild des Patienten entscheidend.

Die Beckenstellung kommt einem Verlust der Extension der Hüftgelenke gleich und führt in die Beugekontraktur der Hüftgelenke, die mit einer Hyperlordose der versteiften LWS nicht kompensiert werden kann. Die Hüftbeugekontraktur (siehe auch Kapitel Hüftgelenk) führt somit zur Kniebeuge- und Sprunggelenkbeuge-(Dorsalextensions-)stellung. Das normale Gehen verlangt die Extension / Flexion, Außen- / Innenrotation und die Derotation durch Rotation in der Wirbelsäule. Die Einschränkungen der Bewegungen bei der Spondylitis ankylosans führen zu dem typischen Gangbild des Bechterew-Kranken mit Außenrotationsstellung der Hüften, kleinschrittigem Gangbild und flektierter unterer Extremität. Die Bewegungen wirken schemenhaft und statisch aneinandergereiht, der dynamische Gang mit Rotation und Derotation bleibt aus. Der Patient benötigt dadurch einen wesentlich höheren Energieaufwand für die Fortbewegung, da die Antriebskomponente fehlt. Die Kompensation erfolgt über den vermehrten Armschwung. Im Bereich der Brustwirbelsäule führt die zunehmende Kyphosierung zu einer Flügelstellung der Schulterblätter, wodurch die Beweglichkeit des Schultergürtels beeinträchtigt wird. Die Abduktions- und Anteversionsmöglichkeiten werden durch die Veränderung des Schulterblatt-Gelenkrhythmus vermindert. Bei Einsteifung im Bereich der Rippenwirbelgelenke wird die Atmung eingeschränkt. Die muskulären Komponenten verstärken zudem die Deformitätstendenz. Durch die Beckenaufrichtung werden Ursprung und Ansatz von Hüftstreck- und Bauchmuskulatur angenähert, aber insuffizient. Die Kniestrecker und die Rückenstrecker sind überdehnt.

Therapeutische Konsequenzen

Bei der *chronischen Polyarthritis*:

- isometrische Muskelkräftigung in Entlastung,
- Stabilisation mit äußeren Orthesen,
- keine Mobilisation und Traktionsbehandlungen der Halswirbelsäule.

Bei *ankylosierenden Spondylitiden*:

- Schlüsselpunkt der Behandlung sind die Hüftgelenke,
- die Prophylaxe besteht in der Verzögerung des Versteifungsprozesses und der präventiven Deformitätenbehandlung,
- Erhaltung der Streckposition der Wirbelsäule,
- Kontrakturbehandlung und Kräftigung der Muskulatur,
- Verbesserung der Atemkapazität,
- Kompensationsschulung.

11

Grundlagen der Krankengymnastik beim Erwachsenen

U. Donhauser-Gruber, A. Gruber

Einleitung

Stellung der Krankengymnastik in der physikalischen Therapie

Bei der Behandlung entzündlich-rheumatischer Gelenk- und Wirbelsäulenerkrankungen stellt die Krankengymnastik die Domäne der physikalischen Therapie dar, d. h., aktive Maßnahmen sind wichtiger als die von Patienten so beliebten sogenannten passiven Maßnahmen, die meistens als Vorbereitung für eine Behandlung bzw. als wichtige Begleittherapie gesehen werden müssen. Dies gilt sowohl für die Dauerbetreuung als auch für prä- und postoperative Phasen der Behandlung. Es ist unsere Aufgabe, den Patienten davon zu überzeugen, daß durch Ruhe oder Passivität seine Schmerzen nicht geringer werden, wohl aber seine Bewegungsausmaße. Viele Patienten geben nach einer aktiven Bewegungstherapie einen Rückgang ihrer Schmerzen an.

Individuelles Übungsprogramm

Eigentherapie, Einzel- und Gruppenbehandlung

Ein von der Krankengymnastin individuell auf den Patienten abgestimmtes Übungsprogramm ist vom Patienten konsequent täglich durchzuführen. Dieses Übungsprogramm sollte dem Zustand der Gelenke dieses Patienten entsprechen. Analog zur Progredienz der Erkrankung muß es dann jeweils abgeändert werden; z. B. sind im Stadium 2 der Erkrankung noch Übungen gegen die Eigenschwere möglich, während im Stadium 3 diese Übungen nur noch unter Abnahme der Schwere möglich wären, um den Gelenkknorpel nicht zusätzlich zu schädigen. Da sich ja nie der Patient in einem Stadium befindet, sondern immer das jeweilige Gelenk, so kann es sein, daß das Hüftgelenk sich im Stadium 2 und die Kniegelenke im Stadium 3 der Erkrankung befinden. Dies festzustellen, bedarf es der regelmäßigen Kontrolle des Patienten durch die Krankengymnastin und der Abänderung des Eigenübungsprogrammes des Patienten. Ferner sollten diese vom Patien-

ten selbständig ausgeführten Übungen von der Therapeutin von Zeit zu Zeit kontrolliert werden.
Diese Eigentherapie soll zusätzlich zur regelmäßigen krankengymnastischen Einzel- und Gruppenbehandlung ausgeführt werden. Es ist die Aufgabe der Krankengymnastin, den Patienten zur Behandlung zu motivieren, was, wie bei allen Dauerpatienten, gewisse Schwierigkeiten mit sich bringen kann. Doch nur durch regelmäßige Bewegungstherapie verbessert sich das Allgemeinbefinden des Patienten, das Krankheitsgeschehen wird günstig beeinflußt, notwendige Operationen werden erleichtert und deren Ergebnisse verbessert.

Bedeutung der Pathophysiologie des Bewegungsapparates

Voraussetzung für eine gezielte, sinnvolle krankengymnastische Behandlung ist ein differenziertes Wissen der Krankengymnastin über die Physiologie und Pathologie des Bewegungsapparates, da entzündlich-rheumatische Erkrankungen zahlreiche verschiedenartige pathologische Veränderungen am Bewegungsapparat bewirken. Nur durch die genaue Kenntnis der pathophysiologischen Gegebenheiten lassen sich Deformitäten in Grenzen halten und Versteifungen verhindern. Man sollte sich in der Rheumatologie immer die Frage »warum« stellen. Warum kommt es zur Ulnardeviation? Warum geht der Patient mit einem »Duchenne«-Gangbild? Warum ist der Faustschluß unvollständig?
Wenn man sich das »Warum« beantworten kann, weiß man die Ursache und Entstehung des jeweiligen Phänomens. Nun ist es unser Ziel, den Deformitäten entgegenzuarbeiten, vorzubeugen und eine Krankengymnastikbehandlung unter Einbeziehung der pathophysiologischen Grundlagen an der Basis anzusetzen.

Prävention und Rehabilitation

Daraus ergibt sich auch bereits die Begründung für die Wichtigkeit einer Präventivbehandlung. Der Patient sollte nicht erst zur Behandlung kommen, wenn bereits erhebliche Deformitäten sichtbar sind, sondern er sollte sofort bei Beginn der Erkrankung gezielt krankengymnastisch betreut werden, um die Deformitäten möglichst zu verhindern, zumindest hinauszuzögern.
Natürlich gibt es kein Stadium, in dem die Krankengymnastik nichts mehr ausrichten kann. Doch stadienbezogen ist die Zielsetzung der Behandlung jeweils eine andere. In den ersten Stadien ist das Ziel eine Präventivbehandlung, um die Deformitäten zu verhindern, eine Kontrollfunktion auszuüben und den Patienten in den Gelenkschutz einzuführen.
In den Spätstadien ist die Zielsetzung eine andere: Jetzt muß man Rehabilitation betreiben, d. h. den Patienten an bleibende Deformitäten adaptieren, die Deformitäten behandeln und Kompensation erlernen. Ziel der Krankengymnastik ist somit:

- **Deformitäten vorbeugen und Gelenkschutz,**
- **Deformitäten behandeln und Kompensation.**

Soziale Situation des Kranken

Die für die Selbständigkeit und täglichen Funktionen wesentlichsten Veränderungen bei den entzündlich-rheumatischen Erkrankungen betreffen den Bewegungsapparat, d. h. die Gelenke. Der multilokuläre, schubweise Verlauf führt mit Fortdauer der Erkrankung zunehmend zu Einschränkungen der Funktionen und somit der Leistungsfähigkeit des Patienten.

Welche Konsequenzen sich daraus ergeben, wird von vielen Faktoren abhängig sein und von Patient zu Patient differieren. Grundsätzlich sollte man eines nicht vergessen: Unser oberstes Ziel für die Behandlung sollte sein, den »Kranken« und nicht die »Krankheit« zu behandeln.

Dazu ist Voraussetzung, nicht nur die Gelenksituation des Kranken zu kennen, sondern die für ihn sich daraus ergebenden Konsequenzen zu berücksichtigen. Für einen Pianisten hat die Beteiligung der Finger- und Handgelenke ganz andere Konsequenzen als für einen Patienten, der beruflich nicht so sehr auf das exakte Funktionieren seiner Finger- und Handgelenke angewiesen ist.

Das Scheitern des Patienten an seiner Umwelt raubt ihm vielfach seine Selbständigkeit und die Möglichkeit der weiteren Berufstätigkeit. So ergeben sich z. B. Schwierigkeiten, die Stufe in die Straßenbahn zu überwinden, einen Automaten zu bedienen, Türen, auch Autotüren, zu öffnen, die Funktionen am Arbeitsplatz verrichten zu können und vieles mehr, was gelenkbezogen in späteren Kapiteln noch detailliert behandelt werden wird.

Es ist unsere Aufgabe, zu versuchen, diese Schwierigkeiten zu mindern.

Auch kann die Bewältigung des Haushaltes und die Versorgung der Familie ohne Anleitung und Hilfsmittel unüberwindbare Probleme entstehen lassen. Auch sexuelle Probleme, Probleme mit dem Partner, werden der Krankengymnastin erzählt, da sie diejenige ist, die die längste Zeit während der Gesamttherapie mit dem Patienten zusammen ist.

Man sollte die Familie in die Therapie mit einbeziehen, den Mann, die Kinder oder die Angehörigen in sinnvollen Hilfestellungen unterweisen, die sie dem Betroffenen geben können. Man sollte ihnen aber auch sagen, daß es wichtig ist, so wenig Hilfe wie möglich und nur so viel wie nötig zu geben.

Ferner mindert zu starke Hilfe das Selbstwertgefühl des Betroffenen und bringt ihn in starke und immer größer werdende Abhängigkeit von der Familie und umgekehrt ebenso.

An diesen wenigen Punkten ist bereits zu sehen, daß wir nur unter Berücksichtigung des »Kranken« eine sinnvolle Therapie erarbeiten können.

Dazu soll uns auch folgende Überlegung von Seyfried helfen:

Normalerweise halten sich die Bedürfnisse eines Menschen und seine Leistungsfähigkeit die Waage (*Abb.* 37).

In zunehmendem Alter werden die Bedürfnisse reduziert, entsprechend der Leistungsfähigkeit eines Menschen (*Abb.* 38).

Gerade Patienten mit entzündlich-rheumatischen Gelenk- und Wirbelsäulenerkrankun-

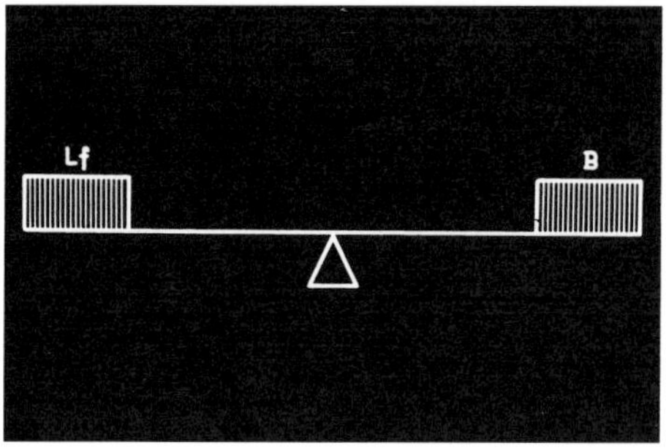

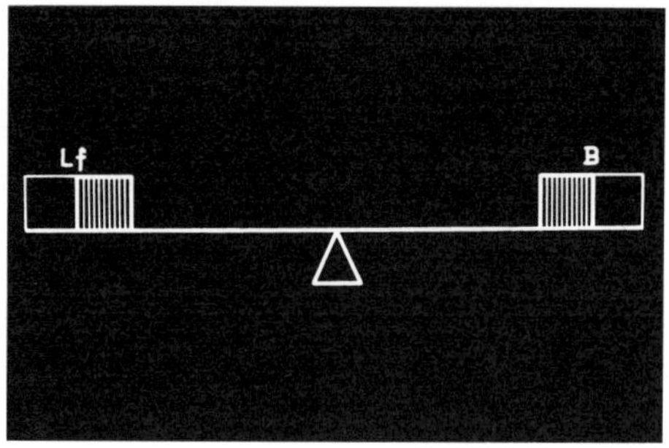

Abb. 37 (links): Gleichgewicht zwischen Bedürnissen (B) und Leistungsfähigkeit (Lf) eines Menschen.

Abb. 38 (rechts): Physiologische Reduktion der Bedürfnissc entsprechend der Reduktion der Leistungsfähigkeit.

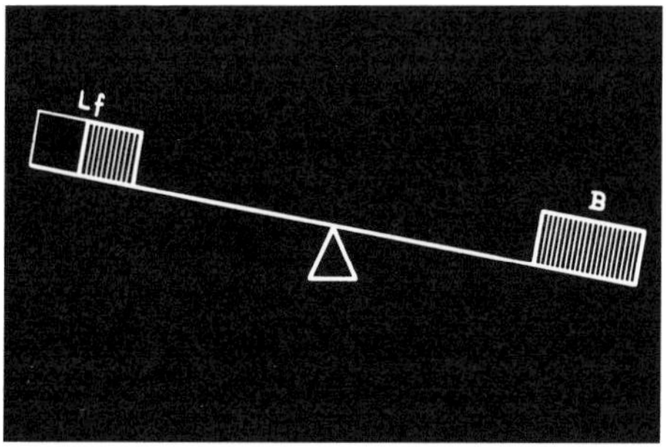

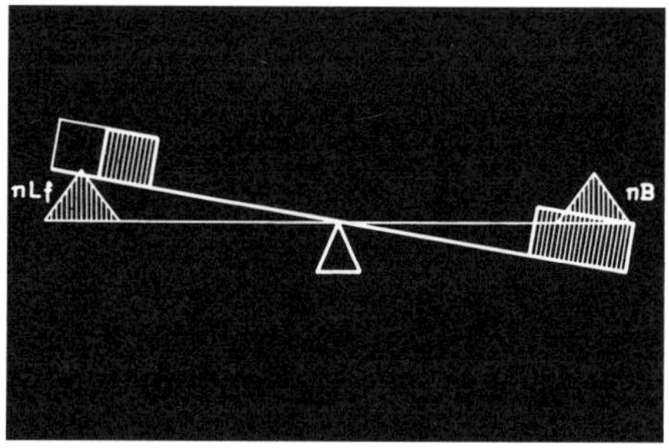

Abb. 39 (links): Ungleichgewicht zwischen Leistungsfähigkeit und Bedürfnissen.

Abb. 40 (rechts): Gleichgewicht durch neue Bedürfnisse (nB) entsprechend der neuen Leistungsfähigkeit (nLf).

gen werden oft in sehr jungen Jahren betroffen und in ihrer Leistungsfähigkeit eingeschränkt, was zu einem Ungleichgewicht führt (*Abb. 39*).
Die Bedürfnisse überwiegen. Wir werden so lange eine unbefriedigende Therapie ausführen, so lange wir versuchen werden, die normale Leistungsfähigkeit des Patienten wieder zu erlangen.
Vielmehr ist es unsere Aufgabe, entsprechend den Neigungen eines Menschen, neue Bedürfnisse zu finden, die seiner verminderten Funktions- und Leistungsfähigkeit angepaßt sind (*Abb. 40*). Der Patient sollte lernen, mit der Krankheit zu leben. Doch selbst mit schwersten Gelenkveränderungen durch chronische Polyarthritis können kleine Kunstwerke entstehen, die sehr viel funktionelle Geschicklichkeit voraussetzen.

Psyche

Patienten mit entzündlich-rheumatischen Erkrankungen sind Dauerpatienten, die wir in den unterschiedlichsten Stimmungen antreffen können. Während Patienten mit einer chronischen Polyarthritis sich eher abwartend, antriebslos, deprimiert und leidend verhal-

ten, neigen Patienten mit einer Spondylitis ankylosans dazu, ihre Erkrankung zu bagatellisieren. Dabei ist folgendes zu bedenken:
Durch das Fortschreiten einer chronischen Polyarthritis sieht sich der Patient nach und nach immer mehr »verkrüppeln«. Er bemerkt das entsetzte Zurückziehen der Hand seines Gegenübers, wenn dieser seine veränderte Hand fühlt. Diese Veränderung der Form des Körpers ist noch ausgeprägter bei der mutilierenden chronischen Polyarthritis. Die Ästhetik ist auch sehr gestört bei ausgeprägten Formen der Psoriasis. Diese Patienten sind in der Behandlung noch schwieriger zu führen. Für Außenstehende meist wesentlich unauffälliger verläuft hingegen die Spondylitis ankylosans. Auch Kinder leiden z. T. sehr durch das Verhalten ihrer Spielkameraden oder Mitschüler, wenn sie ausgelacht oder ausgeschlossen werden aufgrund ihres veränderten Aussehens.
Alle, auch die Spondylitis-Patienten, bedürfen in der Behandlung einer gewissen psychischen Führung.
Die Krankengymnastin sollte sehr feinfühlig oder einfühlsam mit dem Patienten umgehen, ihn jedoch konsequent und bestimmend an das gesteckte Ziel einer regelmäßigen Therapie heranführen. Je einfallsreicher, phantasievoller sie dabei ihre Behandlung gestaltet, desto abwechslungsreicher und interessanter wird sich für den Patienten die Dauertherapie gestalten. Ein gewisser Ansporn kann zusätzlich für den Patienten auch eine gute Gruppengymnastik sein, die in ihm einen gesunden Ehrgeiz wecken kann.
Nicht zu sparsam sollte man als Therapeutin mit einem Lob umgehen, vor allem wenn man sieht, daß der Patient konsequent auch seine Eigentherapie ausführt. Wir müssen bei allem, was wir von dem Patienten verlangen, bedenken, daß er es oft unter Schmerzen und unter Aufbietung all seiner Energie und Kräfte tut. Das Erfolgserlebnis hält sich dabei meistens in Grenzen, und er muß täglich von vorne beginnen. Es erfordert vom Therapeuten einige Erfahrung im Umgang mit »Rheuma-Patienten«, den richtigen Ton zu treffen und den Patienten psychisch führen zu können.

Aufklärung des Patienten

Wichtig, um einen guten Behandlungserfolg zu erzielen, ist die Mitarbeit des Patienten. Voraussetzung für eine solche Mitarbeit ist die Aufklärung des Patienten über das Wesen seiner Krankheit. Diese Aufklärung obliegt zunächst dem Arzt. Er wird dem Patienten sagen, daß er mit dieser Krankheit leben muß, daß er dazu ein Leben lang auf Medikamente angewiesen sein wird und Bewegungstherapie ausführen muß. Genauso wie man mit einem Sehfehler eine Brille tragen muß, um gut sehen zu können, wird ein c.P. Patient Medikamente einnehmen und Bewegungstherapie ausführen müssen, um mobil zu bleiben.
Die Aufklärung über die Notwendigkeit der Bewegungstherapie obliegt der Krankengymnastin. Sie muß dem Patienten vor Augen führen, welche Funktionseinschränkungen, Deformitäten, sich entwickeln können bei Fortschreiten der Erkrankung.
Dies sollte nicht geschehen, um den Patienten zu erschrecken, sondern vielmehr, um ihm die Notwendigkeit einer Präventivbehandlung aufzuzeigen, um ihn an den Gelenkschutz sehr frühzeitig zu gewöhnen.

Zu einer guten Aufklärung des Patienten gehört auch, ihn auf gewisse Komplikationen hinzuweisen, z. B. daß es bei einer Tenosynovitis zu Rupturen der Beuger oder Strecker der Finger kommen kann. Diese Ruptur kann immer passieren, selbst bei der geringsten Bewegung, wenn die Sehne entsprechend vorgeschädigt ist. Doch es ist für den Behandelnden unangenehm, wenn dies während der Therapie passiert und der Patient darüber nicht aufgeklärt war. Es dürfte dann schwer sein, dem Betroffenen klarzumachen, daß man als Behandler daran keine Schuld hat.
Ferner sollte der Patient bei Beteiligung der Halswirbelsäule wissen, daß er zum Autofahren eine Orthese tragen sollte, um eine evtl. übermäßige Flexionsbewegung der Halswirbelsäule zu vermeiden, da dies gefährlich für ihn wäre. Auch sollte man Patientinnen mit chronischer Polyarthritis, die schwanger sind, darauf vorbereiten, daß der momentan verbesserte Gelenkzustand, der bei fast allen Schwangeren eintritt, sich erfahrungsgemäß nach der Schwangerschaft verschlechtern kann. Ob eine Schwangerschaft zu bejahen ist oder nicht, obliegt sicherlich der Entscheidung des Arztes. Unsere Aufgabe ist es nur, wenn eine Schwangerschaft eingetreten ist, präventiv zu arbeiten, d. h. die Patientin auf später vorzubereiten.
Frühzeitige Diagnosesicherung, sofort beginnende medikamentöse und krankengymnastische Behandlung im Sinne des Gelenkschutzes und Aufklärung des Patienten über das Wesen seiner Erkrankung helfen, Deformitäten in Grenzen zu halten und Versteifungen zu verhindern.

Allgemeine Voraussetzungen zur Behandlung von Patienten

Fundierte krankengymnastische Ausbildung

Zu einer krankengymnastischen Ausbildung gehört auch die Vermittlung von umfangreichen Kenntnissen in der Rheumatologie.

Kenntnis krankengymnastischer Techniken

Krankengymnastische Techniken, die zur Behandlung von Erkrankungen des Bewegungsapparates eingesetzt werden, sind z. B. solche aus der Funktionellen Bewegungslehre nach Klein-Vogelbach, Propriozeptiven neuromuskulären Fazilitation (PNF), Manuellen Therapie usw.
Aus der Vielfalt der Techniken, die einer Krankengymnastin zur Verfügung stehen, wird es für sie leicht sein, das für den Patienten und das jeweilige Stadium, in dem sich das zu behandelnde Gelenk befindet, Richtige und Geeignete auszuwählen. Es bleibt der Erfahrung und dem Fingerspitzengefühl der Therapeutin überlassen, welche dieser Techniken sie in dem jeweiligen Fall für die geeignetste hält. Man muß sich auf jeden Patienten individuell einstellen und die für ihn günstigste Auswahl treffen. Häufig kommen dabei aber mehrere Techniken zur Anwendung. Es wäre verfehlt, sich nur auf eine zu beschrän-

ken und zu glauben, damit jeden Patienten mit unterschiedlichen Erkrankungen und Stadien behandeln zu können.

Kenntnis der funktionellen Anatomie, der Bio- und Pathomechanik und Pathophysiologie des Bewegungsapparates

Nur ausreichende Kenntnisse der theoretischen Grundlagen ermöglichen eine sinnvolle Therapie im Sinne des Gelenkschutzes.

Arbeit am Patienten

Die Möglichkeit zur praktischen Arbeit mit Rheuma-Patienten muß vorhanden sein, evtl. ein Hospitieren in einem Rheuma-Zentrum. Nur durch den regelmäßigen »Umgang« mit Patienten mit entzündlich-rheumatischen Erkrankungen lassen sich Erfahrungen sammeln, die wesentlich sind für eine zielgerichtete Behandlung. Aus den Angaben und Aussagen eines Patienten lernt man am meisten. Es ist wichtig, Betroffene langfristig, in allen Stadien der Erkrankung, auch einmal in einer Schubsituation, zu betreuen.

Kenntnis der Arbeit anderer Berufsgruppen

Ärztliche Aspekte

Betroffene mit entzündlich-rheumatischen Erkrankungen sind in regelmäßiger Betreuung vor allem beim Internisten, Orthopäden und beim Hausarzt.
Was die internistische Therapie betrifft, so sollte die Krankengymnastin wissen, daß der Patient zu einer regelmäßigen Blut- und Urinkontrolle gehen muß, um bei Nebenwirkungen und Unverträglichkeit eines Medikamentes dieses rechtzeitig absetzen zu können. Es ist unsere Aufgabe, die Patienten gelegentlich bei der Behandlung daran zu erinnern.
Ferner sollte die Therapeutin über die Medikamente zumindest so viel wissen, wie der Patient selbst. Es ist für das Vertrauensverhältnis, das sich zwischen Patient und Therapeut entwickeln sollte, ungeheuer wichtig, daß der Betroffene merkt, daß der Therapeut von seiner Erkrankung etwas versteht und Erfahrung mit der Therapie hat.
Wichtiges für die Krankengymnastin über die Medikamente bei entzündlich-rheumatischen Erkrankungen:

Nichtsteroidale Antirheumatika (s. S. 36)

Günstigster Behandlungszeitpunkt ist ca. ½ Std. nach Einnahme des Medikamentes, da der Patient dann weniger Schmerzen verspürt. Man kann dadurch während der Behandlung das größte Bewegungsausmaß erreichen.

Kortisonoide (s. S. 35)

können sehr lange und sehr hoch dosiert z. B. Osteoporose bewirken. Kortison darf der Patient nicht ohne ärztliche Anweisung plötzlich absetzen, da sonst Entzugserscheinungen auftreten können, die für ihn lebensbedrohlich sein könnten. Derartige Entzugserscheinungen muß die Krankengymnastin am veränderten Verhalten ihres Patienten erkennen und sofort dem Arzt mitteilen.

Basistherapeutika (s. S. 37)

(wie z. B. Gold, Chloroquin, D-Penicillamin, Azathioprin, Methotrexat usw.) sind Langzeitmedikamente, die erst Wochen bis Monate nach Therapiebeginn Wirkung zeigen können. Wenn uns unser Patient bei der Behandlung mitteilt, daß er nun schon 6 Wochen Gold bekäme und daß es ihm noch nicht besser ginge, so können wir ihn beruhigen. Ferner sollten wir wissen, daß man bei einer Goldtherapie die direkte Sonnenbestrahlung meiden sollte, da es sonst zu Unverträglichkeitsreaktionen kommen könnte.

Jeder Patient mit einer entzündlich-rheumatischen Erkrankung wird sich im Laufe der Zeit einmal in orthopädische Behandlung begeben, sei es, um sich Hilfsmittel verschreiben, Orthesen, Einlagen oder orthopädische Schuhe verordnen oder um eine Operation über sich ergehen zu lassen.
Die krankengymnastische Behandlung vor und nach einem operativen Eingriff setzt die genaue Kenntnis der jeweiligen Operation voraus, was wiederum eine enge Kooperation zwischen Operateur und Behandler erfordert. Idealerweise hat die Krankengymnastin, die in einer operativen Klinik arbeitet, die Möglichkeit, sich im Operationssaal selbst ein Bild von den Eingriffen zu verschaffen, mit deren postoperativer Behandlung sie beauftragt wird. Auch im Rahmen dieses Buches soll auf die gängigsten rheumaorthopädischen Eingriffe und ihre Behandlung eingegangen werden, da die am Wohnort arbeitende Therapeutin den Großteil der Vor- und Nachbehandlung des Patienten übernehmen muß (s. Kap. 8, S. 65ff.; Kap. 11, S. 201ff.).
Der Hausarzt am Wohnort ist die zentrale Anlaufstelle des Patienten zwischen Medizinischer und Orthopädischer Rheumaklinik, dem Internisten und Orthopäden. Die Zusammenarbeit mit den Ärzten, die den Rheumapatienten betreuen, ist in der Rheumatologie besonders wichtig.
Bedingt durch den progredienten Charakter der Erkrankung wird man ständig mit Veränderungen im Krankheitsgeschehen konfrontiert, die unterschiedlich behandelt werden müssen. Diese Therapieänderungen bedürfen dann jeweils einer neuen Verordnung vom Arzt, was vor allem für die niedergelassene Kollegin von Bedeutung ist.

Psychologische Aspekte

Die Betreuung und Behandlung eines Patienten ist die Aufgabe eines ganzen Teams verschiedener Berufsgruppen, die alle am gleichen Strang ziehen müssen, soll die Behandlung erfolgreich sein.
Anweisungen über die Führung des Patienten kommen vom Psychologen.
In der Klinik trifft man sich häufig in sogenannten »Balintgruppen«, um anfallende Probleme zu diskutieren und die Ansichten der diversen Berufsgruppen dazu zu hören.
Eine weitere, wesentliche Aufgabe der Psychologen in der Klinik und am Wohnort ist die Therapie der Patienten zur Schmerzbewältigung. Diese Kurse sind bisweilen sehr besucht, da die Patienten hoffen, dadurch mit ihren Schmerzen besser umgehen zu können.

Ergotherapeutische Aspekte

Der Begriff »Gelenkschutz« stammt aus der Ergotherapie. Doch in der Rheumatologie ist ein wesentlicher Teil der krankengymnastischen Behandlung das Arbeiten unter dem Gesichtspunkt des Gelenkschutzes. Aus Angaben des Patienten über tägliche Verhaltens- und Lebensgewohnheiten, Schlaf- und Sitzgewohnheiten, lassen sich ungünstige, unphysiologische und gelenkschädigende Bewegungen und Lagerungen ableiten. Man beurteilt die Bewegungsabläufe der Patienten folglich im »Sinne des Gelenkschutzes«. Häufig ist der Patient zuerst in krankengymnastischer Behandlung, bis die Therapeutin dann feststellt, daß eine Ergotherapeutin zu Rate gezogen werden muß, um ein Gelenkschutztraining mit dem Patienten zu machen, ihn mit Funktionshilfen zu versorgen, Hilfsmittel anzuwenden, Funktions- und Lagerungsschienen anzufertigen, den Arbeitsplatz und den Haushalt funktionsgerecht umzugestalten und die Familie dementsprechend zu unterweisen.
Unsere Aufgabe ist es, den Patienten zum richtigen Zeitpunkt auf die Ergotherapie hinzuweisen, damit er entsprechend seinen Gelenkstadien versorgt wird. Doch wir müssen sehr wohl wissen, welche Schienen nötig sind und wie mit ihnen umgegangen werden muß, welche Hilfsmittel frühzeitig gegeben werden müssen zur Vermeidung von ungünstigen Bewegungen und welche Hilfsmittel verlorengegangene Bewegungen ersetzen können und erst spät gegeben werden dürfen. Die Handhabung all dieser Orthesen muß uns vertraut sein.
Die Zusammenarbeit der Krankengymnastin und der Ergotherapeutin ist in der Rheumatologie nicht wegzudenken und beide zusammen müssen Hand in Hand den Gelenkschutz für den Patienten formieren. Auch hat die Ergotherapeutin bessere Möglichkeiten, das Interesse des Patienten für bestimmte Tätigkeiten zu wecken (z. B. Töpfern, Batikarbeiten usw.). Das kann unser aller Bestreben nach der Suche von »neuen Bedürfnissen« für den Patienten entsprechend seiner Leistungsfähigkeit nur begünstigen.

Pflegerische Aspekte

In den Kliniken und auch am Wohnort bei Hausbesuchen muß die Arbeit von Pflegepersonal und Krankengymnastin Hand in Hand gehen. Die Verantwortung für viele Tätigkeiten liegt bei den Krankengymnasten oder Ergotherapeuten, während der Pflegekraft die Ausführung dieser Tätigkeiten übertragen wird. Das Pflegepersonal muß die richtigen Lagerungen kennen, z. B. die funktionsgerechte Lagerung nach Tillmann im Schub. Durch eine Lagerung darf keine Sekundärkontraktur provoziert werden, z. B. wird bei einer Kniebeugekontraktur in Rückenlage auch das Hüftgelenk gebeugt.
Schwestern und Pfleger müssen Schienen anlegen, Sandsacklagerungen geben, Eigenübungsgeräte geben und anlegen können, da die von uns begonnenen Therapien oft durch Essenszeiten, Visiten oder Besuche unterbrochen werden. Das Pflegepersonal leistet Hilfe zur Selbsthilfe, indem es soviel wie nötig hilft und ansonsten auch den richtigen Gebrauch von Hilfsmitteln beobachtet. Welche eigenen Funktionsmöglichkeiten der Patient noch

hat und bei welchen Verrichtungen er Hilfe braucht, sollte dem Pflegepersonal bekannt sein.
Um den Patienten aus dem Bett zu bringen, mit ihm aufstehen zu können, müssen wir häufig zu zweit sein. In der Klinik ist das kein Problem und das Gehen wird verbunden mit dem Gang zur Toilette oder zum Sessel, während die Schwestern die Möglichkeit haben, das Bett frisch zu beziehen. Am Wohnort, beim Hausbesuch, verabredet man sich mit der jeweiligen Gemeindeschwester, um den Patienten gemeinsam mobilisieren zu können.
An dieser Stelle sei auch erwähnt, daß man bei längerer Bettlägerigkeit immer mit Osteoporose zu rechnen hat.

Soziale Aspekte

Der Soziologe erfaßt die sozialen Bedingungen und sozialen Veränderungen, die durch die Krankheit entstehen, und analysiert sie.
Die Krankheit wirkt oft sehr weit in den sozialen Bereich hinein und führt dadurch natürlich auch zu psychosozialen Veränderungen. Eine wichtige Aufgabe in der Gesamtbetreuung des Rheuma-Kranken stellt somit auch die »Mitbehandlung« von Familienangehörigen, Freunden, Arbeitsplatzkollegen usw. dar. Zum Erkennen und zur Überwindung vorhandener Schwierigkeiten arbeitet der Sozialarbeiter mit dem Patienten. Die Krankengymnastin muß deshalb auch Einblick in das Arbeitsfeld dieser Berufsgruppen haben, die sich mit arbeitsrechtlichen Fragen, Arbeitsplatzgestaltung, Haushaltsproblemen, Umgang mit öffentlichen Ämtern, Berentungsfragen und vielem mehr beschäftigen, damit sie den Patienten an derartige Stellen verweisen kann. Ein gemeinsames Gespräch von Patient, Sozialarbeiter, Ergotherapeut und Krankengymnastin kann für den Patienten entscheidende Hilfen geben.

Arbeit des Masseurs und medizinischen Bademeisters

Zwar hat die Krankengymnastik in der Behandlung der entzündlich-rheumatischen Erkrankungen eine herausragende Stellung, doch dürfen dabei die übrigen Maßnahmen der physikalischen Therapie nicht vergessen werden (s. Kap. 6 u. 7).
In der Klinik arbeiten die beiden Berufsgruppen des Krankengymnasten und des Masseurs und medizinischen Bademeisters. Wenngleich ihre Arbeitsgebiete unterschiedlich aufgeteilt sind, ist die Kenntnis des gemeinsamen Therapieplanes von entscheidender Bedeutung. So wird die Massage z. B. eine vorbereitende Anwendung für die Krankengymnastik sein. Auch die hydrotherapeutischen Maßnahmen werden in der Regel vom Masseur durchgeführt. Außerdem darf man nicht vergessen, daß viele Rheumakliniken aus bzw. in Kurorten entstanden sind und mit der Kurorttherapie balneologische, ortsgebundene Heilmittel vom Masseur verabreicht werden. In der Klinik ist die enge Zusammenarbeit zwischen Masseur und Krankengymnastin nicht wegzudenken. Aufgrund des Ineinandergreifens der verschiedenen Therapieformen ist diese Zusammenarbeit am Wohnort durch die häufig gegebene räumliche Trennung erschwert.

Klinik, Wohnort und Hausbesuch, soziale Ligen*

Natürlich bietet die Klinik die idealen Voraussetzungen für die Gesamtbetreuung des Rheuma-Patienten. Es ist jedoch leicht ersichtlich, daß der Patient auch in der »Zwischenphase« – in der Regel die meiste Zeit des Jahres – einer adäquaten physikalischen Therapie zugeführt werden muß.
Die Therapie am Wohnort ist für die Krankengymnastik vor allem mit Problemen behaftet durch die Rezeptpflichtigkeit, durch die räumliche Trennung der zur Gesamtbetreuung des Patienten nötigen anderen Berufsgruppen und durch die oftmals gegebene Notwendigkeit und Pflicht zum Hausbesuch.
Gerade bei der wohnortnahen Betreuung des Patienten zeigt sich, wie sehr fachübergreifende Kenntnisse vonnöten sind. Während in der Klinik sich die Häufigkeit einer Behandlung vom Zustand des Patienten abhängig machen läßt – wie es idealerweise sein sollte –, muß man sich in der Praxis meist auf 2–3 Behandlungen pro Woche beschränken. Man ist am Wohnort folglich noch mehr auf die Eigenarbeit des Patienten angewiesen.
Die sozialen Ligen sind für die wohnortnahe Betreuung des Patienten unser wichtigster Ansprechpartner. Durch ein weitgehend flächendeckendes Netz von örtlichen Arbeitsgemeinschaften der Rheuma-Liga findet der Patient eine Organisation, die die Rheumabekämpfung fördert und sich auch die Koordination der mit der Rheumabekämpfung befaßten Institutionen zur Aufgabe gestellt hat. So können auch die sozialen Ligen der Krankengymnastin in vielen Dingen weiterhelfen. Andererseits stellt sich aber auch die Aufgabe für die Krankengymnastin, die örtlichen Arbeitsgemeinschaften beim Aufbau von Gruppentherapiemaßnahmen zu unterstützen.

Anamnese und rheumatologische krankengymnastische Befunderhebung

Die Anamnese und Befunderhebung versetzen uns in die Lage, Diagnosen zu stellen, den Zustand der Gelenke, der Wirbelsäule und der Weichteile zu beurteilen, Hinweise für die Therapie zu erhalten und die Prognose beurteilen zu können.
Anamnese und Befund sind nicht allein Sache des Arztes, sondern es sind alle daran interessiert, die mit dem Patienten arbeiten, also Krankengymnasten, Ergotherapeuten, Masseure und Krankenschwestern, wenn auch mit unterschiedlicher Gewichtung. Das Interesse des Arztes bezieht sich in erster Linie auf die Diagnose, das der Krankengymnastin und Ergotherapeutin mehr auf die Therapie und das der Krankenschwester vor allem auf die Betreuung und Pflege.

* (Deutsche Rheuma-Liga, Deutsche Vereinigung Morbus Bechterew u. a.)

Anamnese und Befund sind also Dokumente für die kooperative Zusammenarbeit, und die Tatsache, daß die Krankengymnastik und die Ergotherapie eine allgemeine und spezielle Dokumentation fordern, unterstreicht ihre Kompetenz und Verantwortung im Rahmen dieser Zusammenarbeit im Interesse des Patienten.
Die speziellen Kenntnisse der Krankengymnastin und Ergotherapeutin auf dem Gebiet der Pathobiomechanik gehen heute oft über die des Arztes hinaus. Daraus resultiert auch das Bedürfnis, über den allgemeinen Befund hinaus noch spezielle Daten zu erfassen und zu dokumentieren.
Es wird im Einzelfall unterschiedlich sein, welche Daten bereits vom Arzt erfaßt wurden und welche noch zusätzlich erhoben werden müssen. Auf jeden Fall ist es wichtig, einen Dokumentationsbogen zu haben, der in seiner Konzeption daran erinnert, alle wichtigen Fragen zu stellen, die Antworten und erhobenen Befunde übersichtlich und vollständig festzuhalten, und der dennoch so knapp wie möglich ist.
Es hat sich deshalb der Arbeitskreis »Anamnese- und Befunddokumentation« der Gesellschaft medizinischer Assistenzberufe für Rheumatologie zur Aufgabe gemacht, sowohl für die Anamnese als auch für den Befund Dokumentationsbögen zu entwerfen, und zwar in drei Stufen, entsprechend zunehmend detaillierter Datenerfassung und spezieller Fragestellungen:

Stufe I:

Erfassung, wie sie, allerdings mit sehr unterschiedlichen Vordrucken, in der Regel durch den Arzt erfolgt. Für den Fall, daß die entsprechenden Daten nicht vorliegen oder unvollständig sind, sind die Bögen der Stufe I entworfen worden, die bei entsprechendem Bedürfnis auch von den Assistenzberufen benutzt werden können.

Stufe II:

Die Bögen der Stufe II dienen der Erhebung und Dokumentation zusätzlicher Daten, die speziell für die Assistenzberufe von Interesse sind, aber in der Regel vom Arzt nicht erhoben werden.

Stufe III:

Die Bögen der Stufe III dienen der Erhebung und Dokumentation spezieller Daten, die für einzelne Berufsgruppen von Interesse sind.

Die Prinzipien der Dokumentationsbögen sind:
1. Vollständigkeit, trotzdem mögliche Beschränkung durch kritische Auswahl der zu dokumentierenden Daten im Hinblick auf Diagnose und Therapie.
2. Übersichtlichkeit und leichte Erfaßbarkeit der Daten.
3. Raumsparende Anordnung.
4. Möglichkeit, die betreffenden Bögen je nach Erfordernis bzw. Fragestellung nicht oder nur teilweise auszufüllen und für die anderen Assistenzberufsgruppen weiter mitzugeben.

Entsprechend der Einteilung in Stufen ergeben sich daher für die Anamnese und den Befund Bögen folgenden Inhalts:

Anamnese

Stufe I:

Allgemeine rheumatologische Anamnese, enthaltend
a) Beschwerden an Gelenken, Wirbelsäule, Weichteilen;
b) Allgemeinsymptome und Organbeschwerden, soweit sie diagnostisch wichtig sind;
c) Bisherige Therapie.

Stufe II:

Spezielle Anamnese mit besonderem Interesse für die Assistenzberufe
a) Berufsanamnese,
b) Sportliche Betätigung (mit Erläuterung der jeweils belasteten Gelenke, Wirbelsäulenabschnitte usw.),
c) Freizeitbeschäftigung,
d) Wohnungsverhältnisse,
e) Benutzung von Hilfsmitteln und Funktionshilfen,
f) Betreuung durch soziale Organisationen (z. B. Rheuma-Liga),
g) Deutlich im Vordergrund stehende Beschwerden,
h) Zusätzlicher Bogen für Rentenfragen.

Stufe III:

Detaillierter Funktionsfragebogen nur für die Ergotherapie.

Befund

Stufe I:

Allgemeiner rheumatologischer Befund, enthaltend:
a) Gelenkbefund einschließlich aktiver Beweglichkeit;
b) Wirbelsäulenbefund;
c) Weichteilbefund;
d) Deformation, Deviation, Subluxation;
e) Organbefunde, soweit für die Diagnose bedeutsam.

Stufe II:

Die Bögen der Stufe II sind untergliedert in einen Bogen a und b.
Der Bogen IIa dient der Orientierung auf die bevorzugt zu beachtenden und damit zu behandelnden Gelenke.
Auf dem Bogen IIb wählt man dann die entsprechenden gelenkorientierten Bögen aus, um nicht einen unnötig breiten Status erheben zu müssen.

Stufe III:

Ein Befundbogen der Stufe III mit spezieller Ausrichtung auf eine bestimmte Berufsgruppe wurde als nicht erforderlich erachtet.

Befund speziell bei juvenilen rheumatischen Erkrankungen

Stufe I:

Für die juvenilen rheumatischen Erkrankungen wurde ein spezieller Befundbogen entwickelt. Er enthält den allgemeinen Gelenk- und Wirbelsäulenbefund sowie speziell die eventuellen Achsenfehlstellungen, Beinlängendifferenzen usw., die beim Kind eine besondere Rolle spielen.

Aufnahme der Anamnese

Das erste Gespräch mit dem Patienten dient der Erstellung einer Anamnese, wobei die erhaltenen Daten und Informationen einem standardisierten Schema folgend dokumentiert werden:

1. Familienanamnese,
2. Allgemeine Eigenanamnese,
3. Sozial- und Berufsanamnese,
4. Spezielle rheumatologische Anamnese,
5. Jetzige Klagen.

ad 1: Bei der Erstellung der Familienanamnese sollen vor allem Fragen bezüglich bekannter Erbkrankheiten, bzw. familiärer Häufung von Erkrankungen (Psoriasis, Muskelerkrankungen, Stoffwechselerkrankungen etc.) gestellt werden.
ad 2: Hier stellt man vor allem Fragen bezüglich bisheriger Erkrankungen, Unfälle und Operationen, Krankenhaus- und Kuraufenthalte.
ad 3: Berufliche und soziale Gegebenheiten können dabei Hinweise auf körperliche und seelische Belastungen geben.
ad 4: Die spezielle rheumatologische Anamneseerhebung umfaßt Fragen nach:
Beginn der Erkrankung (Alter, Zeitpunkt, akut oder schleichend, welche Gelenke, Zusammenhang mit anderen Erkrankungen oder anderen Ereignissen etc.),
Verlauf der Erkrankung (z. B. schubweise, fieberhaft etc., Befallsmuster, Abhängigkeit von fremder Hilfe),
bisherige medikamentöse Therapie (s. Kap. 5),
bisherige operative Therapie (s. Kap. 8),
bisherige physikalische Therapie (Krankengymnastik, Massagen, Kuren, Ergotherapie) (s. Kap. 6),
Betreuung durch soziale Ligen (s. S. 138, 297),
homöopathische und »alternative« Therapien,
Erfolg oder Mißerfolg bisheriger therapeutischer Maßnahmen.
ad 5: Die gezielte Befragung richtet sich dabei auf:
Schmerzen,
Schwäche,
Bewegungseinschränkungen.
Bei der Erhebung der Schmerzanamnese richtet man sich nach dem Fragenkomplex: wo, wie, wann, wie lange, warum (*Tab. 23*).

Tab. 23: Schmerzanamnese.

WO:	periartikulär artikulär (mon- oder polyartikulär) muskulär generalisiert oder lokal (z. B. Fersenschmerz)	WANN:	dauernd, 1× pro Tag, Woche oder Monat bei Bewegung, Belastung bei Nacht und in Ruhe am Morgen beim Anlaufen beim Husten und Niesen
WIE:	ziehend dumpf bohrend kribbelnd stechend klopfend reißend ausstrahlend schwer zu definieren	WIE LANGE: WARUM:	Stunden, Tage Entzündung des Gelenkes Verschleiß des Gelenkes Nervenschmerz

Gibt der Patient in der Befragung eine Schwäche an, muß man differenzieren nach:
- allgemeiner körperlicher Schwäche,
- Schwäche der Muskulatur,
- Schwäche des Bandapparates.

Werden Bewegungseinschränkungen in der Anamnese erhoben, muß man differenzieren nach tageszeitlich abhängigen Bewegungseinschränkungen (Morgensteifigkeit), Kontrakturen, Deformitäten und Destruktionen (Knorpel, Knochen, Sehnen).
Die Erhebung und Dokumentation der »krankengymnastischen« Anamnese ist Voraussetzung für die Erstellung eines Behandlungskonzeptes. Da die Patienten in der Regel mit einer definitiven Diagnose in die krankengymnastische Behandlung kommen, wird die Analyse von Anamnese und Befunderhebung den Therapieplan bestimmen.

Befunderhebung

Die gezielte Beobachtung des Patienten, seines Verhaltens und seiner Äußerungen, liefert wichtige Informationen über den Zustand und das Ausmaß seiner Behinderung. »Den Patienten beobachten heißt vom Patienten lernen!«
Die standardisierte Befunddokumentation umfaßt:
1. Inspektion,
2. Palpation,
3. Funktionsprüfungen.

ad 1. Inspektion

Die Inspektion beginnt mit dem allgemeinen Eindruck vom Patienten, wenn er zur Behandlung kommt. Man beobachtet ihn beim Hereinkommen (Gangbild), beim Mantel

ausziehen, Mantel aufhängen, Hinsetzen, Sitzen (Haltung) usw. Dadurch bekommt man den ersten allgemeinen Eindruck vom Ausmaß der Behinderung und von den entwickelten Kompensationsmechanismen.
Nun erstellt man einen Haltungsstatus von dorsal, ventral und lateral. Er zeigt die Auswirkungen der veränderten anatomischen Strukturen auf die Statik. Es lassen sich dabei Gelenkfehlstellungen, Befallsmuster, Hautveränderungen, Schwellungen, Muskelatrophien und andere Auffälligkeiten gut erkennen.
Die Beurteilung der Dynamik anhand von Alltags- und Gebrauchsbewegungen und des Gangbildes zeigt die Komplexität der Bewegungsbehinderungen und deren Kompensation auf (*Tab. 24*).

Tab. 24: Inspektion.

Statik (Haltungsstatus)
Dynamik (Gangbild)
Fehlstellungen (Deformitäten, Kontrakturen)
Befallsmuster (kleine und große Gelenke, Halswirbelsäule, Kiefergelenke, Sternoklavikulargelenke und Sehenscheiden)
Hautveränderungen (Farbe: Rötung, Struktur: »Pergamenthaut«, psoriatische Veränderungen, Narben)
Schwellung (Gelenke, Sehnenscheiden, Weichteile)
Muskelrelief (Atrophien)
Andere Auffälligkeiten (Knoten etc.)

ad 2. Palpation

Die Palpation ist die erste manuelle Untersuchung des Patienten.
Sie ist häufig ausschlaggebend für die Entwicklung eines Vertrauensverhältnisses zwischen Therapeut und Patient.
Die Palpation der betroffenen Gelenke und umgebenden Weichteile liefert Informationen über Hautveränderungen, Schwellung, Druckschmerz, knöcherne Veränderungen und Krepitation (*Tab. 25*).

Tab. 25: Palpation.

Hautveränderungen (Überwärmung, Hyperhidrosis, Pergamenthaut, Verschieblichkeit)
Schwellung (Kapsel, Erguß, Synovitis, Knoten)
Druckschmerz (lokalisiert, diffus)
Knöcherne Veränderungen (z. B. Exostosen)
Bewegungsreiben

ad 3. Funktionsprüfungen

Zur Klassifizierung der funktionellen Kapazität des Patienten eignet sich sehr gut die Einteilung nach Steinbrocker:

Grad Behinderung

I Meistert tägliches Leben und Berufstätigkeit ohne Einschränkung;

II Trotz Schmerzen und Bewegungseinschränkung zu normaler Aktivität fähig, evtl. nur mit kleinen funktionellen Einschränkungen;

III Bedeutende Schwierigkeiten, im täglichen Leben auf fremde Hilfe beim Ankleiden, bei der Hygiene, beim Essen oder bei Transporten angewiesen, mehr als 50% bis 100% arbeitsunfähig;

IV Vollständig von fremder Hilfe abhängig, ganz oder fast ganz an Rollstuhl oder Bett gebunden, 100% arbeitsunfähig.

Es bestimmen zunächst also nicht separate Funktionstests einzelner Gelenke die Untersuchung, sondern die Beurteilung notwendiger Alltags- und Gebrauchsfunktionen für das »normale Leben«. Voraussetzung ist das Wissen über die normale Funktion eines Bewegungsapparates als Ganzes und die Dysfunktion beim Patienten. Es ist also bei Patienten mit chronischer Polyarthritis zunächst weniger auf das Bewegungsausmaß eines Gelenkes zu achten, als vielmehr auf die funktionierende Einheit eines »Bewegungsabschnittes«.
Dabei eignet sich die Einteilung des Bewegungsapparates in zwei funktionelle Abschnitte:

- obere Extremität, Schultergürtel, Hals- und Brustwirbelsäule;
- untere Extremität, Beckengürtel und Lendenwirbelsäule.

Oberer Körperabschnitt:
Bei der Betrachtung der oberen Extremität sind zwei Bewegungsmuster von Interesse:

1. Bewegungen, die von der Streckung in die Beugung, d. h. zum Körper hin zielen für die Alltagsfunktionen, wie z. B. essen, ankleiden, kämmen, waschen, tägliche Toilette etc.
2. Bewegungen, die vom Körper weggerichtet sind und somit das maximale Arbeitsfeld der oberen Extremität bestimmen.

Es lassen sich nun diese Bewegungsmuster des oberen Körperabschnittes vielfältig untersuchen. Für die Untersuchung der Alltagsfunktionen ist die Bewegung aus der Streckung in die Beugung des Armes in verschiedenen Ebenen wesentlich, z. B. Sagittalebenen beim Essen, Horizontalebenen beim Kämmen, Frontalebenen beim Gesicht waschen und der täglichen Toilette mit Schürzengriff und Nackengriff.
Für die Untersuchung des Arbeitsfeldes bestimmt man zunächst die funktionelle Länge des Armes. Diese erstreckt sich in gerader Linie vom Akromion zur Mittelfingerspitze. Bei Beteiligung der oberen Extremität wird diese aufgrund der Deformitäten immer verkürzt sein (Flexion im Ellenbogen, Handskoliose). Nun untersucht man das Arbeitsfeld, indem der Patient einen Halbkreis mit beiden Armen in verschiedenen Ebenen beschreibt (Frontalebenen, Horizontalebenen und Sagittalebenen). Dies führt jeweils zu einer Schnittfläche der beiden Halbkreise. Das ist die Fläche, die der Patient mit beiden Armen erreichen kann.
Die Bewegungsausmaße sind dabei in Belastung und in Entlastung zu bestimmen.

Unterer Körperabschnitt:

Bei der Betrachtung der unteren Extremität sind ebenfalls zwei Bewegungsmuster von Interesse:

1. Bewegungen von der Streckung in die Beugung zur Verrichtung von Alltagsfunktionen wie z. B. Strümpfe anziehen.
2. Bewegungen von der Beugung in die Streckung zur Fortbewegung wie z. B. Aufstehen, Gehen.

Die Untersuchung für die Funktionsbewegungen in die Beugung erfolgt über die Beurteilung der Alltagstätigkeiten wie z. B. An- und Auskleiden, Sitzen. Sie kann zumeist unbelastet erfolgen.
Die Beurteilung der Funktionen wie Aufstehen, Stehen, Gehen, Treppensteigen etc. gibt Aufschluß über die in die Streckung gerichteten Bewegungen. Ihre Untersuchung erfolgt in Belastung.
Funktionsprüfungen mit exaktem Gelenkstatus an einzelnen Gelenken geben Aufschluß über deren Grad der Schädigung durch ein unterschiedliches Bewegungsausmaß in Belastung und in Entlastung. Jedes Gelenk ist also stadienbezogen einzuteilen.
Die Untersuchung der Gelenkbeweglichkeit erfolgt aktiv mit Widerstand, aktiv und passiv unter Berücksichtigung der Tageszeit, des Wochentages und vorher eingenommener Medikamente. Ebenso erfolgt die Prüfung der Bewegungen symmetrisch, d. h. an beiden Extremitäten. Die Messung wird mit der Neutral-Null-Methode dokumentiert.
Auch die Stabilitätsprüfung erfolgt gelenkbezogen und symmetrisch. Dabei ist zu beachten, ob ein Gelenk vorrangig band- oder muskelstabilisiert ist (*Tab. 26*).

Tab. 26: Band- und Muskelführung sowie Rollgleitbewegungen der Gelenke.

Extremitätengelenke:	*vorwiegend bandgeführt*	*vorwiegend muskelgeführt*	*Gleitgelenk*	*Roll-Gleitgelenk*
Finger und Hand	×			×
Ellenbogen	×		×	
Schulter		×		×
Füße	×			×
Knie	×			×
Hüften		×	×	

Bei der Muskelfunktionsprüfung unterzieht man gewisse Muskeln vorrangig der Kontrolle, von denen man weiß, daß sie bevorzugt atrophieren und ihre Unterfunktion dann Deformitäten begünstigen kann (z. B. M. peronaeus longus oder die Flexoren an der Schulter). Die Beurteilung kann meist nicht nach der bekannten Muskelfunktionsprüfung – Skala 0 bis 5 bei standardisierten Ausgangsstellungen – erfolgen, da der Knorpelzustand des Gelenkes eine Bewegung gegen Widerstand oft unmöglich macht, bzw. Kontrakturen das endgradige Bewegungsausmaß blockieren. Es ergäben sich somit falsche Werte, die

nichts über die Kraft der Muskulatur aussagen. Umfangmaße geben Aufschluß über evtl. Atrophien.
Zu bedenken sei jedoch, daß eine Schwäche oft ein Ausdruck der Schmerzhaftigkeit einer Kontraktion ist. Zu bedenken sei auch noch, daß vorrangig die Muskulatur atrophiert und demzufolge besonders befundet werden muß, die sich entwicklungsgeschichtlich als letzte entwickelt hat (z. B. M. quadriceps, M. glutaeus maximus, M. triceps brachii und M. opponens pollicis).
Bei der Funktionsprüfung ist zu beachten, daß bei den üblichen Gelenkmessungen die Deformitäten nicht verstärkt werden, und daß bei Instabilitäten geführte Bewegungen in Korrekturstellung durchzuführen sind. Die aus der Anamnese und den bisherigen Untersuchungen erhaltenen Informationen sind hier zu berücksichtigen. Dadurch müssen bestimmte Funktionsprüfungen evtl. von vornherein unterbleiben (Schmerzangabe in Belastung erfordert Funktionsprüfung in Entlastung!). Aus diesen Gründen ist ersichtlich, daß die Funktionsprüfungen immer den Schluß der allgemeinen Befunderhebung darstellen (*Tab. 27*).

Tab. 27: Funktionsprüfung.

Prüfung der funktionellen Kapazität
Funktionsprüfung von Körperabschnitten
Bewegungsprüfung der Gelenke
Stabilitätsprüfung der Gelenke
Muskelfunktionsprüfung

Dokumentationsbögen für den rheumatologischen Befund (S. 147–151)

Zur Veranschaulichung sind im folgenden der Befundbogen Stufe II a und ein Gelenkbogen der Stufe II b (Hand- und Fingergelenke) dargestellt. Als Kopiervorlagen finden sich alle Bögen zu den Anamnese- und Befundstufen in einem Buch der Gesellschaft medizinischer Assistenzberufe für Rheumatologie e. V.: Rheumatologische Anamnese- und Befunddokumentation für medizinische Assistenzberufe, EULAR Verlag, Basel, 1990.

Name	Vorname	Geb.	I-Zahl

Rheumatologischer Befund

B-Stufe IIa

Beurteilungsbogen zur Funktionsprüfung

Datum ____________

Welchem Stadium nach Steinbrocker ist der Patient zuzuordnen?	Welcher Körperabschnitt ist verantwortlich für den Grad der Behinderung?	In welcher Art der Bewegung ist der Patient behindert?		Welche Gelenke sind hauptsächlich verantwortlich für die Behinderung?
I ☐ II ☐	1. Obere Extremität Schultergürtel HWS/BWS ☐	a) Bewegungen zum Körper hin = Alltagsfunktionen wie z. B. essen, anziehen, waschen, Toilette	welche?	Hand/Finger ☐ Ellbogen ☐ Schulter/ Schultergürtel ☐
		b) Bewegungen vom Körper weg = Arbeitsfeld	welche? Funktionelle Länge d. Armes verkürzt?	BWS ☐ HWS ☐
III ☐	2. Untere Extremität Beckengürtel LWS ☐	a) Bewegungen von Streckung zu Beugung = Alltagsbewegungen wie z. B. Strümpfe anziehen	welche?	Fuss/Zehen ☐ Knie ☐
IV ☐		b) Bewegungen von Beugung zu Streckung = aufstehen, gehen, treppensteigen	welche? Länge der Gehstrecke?	Hüfte ☐ LWS ☐

Name	Vorname	Geb.	I-Zahl

B-Stufe IIb

Rheumatologischer Befund

Datum ______________ Uhrzeit ______________

R Hand- und Fingergelenke -1- L

☐ ______________ OB ______________ ☐

______________ Betroffen seit ______________

______________ *Operationen* (wann? welche?) ______________

I. Schmerz

______________ *Wo?* ______________

______________ *Wie?* ______________

Ruhe ☐ Bewegung ☐ Belastung ☐ — *Wann?* — Ruhe ☐ Bewegung ☐ Belastung ☐

II. Inspektion

______________ 1. *Hautveränderungen* (welche?) ______________
(z. B. Rötung, Strukturveränderungen, Narben)

______________ 2. *Schwellung* (wo?) ______________

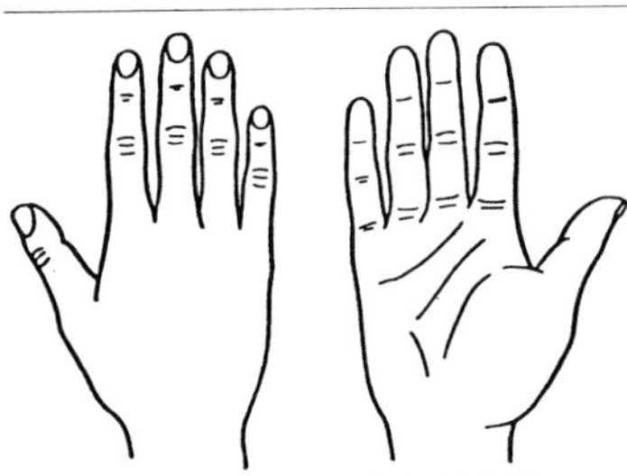

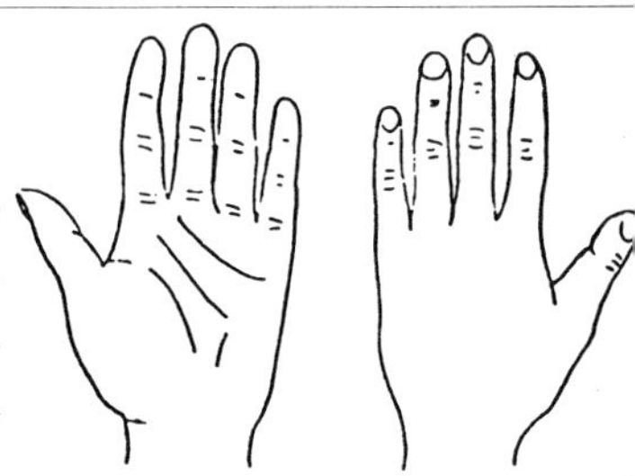

______________ 3. *Muskelatrophien* (wo?) ______________

4. *Fehlstellungen* (welche? funktionelles Stadium?)

Bajonettst. ☐ Radialst. ☐ Ulnarst. ☐ — Handgelenk — Bajonettst. ☐ Radialst. ☐ Ulnarst. ☐

gut ☐ abgeflacht ☐ aufgehoben ☐ — Transversaler Bogen — gut ☐ abgeflacht ☐ aufgehoben ☐

R Hand- und Fingergelenke -2- L

Ulnar-dev.	Radial-dev.	Sublux.	Lux.	MCP-Gelenke (wo? II-V)	Ulnar-dev.	Radial-dev.	Sublux.	Lux.
☐	☐	☐	☐		☐	☐	☐	☐

Schwanenhals	Knopfloch	Operngl.	D II-V (wo?)	Schwanenhals	Knopfloch	Operngl.
☐	☐	☐		☐	☐	☐

Lateralinstabilität — PIP-, DIP-Gelenke (wo?) — Lateralinstabilität

______________________ ______________________

Schwanenhals	90/90	Lateralinstab.	Adduktionsstell.	Opernglas	Daumen	Schwanenhals	90/90	Lateralinstab.	Adduktionsstell.	Opernglas
☐	☐	☐	☐	☐		☐	☐	☐	☐	☐

______________ Sonstige ______________

______________ 5. *Andere Auffälligkeiten* (welche?) ______________
(z. B. Rheumaknoten, Sehnenrupturen, Nagelveränderungen)

______________________ ______________________

______________ 6. *Orthesenversorgung* (welche?) ______________

______________________ ______________________

III. Palpation

______________ 1. *Hautveränderungen* (welche?) ______________
(z. B. Überwärmung, Hyperhidrosis, Verschieblichkeit)

______________________ ______________________

______________ 2. *Schwellung* (wie?) ______________
(Kapsel-derb, Synovitis, Erguss-weich, sulzig)

______________________ ______________________

______________ 3. *Gestörte Sensibilität* (wo?) ______________
(z. B. Karpaltunnelsyndrom)

______________________ ______________________

______________ 4. *Druckschmerzpunkte* (wo?) ______________
(z. B. Gaensslen, Ulnaköpfchen)

______________________ ______________________

______________ 5. *Krepitation* (wo?) ______________
(artikulär, tenosynovitisch)

______________________ ______________________

______________ 6. *Andere Auffälligkeiten* (welche?) ______________

______________________ ______________________

IV. Funktionsprüfung

gut	eingeschränkt	nicht möglich	*1. Bewegungsausmass Handöffnen*	gut	eingeschränkt	nicht möglich
☐	☐	☐	Strecken (DI-V/MCP, PIP, DIP)	☐	☐	☐

______________ Bewegungsausmass begrenzt durch ______________

R Hand- und Fingergelenke -3- L

gut	einge- schränkt	nicht möglich		gut	einge- schränkt	nicht möglich
☐	☐	☐	Spreizen (DI-V)	☐	☐	☐
			Bewegungsausmass begrenzt durch			
☐	☐	☐	*Handschluss* Grosse Faust (DI-V/MCP, PIP, DIP)	☐	☐	☐
			Bewegungsausmass begrenzt durch			
☐	☐	☐	Kleine Faust (DI-V/PIP, DIP)	☐	☐	☐
			Bewegungsausmass begrenzt durch			

gross (Flasche)	mittel (Glas)	klein (Stock)	*Oppositionsfähigkeit des Daumens*	gross (Flasche)	mittel (Glas)	klein (Stock)
☐	☐	☐	Umgreifen von Gegenständen	☐	☐	☐
			Bewegungsausmass begrenzt durch			

Handgelenksbeweglichkeit

gut	einge- schränkt	nicht möglich		gut	einge- schränkt	nicht möglich
☐	☐	☐	radial	☐	☐	☐
☐	☐	☐	ulnar	☐	☐	☐
☐	☐	☐	dorsal	☐	☐	☐
☐	☐	☐	palmar	☐	☐	☐

I	II	III	IV	*2. Funktionelles Stadium* der Handskoliose	I	II	III	IV
☐	☐	☐	☐		☐	☐	☐	☐

3. Stabilitätsprüfungen

ja	nein		ja	nein
☐	☐	Handgelenk (palmare Schublade)	☐	☐
☐	☐	Radioulnargelenk (path. Beweglichkeit)	☐	☐
☐	☐	Karpo-Metakarpalgelenk (path. Beweglichkeit der Metacarpalia II und III gegeneinander)	☐	☐
☐	☐	MCP-Gelenke (palmare Sublux. bei Beugespannung)	☐	☐
☐	☐	Path. Spreizfähigkeit der Finger in Flexion (welche Finger? D II-V)	☐	☐
☐	☐	IP-Gelenk (palmare Sublux.)	☐	☐

R Hand- und Fingergelenke -4- L

__________ Lateralinstabilitäten (wo? PIP, DIP) __________

4. Kraft/Geschicklichkeit

Kraftgriffe

besser in 0-Stellung als in Dorsalstell. des Handgel.	verstärkte Radialisierung des Karpus	eingeschränkt	nicht möglich		besser in 0-Stellung als in Dorsalstell. des Handgel.	verstärkte Radialisierung des Karpus	eingeschränkt	nicht möglich
☐	☐	☐	☐	Hakengriff	☐	☐	☐	☐
☐	☐	☐	☐	Hammergriff	☐	☐	☐	☐
☐	☐	☐	☐	Zylindergriff	☐	☐	☐	☐

Präzisionsgriffe

☐	☐	☐	☐	Schlüsselgriff	☐	☐	☐	☐
☐	☐	☐	☐	Spitzgriff	☐	☐	☐	☐

Kraftentwicklung

ja	nein		ja	nein
☐	☐	Kraftverlust beim Greifen	☐	☐
☐	☐	Vergrösserung der Greifkraft durch stab. Orthesen am Handgelenk	☐	☐
☐	☐	an den MCP-Gelenken	☐	☐

gleich	distal weniger		gleich	distal weniger
☐	☐	Kraftentfaltung der Beuger auf MCP, PIP, DIP	☐	☐

Manipulatorische Geschicklichkeit

min	sec		min	sec
___	___	Ausräumen einer Streichholzschachtel	___	___
___	___	Einräumen einer Streichholzschachtel	___	___

V. Weitere Befunde

Befundanalyse und Therapieplanung

Wesentlich ist nun, daß alle erhaltenen Informationen aus Anamnese und Befunderhebung in einen Zusammenhang gebracht werden zu den Anforderungen, die dem Patienten im täglichen Leben gestellt werden.
Der Therapeut stellt ein sogenanntes »Risikodenken« in den Vordergrund, d. h. ständige Beachtung der Möglichkeit schneller Veränderungen im Krankheitsbild und die Kenntnis der möglichen Ursachen, die zu einer Verschlechterung führen können. Man sollte versuchen, *immer einen Schritt schneller zu sein als die Deformität*, indem man aus den gewonnenen Befunden, unter Überlegung der pathomechanischen Vorgänge im Gelenk, sofort die richtige Therapie im Sinne des Gelenkschutzes einleitet.

Befundanalyse

Schmerzen

Die Patienten geben die Schmerzen häufig periartikulär als ziehende, dumpfe, bohrende, schwer zu definierende Schmerzen an. Die Synovitis verursacht Bewegungs- und Belastungsschmerzen. Patienten mit aktiven Verlaufsformen oder in Schubsituationen klagen über Nacht- und Ruheschmerzen. Die Schmerzen sind in den frühen Morgenstunden häufig stärker. Bei zunehmender Gelenkschädigung nehmen die Schmerzen bei Belastung zu, besonders zu Beginn einer Bewegung (Anlaufschmerz bei Arthrosen).
Um entscheiden zu können, ob die Schmerzen von der Synovitis herrühren oder ob der Gelenkknorpel geschädigt ist, ist das jeweilige Gelenk funktionell zu untersuchen (s. S. 91, 92). Diese Untersuchung ist wesentlich für die Beurteilung der Leistungsfähigkeit des Gelenkes, der einzusetzenden Behandlungsmöglichkeiten und der Beachtung der Schmerzgrenze.
Im Stadium 1 und 2 mit keinen bzw. geringen Knorpelläsionen kommen die Schmerzen von der Synovitis und verbessern sich in den meisten Fällen durch Bewegung. »Die Schmerzgrenze ist zu respektieren, aber nicht vor ihr zu kapitulieren« (Peter). Sie wird in diesen Fällen bereits zu Beginn der Behandlung »überschritten«, da der Patient ja über Ruheschmerzen klagt.
Im Stadium 3 und 4 mit ausgeprägten Knorpelläsionen ist die Behandlung unter Berücksichtigung der Schmerzgrenze zu gestalten, ähnlich oder gleich der Behandlung einer Arthrose, also vorwiegend in Entlastung. Natürlich soll in jedem Fall möglichst schmerzfrei behandelt werden unter Anwendung aller uns zur Verfügung stehenden Techniken.
Ferner sollte in die Überlegung für die Behandlung mit einbezogen werden, welche Bewegungsform in einem Gelenk dominiert, also Roll-Gleitbewegung oder reine Gleitbewegung. Gleiten verlangt eine glatte Knorpeloberfläche, ist also in Stadium 3 und 4 in Belastung nicht mehr möglich, während Rollbewegungen auch bei großer Knorpelschädigung erhalten bleiben. Dies spielt bei der Therapie eine große Rolle.
Andere Schmerzen treten auf, wenn ein Nerv komprimiert wird (z. B. beim Karpaltunnelsyndrom). Verbunden mit derartigen »anderen« Schmerzen treten häufig Parästhesien auf.

Patienten mit einer Spondylitis ankylosans klagen über tiefsitzende Rückenschmerzen, die besonders ausgeprägt in der Nacht oder am frühen Morgen oder beim Sitzen auftreten (Ruheschmerzen), Gesäßschmerzen, die oft in die Beine ausstrahlen und den Patienten aus dem Bett »zwingen«. Diese Schmerzen bessern sich bei Tagesbeanspruchung.
Im akuten Stadium können Husten- und Niesschmerzen auftreten. Auch Thorax- oder Nackenschmerzen sowie Fersenschmerzen werden angegeben.
Schmerz vergrößert die Muskelspannung, was wiederum eine Überbelastung und damit Schmerzen zur Folge hat. Es gilt, diesen »circulus vitiosus« zu durchbrechen.

Schwäche

Die Patienten geben eine Schwäche oder einen Kraftverlust entweder allgemein, d. h. generalisiert, oder gelenk- oder extremitätenbezogen, d. h. lokal, an.
Fühlt sich der Patient insgesamt schwach, so äußert er zumeist auch folgende Krankheitssymptome:
Krankheitsgefühl, Müdigkeit, Abgeschlagenheit, Appetitlosigkeit, Gewichtsverlust, Fieber, Schwitzen, Schlaflosigkeit.
Zu berücksichtigen ist, daß bei entzündlich-rheumatischen Erkrankungen auch innere Organe mitbefallen sein können, was für die Therapieplanung entscheidend ist und häufig eine andere Dosierung und Art der Therapie erforderlich macht.
Wird vom Patienten ein lokaler Kraftverlust angegeben, so kann er bedingt sein durch:
1. Instabilitäten des Bandapparates,
2. schwache Muskulatur.

ad 1: Die hochaggressive Synovitis zerstört im Verlauf der Erkrankung den Knorpel sowie Strukturen des Kapsel-Bandapparates der Gelenke. Das hat natürlich für alle bandgeführten Gelenke deren Instabilität zur Folge.
Die zur Verfügung stehende Muskulatur kann die Stabilisierung dieser Gelenke auf Dauer nicht übernehmen, und es kommt zur falschen inneren Kompensation.
Beispiel: Synovitis im Handgelenk – Instabilität des Bandapparates – Kompensation über die Muskulatur (vor allem M. extensor carpi radialis).
Folge: Kraftverlust für die Handfunktionen und falsche innere Kompensation in die Radialabduktion der Hand.

ad 2: Synovitis und Schmerz führen zur Hemmung der Muskelfunktion. Man kann dies besonders deutlich am M. quadriceps sehen.
Beispiel: Synovitis im Kniegelenk – Dehnung der Gelenkkapsel – Schmerzen bei der Spannung.
Folge: Kraftverlust und Hypotrophie der Muskulatur durch Inaktivität (Schmerzhemmung).
Schwäche ist oft mehr ein Ausdruck der Schmerzhaftigkeit einer Kontraktion als verminderter Innervation oder reduzierten Trainings.
Ungleichgewicht der Muskulatur bzw. Schwäche einzelner Muskelgruppen kann zu Fehlbelastungen führen und dadurch Fehlstellungen bzw. Deformitäten begünstigen.

Beispiel: Der Zug des Tractus iliotibialis gewährleistet, daß im Kniegelenk beide Kondylen gleichmäßig belastet sind. Ist der Zug des Tractus zu schwach, läuft die Belastungslinie durch den medialen Kondylus des Kniegelenkes, was die mediale Gonarthrose begünstigt. Die Muskulatur sollte so auftrainiert werden, daß sie in einem Gleichgewicht steht.
Gibt der Patient also Schwäche an, so ist die Ursache dafür zu erkunden und zu behandeln. Aus Angaben des Patienten über tägliche Bewegungsmuster, Verhaltens- und Lebensgewohnheiten lassen sich Rückschlüsse ziehen auf ungünstige, gelenkschädigende Bewegungen. Man betrachtet und beurteilt die Bewegungsabläufe der Patienten im Sinne des Gelenkschutzes.

Bewegungseinschränkungen

Eine Synovitis verursacht Schmerzen und verlangt vom Gelenk eine Stellung, in der die Gelenkkapsel möglichst entspannt ist. Diese Schonhaltung reduziert zwar die Schmerzen, ist aber funktionell ungünstig. Nimmt die Schwellung wieder ab, schrumpft das Bindegewebe und fibrosiert. Es entsteht eine Kontraktur.
Eine Bewegungseinschränkung kann also bedingt sein durch:

- eine fibrotisch geschrumpfte Gelenkkapsel,
- verkürzte Sehnen und Muskulatur,
- raumfordernde Prozesse (z. B. Synovitiden, Zysten),
- Veränderungen des Gelenkes (Knorpel-, Knochenläsionen, Deformitäten).

Ebenso wie die Schmerzen ist häufig auch die Bewegungseinschränkung morgens größer durch die oft mehrere Stunden dauernde Morgensteifigkeit. Im Laufe des Tages kann man dann einen Funktionsgewinn verzeichnen.

Die Beurteilung von Schmerzen, Schwäche und Bewegungseinschränkung ermöglicht also Rückschlüsse auf den Zustand von Knorpel, Knochen, Kapsel-Bandapparat und Muskulatur – die vier wesentlichen anatomischen Strukturen eines Gelenkes.

Inspektion

Die Inspektion läßt uns aktive Stadien erkennen durch Rötung und Schwellung, läßt uns fortgeschrittene Stadien erkennen durch Atrophien, Fehlstellungen und Kontrakturen, läßt uns unterschiedliche Befallsmuster erkennen, z. B. an der Hand bei chronischer Polyarthritis und bei Psoriasisarthritis, und läßt durch andere Auffälligkeiten wie z. B. Rheumaknoten an prognostisch ungünstigere Verlaufsformen denken.
Psoriasisarthritis sowie periphere Gelenkbeteiligung bei der Spondylitis ankylosans deuten auf größere Versteifungstendenz hin als die chronische Polyarthritis. Die Bewegungsbehinderung wechselt im Tagesverlauf und zeigt durch die Morgensteifigkeit eine Funktionseinbuße und einen Funktionsgewinn im Laufe des Tages. Bei der Befunderhebung kann man deshalb tageszeitlich unterschiedliche Ergebnisse erhalten.
Die Bewegungsbehinderung wechselt von Patient zu Patient, d. h., man wird fast nie zwei Patienten treffen mit genau dem gleichen Befallsmuster und dem gleichen Zustand der

Gelenke. Deshalb ist für jeden Patienten ein individueller Befund zu erstellen und ein individueller Behandlungsplan aufzubauen.
Die Beurteilung der Dynamik, d. h. des Gehens oder Aufstehens oder Treppengehens, zeigt uns Ausweichbewegungen mit Fehlbelastungen einzelner Gelenke oder entlastende Kompensationen.
Beispiele:
- Das Gehen im DUCHENNE-Gangbild zeigt eine Entlastung des Hüftgelenkes.
- Das Gehen mit einem kürzeren Schritt mit einem Bein zeigt uns die fehlende Dorsalextension im anderen Sprunggelenk.
- Das rückwärts Heruntergehen der Treppe zeigt eine schmerzhafte Beteiligung der Kniegelenke.

Man muß sich jeweils fragen, welche Kompensationen gut, welche schlecht sind, wann man die innere Kompensation tolerieren kann oder wann eine äußere Kompensation besser im Sinne des Gelenkschutzes wäre.
Mann kann vom Patienten, von seinem Verhalten und aus seinen Angaben sehr viel lernen über den Zustand seiner Gelenke und die pathomechanischen Vorgänge in den Gelenken.

Palpation

Auch durch die Palpation lassen sich akute Phasen feststellen durch die Überwärmung über den betroffenen Gelenken, durch die weiche, sulzige und auf Druck federnde Schwellung bei einer Synovitis. Bei der Palpation einer Tenosynovitis fühlt sich bei Bewegung der Sehnen das Gewebe unter den Fingern wie »Grieß« an. Auch das »Hängenbleiben« eines Fingers in einer Stellung zeigt ein Tenosynovitis an.
Hyperhidrosis der Handflächen oder Fußsohlen sind ein diagnostisches Merkmal der chronischen Polyarthritis.
Die Pergamenthaut deutet auf eine längere Kortisontherapie hin und reagiert z. B. auf Kältereize viel schneller als normale Haut.
Artikuläres Reiben bei Bewegung sowie zahnradartiges Bewegen deuten auf eine Knorpelschädigung in einem fortgeschrittenen Stadium der Erkrankung hin. Druckschmerzhafte Sehnenansätze der Knieflexoren finden sich bei innerer muskulärer Kompensation von Seitenbandinstabilitäten des Kniegelenkes.

Funktionsprüfung

Die Klassifizierung der funktionellen Kapazität ermittelt den Grad der Behinderung des Patienten.
Die Funktion einzelner Körperabschnitte ist ausschlaggebend für die Selbständigkeit, Unabhängigkeit von fremder Hilfe und Mobilität eines Patienten. Das Bewegungsausmaß eines Gelenkes sagt dabei wenig bzw. nichts über die Funktionsbehinderung oder Mobilität des Kranken aus. Das fehlende Bewegungsausmaß eines Gelenkes kann durch die Nachbargelenke kompensiert sein. Die Arbeitsfelduntersuchungen ermitteln die Stellen,

an denen im Haushalt oder am Arbeitsplatz günstigstenfalls alle Geräte installiert werden sollten.
Die Funktionsuntersuchung eines Körperabschnittes zeigt uns z. B. die Einschränkung des Arbeitsfeldes, der Alltagsfunktionen oder der Mobilität auf. Man schlüsselt auf, welche Gelenke zu dieser Funktionsausübung beitragen und analysiert die Funktionsproblematik der betreffenden Gelenke.

Analyse der Erkenntnisse aus dem allgemeinen Befund

- Stadium der funktionellen Kapazität des Patienten;
- Ursache der entwickelten Kompensationsmechanismen;
- richtige oder falsche, d. h. gute oder schlechte Kompensationen;
- vorrangige Beschwerden nach Angaben des Patienten und deren Lokalisation:
  a) Ursache von Schmerzen,
  b) Ursache von Schwäche,
  c) Ursache von Bewegungseinschränkungen.

Analyse der Funktionsproblematik der betroffenen Gelenke

- Schwellung,
- Stabilität oder Instabilität,
- vorrangig Band- oder Muskelführung (*Tab. 26*),
- Roll-Gleitgelenk oder reines Gleitgelenk (*Tab. 26*),
- Grad der Knorpelschädigung der großen Gelenke (*Tab. 28*), bzw.
- Stufe der Funktionsstörung der kleinen Gelenke (*Tab. 28*),
- Deformität (Fehlstellung).

Befundzusammenfassung

Aus all diesen Angaben bekommt man einen Überblick über den Gesamtzustand des Patienten, seine wesentlichen und auffälligen Behinderungen und Befunde, seine bisherige Verlaufsform und Behandlung. Es lassen sich Prognosen auf eine gewisse Progredienz der Erkrankung (z. B. durch Rheumaknoten) stellen. Längere Bettlägerigkeit und / oder längere Kortisontherapie geben dem Therapeuten Hinweise auf eventuell bestehende Osteoporose. Trotz dieser vielen Erkenntnisse über den Gesamtzustand des Patienten bleibt die Notwendigkeit zur Befunderhebung speziell an jedem Gelenk bestehen.

Therapieplanung

Nach Abschluß der allgemeinen und speziellen Befunderhebung an jedem Gelenk ist der Therapieplan zu erstellen.
Die Therapieplanung umfaßt zunächst die *Gesamtbetreuung* des Patienten. Diese wird sich in der Klinik in der Regel leichter gestalten lassen als am Wohnort, da alle Berufsgrup-

Tab. 28: Stadienbezogene Behandlung der Gelenke.

Extremitäten-gelenke	Stadium I	Stadium II	Stadium III	Stadium IV
Finger- und Handgelenke	Korrigierende Funktionsschienen, aktive und passive Bewegungstherapie	Korrigierende Funktionsschienen, aktive und passive Bewegungstherapie	Lagerungsschienen, evtl. korrigierende bzw. stabilisierende Funktionsschienen, aktive und passive Bewegungstherapie	Lagerungsschienen, stabilisierende Funktionsschienen, Kompensation mit Funktionshilfen
Ellenbogen-gelenke	Widerstands-übungen	freie Übungen, d. h. Übungen gegen die Schwerkraft, in Entlastung Wider-standsübungen	Übungen in Ent-lastung, stabilisie-rende Orthesen, Isometrie, Kompensation	Übungen in Ent-lastung, stabilisie-rende Orthesen, Isometrie, Kompensation
Schulter-gelenke	Widerstands-übungen, Dehnung von Kontrakturen	freie Übungen, in Entlastung Wider-standsübungen, Dehnung von Kontrakturen	Dehnung und Übungen in Ent-lastung (evtl. mit kleinen Wider-ständen), Isometrie, Kompensation	Dehnung und Übungen in Ent-lastung, Isometrie, Kompensation
Zehen- und Fußgelenke	Korrigierende Einlagen, Übungen in Belastung (Stehen)	Stabilisierende Einlagen, passives Bewegen, Übungen in Entlastung (Sitzen)	Stabilisierende Einlagen, evtl. orthopädische Schuhe, passives Bewegen, Übungen in Entlastung	
Kniegelenke	Widerstands-übungen, evtl. Versorgung mit einer Gehstütze	freie Übungen oder Übungen in Ent-lastung mit Wider-stand, stabilisie-rende Orthesen, 1 Gehstütze	Übungen in Ent-lastung, evtl. mit geringem Wider-stand, stabilisie-rende Orthesen, 2 Gehstützen, muskuläre Arthro-dese in der Belastungsphase	Übungen in Ent-lastung, Isometrie, stabilisierende Orthesen, 2 Geh-stützen, muskuläre Arthrodese in der Belastungsphase
Hüftgelenke	Widerstands-übungen, evtl. Ver-sorgung mit einer Gehstütze	freie Übungen oder Übungen in Ent-lastung mit Wider-stand, 1 Gehstütze, muskuläre Arthro-dese bei Belastung	Übungen in Ent-lastung, evtl. mit kleinem Wider-stand, 2 Geh-stützen, muskuläre Arthrodese bei Belastung	Übungen in Ent-lastung, Isometrie, 2 Gehstützen, mus-kuläre Arthrodese bei Belastung

pen bei der Behandlung des Patienten zusammenarbeiten. Der Therapieplan richtet sich vor allem nach der *Ziel*setzung für die Behandlung. Oberstes Ziel wird immer sein, die Selbständigkeit und Unabhängigkeit des Patienten zu erhalten bzw. wiederzuerlangen. Da es bis dahin oft ein langer und beschwerlicher Weg ist, muß man von Zeit zu Zeit kleinere, erreichbare Ziele setzen in Form von Funktionen wie selbständiges Essen, Ankleiden etc. Dadurch werden dem Patienten auch Fortschritte gezeigt, und er kann besser zur Mitarbeit motiviert werden. Man legt nun die *Häufigkeit* der Behandlung fest. Diese richtet sich idealerweise nach dem Zustand des Patienten. Dann setzt man *Schwerpunkte* für die Behandlung. Diese Schwerpunkte für die Einzeltherapie richten sich einerseits nach den Angaben des Patienten, andererseits nach dem funktionellen Stadium, in dem sich der Patient bzw. das zu behandelnde Gelenk befindet. Je früher der Patient in Einzeltherapie kommt, desto günstiger ist die Prognose für den Verlauf der Behandlung. Alle »Frühstadien« der Erkrankung *müssen* Einzeltherapie bekommen, um durch das sog. »Risikodenken« (Brattström) den Deformitäten vorzubeugen (Prävention). Sind bereits Deformitäten eingetreten, so lassen sie sich durch eine gezielte Bewegungsbehandlung nicht rückgängig machen und die Zielsetzung für unsere Behandlung ist Rehabilitation. Die Gruppenbehandlung hat in allen Fällen nur den Stellenwert einer zusätzlichen Therapie. Die individuell vom Patienten erlernte Eigentherapie ist in allen Fällen indiziert und muß ein Leben lang und täglich ausgeführt werden. Der Therapeut lehrt den Patienten ein Übungsprogramm, das seinen individuellen Schwierigkeiten und seinem Gelenkzustand Rechnung trägt. Diese Übungen werden von Zeit zu Zeit kontrolliert bzw. bei Veränderungen im Krankheitsgeschehen abgeändert. So kann in der Einzeltherapie jeweils der Schwerpunkt für die Behandlung herausgegriffen werden.

Typische Befunde und Therapie der einzelnen Gelenke und der Wirbelsäule. Übungsbeispiele und Beispiele für häufige Fehler

Hand- und Fingergelenke

Typische Befunde

Bajonettstellung des Handgelenkes (*Abb. 41*),
Caput-ulnae-Syndrom,
Radialstellung des Handgelenkes (*Abb. 42*),
Ulnardeviation der Langfinger (*Abb. 42*),
Subluxation der MCP-Gelenke (*Abb. 41*),
Verlust des transversalen Bogens der Hand (*Abb. 43*),
Schwanenhalsdeformität (*Abb. 44*),
Knopflochdeformität (*Abb. 45*),
90/90 Deformität des Daumens (*Abb. 44*),

Lateralinstabilität einzelner Fingergelenke (*Abb. 46*),
Operngläsdeformität (*Abb. 47*),
Atrophien der Handmuskulatur,
Tenosynovitiden, Karpaltunnelsyndrom,
Sehnenrupturen,
Kontrakturen (Adduktionskontraktur des Daumens) (*Abb. 47*).

Man untersucht die Qualität und Kraft der fünf Grundgriffe, mit denen 90% aller Arbeiten des täglichen Lebens verrichtet werden:
1. Hakengriff (*Abb. 48*),
2. Hammergriff (*Abb. 49*),
3. Zylindergriff (*Abb. 50*),
4. Spitzgriff (*Abb. 51*),
5. Schlüsselgriff (*Abb. 52*).

Im Gegensatz zu Hammer-, Zylinder- und Spitzgriff werden Hakengriff als Kraftgriff und Schlüsselgriff als Präzisionsgriff auch bei sehr schwer betroffenen Händen sehr lange erhalten sein. Beim Hakengriff verläuft die Kraftlinie senkrecht zur Linie der MCP-Gelenke. Daraus resultiert eine Extension der Gelenkflächen, was schmerzfreie Kraftentwicklung für den Patienten bedeutet. Der Schlüsselgriff kommt der Stellung der Deformitäten der rheumatischen Hand entgegen und ist leichter zu erhalten als der Spitzgriff. Mit dem Schlüsselgriff als Präzisionsgriff kann man auch kleinste Gegenstände greifen und braucht nur ca. 45–60° Flexion in den Gelenken des 2. und 3. Fingers (*Abb. 53*). Um den Gegenstand allerdings festhalten zu können, benötigt man das volle Bewegungsausmaß im 4. und 5. Finger bei guter Beweglichkeit der Metacarpalia IV und V (*Abb. 54*). Bei Einschränkungen von Griffen untersucht man die Gelenke, deren Bänder, Kapsel und Muskulatur.

Abb. 41 (links): Bajonettstellung des Handgelenkes, Subluxationsstellung der MCP-Gelenke, Tendenz zur Schwanenhalsdeformität, Atrophie der Handmuskulatur, Adduktionsstellung des Daumens.
Abb. 42 (rechts): Radialstellung des Handgelenkes, Ulnardeviation der Finger (Handskoliose).

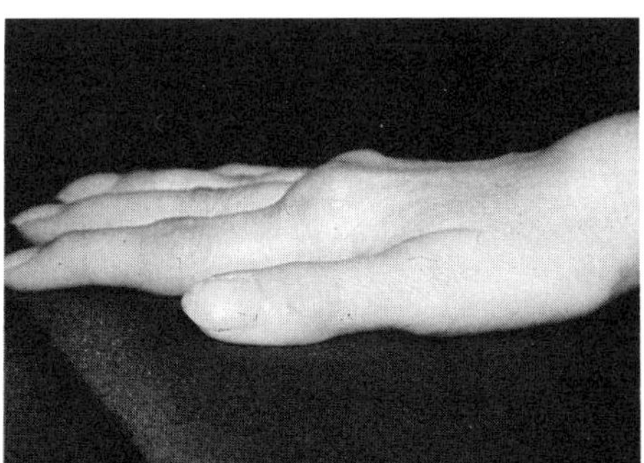

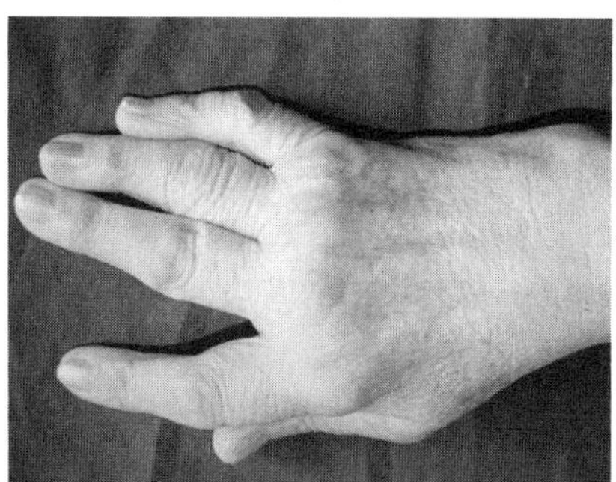

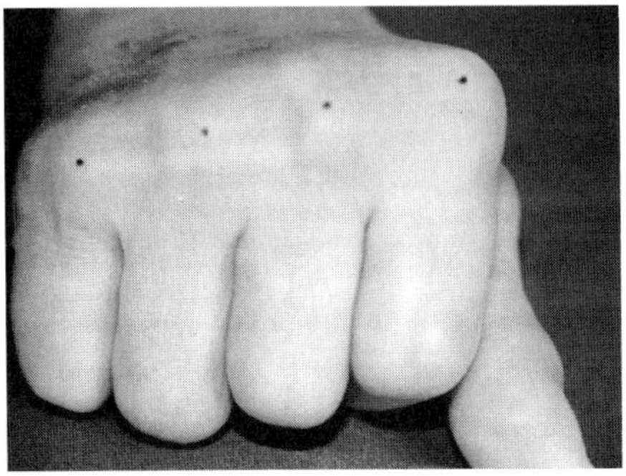

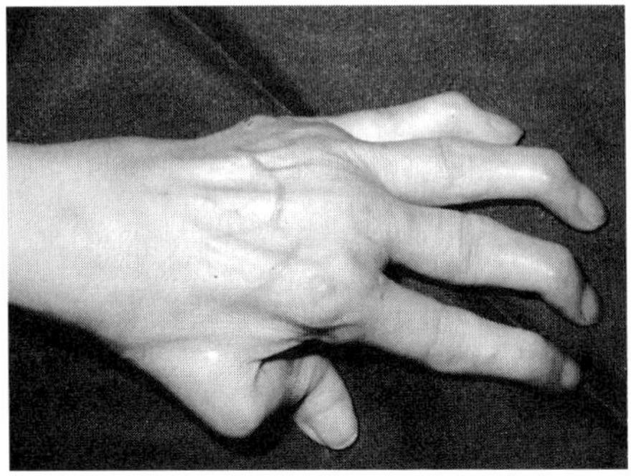

Abb. 43 (links): Verlust des transversalen Bogens der Hand.

Abb. 44 (rechts): Schwanenhalsdeformität der Langfinger, 90/90 Deformität des Daumens.

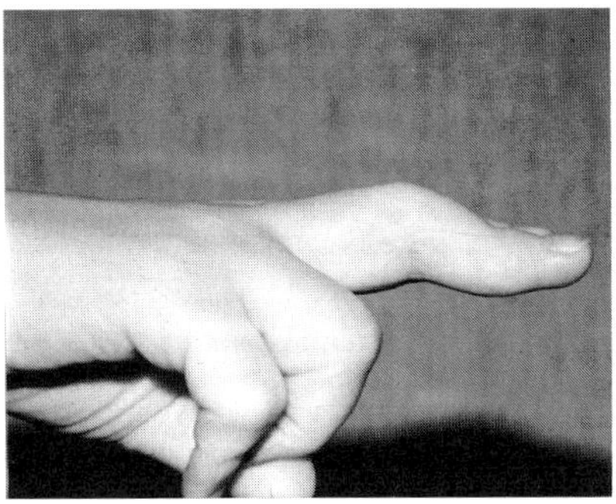

Abb. 45: Knopflochdeformität.

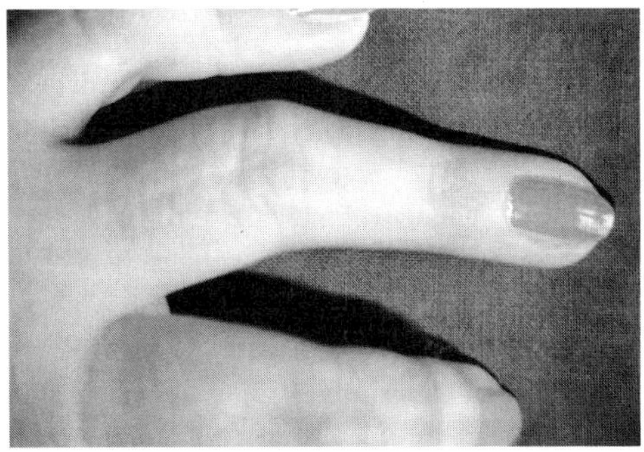

Abb. 46: Seitenbandinstabilität PIP D IV.

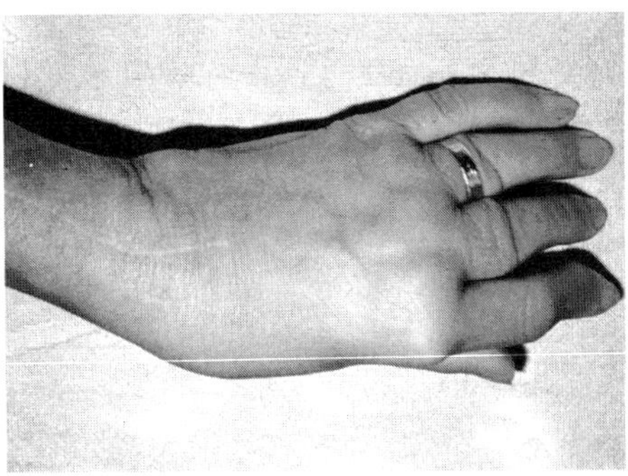

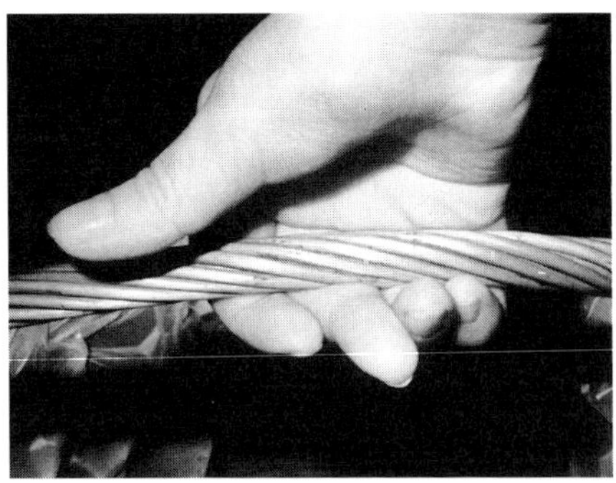

Abb. 47 (links): Opernglasdeformität der Finger und Adduktionskontraktur des Daumens.

Abb. 48 (rechts): Hakengriff.

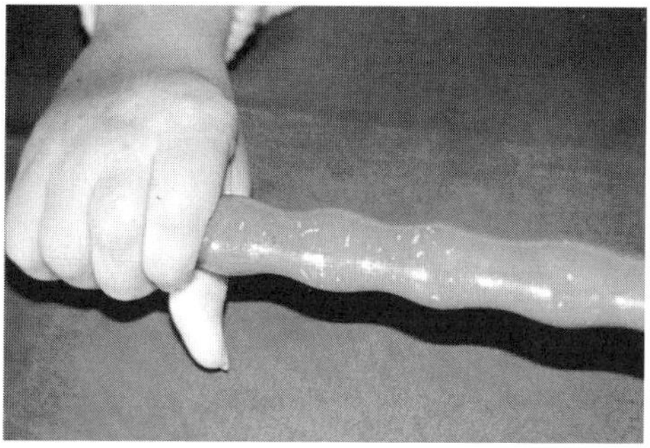

Abb. 49: Hammergriff.

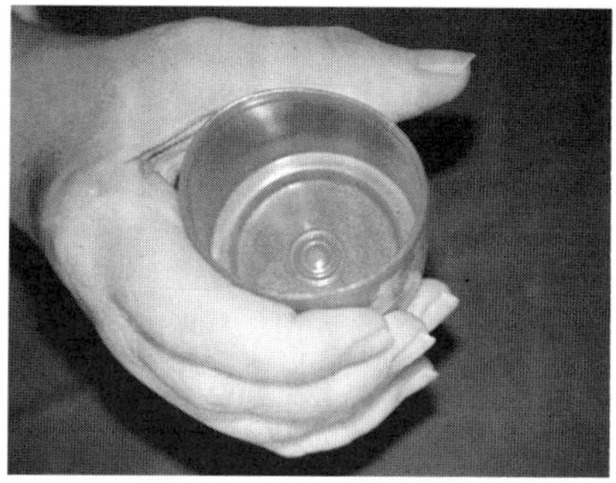

Abb. 50: Zylindergriff.

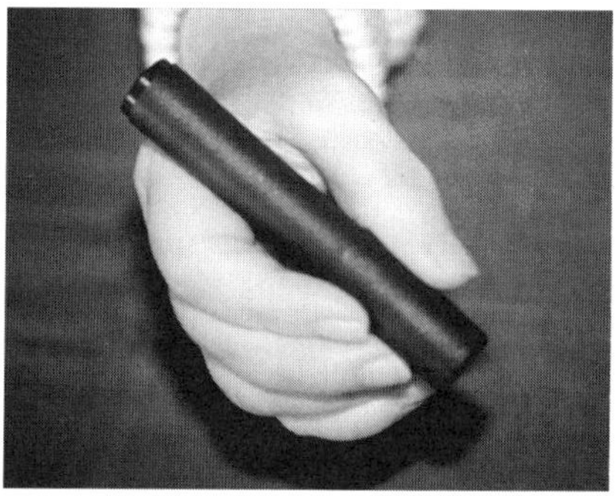

Abb. 51: Spitzgriff.

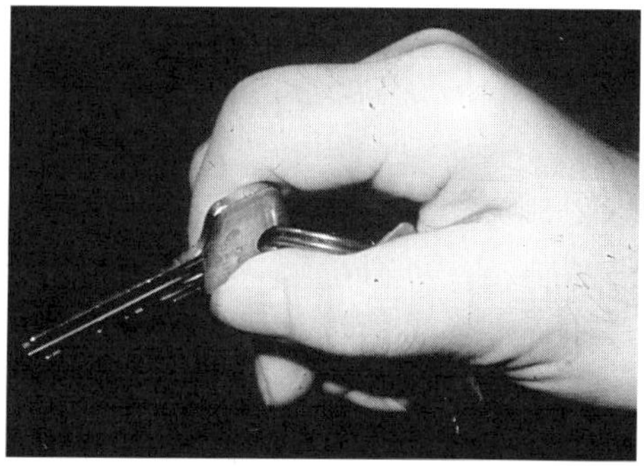

Abb. 52: Schlüsselgriff.

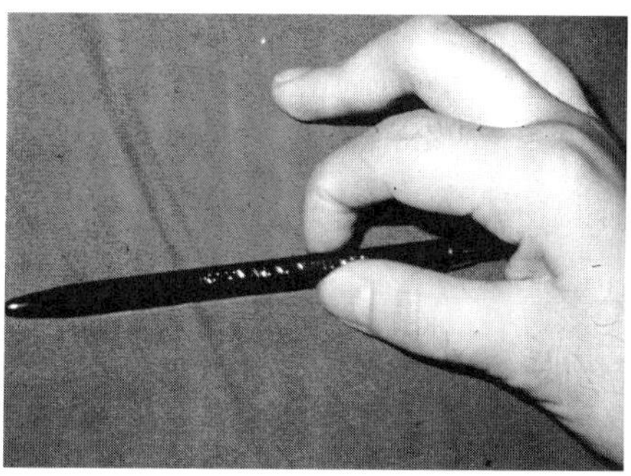

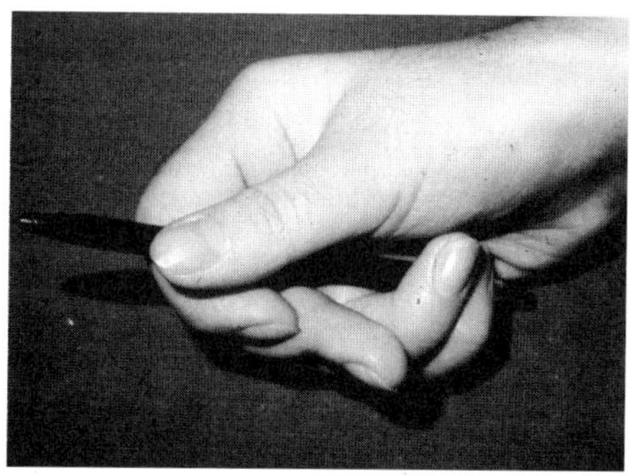

Abb. 53 (links): Greifen eines kleinen Gegenstands (Stift) mit den ersten beiden Fingern.
Abb. 54 (rechts): Festhalten eines Stifts mit dem 4. und 5. Finger.

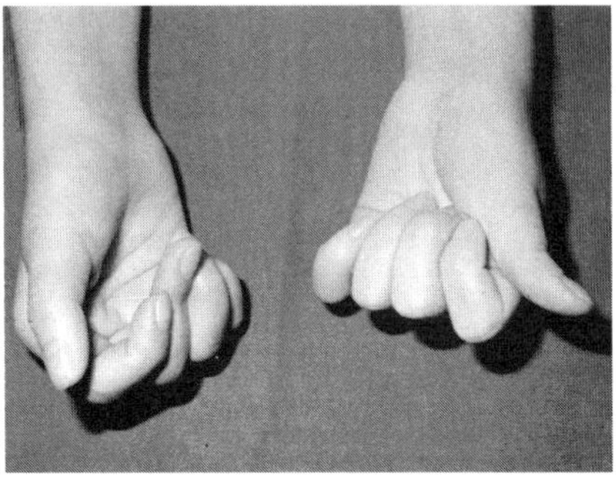

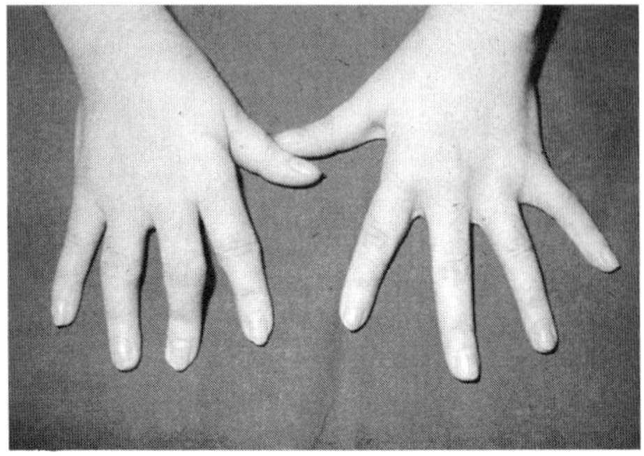

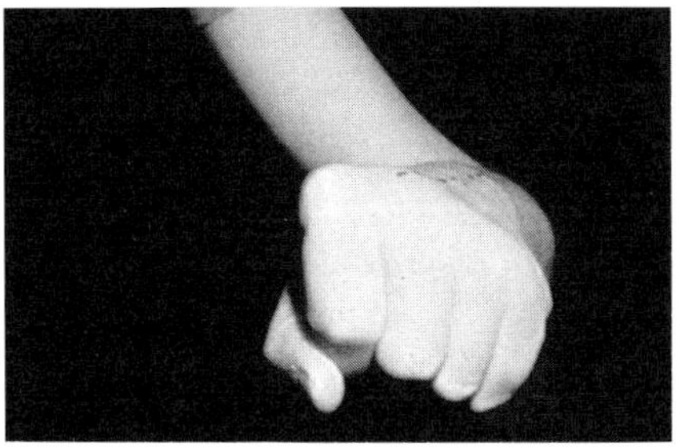

Abb. 55 (oben links): Eingeschränkter Faustschluß rechte Hand.

Abb. 56 (oben rechts): Verminderte Abspreizfähigkeit der Langfinger durch verkürzte Kollateralbänder der MCP-Gelenke rechts.

Abb. 57 (unten): Verlust des transversalen Bogens der Hand – Kollapshand.

Beispiel eingeschränkter Faustschluß (*Abb. 55*):
Sind als Ursache die Seitenbänder verkürzt, so ist die Abspreizfähigkeit der Finger verringert (*Abb. 56*).
Sind als Ursache die Extensorensehnen verkürzt, so findet man einen größeren Faustschluß in Dorsalextension als in Palmarflexion der Hand. Ferner kommen noch Kapselkontrakturen und Adhäsionen im Gelenk als Ursache in Betracht.
Gibt der Patient eine Schwäche oder einen Kraftverlust in der Hand z. B. beim Halten von kleinen Gegenständen (Halten einer Tasse) an, so deutet dies auf eine Beteiligung des Handgelenkes und / oder der MCP-Gelenke hin. Die Instabilität des Bandapparates der Finger- und Handgelenke verringert die Greifkraft und führt zu typischen Deformitäten. Schwerpunkt für die Befunderhebung und Behandlung stellen das Handgelenk und die MCP-Gelenke dar.

Handgelenk:

Wie in den pathophysiologischen Grundlagen (s. S. 101 ff.) besprochen, ist die Stabilität dieses Gelenkes vom Bandapparat abhängig. Bei polyarthritischer Beteiligung dieses Gelenkes verliert es sehr schnell an Stabilität, was der Patient zunächst als einen Kraftverlust in der Hand verspürt.
Eine Entzündung, vor allem an der ulnaren und palmaren Seite, brächte für das Handgelenk die Gefahr der Luxation des Karpus nach ulnar-proximal und nach palmar-proximal. Der Patient versucht nun über die innere Kompensation Sicherheit zu erreichen. Er radialabduziert und palmarflektiert das Handgelenk.
Wird die feste Bandverbindung der Metacarpalia II und III im Karpometakarpalgelenk

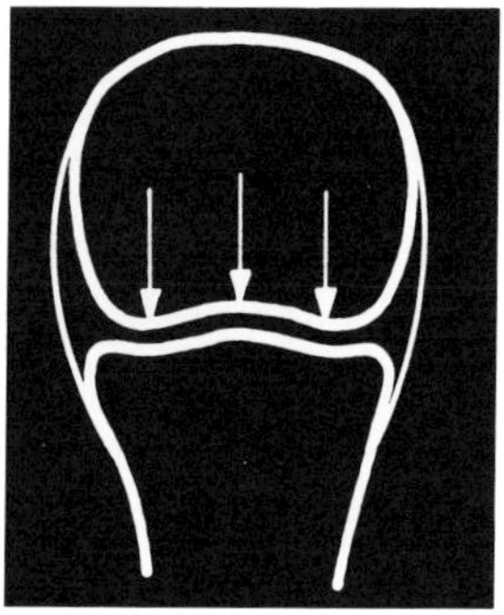

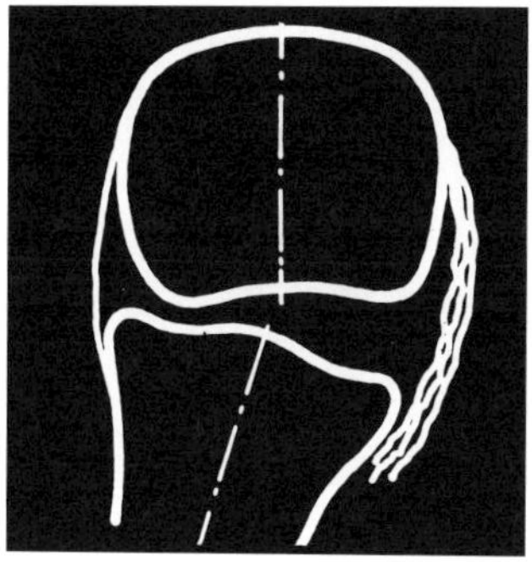

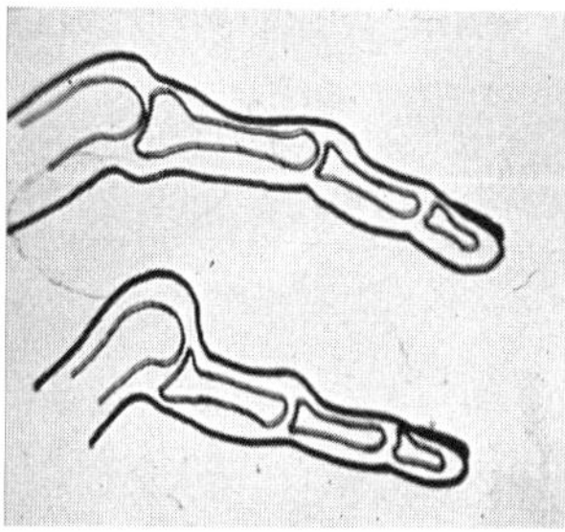

Abb. 58 a, b (oben): Verhältnisse bei intaktem und bei rupturiertem Seitenbandapparat am MCP-Gelenk.

Abb. 59 (unten): Subluxation des MCP-Gelenkes nach palmar-proximal.

instabil, geht der normale transversale Bogen der Hand mit dem III. Strahl als höchstem Punkt verloren. Es entsteht die Kollapshand (*Abb. 57*).

MCP-Gelenke:

Auch die MCP-Gelenke sind bandgeführte Gelenke. Die Kollateralbänder sichern bei Flexion der Finger den optimalen Gelenkkontakt. Wird ein oder werden beide Seitenbänder instabil, so ist die Stabilität bei Flexion nicht mehr gewährleistet (*Abb. 58 a, b*). Die Patienten verspüren einen Kraftverlust, und die Finger können in Flexion abduziert werden. Die Beugesehne ist über das Lig. collaterale accessorium am Grundgelenk verankert. Bei Instabilität dieses Ligamentes verliert die Beugesehne ihre Aufhängung. Bei aktiver Flexion kommt es zu einer Subluxation des MCP-Gelenkes nach palmar-proximal (*Abb. 59*).

Dasselbe Problem stellt sich bei der endoprothetischen Versorgung der MCP-Gelenke, wo diese Kollateralbänder entweder schon nicht mehr vorhanden waren oder mit Resektion des Köpfchens entfernt wurden (*Endoprothesengelenkschutz*).

Ist das Handgelenk radialabduziert, entwickeln die Beugesehnen eine nach ulnar gerichtete Kraft auf die Langfinger bei Flexion. Bei Verlust ihrer Bandfixierung am MCP-Gelenk wird die Ulnardeviation der Langfinger verstärkt. Der gleiche Effekt läßt sich bei den Strecksehnen erkennen.

Untersuchung der Stabilität des Bandapparates:
am Karpometakarpalgelenk (*Abb. 60 a, b*),
an den MCP-Gelenken (*Abb. 61, 62*).

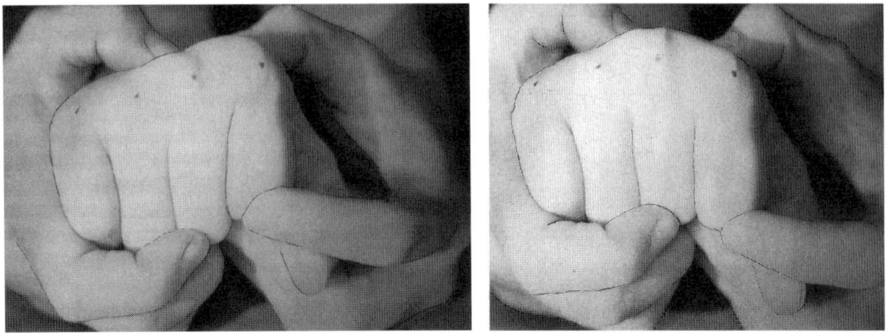

Abb. 60 a, b: Prüfung der Stabilität des Karpometakarpalgelenkes.

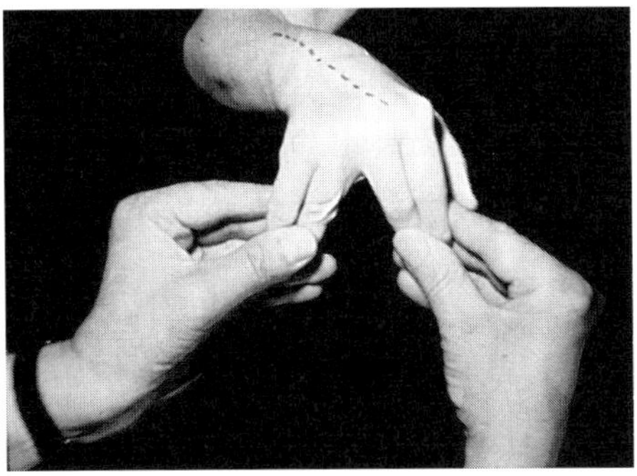
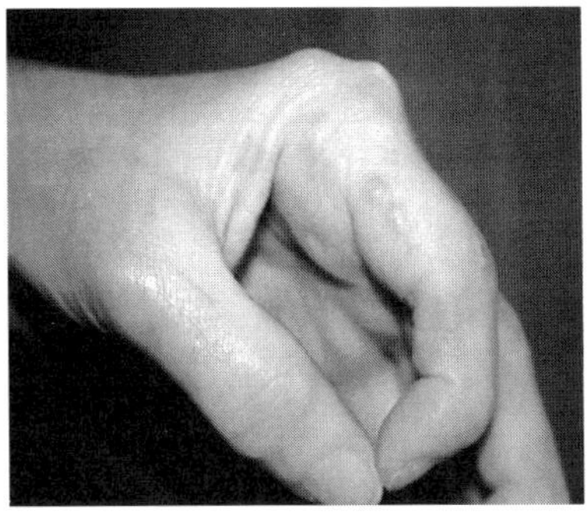

Abb. 61 (links): Prüfung der Stabilität der Ligg. collateralia an den MCP-Gelenken.
Abb. 62 (rechts): Prüfung der Stabilität des Lig. collaterale accessorium am MCP-Gelenk.

Der Untersuchung der Qualität und Kraft der Griffe schließt sich die Untersuchung der Geschicklichkeit der Hand an.
Dazu eignet sich als Test z. B. das Aus- oder Einräumen einer Streichholzschachtel in einer bestimmten Zeit.

Therapieaspekte

Handgelenk:

Richtig

- Frühzeitige Stabilisation durch Schienen und Ruhigstellung durch Orthesen in Neutral-Null-Stellung bis leichter Flexionsstellung (*Abb. 63*) und Korrektur der Radial-Abduktions-Stellung (*Abb. 64*).
- Schulung des Patienten, Griffe in Null-Stellung bzw. Palmarflexion des Handgelenkes auszuführen (*Abb. 65*), z. B. Aufstützen beim Aufstehen (*Abb. 66*).
- Passives Bewegen nur im Rahmen von 20° Dorsalextension und Palmarflexion (geringste Belastung des Bandapparates) erlaubt.
- Aus der Radialabduktion heraus in die Korrekturstellung üben.

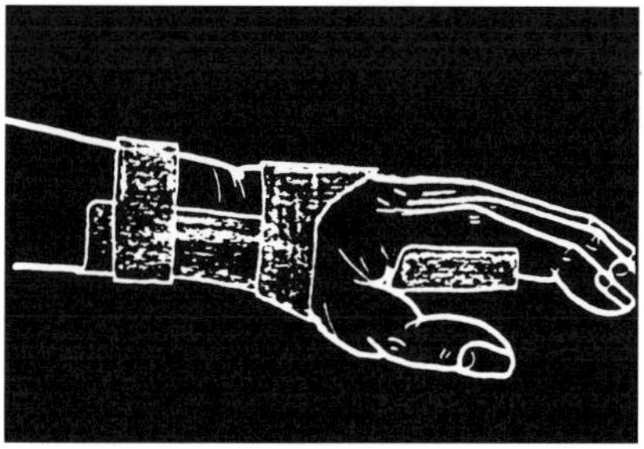

Abb. 63

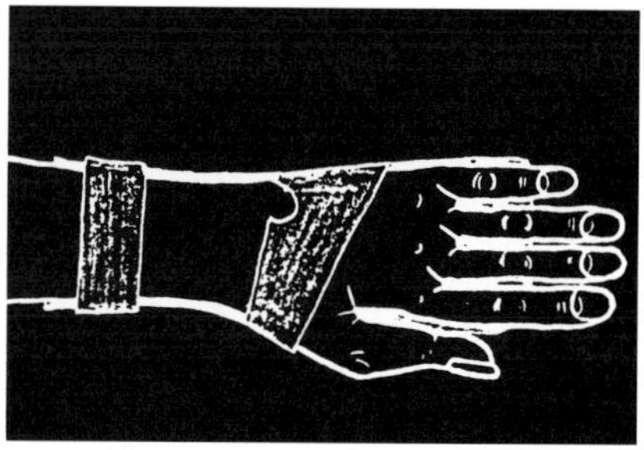

Abb. 64

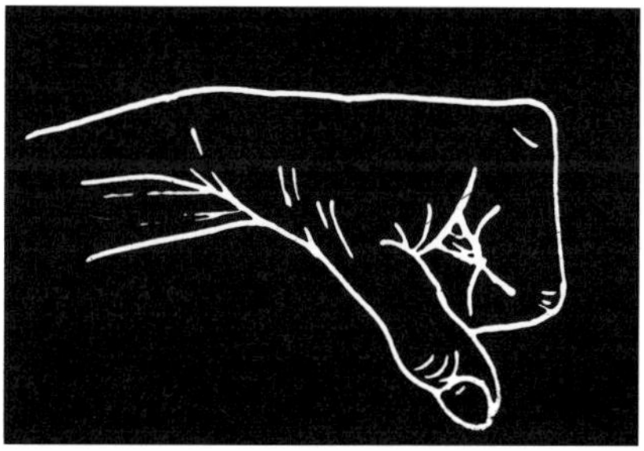

Abb. 65

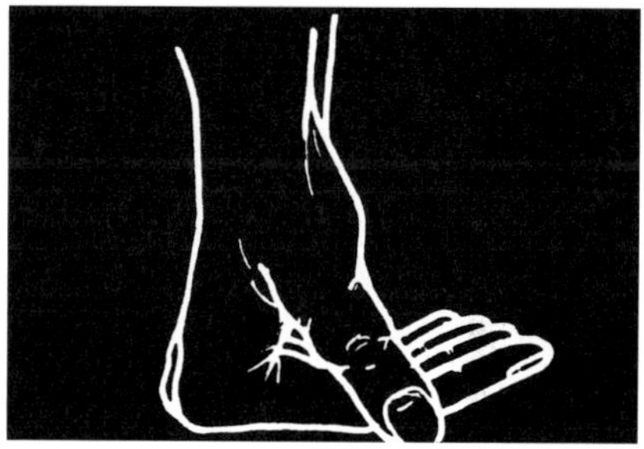

Abb. 66

Falsch

- Mobilisierung des Handgelenkes (vor allem dorsal) (*Abb. 67*) und Stabilisierung in sogenannter Funktionshandstellung (*Abb. 68*) und Radialstellung.
- Schulung des Patienten, die Griffe in Dorsalextension auszuführen (z. B. beim Aufstützen, *Abb. 69*; bei Gehstützen und im Vierfüßlerstand).

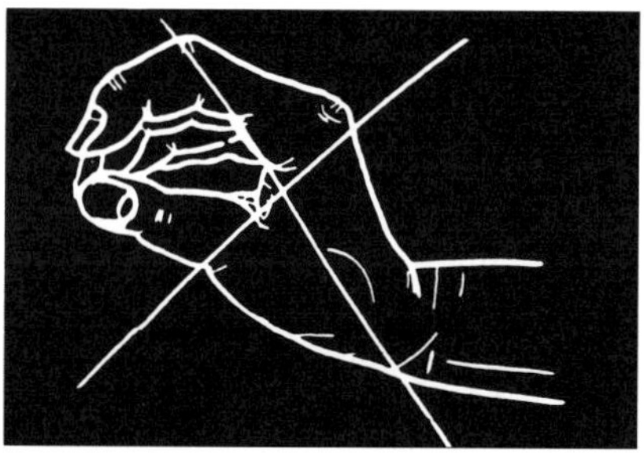

Abb. 67

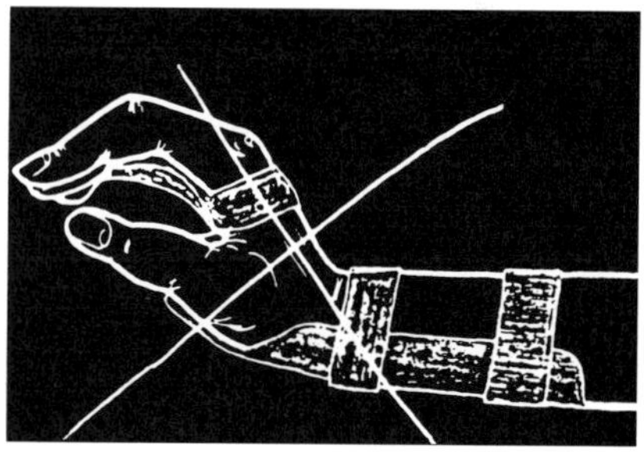

Abb. 68

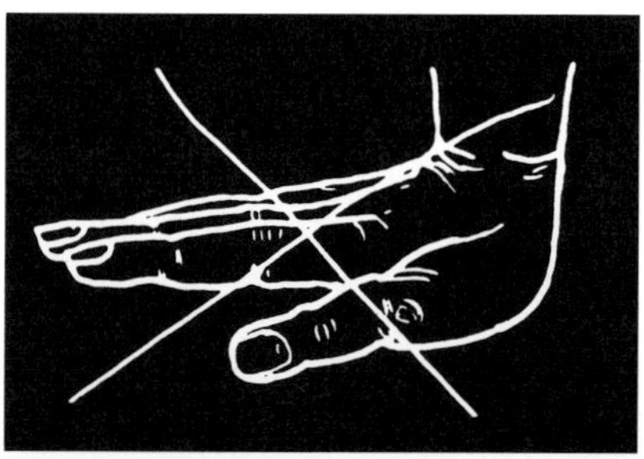

Abb. 69

MCP-Gelenke:

Richtig

- Aufrichten des transversalen Bogens der Hand (Quergewölbe) aktiv, passiv und mit äußeren Orthesen (*Abb. 70*).
- Mobilisation der Fingergelenke durch Üben des kleinen Faustschlusses und Üben der Beugung im Fingergrundgelenk über die Mm. interossei und lumbricales (*Abb. 71*).
- Versorgung mit Orthesen, die die aktive Beugung der Fingergrundgelenke bei Tätigkeiten mit Krafteinsatz verhindern (*Abb. 72*).

Stadium 1 und 2: Aktive Übungen zur Korrektur der Deformität *(Abb. 73)*, passive Übungen, Funktionsschienen (vor allem zur Stabilisierung des Handgelenkes und Aufrichtung des transversalen Bogens der Hand).

Stadium 3: Versuch aktiver Übungen und passiver Bewegungen, evtl. Funktionsschienen, Lagerungsschienen.

Stadium 4: Angepaßte Funktionsschienen, Lagerungsschienen, Kompensation mit Funktionshilfen.

Während man in den ersten beiden Stadien Prävention betreiben und den Deformitäten entgegenarbeiten kann, muß man im Stadium 3 und 4 Rehabilitation betreiben. Es ist wichtig, die Griffe, die die Selbständigkeit für den Patienten bedeuten, zu erhalten bzw. wiederzuerlangen. Das sind Hakengriff, Schlüsselgriff und Opposition des Daumens zum Greifen (*Abb. 48, 52, 53*). Sind diese drei Griffmöglichkeiten erhalten, wird der Patient auch bei schwerst veränderten Händen zurechtkommen und selten den Wunsch äußern, sich an seinen Händen operieren zu lassen.

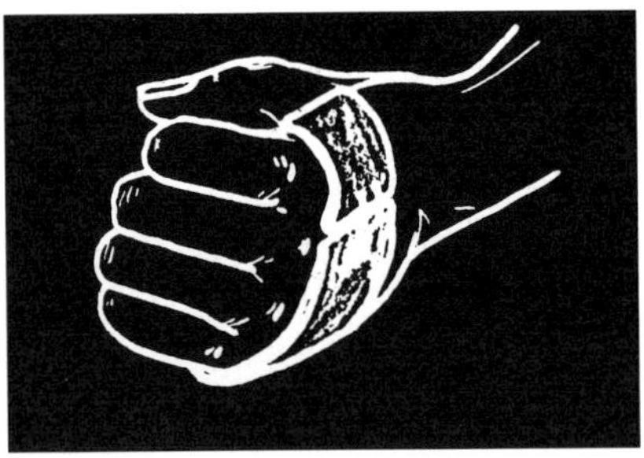

Abb. 70

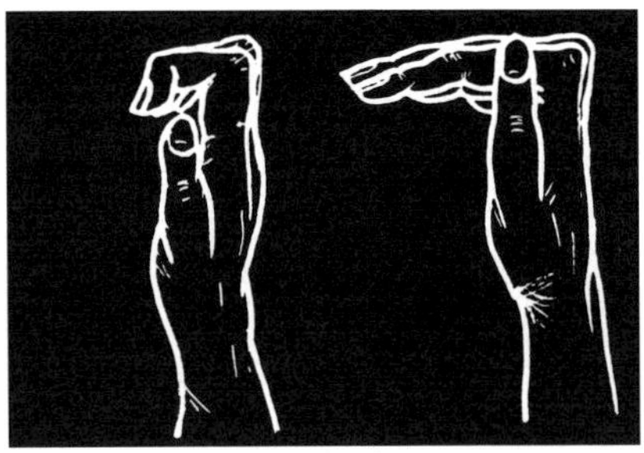

Abb. 71

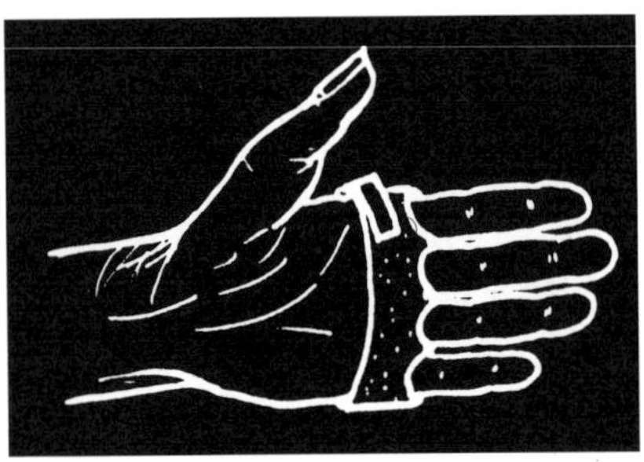

Abb. 72

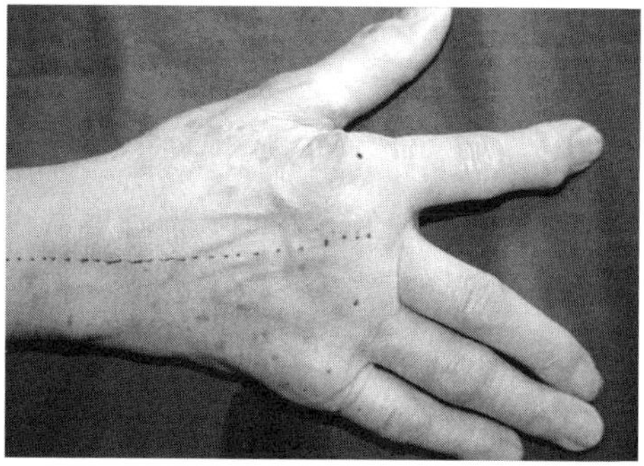

Abb. 73: Übung gegen die Handskoliose.

Falsch

- Üben der Überstreckung (*Abb. 74*) in den Fingergrundgelenken bei Verlust des Quergewölbes.
- Üben des großen Faustschlusses, evtl. durch Druck eines weichen Schaumstoffballes oder durch Kneten (*Abb. 75*).
- Üben des Spitzgriffes mit Kraft, d. h. Druck auf die Fingerspitze und Krafteinsatz der Finger ohne Unterstützung der Fingergrundgelenke (*Abb. 76*).
- Bei Korrektur der Handskoliose (Radialstellung des Handgelenkes und Ulnardeviation der Finger) mit der Korrektur der Finger zu beginnen, ohne das Handgelenk nach ulnar korrigiert zu haben.

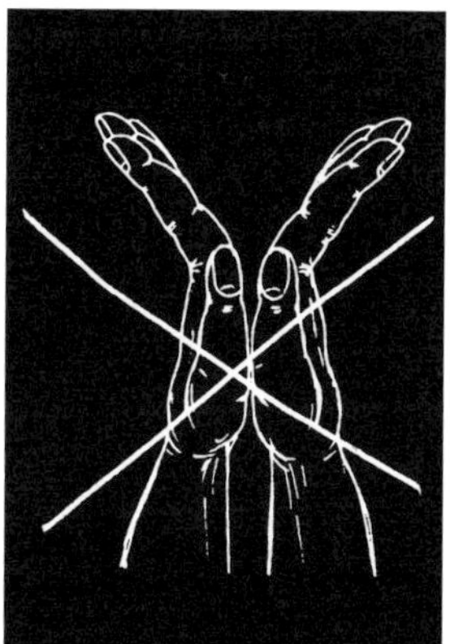

Abb. 74

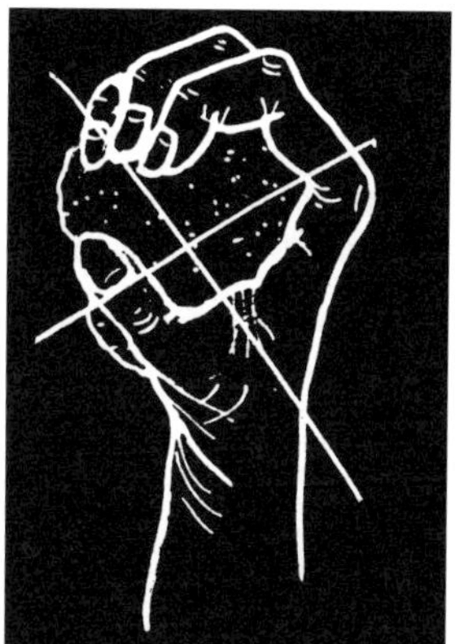

Abb. 75

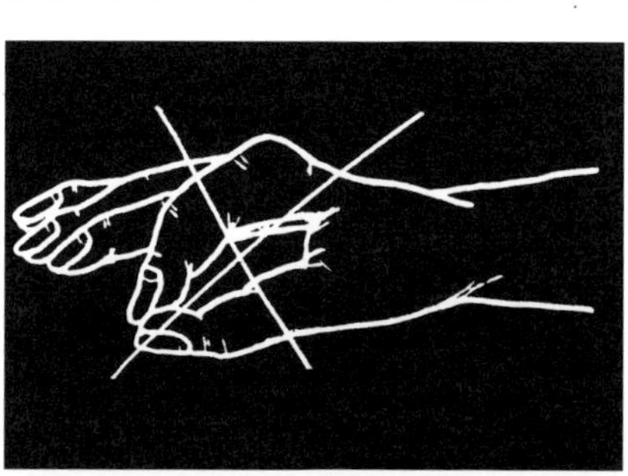

Abb. 76

Übungsbeispiele

Übungen gegen die Handskoliose und Korrektur dieser werden zuerst mit Unterstützung des Handgelenkes und der Fingergelenke ausgeführt. Die Hand wird dabei nach ulnar bewegt. Der 3. Strahl soll die Verlängerung des Unterarmes darstellen. Die Finger werden dann der Reihe nach radialwärts bewegt. Als Steigerung dieser Übung bleibt die Hand unterstützt und die Finger werden in der Luft korrigiert und am Schluß werden Hand und Finger in der Luft korrigiert gehalten (*Abb. 77*).
Übungen mit Orthese zur Aufrichtung des transversalen Bogens an der Hand (s. *Abb. 70*).

Korrektur des Handgelenkes, Unterstützung des Quergewölbes der Hand und Korrektur der Ulnardeviation der Fingergrundgelenke

Ausgangsstellung:

Sitzen, die Handinnenfläche auf die Rundung des Kniegelenkes legen, so daß das Quergewölbe der Hand unterstützt wird.

- Das Handgelenk wieder korrekt ausrichten (dritten Strahl in Verlängerung zum Unterarm) und die Finger daumenwärts korrigieren und korrekt ausrichten (*Abb. 78a, b*).

  Korrektur:

  Exakte Handgelenkstellung beibehalten.

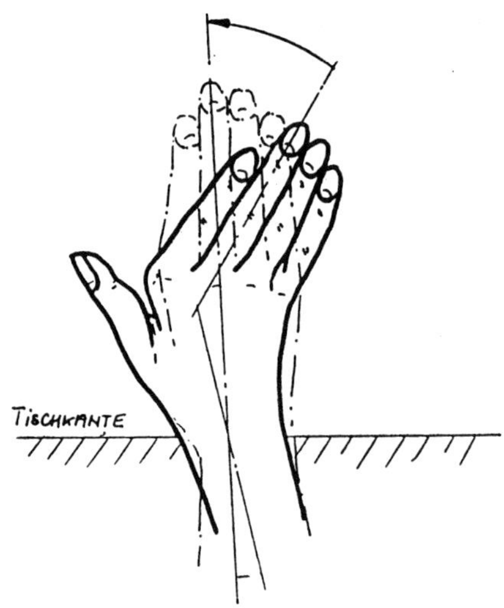

Abb. 77

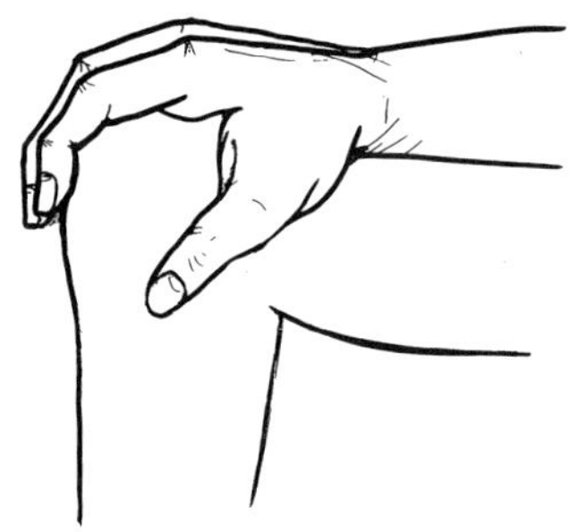

Abb. 78a

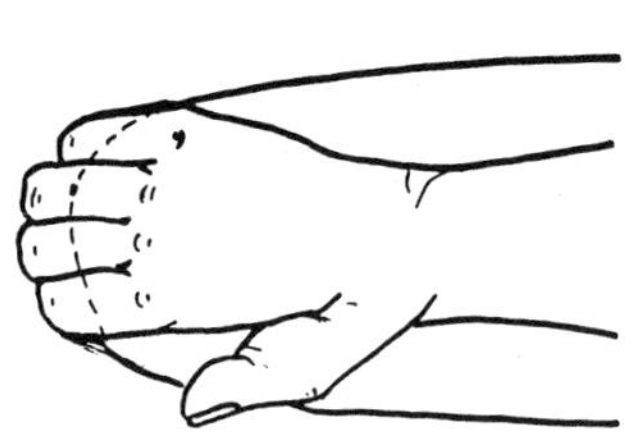

Abb. 78b

Mobilisation der Fingergelenke zur Erhaltung der Funktionsfähigkeit

Ausgangsstellung:

Vor dem Tisch sitzen, die Unterarme unterlagern und die Hände auf die Kleinfingerseite auflegen. Variation: Anstatt auf den Tisch, die Unterarme auf die eigenen Oberschenkel auflegen und die Hände überhängen lassen.
Bei den folgenden Übungen bleibt die Ausgangsstellung wie beschrieben.

- Mittel- und Endgelenke der Finger beugen, Grundgelenke gestreckt halten (»Kleine Faust«) (*Abb. 79*).

Korrektur:

Fingergrundgelenke gestreckt halten.

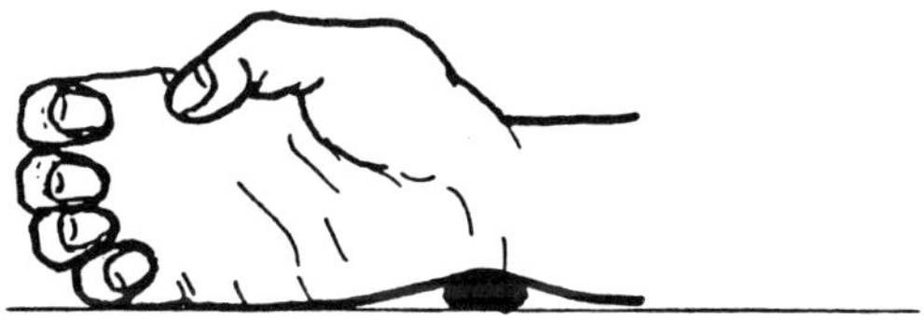

Abb. 79

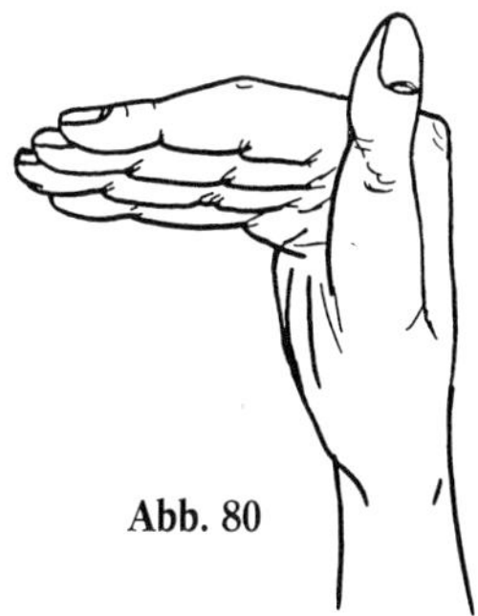

Abb. 80

- Grundgelenke beugen, Mittel- und Endgelenke gestreckt lassen (*Abb. 80*).

  Korrektur:

  Darauf achten, daß die Beugung nur im Grundgelenk stattfindet und Mittel- und Endgelenk ganz gestreckt sind.

- Finger spreizen und schließen (*Abb. 81 a, b*).

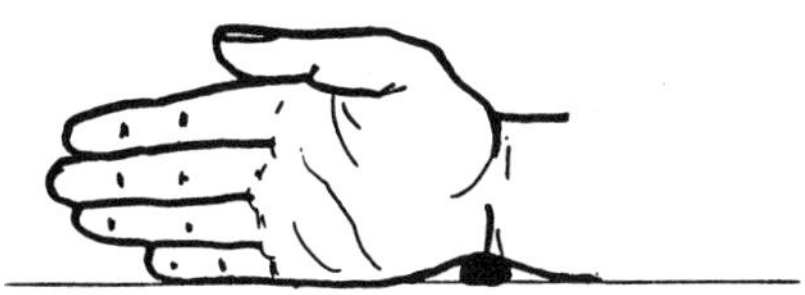

Abb. 81 a

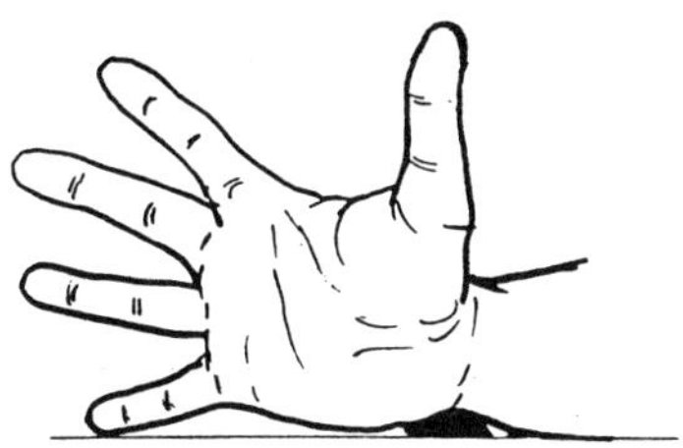

Abb. 81 b

Korrektur:

Darauf achten, daß das Handgelenk dabei nicht radialwärts gezogen wird.

- Daumen über die Handinnenfläche zum Kleinfingergrundgelenk führen und wieder abspreizen (*Abb. 82 a, b*).

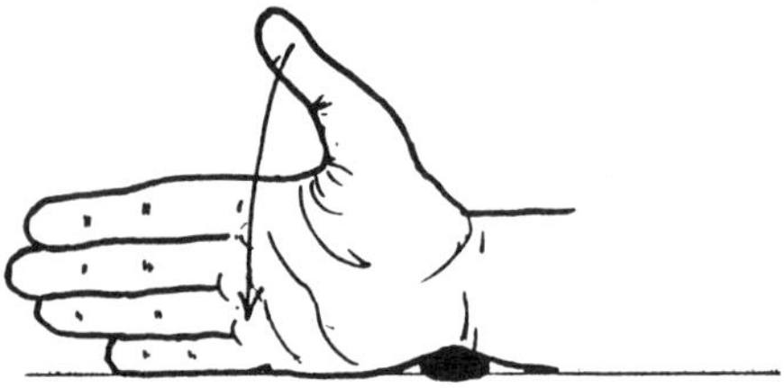

Abb. 82a

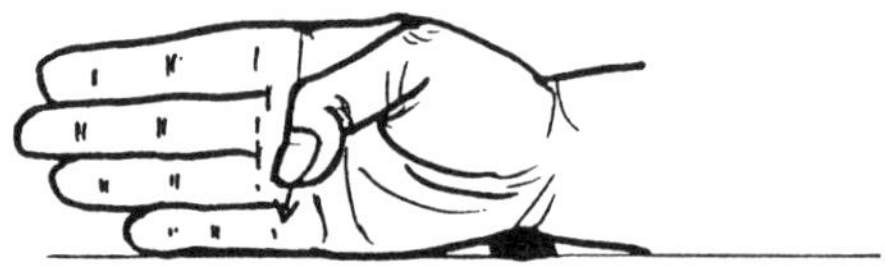

Abb. 82b

Korrektur:

Auf die korrekte Handgelenkstellung achten.

Beispiele für häufige Fehler

- Vierfüßlerstand vergrößert die Bajonettstellung des Handgelenkes (maximale Dorsalextension);
- Gehstützen- bzw. Schienenversorgung vorzunehmen, die eine Dorsalextensionsposition des Handgelenkes fordert, vergrößert die palmare Subluxation des Handgelenkes;
- Mobilisierungsbehandlung der Handgelenke vergrößert die Instabilität.

Ellenbogengelenk

Typische Befunde

Einschränkung der endgradigen Extension und Supination (*Abb. 83*),
Laterale Instabilität des Humeroulnargelenkes in Streckung,
Instabilität des proximalen Radioulnargelenkes,
Ansatztendopathien des M. biceps brachii am Tuberculum radii,
Überwiegen der Kraft der Beuger gegenüber der Kraft der Strecker,
Schmerzen bei Supination im Bereich des Ulnaköpfchens (BAECKDAHL-Syndrom),
Rheumaknoten an der Streckseite (*Abb. 84*).
Die endgradige Streckung ist behindert bei einem Interponat (z. B. Synovitis) in dem sehr kongruenten Humeroulnargelenk. Es ist also mechanisch nicht möglich, das Gelenk in diesem Fall voll zu strecken.

Abb. 83 (links): Einschränkung der Extension und Supination im Ellenbogengelenk.
Abb. 84 (rechts): Rheumaknoten an der Streckseite des Ellenbogens.

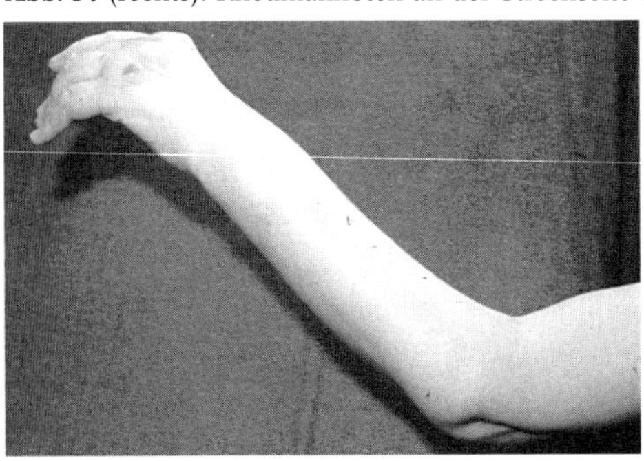

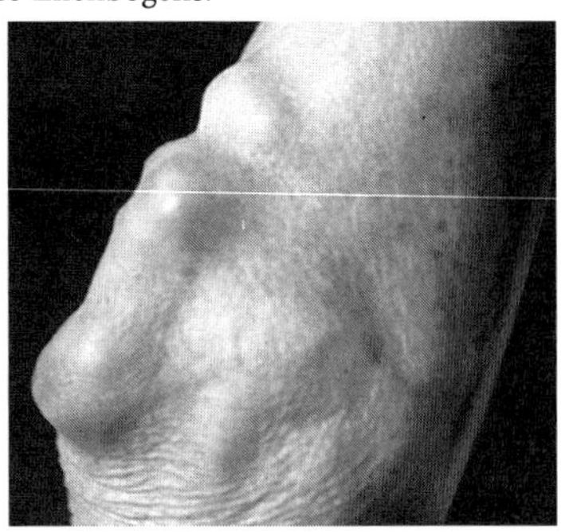

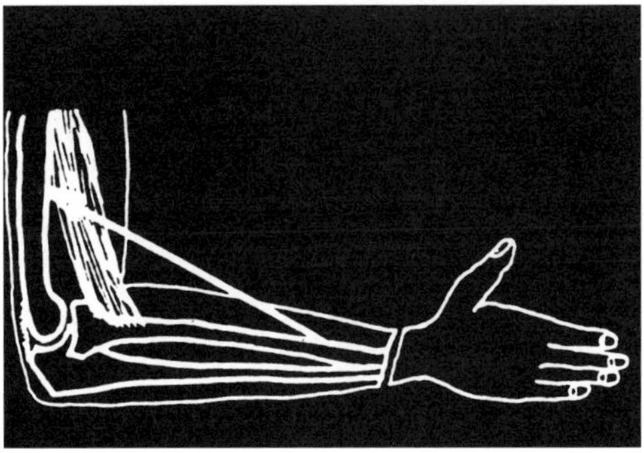

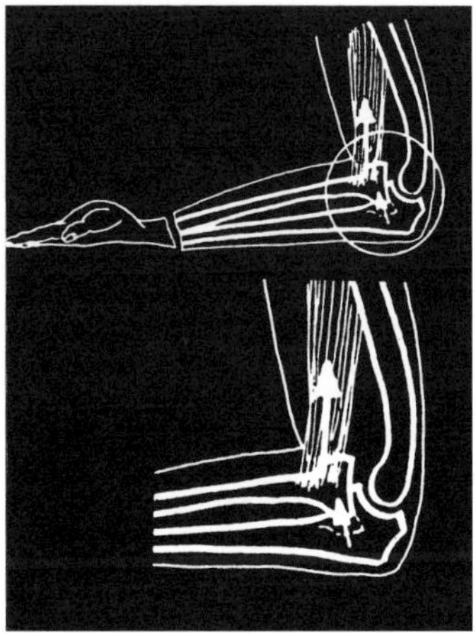

Abb. 85 (links): Beugung des Ellenbogengelenkes über M. brachioradialis.
Abb. 86 (rechts): Potentielle Luxation des Radiusköpfchens.

Der Patient beugt sein Ellenbogengelenk über den M. brachioradialis (*Abb. 85*), da dieser distaler inseriert (Processus styloideus radii) als der M. biceps brachii (Tuberculum radii) und somit das Ellenbogengelenk weniger belastet. Ferner würde der M. biceps brachii bei Beugung das Radiusköpfchen bei Instabilität des Lig. anulare luxieren (*Abb. 86*).

Therapieaspekte

Bei der Behandlung des Ellenbogengelenkes wird die Beugung aus 0°-Stellung des Unterarms ausgeführt (über den M. brachioradialis) und die Drehbewegung bei fixiertem, d. h. aufgestütztem Unterarm geübt. Die volle Streckung ist bei einer synovitischen Schwellung im Gelenk nicht zu erreichen. Das Gelenk ist bandgeführt und bei Instabilität erfolgt eine Stabilisierung durch Orthesen (Bandagen).

Stadium 1: Übungen gegen Widerstand (Führungswiderstand, der das Bewegungsausmaß nicht einschränken soll),
aktive Pro- und Supinationsbewegungen bei im 90°-Winkel aufgestütztem Unterarm (mit Betonung der Endphase der Bewegung).

Stadium 2: Freie Übungen oder Übungen in Entlastung gegen Widerstand.

Stadium 3 und 4: Übungen in Entlastung und Erlernen von Kompensationsbewegungen:
Supination wird kompensiert über die Adduktion im Schultergelenk,
Pronation wird kompensiert über die Abduktion im Schultergelenk,
Flexion wird kompensiert über die Retroversion der Schulter, Handgelenkbewegung und Flexion der Halswirbelsäule,
Extension wird kompensiert über Anteversion der Schulter und Handgelenkbewegungen.

Übungsbeispiele

- Flexion des Ellenbogens in 0°-Stellung des Unterarmes (*Abb. 87*).
- Drehbewegungen mit unterstütztem Unterarm (*Abb. 88*).

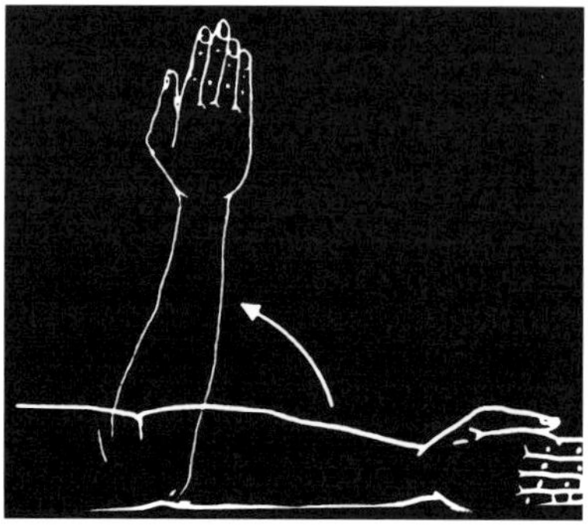

Abb. 87

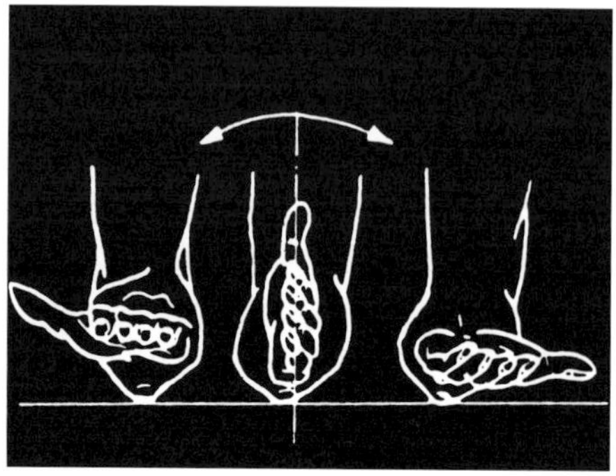

Abb. 88

Mobilisation des Ellenbogengelenkes

Ausgangsstellung:

Aufrechter Sitz auf dem Hocker, Füße fest auf dem Boden, Unterarme liegen auf dem Tisch.

- Oberarme am Oberkörper halten, Unterarme 90° im Ellenbogen gebeugt und aufgelegt, Handinnenflächen abwechselnd nach oben und unten (*Abb. 89a, b*) drehen.

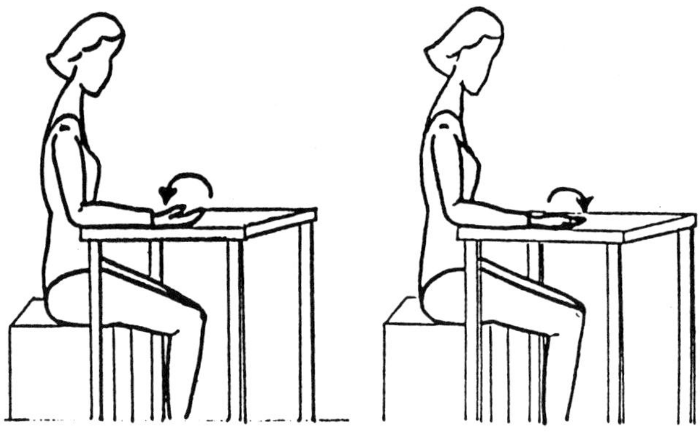

Abb. 89a, b

Korrektur:

Oberarme und Ellenbogen halten den Kontakt zum Oberkörper, nicht abspreizen.

Ausgangsstellung:

Sitz, Arme hängen neben dem Körper.

- Die Ellenbogen beugen und wieder strecken, der Unterarm ist dabei in Daumenobenstellung, d. h. Mittelstellung (*Abb. 90*).

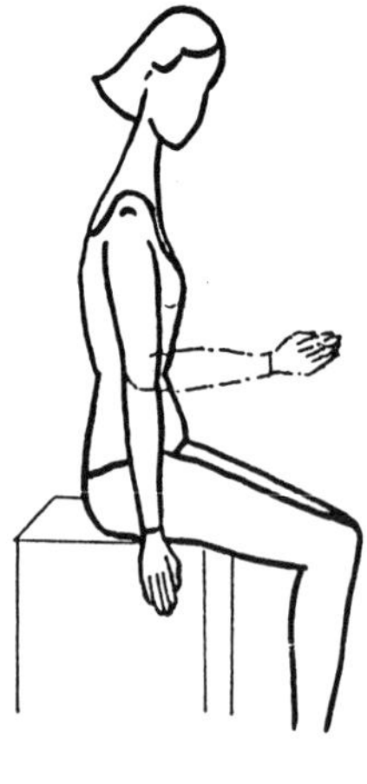

Abb. 90

Korrektur:

Den Unterarm immer in Mittelstellung halten, d.h. die beiden Handinnenflächen schauen sich an.

Kompensationsbewegung für Ellenbogenbeugung und -streckung, Beugung und Streckung des Ellenbogens in »Entlastung« bei Stadium III und IV der Knorpelschädigung

Ausgangsstellung:

Sitz auf dem Hocker.

- Man bringt den Oberarm nach dorsal und geht dabei in eine Ellenbogenbeugung (*Abb. 91a*). Diese Beugung wird durch Muskelanspannung fixiert. Dann wird der Arm mit der fixierten Ellenbogenbeugung nach vorne geschoben und kann dort gestreckt werden (*Abb. 91b*).

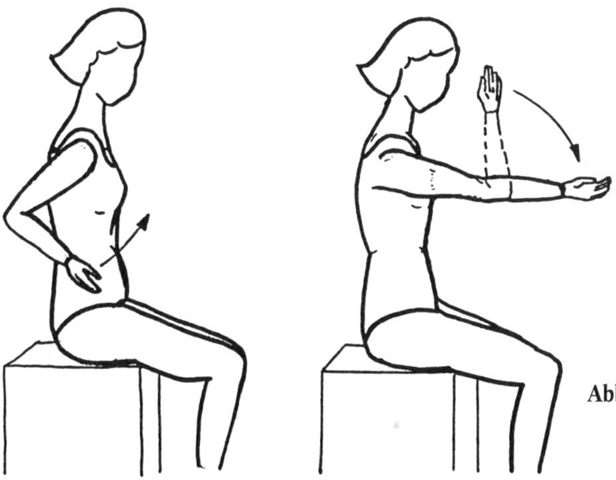

Abb. 91a, b

Kompensationsbewegung für Supination

Ausgangsstellung:

Sitz auf dem Hocker.

- Vermehrte Außendrehung und Adduktion des Oberarmes, d.h. Oberarm und Ellenbogen nach innen vor den Körper bringen (*Abb. 92*).

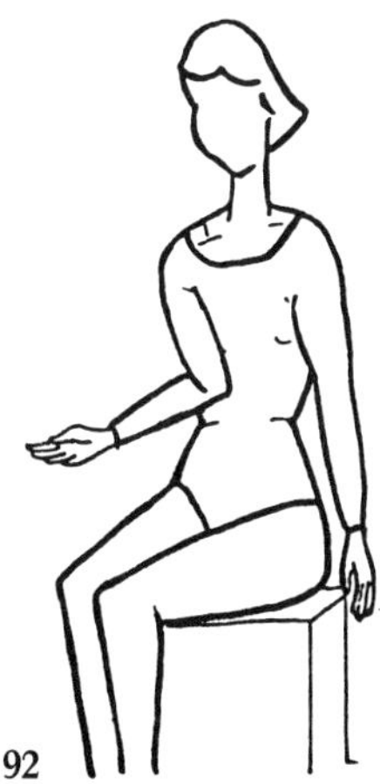

Abb. 92

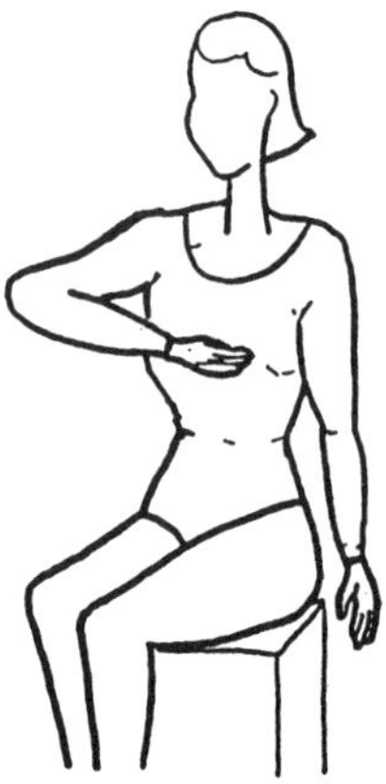

Kompensationsbewegung für Pronation

Ausgangsstellung:

Sitz auf dem Hocker.

- Oberarm (Schultergelenk) mehr innenrotieren und abduzieren, d. h. den Ellenbogen mehr nach außen bringen (*Abb. 93*).

Abb. 93

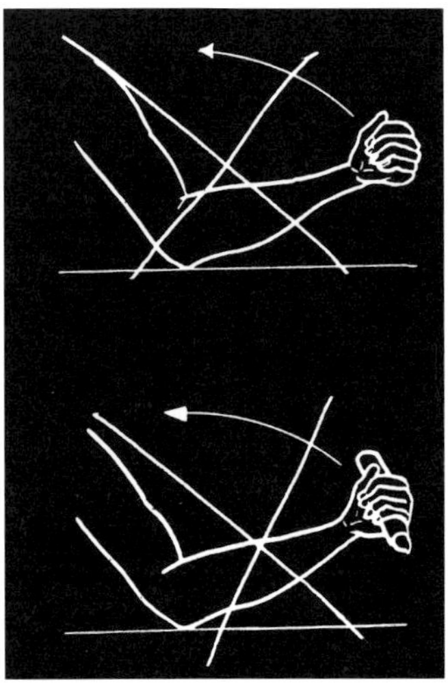

Beispiele für häufige Fehler

- Übungen für die Flexion in Supinationsstellung gegen Widerstand (über den M. biceps brachii, *Abb. 94*);
- Passives Bewegen zur Vergrößerung der Supination bei Schmerzauslösung im Bereich des Ulnaköpfchens;
- Passives Dehnen bei Flexions- und Extensionskontrakturen führt zu einer weiteren Einschränkung der Gelenkbeweglichkeit infolge Reizerguß und Reizschwellung.

Abb. 94

Schultergelenk

Typische Befunde

Synovitische Schwellung,
Atrophie der gesamten Schultergürtelmuskulatur (*Abb. 95*),
Druckschmerzpunkte im Verlauf der Sehnen,
Ruptur der langen Bizepssehne,
Schwäche der Flexoren,
Schonhaltung des Armes in Adduktion (Kapselschrumpfung!),
Ventrale und kraniale Subluxationsstellung des Humeruskopfes (*Abb. 95*),
Veränderter Schulterblatt-Gelenkrhythmus (*Abb. 96*).

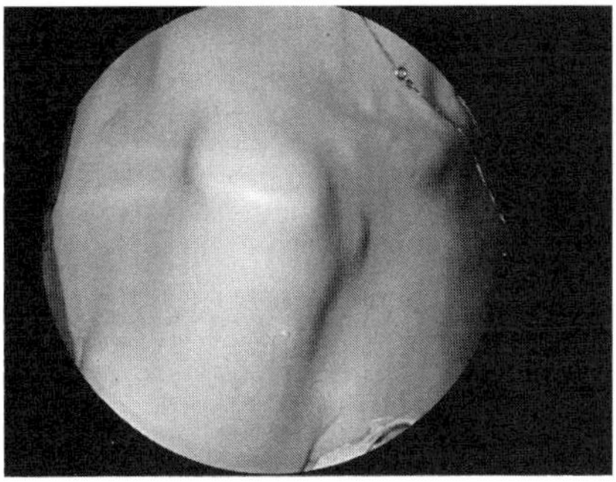 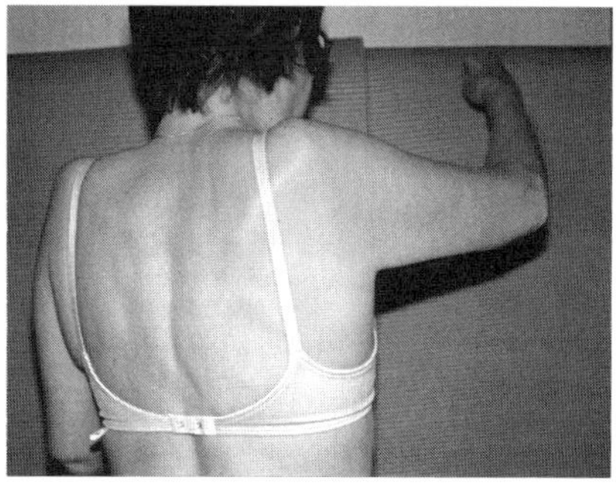

Abb. 95 (links): Atrophie der Schultergürtelmuskulatur, ventrale und kraniale Subluxationsstellung des Humeruskopfes.
Abb. 96 (rechts): Veränderter Schulterblatt-Gelenkrhythmus.

Bei anfänglichen Stadien Einschränkung der endgradigen Bewegungen, vor allem der Innenrotation: hierbei müßten in Bauchlage die Ellenbogen im Schürzengriff seitlich neben dem Körper abgelegt werden können.
Der Kopf bleibt nur dann in der flachen Pfanne zentriert, wenn die das Schultergelenk umgreifende Muskulatur in etwa gleich große Kräfte entwickeln kann. Bei Schwäche der Beuger kommt es zur typischen Subluxationsstellung des Humeruskopfes nach ventral. Die Beuger, vor allem der M. biceps brachii, werden schwach entweder aufgrund einer Inaktivität bei einer Beteiligung des Ellenbogengelenkes oder aufgrund einer Tenosynovitis der langen Bizepssehne vom Schultergelenk ausgehend.
Zur kranialen Subluxationsstellung kommt es bei Insuffizienz des M. supraspinatus bzw. des M. biceps brachii und / oder bei Knorpeldestruktion und somit Verlust der Gleitbewegung.

Therapieaspekte

Das Schultergelenk ist muskelgeführt und kann bei Instabilität durch gezieltes Muskeltraining wieder gesichert werden.
Stadienbezogene Übungen zur Vergrößerung des Bewegungsausmaßes:

Stadium 1: Übungen gegen Widerstand, Kräftigung der Muskulatur (besonders Flexoren), Dehnung von Kontrakturen.
Stadium 2: Freie Übungen in alle Bewegungsrichtungen mit Betonung der letzten Bewegungsphase oder Übungen gegen Widerstand in Entlastung, Kräftigung der Muskulatur, Dehnung von Kontrakturen.
Stadium 3 und 4: Übungen in Entlastung, Dehnung von Kontrakturen unter Traktion, Isometrische Kräftigung der Muskulatur, Erlernen von Kompensationsbewegungen:
Neigen des Oberkörpers zur Seite oder nach vorne bei Abduktions- oder Flexionsbewegungen des Armes. Die Bewegung des Armes geschieht dadurch unter »Extension« (durch die Eigenschwere des Armes), was das Bewegungsausmaß bei destruiertem

Knorpel vergrößert. Um den Arm dann in dieser Stellung halten zu können, ist kräftige Muskulatur notwendig.

- Jeder Dehnung sollten Übungen in Entlastung vorangehen bzw. folgen.
- Anspannen der gesamten Schultergürtelmuskulatur mit aktiver Fixation des Schulterblattes, aktivem Herausschieben des gesamten Armes, Aufbau einer fortlaufenden Spannung von proximal nach distal.
- Kräftigung der Flexoren und Rotatoren des Schultergelenkes.
  (Durch isometrisches Spannen, vor allem der Flexoren zu Beginn einer Behandlung, wird der Gelenkkopf besser in die Pfanne zentriert, was das anschließende Bewegen erleichtert.)
- Knorpelschonende Dehnung von Kontrakturen: z. B. erfolgt eine knorpelschonende Dehnung der Innenrotationskontraktur über Flexion, Innenrotation, Abduktion und dann Dehnung in Außenrotation mit kurzem Hebelarm.
- Schulterblattmobilisation.

Übungsbeispiele

Mobilisation der Schultergelenke

Ausgangsstellung:

Aufrechter Sitz auf dem Hocker, Füße stehen fest auf dem Boden, die Arme hängen locker neben dem Körper herunter, oder die Hände werden auf den Knien abgelegt.

- Die Arme im Ellenbogen beugen, dann mit der Hand am Ohr vorbei die Arme hoch zur Decke strecken (*Abb. 97a, b*).

  Korrektur:

  Die Schultern nicht hochziehen.

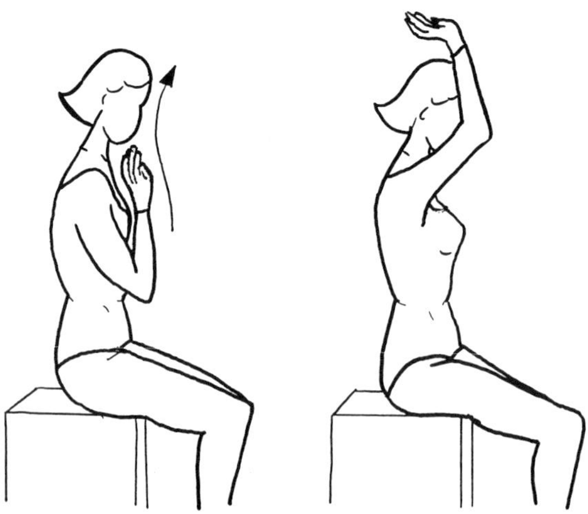

Abb. 97a, b

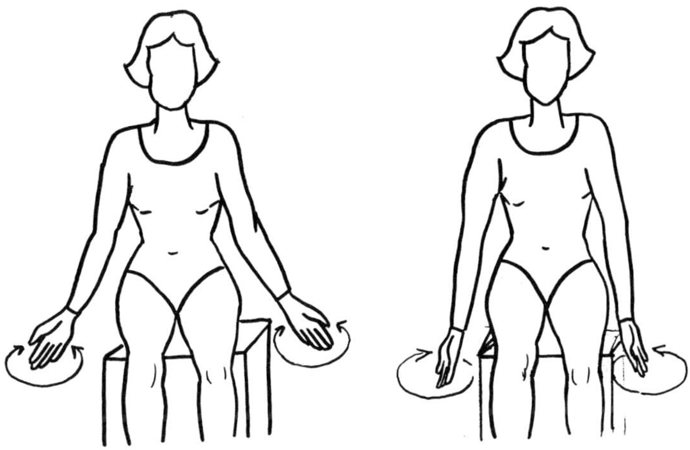

Abb. 98a, b

- Die Arme hängen locker neben dem Körper herunter, im Wechsel nach innen und außen drehen (*Abb. 98a, b*).

  Korrektur:

  Die Schultern nicht hochziehen.

- Die Arme über Ellenbogenbeugung heben, die Hände hinter den Kopf nehmen und die Ellenbogen weit zurückführen (*Abb. 99*).

  Korrektur:

  Die Schultern nicht hochziehen und den Kopf nicht vordrücken.

- Die Arme hängen locker neben dem Körper herunter, die rechte Hand zieht hinter dem Körper zum linken Ellenbogen und umgekehrt (*Abb. 100*).

  Korrektur:

  Die Schultern nicht hochziehen.

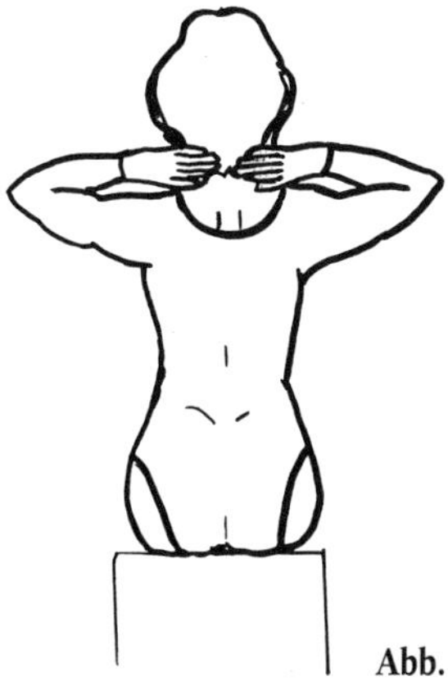

Abb. 99

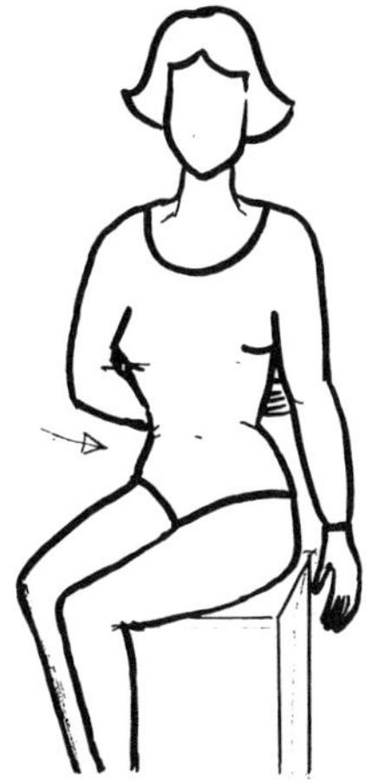

Abb. 100

Knorpelschonende Dehnung für die Innenrotatoren

Ausgangsstellung:

Sitz auf dem Hocker.

- Den Arm in Ellenbogenbeugung nach vorne heben, den Unterarm nach innen vor den Körper drehen, den Oberarm dann nach außen führen, dann den Unterarm nach oben außen drehen (*Abb. 101 a–d*).

  Korrektur:

  Den Oberkörper gerade halten und nicht ausweichen.

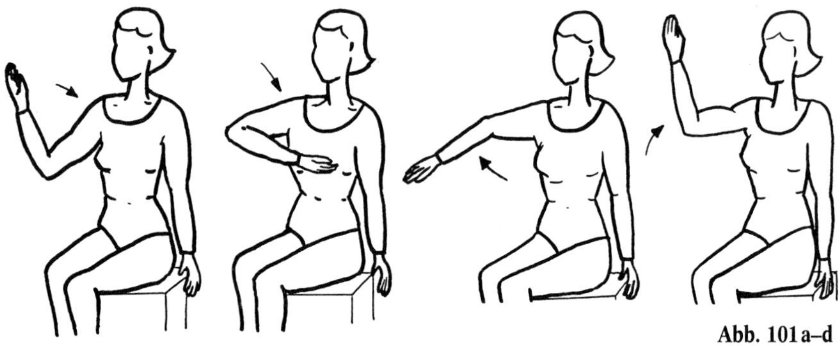

Abb. 101 a–d

Dehnung für die Außenrotatoren

Ausgangsstellung:

Bauchlage.

- Die Hände werden hinten auf dem Rücken in Höhe der Lendenwirbelsäule abgelegt. Die Außenrotatoren werden gedehnt, indem langsam die Ellenbogen nach unten auf die Unterlage gedrückt werden (*Abb. 102 a, b*). Evtl. einen Sandsack unter die Schultern legen, um weiterlaufende Bewegungen zu verhindern.

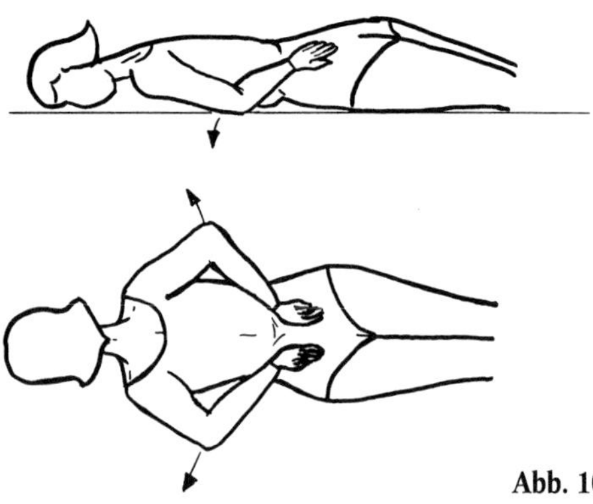

Korrektur:

Die Schultern nicht hochziehen.

Abb. 102a, b

Auftrainieren der Schulterbeugemuskulatur und Mobilisation des Schultergelenkes

Ausgangsstellung:

Rückenlage, die Arme liegen neben dem Körper, die Daumen zeigen nach oben.

- Mit oder ohne Widerstand (je nach Knorpelstadium) die Arme mehrmals von der Unterlage bis ca. 60° anheben und fast wieder ablegen (*Abb. 103*).

  Korrektur:

  Die Schultern nicht hochziehen.

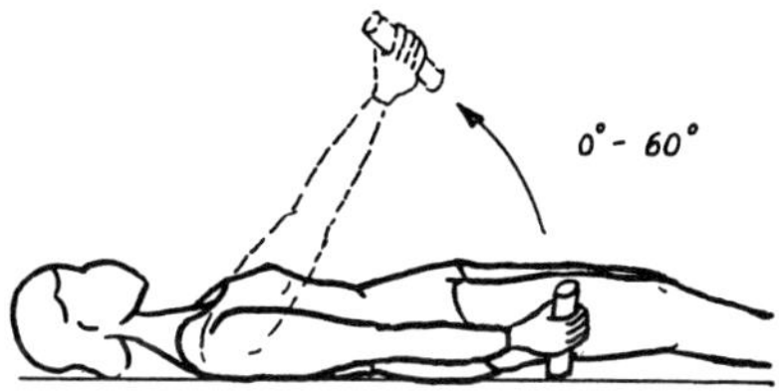

Abb. 103

Ausgangsstellung:

Sitz auf dem Hocker.

- Mit oder ohne Widerstand (je nach Knorpelstadium) die Arme von 60°–120° mehrmals auf und ab bewegen (*Abb. 104*).

  Korrektur:

  Die Schultern nicht hochziehen.

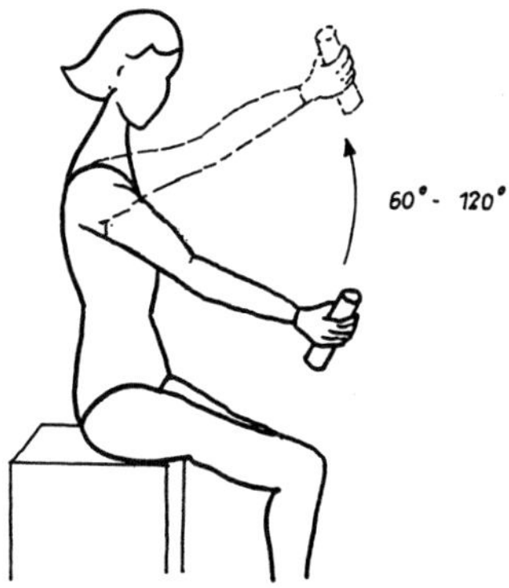

Abb. 104

Ausgangsstellung:

Bauchlage, die Arme neben dem Kopf ablegen.

- Mit oder ohne Widerstand (je nach Knorpelstadium) die Arme mehrmals zwischen 120° und 180° auf und ab bewegen (*Abb. 105*).

  Korrektur:

  Schultern nicht hochziehen und nicht mit dem Oberkörper aufdrehen.

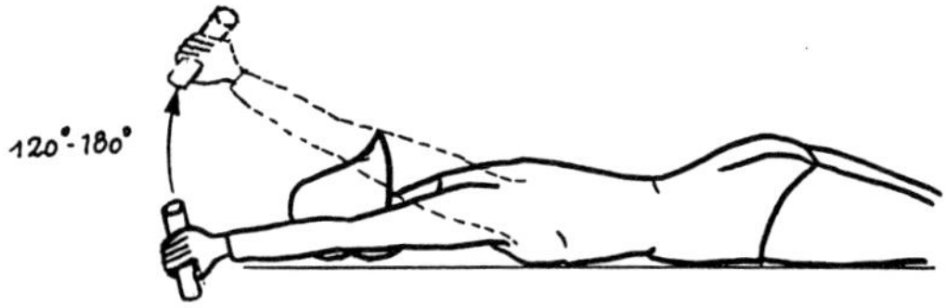

Abb. 105

Kompensationsbewegung (gelenkschonende Bewegung) für die Schulterabduktion

Ausgangsstellung:

Stand oder Sitz auf dem Hocker.

- Neigen zur betroffenen Seite, dadurch kommt der Arm zur Seite in Abduktion und wird hier mit der Muskulatur in dieser Stellung fest stabilisiert. Danach Aufrichtung des Oberkörpers (*Abb. 106a, b*).

  Korrektur:

  Den Arm nach Aufrichtung des Oberkörpers nicht mehr bewegen, sondern in dieser Stellung fixiert halten.

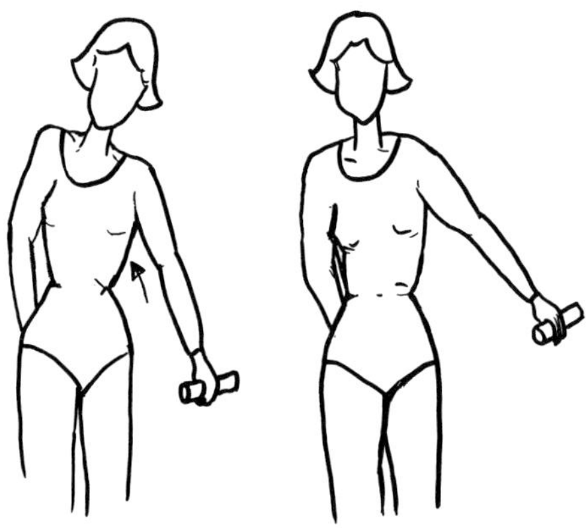

Abb. 106a, b

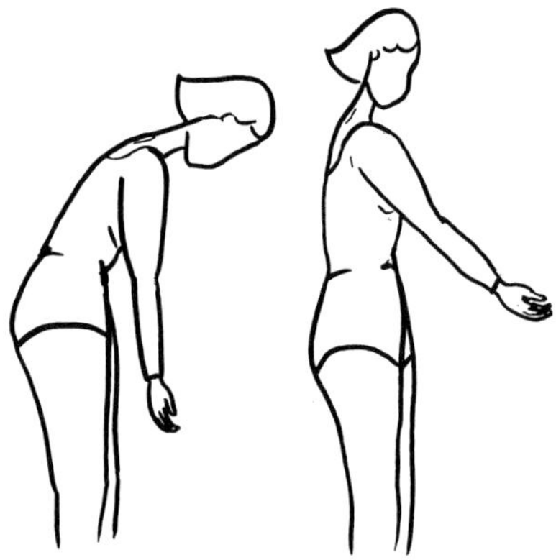

Abb. 107a, b

Kompensationsbewegung (gelenkschonende Bewegung) für die Beugung des Armes

Ausgangsstellung:

Stand oder Sitz auf dem Hocker.

- Vorneigen des Oberkörpers, dadurch kommt der Arm nach vorne in die Beugung. Jetzt erfolgt wieder die muskuläre Stabilisation des Armes in dieser Stellung und dann Aufrichtung des Oberkörpers in den aufrechten Stand oder Sitz (*Abb. 107a, b*).

  Korrektur:

  Den Arm nach Aufrichtung des Oberkörpers nicht mehr bewegen, sondern in dieser Stellung fixiert halten.

Beispiele für häufige Fehler

- Verzicht auf Übungen zur Kräftigung der Muskulatur,
- Dehnen von Kontrakturen unter Knorpelbelastung,
- Falsche Lagerung im Schub (Adduktionsstellung führt zu Kapselkontrakturen).

Ungeeignete Übung zur Mobilisation der Schultergelenke

Ausgangsstellung:

Sitz auf dem Hocker.

- Die Arme abwechselnd anheben und der Hand jeweils nachschauen (*Abb. 108*).

»Folgeschäden«: Bei entzündlich-rheumatischen Erkrankungen mit möglicher Beteiligung der Halswirbelsäule wären Mobilisationsbehandlungen der Halswirbelsäule gefährlich und kontraindiziert.

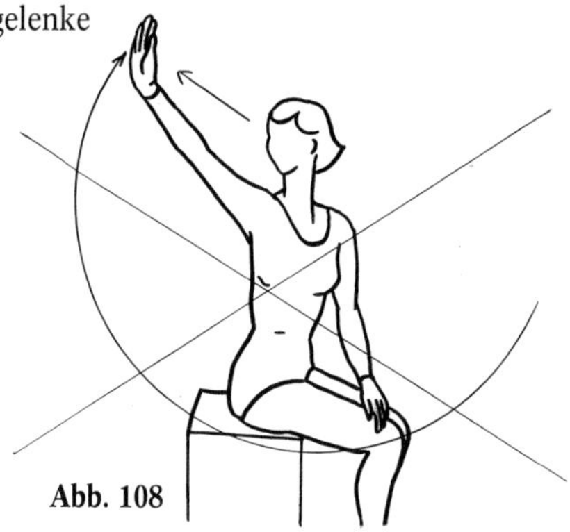

Abb. 108

Kiefergelenke

Typische Befunde

Schmerzen (in die Ohren ausstrahlend),
Bewegungsgeräusche,
Bewegungseinschränkung,
Verringerte Mundöffnung,
Nicht kontrollierbare Bewegungen beim Mundöffnen oder Kauen mit der Tendenz zur Luxation des Kiefergelenkes bei Instabilität des Bandapparates,
Bei fortgeschrittenen Stadien veränderte Stellungen des Unterkiefers,
Veränderter Biß.
Bei einer Beteiligung der Kiefergelenke gehören die Untersuchung auf oben erwähnte Befunde sowie die Messung des Zahnreihenabstandes mit in die Dokumentation.

Therapieaspekte

Erhaltung und Verbesserung des Bewegungsausmaßes über isotonische und isometrische Übungen.

Übungsbeispiel

Isometrisches Anspannen des Unterkiefers zum Mundöffnen (extendierende Hebelwirkung auf das Gelenk (*Abb. 109*).

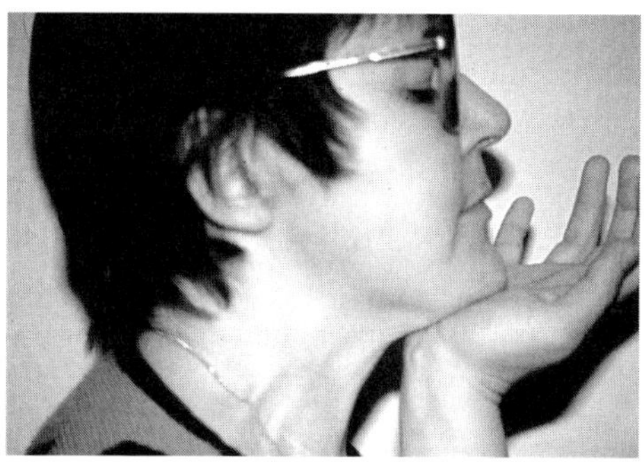

Abb. 109: Isometrisches Anspannen des Unterkiefers zum Mundöffnen.

Beispiel für häufige Fehler

Behandlung mit Wärme, da die Schmerzen mit Ohrenschmerzen verwechselt werden.

Hüftgelenk

Typische Befunde

Einschränkungen in der Extension und Rotation,
Komplexe Kontraktur in fortgeschrittenen Stadien (Flexions-Abduktions-Außenrotationskontraktur),
Relative Beinverlängerung bei Abduktionskontraktur,
Relative Beinverkürzung bei Adduktionskontraktur,
Atrophien der Muskulatur (Glutaeen),
Gangbildveränderungen: entlastende Gangarten (DUCHENNE, TRENDELENBURG),
Gehen mit muskulärer Arthrodese in Belastung zur Knorpelschonung (Vermeiden der Gleitbewegung),
Schmerzen beim Treppaufgehen.

Therapieaspekte

Stadium 1: Erhaltung und Verbesserung des Bewegungsausmaßes; Dehnen von Kontrakturen (vor und nach der Dehnung Übungen in Entlastung); Widerstandsübungen; Übungen zur Muskelkräftigung, vor allem der Abduktoren und Extensoren; Entlastung mit einer Gehstütze.

Stadium 2: Verbesserung des Bewegungsausmaßes; Dehnung von Kontrakturen; Freie Übungen bzw. Widerstandsübungen in Entlastung; Übungen zur Muskelkräftigung; Entlastung mit einer Gehstütze und muskulärer Arthrodese in der Belastungsphase.

Stadium 3 und 4: Übungen in Entlastung; Isometrische Kräftigung der Muskulatur; Entlastung mit 2 Gehstützen und muskulärer Arthrodese in der Belastungsphase.

Endoprothesengelenkschutz

Nach operativer Versorgung mit einer Totalendoprothese ist vor allem auf gute Beweglichkeit in bezug auf Innenrotation und Extension zu achten. Die Innenrotation erfolgt beim Gehen in Belastung, weil in der Standbeinphase durch die Drehung des Beckens eine Innenrotation des Hüftgelenkes bewirkt wird. Einschränkungen der Innenrotation können zu einer Lockerung des Schaftes der Prothese führen, weil die Rotationskräfte dann zwischen Prothesenschaft und Knochen wirken werden.
Bei Einschränkung der Extension kommt es beim Gang in Belastung zu vermehrtem Druck auf den vorderen Anteil der Pfanne. Dies kann Pfannenlockerungen begünstigen.
Das DUCHENNE-Gangbild führt zu einer Schwäche des M. glutaeus medius. Postoperativ kann das Gangbild wieder verbessert werden durch Training mit einer äußeren Entlastung

des Hüftgelenkes, indem man den Patienten auf der operierten Seite ein angemessenes Gewicht bei der Übung halten läßt. Das Gewicht muß so groß bemessen sein, daß der Patient ohne Pendelbewegung steht. Durch sukzessive Reduktion dieses Gewichtes erzielt man eine optimale Kräftigung der Muskulatur.

Übungsbeispiele

- Üben der Kompensation: Hüftflexion über die Beckenaufrichtung und Hyperextension des Hüftgelenkes der Gegenseite, evtl. Rumpfrückneigung.
- Hüftextension über Beckenkippung und Flexion des gegenseitigen Hüftgelenkes, evtl. mit Rumpfvorneigung.
- Kompensation bei 2 steifen Hüftgelenken erfolgt aus Knie- und Sprunggelenken.
- Versorgung mit Gehstützen zur Entlastung auf der Gegenseite und Tragen einer Tasche auf der kranken Seite (*Abb. 110*).

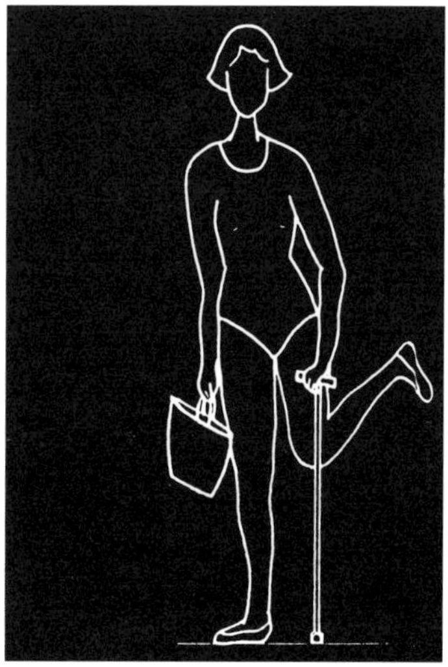

Abb. 110

Mobilisation der Hüftgelenke, Kräftigung der insuffizienten Muskulatur und Dehnung der kontrakten Muskulatur

Ausgangsstellung

Rückenlage, Arme und Beine gestreckt.

- Abwechselnd rechtes und linkes Bein mit schleifender Ferse zum Gesäß heranziehen und weiter zum Bauch hochziehen und wieder ablegen.

  Korrektur:

  Ferse schleift anfänglich am Boden, die Beine achsengerecht anbeugen.

Ausgangsstellung

Rückenlage, beide Beine angebeugt und aufgestellt (ca. 90° Kniebeugung), die Arme liegen neben dem Körper.

- Gesäß abheben, Füße fest in den Boden drücken, abwechselnd jedes Bein ca. 10 Sekunden entlasten und das Gewicht auf dem anderen Bein übernehmen (*Abb. 111*).

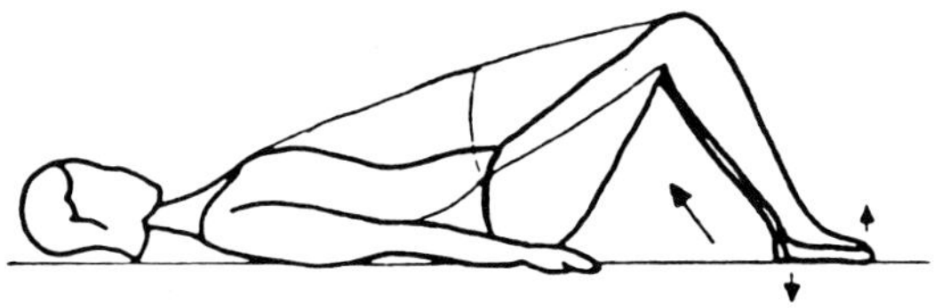

Abb. 111

Korrektur:

Gesäß oben halten, Knie geschlossen halten und weiteratmen.

Ausgangsstellung

Rückenlage, Arme und Beine gestreckt, Beine etwas abgespreizt.

- Beine zueinander nach innen und dann voneinander nach außen drehen.

  Korrektur:

  Die Drehung aus den Hüftgelenken herausholen und nicht aus den Sprunggelenken.

Ausgangsstellung

Bauchlage, Stirn liegt auf.

- Abwechselnd die Beine gestreckt anheben.

  Korrektur:

  Beckenknochen auf Unterlage liegen lassen, nicht anheben.

- Abwechselnd die Beine anheben und zur Seite ablegen und wieder zurücklegen neben das andere Bein (*Abb. 112*).

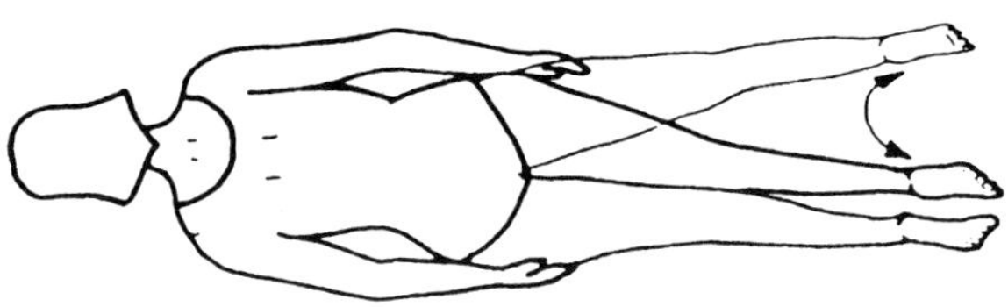

Abb. 112

Korrektur: s. o.

Ausgangsstellung

Seitenlage, evtl. Kopf unterlagern, Beine sind leicht angewinkelt, die untere Hand unter den Kopf legen, die obere Hand vorne vor dem Körper aufstützen.

- Oberes Bein zum Bauch beugen, im Knie gebeugt lassen und dann den Oberschenkel nach hinten zurückführen, d. h. die Hüfte strecken (*Abb. 113*).

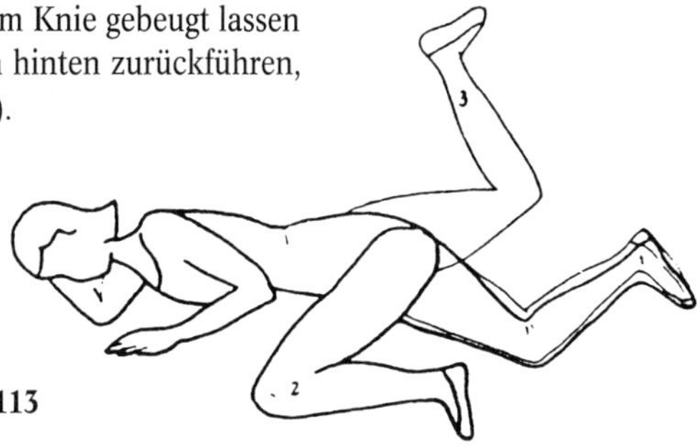

Abb. 113

Korrektur:

Bein in einer Ebene lassen, die Seitenlage exakt beibehalten und Knie gebeugt halten.

- Oberes Bein nach vorne anbeugen, Ferse nach vorne wegstrecken und dann gestrecktes Bein zurückführen (»Radfahren«) (*Abb. 114*).

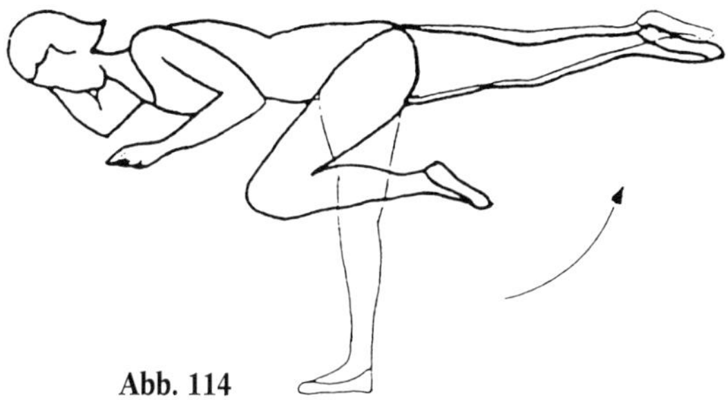

Abb. 114

Korrektur:

Bein in der Ebene halten und Seitenlage exakt beibehalten.

- Oberes Bein gestreckt abheben und abwechselnd Zehenspitze und Ferse auftippen (*Abb. 115*).

Abb. 115

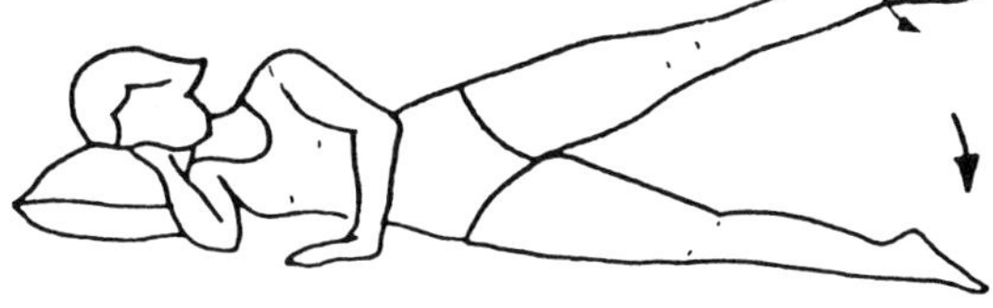

Korrektur

Seitenlage exakt beibehalten.

- Gestrecktes Bein anheben und halten (ca. 6 Sek.).

Korrektur:

Hüfte gestreckt halten.

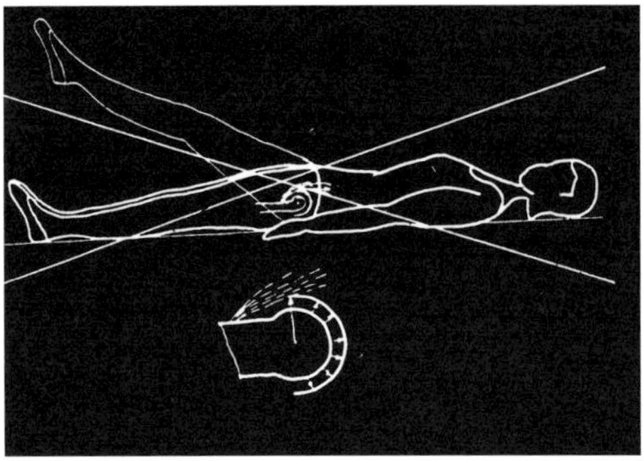

Abb. 116

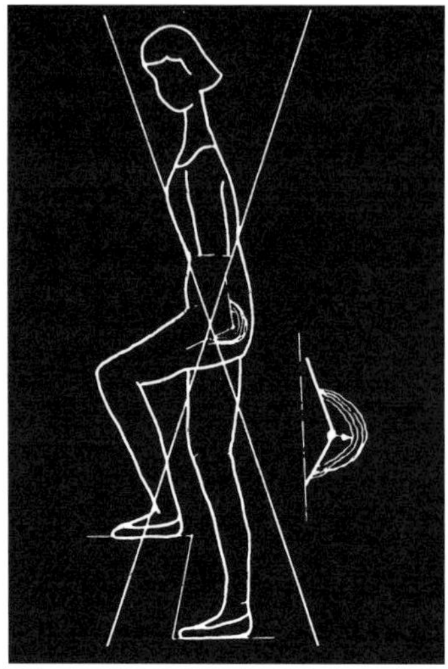

Abb. 117

Beispiele für häufige Fehler

- Überwiegende Beübung der Flexoren;
- Heben des gestreckten Beines aus der 0°-Stellung bedeutet eine enorme Belastung für das Hüftgelenk (M. iliopsoas) (*Abb. 116*);
- Zu späte Entlastung durch den Gehstock oder dessen Tragen auf der betroffenen Seite;
- Treppaufgehen als Übungstherapie, der M. glutaeus maximus belastet dabei das Hüftgelenk aufgrund des kleinen Drehmomentes sehr stark (*Abb. 117*);
- Tragen der Tasche auf der gesunden Seite.

Kniegelenk

Typische Befunde

Synovitis (*Abb. 118*),
Bakerzyste,
Flexionskontraktur (*Abb. 119*),
Aktives Streckdefizit (Extension lack),
Extensionskontraktur,
Verklebungen der Patella (vor allem kranial und kaudal),
Ansatztendopathien der Flexoren (innere Kompensation bei Seitenbandinstabilität über die Beuger),
Atrophien des M. quadriceps,
Schwäche des Tractus iliotibialis,
Seitenband- und Kreuzbandinstabilitäten,
Varusfehlstellung (*Abb. 120*),
Valgusfehlstellung,
Pseudovalgusstellung (Rotationsfehlstellung im Knie, Subluxation der Tibia nach dorsal) (*Abb. 121*),

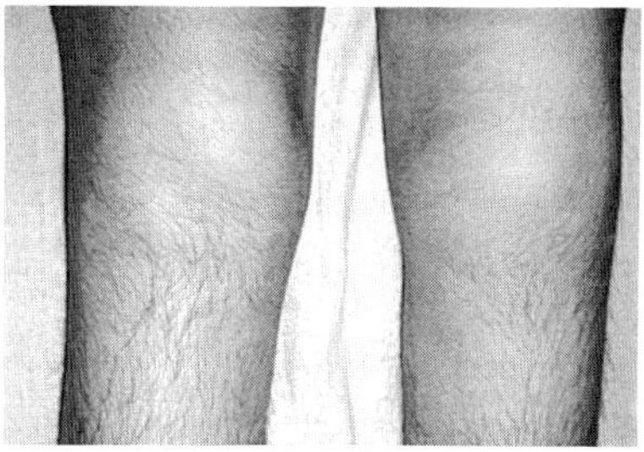

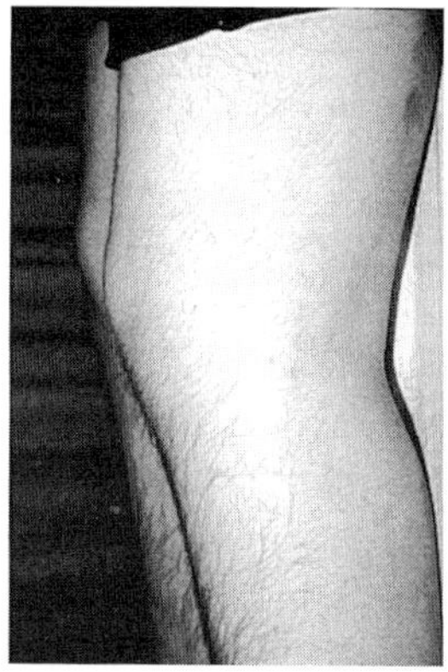

Abb. 118 (links): Synovitis in beiden Kniegelenken.
Abb. 119 (rechts): Flexionskontraktur.

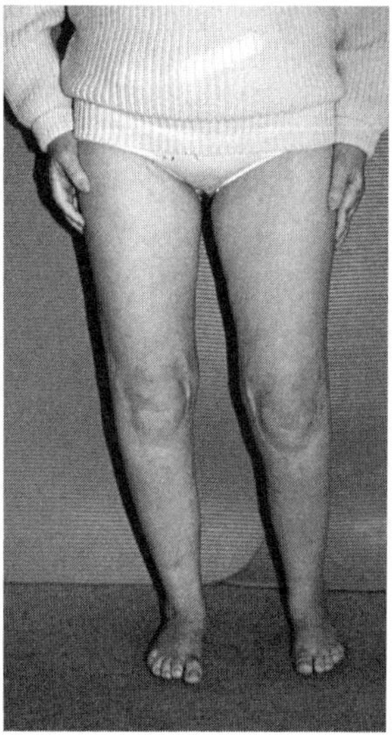

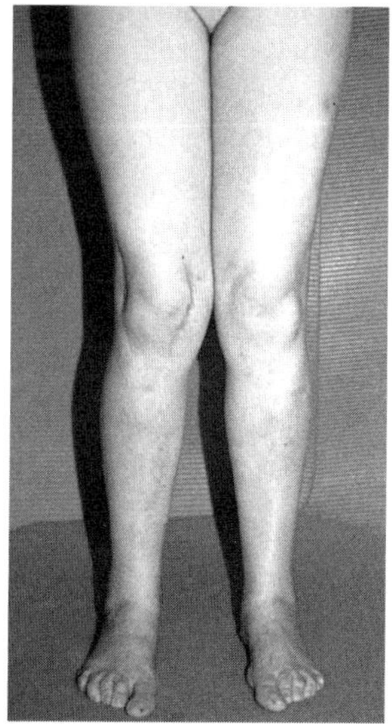

Abb. 120 (links): Varusfehlstellung.

Abb. 121 (rechts): Pseudovalgusstellung.

Verändertes Gangbild:
- Streckung des Kniegelenkes über die hintere Kompensation (M. triceps surae, M. glutaeus maximus),
- Schmerzen beim Treppabgehen (Die Patienten gehen die Treppen rückwärts hinunter).

Flexionskontrakturen können bedingt sein durch einen Erguß (Synovitis), eine Schrumpfung der hinteren Kapselanteile, eine Verkürzung des vorderen Kreuzbandes oder eine Kontraktur der Kniebeuger.

Findet man ein Extension lack, d. h. eine volle passive Streckung, aber ein aktives Streckdefizit, so ist die Ursache zu suchen in einer Schwäche des M. vastus medialis, einem Patellatiefstand oder einer Störung der neuromuskulären Steuerung (häufig postoperativ!).

Extensionskontrakturen können bedingt sein durch einen Erguß (Synovitis), eine Schrumpfung des Recessus suprapatellaris, Patellahochstand, eine Verlegung der Fossa intercondylaris oder eine Verkürzung des M. rectus femoris.

Therapieaspekte

Bei Instabilitäten des Bandapparates erfolgt die Versorgung mit Orthesen zur Stabilisation.
Kontrakturbehandlung: Es ist jeweils die Ursache für die Kontraktur zu ergründen und zu behandeln. Flexionskontrakturen über 20 Grad sowie Pseudovalgusstellungen verlangen eine Dehnung der hinteren Anteile der Gelenkkapsel durch Vordehnen des Unterschenkels nach ventral / medial aus der Flexionsstellung des Kniegelenkes bei fixiertem Fuß.
Bei Extensionskontrakturen, deren Ursache eine Verkürzung des M. quadriceps ist, erfolgt die Dehnung (wie auch die Untersuchung) in Seitenlage. Das Bein wird in Knie- und Hüftgelenk gebeugt, die Kniebeugung wird beibehalten und das Hüftgelenk wird gestreckt (Dehnung des M. quadriceps – rectus femoris).
Die Patella ist immer in alle Richtungen zu mobilisieren.
Bei der Behandlung des Extension lack versucht man zunächst in Seitenlage die endgradige Streckung zu erreichen und geht dann zur Rückenlage und zum Langsitz als Ausgangsstellungen für die Behandlung über. Bei voller Streckung muß die Ferse aktiv von der Unterlage abgehoben werden können.
Bei Schwellungen im Kniegelenk müssen dadurch bedingte Bewegungsverluste berücksichtigt werden.

Kräftigung der Muskulatur:
- Tractus iliotibialis, durch dessen Zug die Belastung im Kniegelenk auf beide Kondylen verteilt wird (bei Insuffizienz: Varusgonarthrose, Einbruch der medialen Schlittenprothese!);
- Flexoren zur Unterstützung der seitlichen Stabilität des Kniegelenkes;
- M. quadriceps zur Verhinderung der dorsalen Subluxation der Tibia.

Stadium 1: Übungen gegen Widerstand, zur Entlastung Versorgung mit einer Gehstütze.
Stadium 2: Freie Übungen oder Übungen in Entlastung gegen Widerstand, Versorgung mit einer Gehstütze.
Stadium 3 und 4: Übungen in Entlastung, Gehen mit muskulärer Arthrodese in der Belastungsphase und mit 2 Gehstützen. Die Kräftigungsübungen für die Muskulatur werden isometrisch durchgeführt.
Vor und nach Kontrakturbehandlungen sollten ebenfalls Übungen in Entlastung ausgeführt werden.
Schmerzen weisen auf die Notwendigkeit eines Gehstockes zur Entlastung hin.
Endoprothesengelenkschutz: Kräftigung des Tractus iliotibialis, um die Belastungsachse in die Mitte des Kniegelenkes zu bringen und den medialen Kondylus zu entlasten.
Bei Scharnierendoprothesen des Kniegelenkes gibt man den erzwungenen Rotationsbewegungen häufig die Schuld für die Lockerung.
Therapeutisch kann man dem entgegenarbeiten durch Kräftigung der Knieflexoren, da sie lateral und medial das Kniegelenk umfassen und die Rotationskräfte reduzieren können.
Ferner sind eine gute Rotationsbeweglichkeit des Hüftgelenkes und Beweglichkeit des unteren Sprunggelenkes notwendig, um die Rotationskräfte abfangen zu können.

Übungsbeispiele

- Lernen des Gehens mit einer muskulären Arthrodese im Kniegelenk in der Standbeinphase (über die Anspannung des M. glutaeus medius der Gegenseite oder Hochdrücken über das Sprunggelenk der Gegenseite).
- Gehen mit 2 steifen Kniegelenken: Hochdrücken des Gewichtes über die Sprunggelenke.
- Training der Streckmuskulatur (M. quadriceps), hintere Streckerkette (M. triceps surae und M. glutaeus maximus).

Bei Schmerzen im Retropatellargelenk oder bei Dysfunktion des M. quadriceps geht der Patient mit dieser hinteren dynamischen Streckerkette.

Mobilisation des Kniegelenkes, Kräftigung der insuffizienten Muskulatur und Dehnung der kontrakten Muskulatur

Ausgangsstellung

Rückenlage, Arme und Beine gestreckt.

- Abwechselnd rechte und linke Ferse zum Gesäß ziehen (*Abb. 122*).

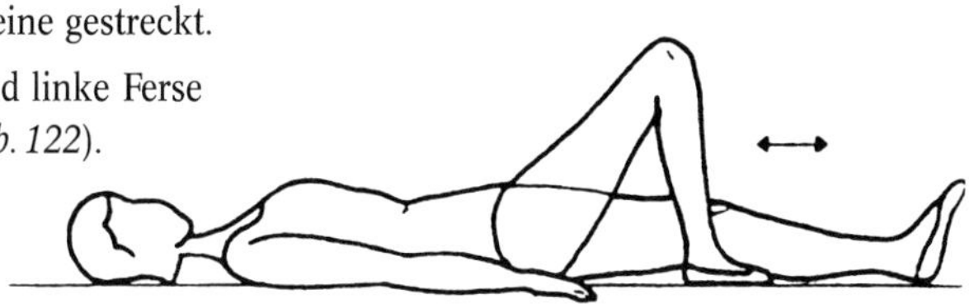

Abb. 122

Korrektur:

Ferse bleibt am Boden, Beine achsengerecht halten.

- Kniekehlen auf den Boden drücken.

Korrektur:

Fersen nach Möglichkeit dabei von der Unterlage abheben und Kniescheiben nach oben ziehen.

- Abwechselnd rechte und linke Ferse heranziehen und nach oben Richtung Decke hochstrecken.

Korrektur:

Unten liegendes Bein gestreckt am Boden halten.

Ausgangsstellung

Rückenlage, Beine angebeugt.

- Fußspitzen hochziehen, Fersen fest in die Unterlage drücken (*Abb. 123*).

Korrektur:

Gesäß auf der Unterlage liegenlassen.

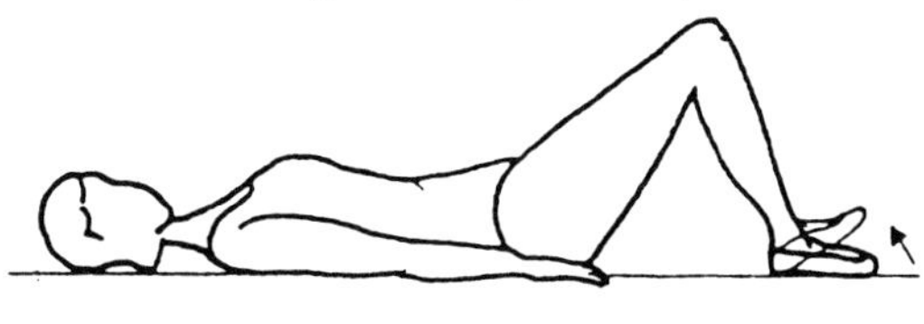

Abb. 123

Ausgangsstellung

Bauchlage, Stirn liegt auf der Unterlage.

- Abwechselnd rechte und linke Ferse zum Gesäß heranziehen.

  Korrektur:

  Beckenknochen fest auf die Unterlage drücken.

- Fußspitzen aufstellen, Knie durchstrecken (*Abb. 124*).

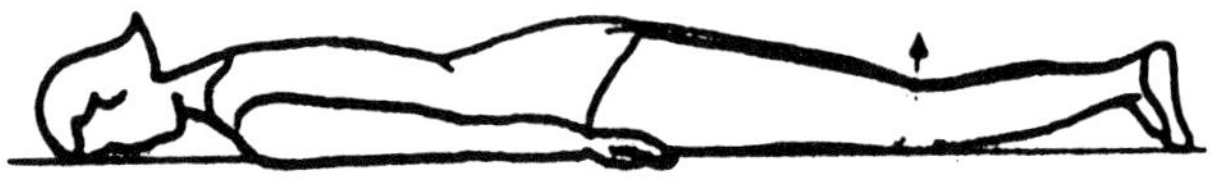

Abb. 124

Korrektur:

Beckenknochen fest auf der Unterlage liegenlassen.

Ausgangsstellung

Seitenlage, Kopf unterlagern, Beine sind leicht angewinkelt, die untere Hand unter den Kopf legen, die obere Hand vorne vor dem Körper aufstützen.

- Oberes Bein im Knie nach vorne zum Bauch beugen und nach hinten zurückstrecken (*Abb. 125*).

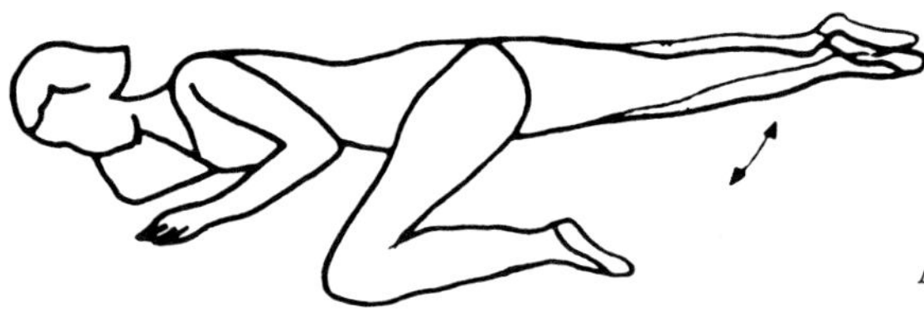

Abb. 125

Korrektur:

Bein in der Ebene halten und Seitenlage korrekt beibehalten.

- Oberes Bein nach vorne anbeugen, Ferse nach vorne wegstrecken und dann gestrecktes Bein zurückführen (»Radfahren«) (*Abb. 126*).

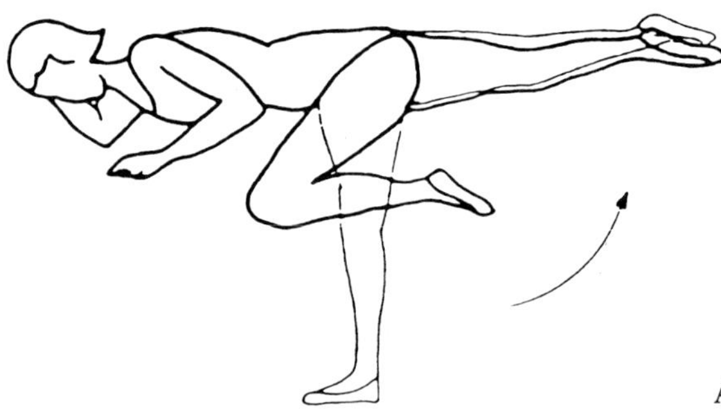

Abb. 126

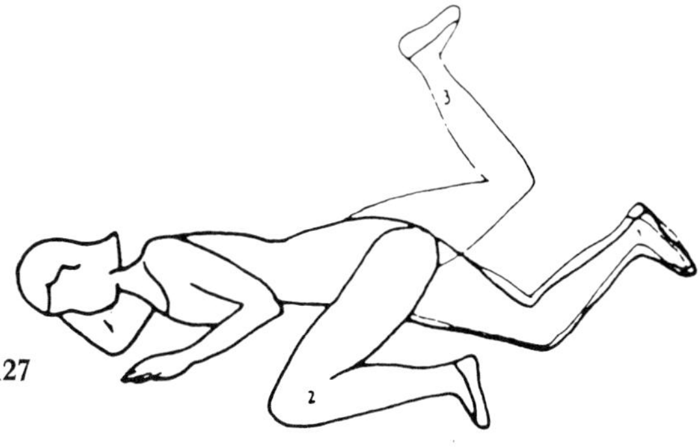

Abb. 127

Korrektur:

Bein in der Ebene halten und Seitenlage exakt beibehalten.

- Oberes Bein zum Bauch beugen, im Knie gebeugt lassen und dann den Oberschenkel nach hinten zurückführen, d. h. das Hüftgelenk strecken (*Abb. 127*).

  Korrektur:

  Bein in der Ebene lassen, die Seitenlage exakt beibehalten und Knie gebeugt halten.

Ausgangsstellung

Langsitz, Hände weit vorne, etwa in Höhe der Kniegelenke rechts und links aufstützen.

- Ein Bein durchstrecken, Ferse von der Unterlage abheben und das gestreckte Bein anheben.

  Korrektur:

  Mit dem Oberkörper während der Übung nach vorne geneigt bleiben und Hände vorne aufgestützt lassen.

Beispiele für häufige Fehler

- Quadrizepstraining zur Stabilisierung (!) des Kniegelenkes,
- Fehlendes oder mangelndes Training der Flexoren und des Tractus iliotibialis,
- Zu späte Versorgung mit Gehstützen,
- Keine äußere Stabilisierung bei Bandinsuffizienz.
- *Kniebeugen (Abb. 128)*
  »Folgeschäden«: Mobilisation der Kniegelenke unter voller Belastung und Belastung des Femoropatellargelenkes.

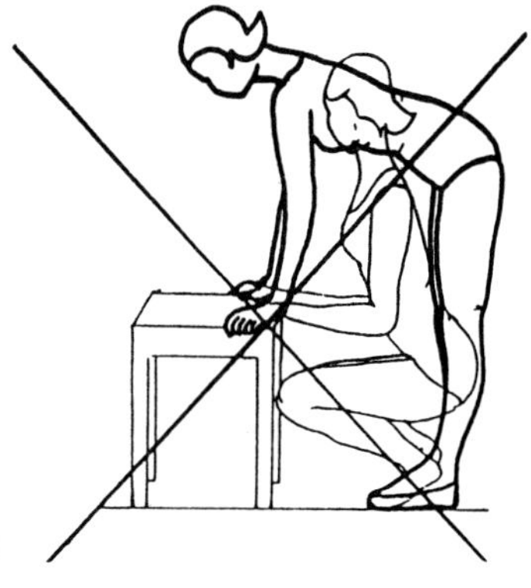

Abb. 128

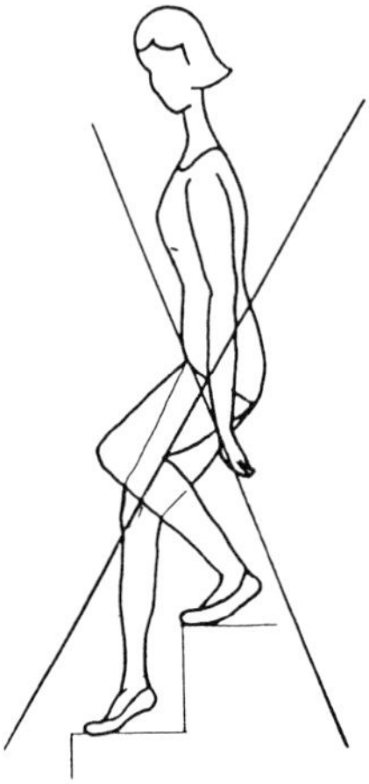

Abb. 129

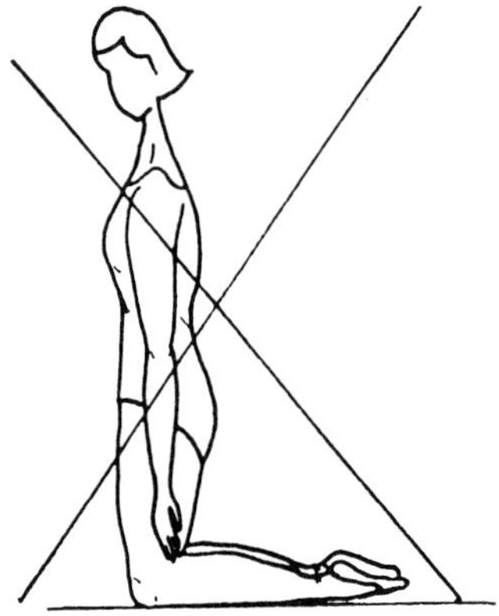

Abb. 130

Treppabgehen (*Abb. 129*).
»Folgeschäden«: Vermehrte Belastung des Femoropatellargelenkes.

Übungen im Kniestand bzw. Vierfüßlerstand (*Abb. 130*)
»Folgeschäden«: Vermehrte Belastung des Femoropatellargelenkes.

Fuß- und Zehengelenke

Typische Befunde

Pes planovalgus (*Abb. 131*) mit Valgusstellung im Rückfuß, Abflachung des Längs- und Quergewölbes, statischer Supination des Vorfußes;
Spreizfuß mit subluxierten bis luxierten Mittelfußköpfchen, Verlagerung der Hornhautschwielen unter MTP-Köpfchen II und III (*Abb. 132*);
Hallux valgus, Hammer- und Krallenzehen (*Abb. 133*);

Abb. 131 (links): Pes planovalgus. – **Abb. 132** (rechts): Spreizfuß mit Hornhautschwielen.

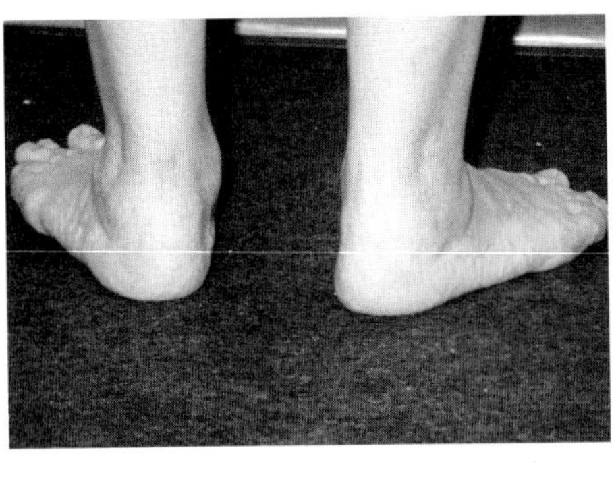

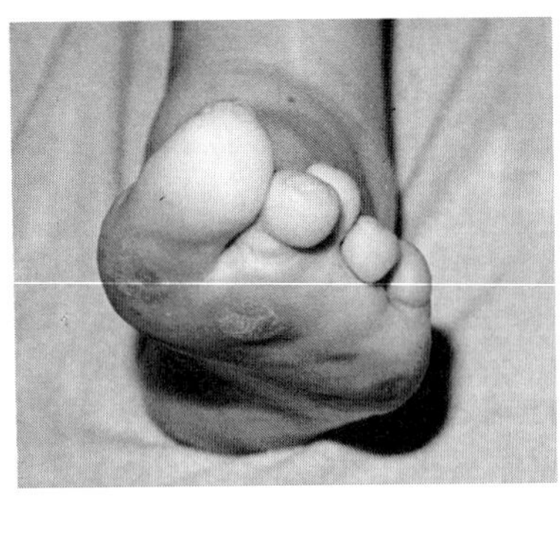

Abb. 133 (rechts): Hallux valgus und Krallenzehen.

Abb. 134 (unten links): Funktionstest der Flexorsehne der Großzehe bei Dorsalextension des Sprunggelenkes.

Abb. 135 (unten rechts): Funktionstest der Flexorsehne der Großzehe bei Plantarflexion des Sprunggelenkes.

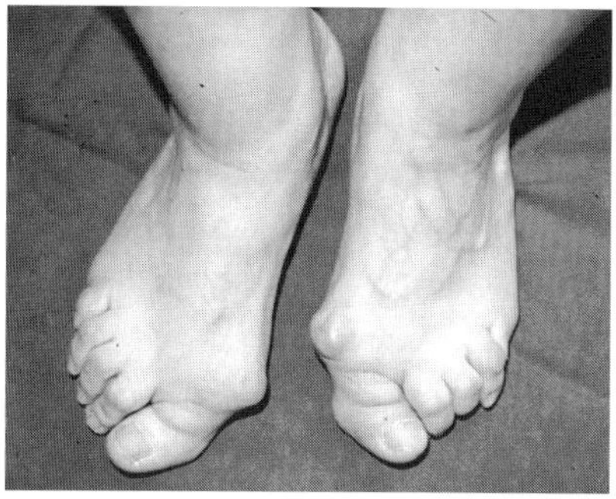

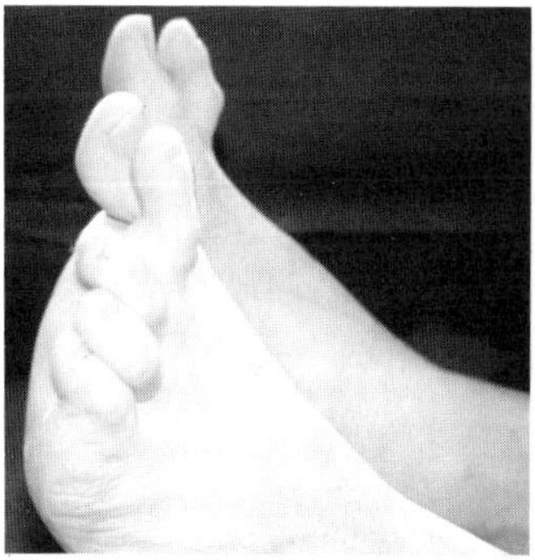

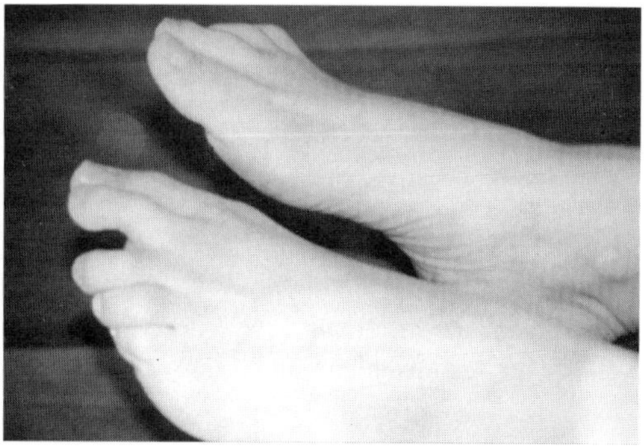

Verkürzung der Flexorensehne der Großzehe: unterschiedliche Flexionsstellung der Zehe bei Dorsalextension und Plantarflexion des Fußes (*Abb. 134, 135*).
Schwäche des M. peronaeus longus;
Schwäche der Tibialismuskulatur.

Gangbildveränderung: Bei fehlender Dorsalextension im Sprunggelenk ist der Schritt mit dem gesunden Bein verkürzt. Die Patienten können ohne Schuhe nicht gehen. Sie tragen Schuhe mit einem Absatz.
Patienten mit luxierten Mittelfußköpfchen gehen unter Vorfußschonung mit der Hauptbelastung auf der Ferse.
Die Befunderhebung des Fußes sollte im Stehen erfolgen.
Bei einer Einschränkung der Dorsalextension wird der Patient versuchen, die größtmögliche Dorsalextension zum Gehen zu erreichen und über die Pronation ausweichen. Die Folge ist der Pes planovalgus mit statischer Supination des Vorfußes in Belastung.
Bei einer Schwäche des M. peronaeus longus fehlt der 3. Belastungspunkt beim Gehen. Der Patient sucht sich die Innenkante als Belastungsfläche und kommt in den Pes planovalgus mit statischer Supination des Vorfußes bei Belastung.
Bei Schwäche der Tibialismuskulatur überwiegen die Pronatoren. Dies bedingt eine Valgusstellung im Rückfuß, und es kommt bei Belastung zur statischen Supination des Vorfußes.

Therapieaspekte

Richtig

- Erhaltung bzw. Verbesserung der Beweglichkeit im oberen Sprunggelenk.
- Richtige Kompensation der (auch vorübergehenden) Einschränkungen der Beweglichkeit im oberen Sprunggelenk durch korrekte Schuhversorgung.

Einschränkung der Dorsalextension: Schuhe mit höheren Absätzen (*Abb. 136*);

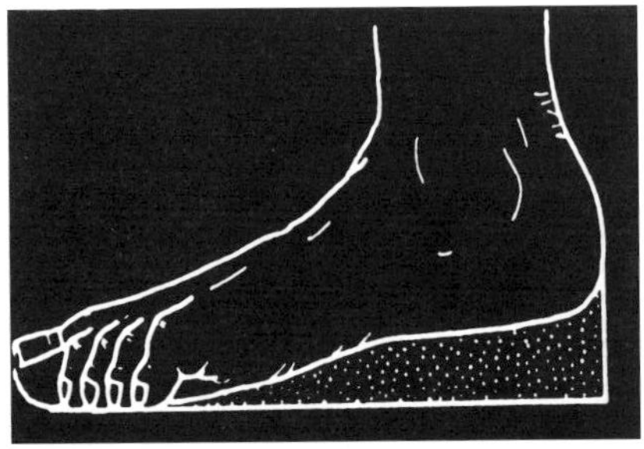

Abb. 136

Einschränkung der Plantarflexion: entsprechende Erhöhung des vorderen Teiles der Schuhsohlen (*Abb. 137*).

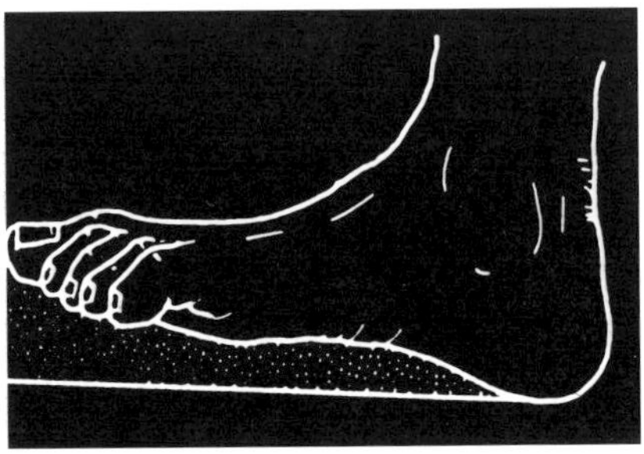

Abb. 137

Richtige Einlagenversorgung bei einer Schwäche des M. peronaeus longus: Einlagen mit Unterstützung bzw. Abstützung des Metatarsale I (*Abb. 138*).

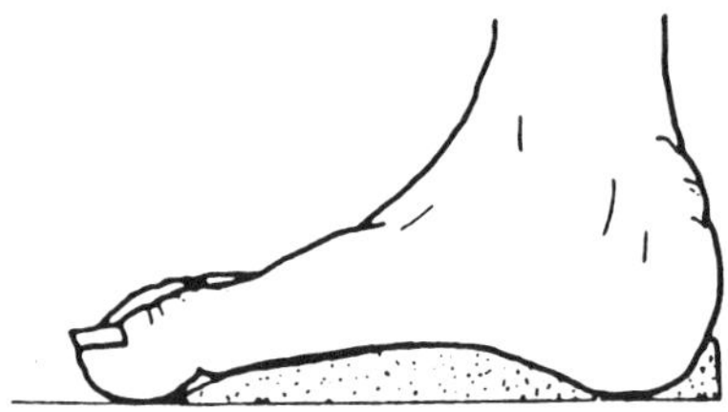

Abb. 138

- Kräftigung der Muskulatur, vor allem des M. peronaeus longus und M. tibialis posterior zur Erhaltung des Längs- und Quergewölbes.
- Dehnung von Kontrakturen, vor allem des M. flexor hallucis longus zur Verhinderung des Hallux valgus.
- Im Stadium 2 und 3 werden stabilisierende Einlagen und orthopädische Schuhe verordnet, um bei fixierter Deformität, z.T. mit luxierten Fußwurzelknochen (*Abb. 139*), ein möglichst schmerzfreies Gehen zu ermöglichen.

Abb. 139: Fixierte Fußdeformität mit luxiertem Os naviculare.

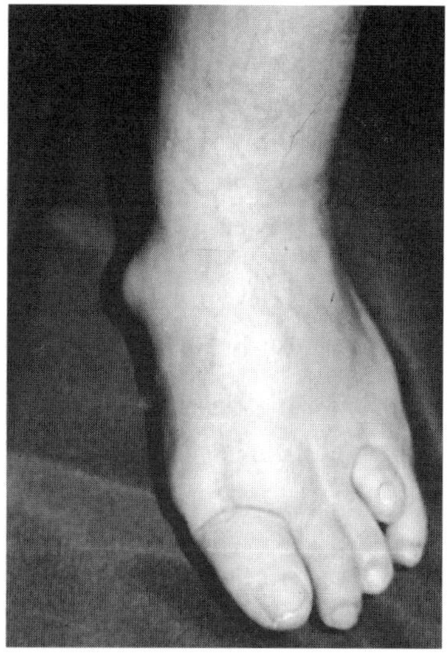

Abb. 140 (links): Pes planovalgus im Einbeinstand.

Abb. 141 (rechts): Korrektur des Pes planovalgus durch Rotation des Körpers nach außen im Einbeinstand.

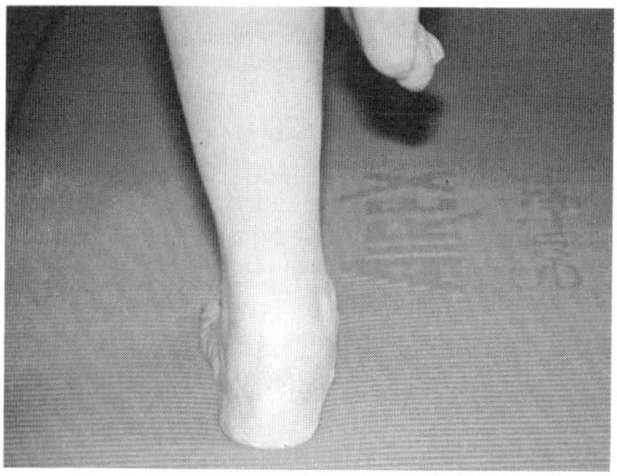

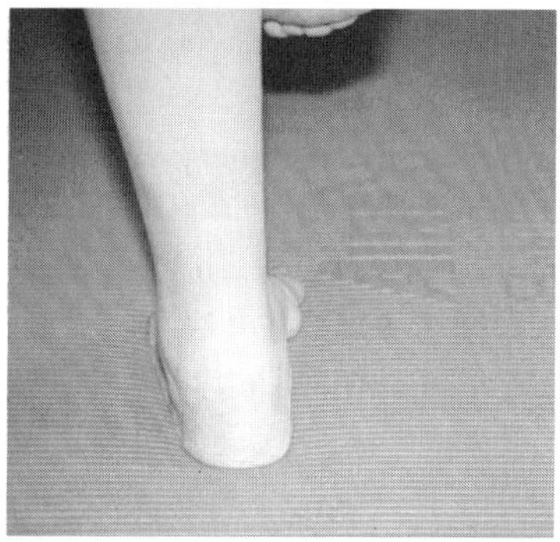

Stadium 1: Der Patient hat die Möglichkeit der aktiven Korrektur der Deformität in Belastung (*Abb. 140, 141*), hier kommen Übungen in Belastung (Stehen) in Frage, Aufrichtung des Längsgewölbes, Druck des M. peronaeus longus (Großzehenballen) dabei zum Boden und Dorsalextension der Großzehe, korrigierende Einlagen, Dehnung von Kontrakturen (Einschränkung der Dorsalextension, Flexionskontraktur der Großzehe. Diese Kontraktur begünstigt den Hallux valgus), Kräftigung der Peronaeus- und Tibialismuskulatur.

Stadium 2: Übungen in Entlastung.

Übungsbeispiele

- Vergrößerung der Dorsalextension: Flexion im Kniegelenk und maximale Dorsalextension im Sprunggelenk, Stellung im Sprunggelenk beibehalten und das Kniegelenk strecken.

- Training des M. peronaeus longus in Belastung: Stand auf einem Bein, nach außen drehen mit dem Oberkörper und dabei mit dem Großzehenballen ein Blatt Papier fest auf den Boden gedrückt halten.
- Dehnung des Flexors der Großzehe: maximale Extension der Großzehe in Plantarflexion des Fußes und Flexion der Zehen II–V halten und dabei langsam in die Dorsalextension des Fußes dehnen.
- Üben der Zehenbeweglichkeit.

Beispiele für häufige Fehler

- Im Stadium 1 nur Übungen in Entlastung zu machen;
- Bei Einschränkung der Dorsalextension und Plantarflexion keine Kompensation über die Schuhe zu machen, oder z. B. Negativabsätze bei fehlender Dorsalextension im Sprunggelenk; in diesem Fall wird der Patient kompensieren und kann einen Pes planovalgus bekommen. Richtig ist es, ihm Schuhe mit einem kleinen Absatz zu geben, wobei die Absatzhöhe den fehlenden Fersen-Boden-Abstand bei normaler Schrittlänge bemessen soll;
- Einlagen zu geben, ohne Unterstützung des Metatarsale I bzw. im Stadium 2 korrigierende Einlagen zu geben (*Abb. 142*);
- Bei Verlust des Quergewölbes z. B. Zehen krallen zu üben, ohne Anspannung des M. peronaeus longus! (*Abb. 143*)
- Bei Hallux valgus nur Flexionsübungen zu machen und nicht den M. flexor hallucis longus zu dehnen.

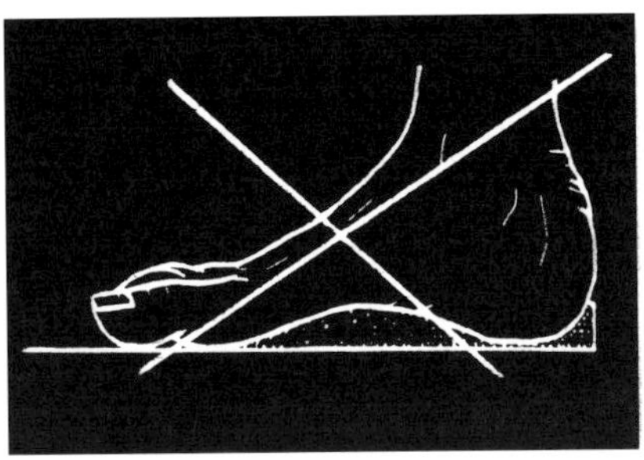

Abb. 142

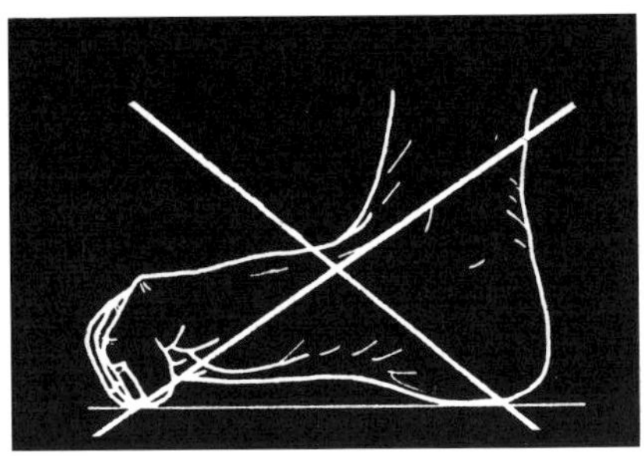

Abb. 143

Halswirbelsäule

Typische Befunde

In den Hinterkopf ausstrahlende Schmerzen und Parästhesien, häufig einseitig, eventuell in die Arme und Hände ausstrahlend;
Kraftlosigkeit, d. h. Schwäche durch Instabilität bei Flexionsbewegungen (Hochkommen zum Sitzen aus der Rückenlage, Sitzen mit geneigtem Kopf);

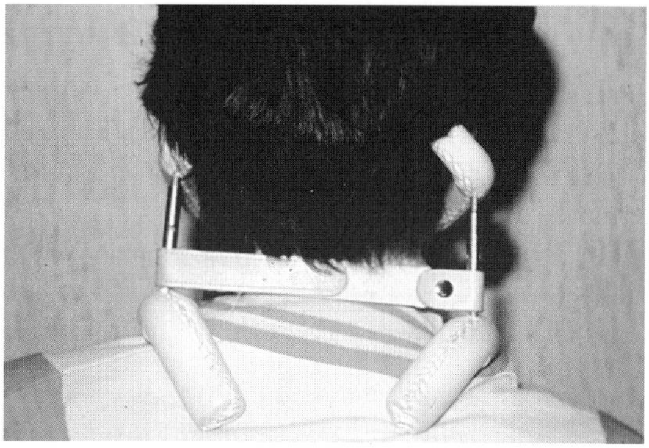

Abb. 144: Orthese zur Stabilisierung der Halswirbelsäule.

Sichtbare »en bloc«-Bewegungen der Halswirbelsäule;
Verspannte Muskulatur im Schulter-Nacken-Bereich als innere Kompensation zur Stabilisierung.
Es besteht die Gefahr der Rückenmarkschädigung bei atlantoaxialer und atlantooccipitaler Dislokation.

Therapieaspekte

Stabilisierende Übungen in Entlastung.
Versorgung des Patienten mit stabilisierenden Orthesen, vor allem für die Nacht und zum Autofahren (*Abb. 144*).

Übungsbeispiel

Isometrische Übungen in Entlastung zur Kräftigung der Muskulatur.

Beispiele für häufige Fehler

- Massagen zur Lockerung der Muskulatur;
- Extensionsbehandlungen (Glisson-Schlinge!);
- Mobilisationsbehandlungen.

Spondylitis ankylosans

Typische Befunde

Veränderte Statik: (s. *Abb. 36a–c*, S. 126)

Beckenaufrichtung, Verlust der Lendenlordose, Verlagerung des Körperschwerpunktes vor die Füße als Folge davon Zunahme der Brustwirbelsäulenkyphose, als Kompensation dazu Vergrößerung der Halswirbelsäulenlordose.
Durch die Beckenaufrichtung ist die »O-Stellung« der Hüftgelenke bereits die Hyperextensionsstellung. Bei fortgeschrittenen Stadien mit zunehmender Versteifung der Wirbelsäule in Flexion und verändertem Gangbild kommt es auch zu Hüft- und Knieflexionsstel-

lungen sowie zur Außenrotationsstellung der Hüftgelenke. Da die Schwerelinie vor den Fuß bzw. durch den Vorfuß läuft, finden sich häufig eingekrallte Zehen.
Die Schultern sind protrahiert und die Schulterblätter in Flügelstellung. Bei zunehmender Kyphose der Brustwirbelsäule kommt es zu einer relativen Einschränkung des Bewegungsausmaßes der Schultergelenke. Je mehr der Versteifungsprozeß in Kyphose erfolgte, desto geringer ist das Sichtfeld des Patienten. Er kompensiert seinen Blickwinkel nach oben über Flexion der Kniegelenke, was die periphere Beugetendenz noch vergrößert.

Veränderte Dynamik:

Das Fehlen der Rotationsbeweglichkeit der Wirbelsäule und die fehlende Hyperextensionsbewegung der Hüftgelenke beim Schritt verändern die Gangmechanik. Die Hüftgelenke werden beim Gang flektiert, abduziert und außenrotiert und das Gangbild wird kleinschrittig und ohne Rotation. Die Propulsion zum Vorwärtskommen holt der Betroffene aus einem Armschwung und nicht aus einer Rotations-Derotationsbewegung. Der andere Arm sowie Taschen etc. werden zur Verlagerung des Schwerpunktes nach hinten, meistens auf dem Rücken gehalten.

Für die Befunderhebung sind die Wirbelsäule sowie die rumpfnahen Gelenke auf ihre Beweglichkeit hin zu untersuchen. Da die Beugung die häufigste Fehlstellung bei der Spondylitis ankylosans darstellt, sollte bei der Befundung besonderes Augenmerk auf die Streckfähigkeit gelegt werden. Man befundet die Wirbelsäule in alle Bewegungsrichtungen und mißt vor allem die Streckmöglichkeit in entlasteten Positionen (Vierfüßlerstand, Seitenlage) und in Belastung (Stand).
Bei zunehmender Einsteifung der Kostosternal-, Kostotransversal- und Kostovertebralgelenke finden wir vermehrt die Bauchatmung. Die Messung der Thoraxbeweglichkeit und der Atemkapazität gehören also mit zum Befund.
Durch die Veränderung der Statik und Dynamik kommt es zu Kontrakturen von Muskelgruppen (vor allem Knie- und Hüftflexoren, M. pectoralis major) und zur Schwäche von Muskelgruppen (vor allem Rückenmuskulatur, Bauchmuskulatur, Gesäßmuskulatur).
Für die Behandlungsplanung und Zielsetzung teilt man die Spondylitis ankylosans in drei Stadien ein:

Stadium 1:

Die Fehlstellung ist vom Patienten aktiv, d. h. in Belastung zu korrigieren.

Stadium 2:

Die Fehlstellung ist nur noch in Entlastung korrigierbar.

Stadium 3:

a: Die Fehlstellung ist fixiert in einer funktionell günstigen Stellung;
b: Die Fehlstellung ist fixiert in einer funktionell ungünstigen Stellung.

Therapieaspekte

Stadium 1 und 2:

Verzögerung und Verhinderung von Versteifungen der Wirbelsäule,
Bewegungen der Wirbelsäule in alle Bewegungsrichtungen, vor allem in Entlastung.
Behandlung existierender Fehlstellungen, Dehnung kontrakter und Kräftigung insuffizienter Muskulatur, Verbesserung der Atmung, Mobilisation der rumpfnahen Gelenke und Erlernen des Federns von den Sprung-, Knie- und Hüftgelenken als Kompensation für die verlorengegangene Pufferwirkung der Wirbelsäule.
In diesen Stadien kann versucht werden, die Unterstützungsfläche des Fußes zu verkleinern durch das Tragen von Schuhen mit Absätzen. Damit kommt die Schwerelinie wieder weiter zurück durch den Fuß und man arbeitet den Beugekräften entgegen.

Stadium 3:

In diesem Stadium ist es wichtig, Kompensationsbewegungen mit dem Patienten zu erlernen, die rumpfnahen Gelenke zu beüben, kontrakte Muskulatur zu dehnen, insuffiziente Muskulatur zu kräftigen, Atemgymnastik zu machen und das Federn zu üben.
In allen Fällen liegt der Schwerpunkt der Behandlung im Bereich der Hüftgelenke. Jedes Grad Streckdefizit zwingt den Patienten in eine größere Beugung.

Übungsbeispiele

- Mobilisierende Übungen für die Wirbelsäule aus allen Ausgangsstellungen unter besonderer Betonung der Streckung. Die Behandlung sollte mit Übungen zur Streckung der Wirbelsäule beendet werden. Es ist auch auf Ausgangsstellungen zu achten, die die Hüftstreckung fördern.
- Bei der Behandlung der Hüftgelenke sind besonders die Innenrotation und Extension zu üben.
- Als Atemhilfsmuskel ist der M. pectoralis major einzusetzen (Punctum fixum sind dabei die Arme!). Man spannt bei der Einatmung isometrisch an und dehnt dabei den Brustkorb nach oben.
- Kräftigung der Mm. rhomboidei zur Streckung der Brustwirbelsäule.

Beispiele für häufige Fehler

- Nur Ausgangsstellungen zu wählen, in denen die Hüftgelenke gebeugt sind (z. B. im Vierfüßlerstand beim Klappschen Kriechen);
- Den Ausgleich der Lendenlordose und die Fehlstellung der Halswirbelsäule bei der Behandlung zu fördern;
- Zu viele Flexionsübungen zu machen;
- Zu wenig in Entlastung zu üben.

Befunderhebung und Behandlung im Schub und korrekte Lagerung

Befunderhebung

1. Schmerzen,
2. Schwellung,
3. Hauttemperatur,
4. Bewegungsbehinderung,
5. Befallsmuster.

ad 1: Der Patient klagt über starke Ruheschmerzen, Nachtschmerzen, bedingt durch die hochaktive Synovitis in einem oder mehreren Gelenken.
ad 2: Die Schwellung in den betroffenen Gelenken ist weich, sulzig und auf Druck federnd.
ad 3: Die Hauttemperatur ist über den betroffenen Gelenken erhöht.
ad 4. und 5: Je nach Befallsmuster variiert die Bewegungsbehinderung bis hin zur Immobilisierung.

Behandlung

Wird der Patient während eines Schubes nicht behandelt, muß er es teuer mit Einsteifungen und dadurch bedingten Funktionsverlusten bezahlen. Nichtbewegen verringert nicht die Schmerzen, wohl aber die Bewegungsausmaße. Man kann während dieser Phase keine große Aktivität von seiten des Patienten erwarten.
Doch tägliches (möglichst mehrmals tägliches) Durchbewegen aller Gelenke »endgradig« (unter Berücksichtigung der Schwellungen) muß als Therapie erfolgen. Das Bewegen geschieht unter leichtem Zug aktiv unterstützt, wenn nötig passiv oder in Entlastung, z. B. im Schlingenkäfig. Dabei ist wiederum die Schmerzgrenze zu respektieren, aber nicht vor ihr zu kapitulieren (Peter).
Man sollte versuchen, z. B. mit Kälte- oder Elektrotherapie, Schmerzen, Schwellung und Überwärmung günstig zu beeinflussen. Der Patient selbst sollte sich so viel wie möglich bewegen, aufstehen und zumindest isometrische Spannungsübungen ausführen.
Durch diese Maßnahmen sowie durch eine korrekte Lagerung lassen sich gravierende Funktionseinbußen verhindern. Das allgemeine Krankheitsgeschehen wird dadurch günstig beeinflußt.

Lagerung

Im Schub sollte in schmerzfreien Positionen gelagert werden. Dies entspricht an den meisten Gelenken der Ruheposition. Bei längerfristiger Lagerung können in diesen schmerzfreien Positionen Kontrakturen auftreten, die nur durch ein mehrmals täglich durchgeführtes Durchbewegen dieser Gelenke verhindert werden können. Die funktionelle Behandlung im Schub ist also ein Muß.
Nur so können Kontrakturen vermieden werden, die durch Einnahme typischer Schonhaltungen entstehen würden.

Schon im Anfangsstadium sollten sowohl c.P.- als auch Sp.a.-Patienten darauf hingewiesen werden, daß flaches Liegen auf einer festen Unterlage die beste Kontrakturprophylaxe ist. Sp.a.-Patienten sollten auf das Kopfkissen ganz verzichten. Auch die Bauchlage ist eine gute Prophylaxe für Knie- und Hüftbeugekontrakturen und streckt die Wirbelsäule.
Bestehen bereits Kontrakturen, muß man versuchen, durch sinnvolle Lagerung Sekundärkontrakturen der Nachbargelenke zu verhindern. So kann man bei bestehender Kniebeugekontraktur den gesamten Körper bis zu den Kniegelenken höher lagern und somit eine Hüftbeugekontraktur präventiv vermeiden. Bei einer bestehenden Hüftbeugekontraktur wird die sonst zwangsläufig eintretende Kniebeugung durch Hochlagern der gesamten unteren Extremität verhindert.

Konservative Dauertherapie, prä- und postoperative Therapie

Konservative Dauertherapie

Die konservative Dauertherapie begleitet Patienten mit entzündlich-rheumatischen Erkrankungen während der gesamten Zeit der Erkrankung. Sie läuft auch während prä- oder postoperativer Phasen an den übrigen Gelenken weiter.
Die Behandlung der Gelenke erfolgt möglichst in Korrekturstellung zur Entlastung dieser.
Man beginnt die Behandlung mit durchblutungsfördernden Maßnahmen, z.B. Elektrotherapie, Kältetherapie oder isometrischen Spannungsübungen.
Mit dem Üben sollte man proximal vom geschädigten Gelenk beginnen und dann zum betroffenen Gelenk selbst übergehen.
Die Art der Therapie richtet sich nach dem Stadium der Gelenkschädigung, in dem sich das zu behandelnde Gelenk befindet.

Stadium I:

Übungen gegen Widerstand sind möglich, wobei der Widerstand ca. ½ der Maximalkraft betragen sollte und das Bewegungsausmaß nicht limitieren sollte.
Führungswiderstände bestimmen die Behandlung. Am Ende einer Bewegung, beim »endgradig« erreichten Bewegungsausmaß können Haltewiderstände angewandt werden.

Stadium II:

Übungen gegen die Eigenschwere ohne zusätzlichen Widerstand sind möglich. Wird das Gelenk entlastet, z.B. durch manuelle Abnahme der Schwere, durch Aufhängung im Schlingenkäfig oder im Bewegungsbad, so kann zusätzlich Widerstand gegeben werden, der aber auch ½ der Maximalkraft nicht überschreiten sollte.
Das passive Bewegen der Gelenke in den ersten zwei Stadien geschieht unter leichtem Zug. Der Patient kann aktiv mithelfen. Durch den Zug werden der Anpreßdruck der Gelenkflächen geringer, die Bewegung weniger schmerzhaft und das Bewegungsausmaß größer. Außerdem wird durch den Druckwechsel eine bessere Ernährung des Gelenkknorpels gewährleistet.

Bei eingeschränkten Gelenken wird nach den bekannten Techniken bewegungserweiternd gearbeitet. Nach erfolgten Dehnlagerungen sollte eine aktive Behandlung zur Kräftigung der Muskulatur angeschlossen werden.

Stadium III:

In diesem Stadium darf das Gelenk nur noch unter Entlastung bewegt werden. Muskelkräftigung erfolgt über isometrische Spannungsübungen. In einem anfänglichen Stadium III kann in Entlastung ein kleiner Widerstand gegeben werden.

Stadium IV:

Auch in diesem Stadium kann nur noch im erhaltenen Bewegungsausmaß in Entlastung geübt werden und die Muskulatur isometrisch gekräftigt werden.
Im Stadium III und IV darf die Dehnung von Kontrakturen nur noch unter Zug ausgeführt werden, da durch die Zerstörung des Knorpels keine Gleitbewegungen mehr stattfinden können und dadurch Subluxationen im Gelenk provoziert werden könnten.
Übungen in Entlastung sind in jedem Stadium der Gelenkschädigung indiziert, da sie Verspannungen der Muskulatur lösen und die Beweglichkeit fördern, was im Endeffekt dem »Regenerationsprozeß« des Gelenkes dient. Ferner sollten sie vor und nach jeder Dehnungsbehandlung angewandt werden.
Bei Befall der unteren Extremitäten ist der Patient rechtzeitig mit Gehstützen zu versorgen (ab Stadium II). Ebenso sollte im Stadium III und IV während der Belastungsphase eine muskuläre Athrodese in dem Gelenk ausgeführt werden, um Gleitbewegungen in Belastung zu vermeiden.
Bei Befall der oberen Extremitäten muß der Patient ab Stadium III Kompensationsmöglichkeiten für das entsprechende Gelenk erlernen.

Beispiel: Ellenbogen Stadium III
Kompensation der Supination über Adduktion der Schulter,
Kompensation der Pronation über Abduktion der Schulter,
Kompensation der Extension über Anteversion der Schulter und Dorsalextension der Hand,
Kompensation der Flexion über Retraktion der Schulter und Palmarflexion der Hand und Flexion in der Halswirbelsäule.
Instabilitäten an bandgeführten Gelenken sollten immer mit äußeren Kompensationen (Schienen, Pelotten, Bandagen, etc.) verbessert werden. Wenn der Patient versucht, durch innere Kompensation die Instabilitäten zu beheben, wird der Teufelskreis der Deformitäten beginnen.
Instabilitäten an muskelgeführten Gelenken können durch adäquates Training der Muskulatur verbessert bzw. behoben werden.

Zusammenfassend können folgende Ziele für die Behandlung gesetzt werden:
Erhaltung und Verbesserung des Bewegungsausmaßes, Kräftigung der Muskulatur bzw. Stabilisierung der bandgeführten Gelenke durch Funktionsschienen und Orthesen, Kompensation und Gelenkschutz.

Präoperative Therapie

Die präoperative Therapie beginnt idealerweise zu dem Zeitpunkt, an dem eine Operation geplant wird. Sie erfolgt zusätzlich zur Dauertherapie des Patienten. Sie richtet sich nach der Art des geplanten Eingriffes und dem Zustand des betreffenden Gelenkes.
Mögliche Zielsetzungen für eine präoperative Therapie:

- Entsprechendes Vorbereiten des betreffenden Gelenkes und der umgebenden Weichteile,
- Verbesserung der Beweglichkeit der Nachbargelenke bei geplanter Arthrodese,
- Dehnen kontrakter Muskulatur,
- Kräftigung insuffizienter Muskulatur,
- Koordinationsschulung der Bewegungen,
- Erlernen der postoperativen Bewegungsmuster,
- Erlernen entlastender Gangarten.

Postoperative Therapie

Die postoperative Therapie richtet sich nach der Art des Eingriffes und nach dem gewählten Zugang zu dem Gelenk. Die Therapeutin sollte sich im Operationssaal selbst ein Bild von den Eingriffen verschaffen, die sie postoperativ behandelt. Auch hier sind wieder eine gute interdisziplinäre Zusammenarbeit und ein Informationsaustausch zwischen Operateur und Therapeut nötig.
Es ist nicht möglich, einheitliche Behandlungspläne zu erstellen, da die Operationstechniken von Klinik zu Klinik differieren. Einige Richtlinien sollen jedoch angesprochen werden, die man als allgemeingültig betrachten kann:

- Frühzeitige Mobilisierung, sofern es die Operation zuläßt, da eine längere Ruhigstellung für jeden Rheumakranken ungünstig ist;
- Entstauende Maßnahmen, wie isometrische Spannungsübungen aus der Hochlagerung, gehören zum täglichen Übungsprogramm nach vielen operativen Eingriffen;
- Sehr alte Patienten mehrmals täglich, aber kürzer behandeln, da die Gefahr der körperlichen Überforderung besteht, die sich oft erst später zeigt;
- Anfänglich schlechtere Bewegungsausmaße bei Kindern werden oft innerhalb des nächsten halben Jahres »freigespielt« (Tillmann).
  Wichtig sind eine gute Anleitung der Eltern, evtl. unterstützende Schienenversorgung und regelmäßige Überwachung des kleinen Patienten, ohne ihn unnötig lange zu hospitalisieren.

Allgemeine Behandlungsgesichtspunkte nach häufig durchgeführten rheuma-orthopädischen Eingriffen:

Postoperative Behandlung nach Artikulo- und Tenosynovektomien

- Sofort, spätestens nach Ziehen der Drainagen, beginnende mobilisierende Bewegungsbehandlung, da die relativ großen Wundflächen zu Verklebungen neigen;
- Unterstützen der Behandlung durch mehrmals tägliches Umlagern des Gelenkes in

verschiedene Positionen, wobei die Kontrakturgefahr der Nachbargelenke beachtet werden muß;
- Achsengerechtes Bewegen, vor allem nach korrigierenden oder stabilisierenden Eingriffen am Bandapparat. Dabei ist meist einige Zeit der Ruhigstellung nötig.

Postoperative Behandlung nach Resektionsarthroplastiken

- Meist Ruhigstellung für einige Zeit,
- Anschließende Mobilisierung meist langwierig und schmerzhaft.

Postoperative Behandlung nach Alloarthroplastiken

- Training der insuffizienten und Dehnung der kontrakten Muskulatur,
- Verbesserung der Beweglichkeit des Gelenkes,
- Der Zustand der Muskulatur und das Ausmaß der Gelenkbeweglichkeit sollten den Zeitpunkt der Belastung bestimmen,
- »Endoprothesengelenkschutz« betreiben (s. S. 163, 182, 188 – Gelenkbezogene Anmerkungen).

Postoperative Behandlung nach Arthrodesen

- Von Anfang an übungs-, aber nicht belastungsstabil,
- Kräftigung der Muskulatur durch isometrische Spannungsübungen zur muskulären Sicherung des Gelenkes,
- Mobilisierung der Nachbargelenke zur Kompensation der verlorengegangenen Bewegungen,
- Evtl. Versorgung mit Funktionshilfen und Hilfsmitteln zur Kompensation.

Infrastrukturelle Probleme aufgrund der Funktionsbehinderungen

Entzündlich-rheumatische Erkrankungen ziehen zahlreiche und verschiedenartige pathologische Veränderungen am Bewegungsapparat nach sich. Nur die Kenntnis der Bio- und Pathomechanik des Bewegungsapparates läßt eine Funktionsbehinderung und ihre Relevanz für infrastrukturelle Probleme beurteilen.

Prävention bzw. Rehabilitation müssen bereits bei Diagnosestellung einer entzündlich-rheumatischen Erkrankung beginnen:

1. Durch Vorbeugen einer Dysfunktion (Einschränkung der Leistungsfähigkeit eines Menschen);
2. Wenn eine Dysfunktion eingetreten ist, durch Wiederherstellen der Funktionsfähigkeit und Vorbeugen der Körperbehinderung (bleibende Einschränkung der Leistungsfähigkeit);
3. Wenn eine Körperbehinderung eingetreten ist, durch Anpassen des Behinderten und Vorbeugen der Invalidität;

4. Wenn eine Invalidität eingetreten ist, durch Verminderung der sozialen Abhängigkeit durch eine behindertengerechte Infrastruktur.

Einige Gelenkbeispiele, die die Probleme einer behindertengerechten Infrastruktur aufzeigen sollen und Lösungsvorschläge dazu:

Hände

Zur Erhaltung der Selbständigkeit, als oberstes Ziel, sind drei Griffe wesentlich:
1. Der Schlüsselgriff als Präzisionsgriff,
2. Der Hakengriff als Kraftgriff,
3. Die Opposition des Daumens zum Greifen eines Gegenstandes.

Schlüsselgriff und Hakengriff werden auch bei schwerstem Befall der Hände zumeist sehr lange erhalten bleiben und sollten daher bei der Planung und Gestaltung von öffentlichen Einrichtungen, Kliniken und auch Gebrauchsgegenständen des täglichen Lebens berücksichtigt werden (*Abb. 145*).
Ein Verlust der Oppositionsfähigkeit des Daumens schränkt die Greiffähigkeit der Hand stark ein und muß durch geeignete Gegenstände kompensiert werden (*Abb. 146, 147*).
Die Tatsache, daß nicht immer beide Hände bzw. Extremitäten gleichermaßen betroffen sind, verlangt z. B. auch das Anbringen von Geländern auf beiden Seiten der Treppe.

Abb. 145 (links): Hakengriff als Kraftgriff beim Hochziehen am Treppengeländer mit Längssprossen.

Abb. 146 (rechts oben): Das Glas kann nicht gehalten werden durch den Verlust der Oppositionsfähigkeit des Daumens.

Abb. 147 (rechts unten): Möglichkeit der Kompensation durch ein Glas oder eine Tasse mit Henkel.

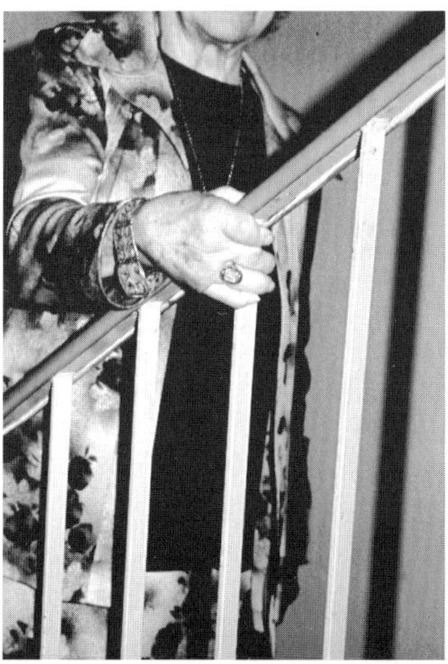

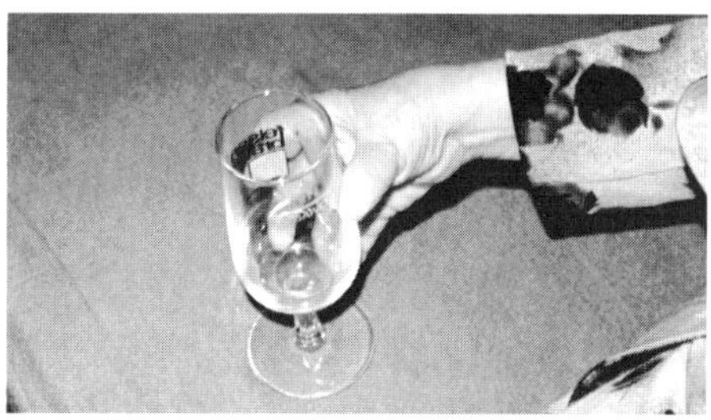

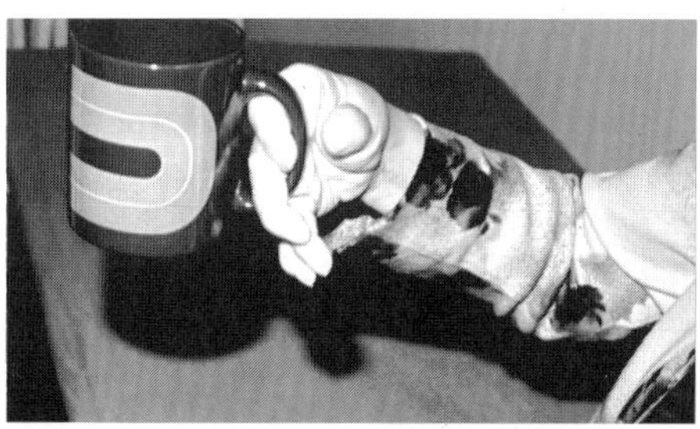

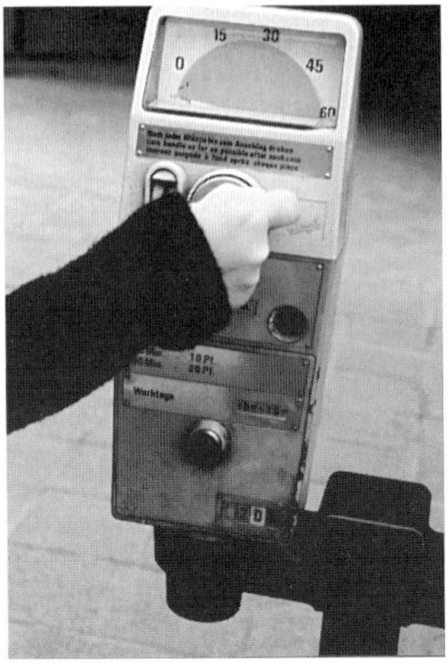

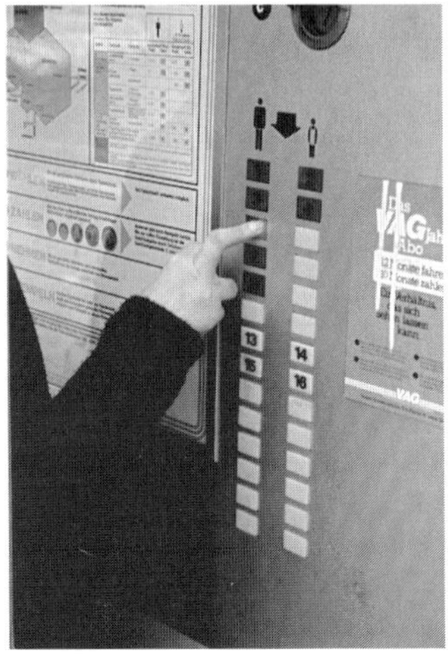

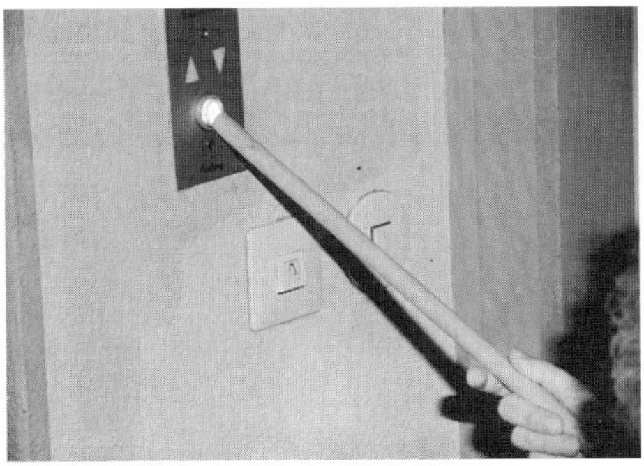

Abb. 148 (links oben): Unphysiologische Beanspruchung der Finger durch Drehen an der Parkuhr.
Abb. 149 (rechts oben): Große Belastung der Finger durch Druck auf ein Fingergelenk.
Abb. 150 (unten): Mögliche Kompensation durch prominente Druckknöpfe, die mit Hilfsmitteln oder der ganzen Hand als Fläche betätigt werden können (auch vom Rollstuhl aus).

Auch kann die Instabilität der von Bändern geführten Finger- und Handgelenke bei unphysiologischer Beanspruchung und Arbeit im täglichen Leben die typischen Deformitäten verstärken (*Abb. 148–150*).

Ellenbogengelenk

Bei Affektionen im Bereich des Ellenbogengelenkes gehen zuerst die volle Extension und Supination verloren.
Die Kompensation der Einschränkung von Pro- und Supination erfolgt über Abduktion und Adduktion im Schultergelenk.
Die Einschränkung der Flexion bzw. Extension wird über Hand- und Schultergelenk bzw. die Halswirbelsäule kompensiert.
Es muß vor allem bezüglich der Drehbewegungen des Unterarms an große Hebel bei entsprechenden Einrichtungen gedacht werden (*Abb. 151–156*).
Die Abbildungen *155–157* zeigen verschiedene Griffe an Autotüren. Beste Möglichkeit für eine gute Funktion und Kraftentwicklung ist in Pronation bzw. Mittelstellung des Unterarmes und im Hakengriff.

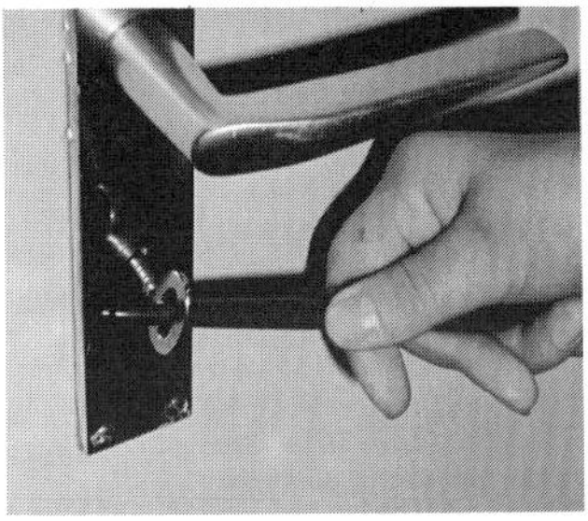

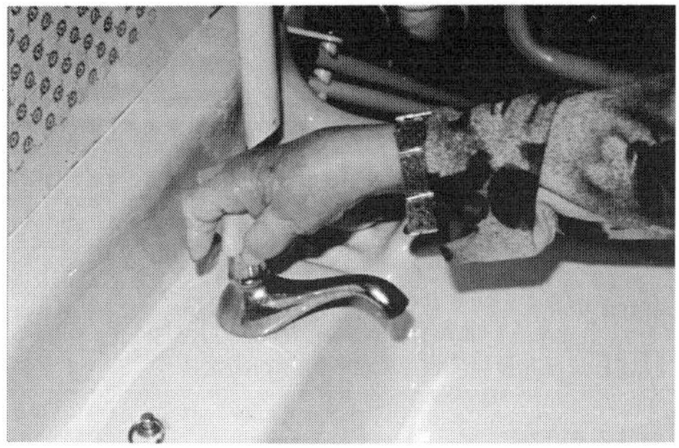

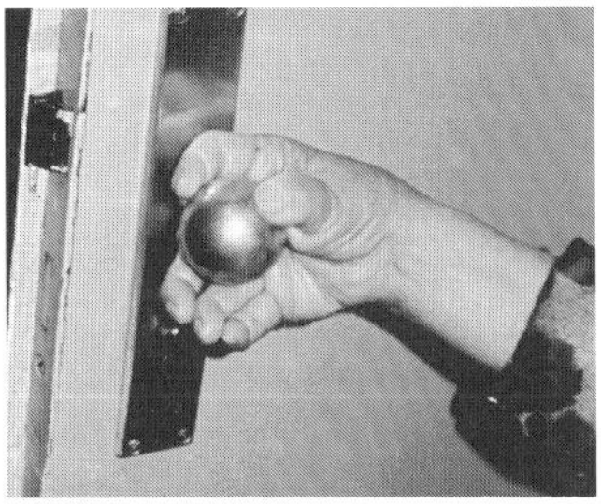

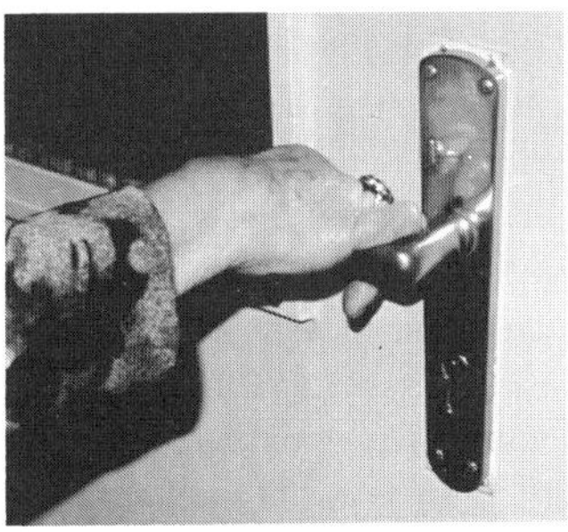

Abb. 151 (links oben): Stift als Hebelverlängerung des Schlüssels zum Aufsperren.
Abb. 152 (rechts oben): Drehknopf am Wasserhahn.
Abb. 153 (Mitte oben): Drehknopf – Öffnen schlecht möglich.
Abb. 154 (Mitte unten): Gute Griffmöglichkeit zum Öffnen der Türe.
Abb. 155 (links unten): Schlechter Türgriff für Polyarthritiker, da Kraft über Druck aufs Daumenendglied übertragen wird.
Abb. 156 (Mitte unten): Ungünstiger Türgriff: zwar ist als Kraftgriff der Hakengriff möglich, aber in voller Supination des Unterarmes.
Abb. 157 (rechts unten): Günstiger Türgriff: Hakengriff in Pronation.

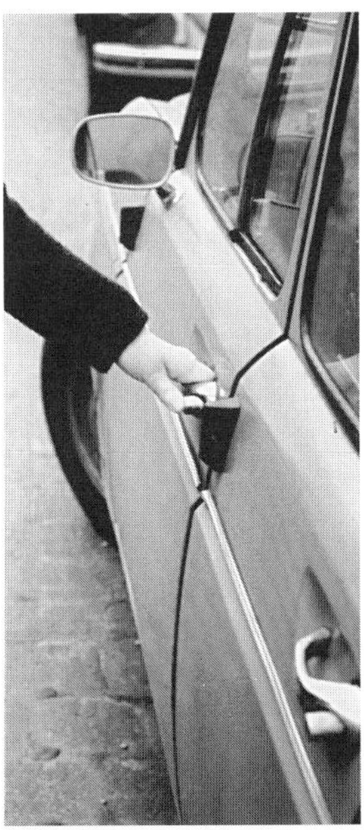

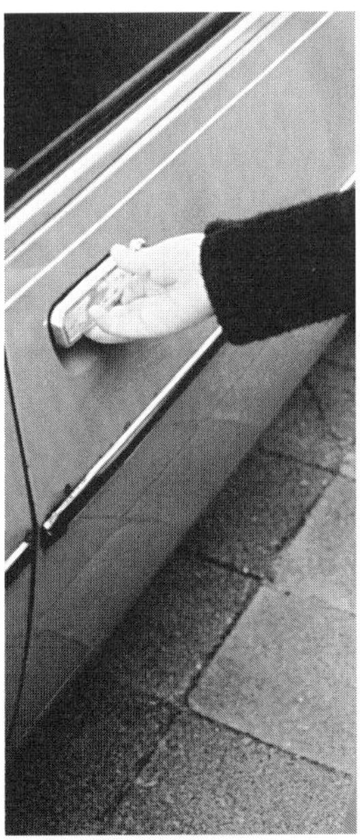

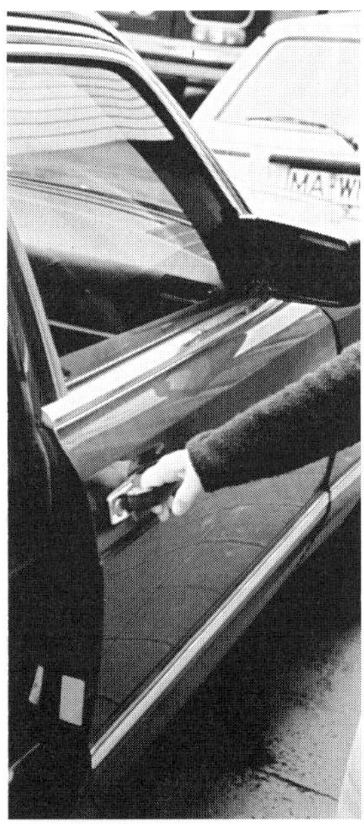

Schultergelenk

Bei Affektionen im Bereich des Schultergelenkes kommt es mit zunehmender Gelenkschädigung und Atrophien der Muskulatur zu einem beschränkten Höhenaktionsradius. Entsprechend dieser Einschränkung sollten im Haushalt, am Arbeitsplatz, aber auch in öffentlichen Einrichtungen alle Gegenstände für den Betroffenen erreichbar plaziert werden (*Abb. 158*).

Hüftgelenk

Bei Beteiligung des Hüftgelenkes ist häufig die Schritthöhe limitiert (*Abb. 159*).

Kniegelenk

Bei Affektionen im Bereich des Kniegelenkes fällt es den Betroffenen schwer, von niedrigen Sitzgelegenheiten aufzustehen (Abb. 160, 161).

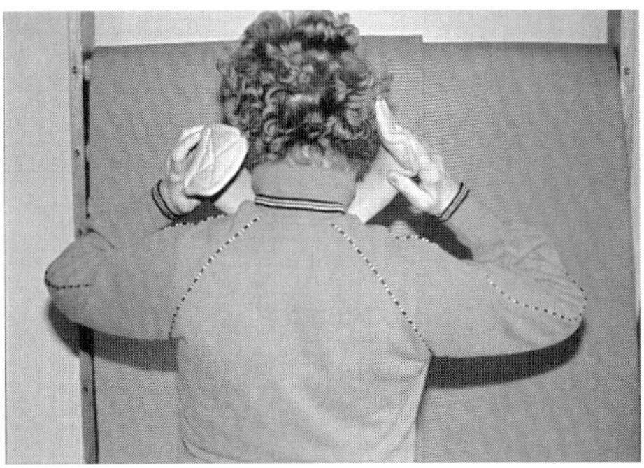

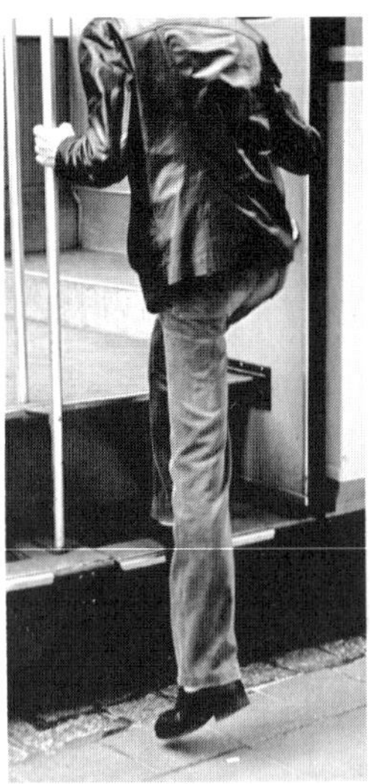

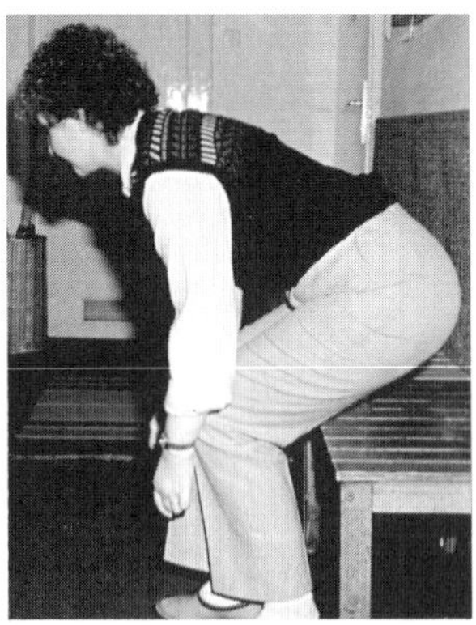

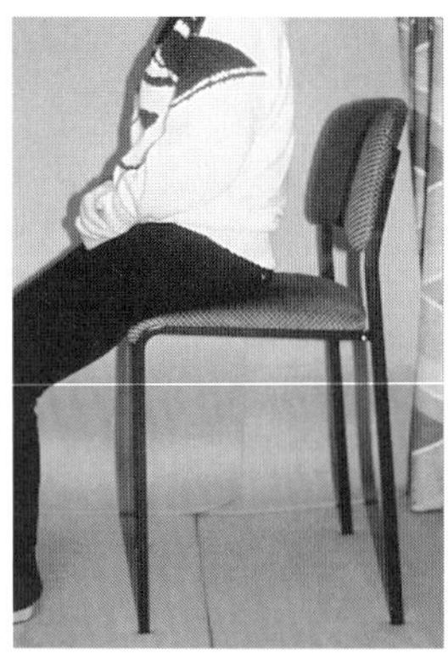

Abb. 158 (oben): Halskrawatten: günstig wäre der Verschluß vorne, nicht hinten, damit der Betroffene sie alleine schließen kann.
Abb. 159 (unten links): Hohe Stufen in öffentliche Verkehrsmittel sind für Polyarthritiker oft unüberwindbare Hindernisse.
Abb. 160 (unten Mitte): Durch Schwerpunktvorverlagerung versucht der Patient von dieser für ihn ungünstigen Sitzgelegenheit aufzustehen.
Abb. 161 (unten rechts): Höhere Stühle gehörten zumindest in alle Praxen, Kliniken und öffentlichen Gebäude und sollten serienmäßig zu erwerben sein.

Fuß

Ist das obere Sprunggelenk betroffen (Dorsalextension und Plantarflexion), können bereits einfache Steigungen zu einem oft unüberwindbaren Problem werden. Eine Beteiligung des unteren Sprunggelenkes bereitet dem Patienten Schwierigkeiten beim Gehen auf unebenem Gelände, wie auf Kopfsteinpflaster oder Waldboden.

Wirbelsäule

Bei Beteiligung der Halswirbelsäule oder bei M. Bechterew ist häufig das Blickfeld, vor allem nach oben, eingeschränkt.
Schilder z. B. für einen Behindertenparkplatz sollten in einer Höhe angebracht sein, in der sie der Betroffene auch aus sitzender Position noch sehen kann.

Sport

Die Frage nach der Zweckmäßigkeit sportlicher Betätigung stellt sich einerseits dem Arzt im Rahmen der Ratschläge, die er dem Patienten für seine Lebensweise zu geben hat, andererseits stellt sie aber auch der Patient seinem Arzt, wenn er sich sportlich betätigen möchte.
Die Frage ist, ob man prinzipiell bei entzündlich-rheumatischen Erkrankungen eine sportliche Betätigung als funktionelle Therapie empfehlen soll und falls ja, welche Sportart befürwortet werden soll und geeignet ist. Dabei ist zu bedenken, ob der Patient schon vor seiner Erkrankung Sport und gerade eine bestimmte Sportart betrieb oder ob er eine Sportart erst mit seiner Erkrankung erlernen will. Hier gehen die Vorstellungen der Patienten oft weit über die verantwortbaren Möglichkeiten hinaus. Bei der Komplexität und der Unterschiedlichkeit der Krankheitsbilder kann man auch keine generellen Ratschläge geben. Dennoch sollen die folgenden Richtlinien Anhaltspunkte für eine entsprechende Beurteilung der jeweiligen Situation geben.
Grundsätzlich ist zu sagen, daß für Patienten mit entzündlich-rheumatischen Erkrankungen Aktivität besser ist als Inaktivität.
Es ist darauf zu achten, in welchem Stadium sich die Gelenke befinden, die bei der Sportart am meisten beansprucht werden. Während in den Anfangsstadien auch Sportarten gewählt werden können, die die Gelenke belasten, ist mit zunehmender Gelenkschädigung mehr eine entlastende Sportart zu bevorzugen. Evtl. vorhandene Orthesen (z. B. Einlagen oder Funktionsschienen für die Hände) sind bei der Sportausübung zu tragen.
Die Sportart muß mit der bestehenden Behinderung und dem vorliegenden Befund in Einklang zu bringen sein. Es kann sein, daß bestimmte Bewegungen zu vermeiden oder einzuschränken sind, wenn Gefahr für Gelenkfunktionen oder z. B. Sehnenrupturen besteht. Sport, sofern er vom Patienten noch ausgeführt werden kann und unter dem Gesichtspunkt des Gelenkschutzes betrieben wird, soll helfen, die Beweglichkeit zu erhalten bzw. zu verbessern, kontrakte Muskulatur zu dehnen und insuffiziente Muskulatur zu kräftigen.

Die beste Bewegungstherapie ist die gezielte, auf den jeweiligen speziellen Gelenkbefund ausgerichtete Krankengymnastik. Sport kann nicht die spezielle Situation berücksichtigen und es besteht immer die Gefahr einer Schädigung eines Gelenkes, das bestimmte Belastungen nicht toleriert. Im Gegensatz zu den Verhältnissen bei manchen anderen Erkrankungen ist deshalb der Behindertensport im üblichen Sinne für die entzündlich-rheumatischen Erkrankungen sicher nicht optimal. Wenn eine solche Behindertensportgruppe gegründet wird, sollte sie immer unter der Leitung einer erfahrenen Krankengymnastin stehen.
Jede Sportart unterstützt nur und ersetzt nicht die täglich konsequent auszuführende Krankengymnastik. Sport sollte nicht leistungsmäßig betrieben werden, soll nicht die Entstehung möglicher Deformitäten begünstigen und soll nicht einseitig beanspruchen.
Sport steigert das Selbstwertgefühl und verbessert die Lebensqualität. Auch ist der stimulierende Effekt der sportlichen Gemeinschaft nicht zu unterschätzen.

12

Grundlagen der Krankengymnastik beim Kind

C. v. Altenbockum, M. Spamer, M. Bräckle

Kinder und Jugendliche können bereits an Gelenkrheuma erkranken. Je nach Krankheitssymptomen lassen sich *verschiedene Verlaufsformen* unterscheiden. Die krankengymnastische Behandlung ist abhängig vom Alter des Kindes und der jeweiligen Subgruppe und unterscheidet sich daher grundsätzlich im Behandlungsablauf und Behandlungsziel von der chronischen Polyarthritis des Erwachsenen. An eine exakte Befundaufnahme schließt sich ein individuell abgestimmter Behandlungsplan an.

Die drohenden Folgezustände der Entzündung an den einzelnen Gelenken müssen genau bekannt sein, um sie frühzeitig und gezielt zu behandeln. Dies ist nur bei einer krankengymnastischen Einzelbehandlung möglich. Eine Gruppenbehandlung alleine wäre unzureichend.

Da es sich um eine chronische Krankheit handelt, sind viel *Zeit, Geduld und Verständnis* erforderlich, um das Kind für die Langzeittherapie zu gewinnen. Die Mitarbeit der Eltern ist dabei unumgänglich. Sie werden in der Klinik angelernt, damit sie die Therapie zu Hause unter Kontrolle der Krankengymnastin am Wohnort regelmäßig fortsetzen können. Die Kinder sind durch Schule, Hausaufgaben, Arztbesuche, krankengymnastische Behandlung und die täglichen Anwendungen stark belastet. Daher ist die Krankengymnastin besonders bei polyarthritischem Verlauf gefordert, Prioritäten zu setzen.

Fast bei jedem chronisch kranken oder behinderten Kind entstehen *soziale Folgeprobleme*, spezielle Schwierigkeiten mit der Umwelt, die die Entwicklung beeinträchtigen und gefährden. Dazu gehört die Eltern-Kind-Beziehung, wobei es sowohl zur Über- als auch Unterforderung kommen kann. Äußere Auffälligkeiten wie Gelenkdeformitäten und Wachstumsstörungen, auch das Benutzen von Hilfsmitteln muß das Kind bewältigen. Daher muß unbedingt versucht werden, dem Kind seinen Freundeskreis und die Klassengemeinschaft in der Schule zu erhalten.

Auch im weiteren Verlauf der Erkrankung können vielfältige Mißverständnisse entstehen, da Eltern und Lehrern Rheuma nur als Erkrankung des Erwachsenen oder älteren Menschen bekannt ist.

Die meisten Formen der juvenilen chronischen Arthritis haben erfreulicherweise eine *bessere Prognose* als die chronische Polyarthritis der Erwachsenen; sie kann jedoch beim einzelnen Kind zu schweren Folgezuständen führen. Durch frühzeitig einsetzende, konsequente und gezielte medikamentöse und krankengymnastische Therapie ist es weitgehend möglich, Behinderungen im alltäglichen Leben zu verhindern.

Befunderhebung

Eine gezielte und krankheitsorientierte Physiotherapie setzt genaue Kenntnisse der unterschiedlichen Verlaufsformen der juvenilen chronischen Arthritis voraus.
Alter des Kindes, Anzahl der betroffenen Gelenke und das Gelenkmuster können Hinweise auf die jeweilige Subgruppe geben. Die einzelnen Gelenke werden in Abhängigkeit der Subgruppe in unterschiedlicher Weise von Fehlstellungen und destruierenden Veränderungen bedroht. Eine genaue Befundaufnahme bildet die Grundlage zur krankengymnastischen Behandlung.
Der vollständige Befund ergibt sich oft erst im Verlauf mehrerer Behandlungen, wenn ein Vertrauensverhältnis zum Kind und seinen Eltern aufgebaut ist. Der Gelenkbefund sollte, wenn möglich, in der zweiten Tageshälfte erhoben werden, wenn die Morgensteifigkeit abgeklungen ist.
Neben einer Anamnese, die meistens mit Kind und Eltern erhoben wird, steht die krankengymnastische Befundaufnahme im Vordergrund. Mit dieser werden Entzündungszeichen, Bewegungseinschränkungen, vor allem aber beginnende Fehlhaltungen der Gelenke erfaßt. Dazu gehört das frühzeitige Erkennen unphysiologischer Bewegungsmuster.
Alle Gelenke müssen zunächst auf ihre vollständige freie Funktion überprüft werden, um neu erkrankte Gelenke zu ermitteln.
Die Messung nach der *Neutral-O-Methode* ist eine Möglichkeit, Bewegungseinschränkungen zu erkennen. Da physiologischerweise bei Kindern das Bewegungsausmaß an den meisten Gelenken größer ist als beim Erwachsenen, ergeben sich höhere Normwerte. Gerade *bei kleineren Kindern werden endgradige bzw. beginnende Bewegungseinschränkungen leicht übersehen*. Um sie mit Hilfe der Neutral-O-Methode zu erfassen, müssen die Werte kindgerecht abgeändert werden.
Entzündungszeichen (Schwellung, Tenosynovitis usw.), reflektorische Schmerzschonhaltungen und Bewegungseinschränkungen vermindern zunächst besonders das aktive Bewegungsausmaß. Die Gelenkbeweglichkeit wird daher in erster Linie passiv gemessen. Wenn die Mitarbeit des Kindes es zuläßt, sollten jedoch aus funktionellen Gründen besonders an Hand-, Knie-, Fuß- und Schultergelenken aktive und passive Maße erhoben werden.

Entwicklung von Achsenfehlstellungen

Die Gelenkentzündung löst eine Sensibilisierung der Nozizeptoren aus. Diese Botschaft wird auf spinaler Ebene verstärkt und an supraspinale Zentren weitergeleitet. Die Afferenzen werden mit einer schmerzentlastenden Schonhaltung des betroffenen Gelenkes beantwortet.
Entzündung, Schmerzen und Schwellung verursachen also reflektorisch eine schmerzentlastende Fehl- bzw. Schonhaltung des betroffenen Gelenkes.

Diejenigen Muskelgruppen, die das Gelenk in eine schmerzentlastende Haltung ziehen, werden *hyperton* und übernehmen unter Belastung die äußere Stabilisation des Gelenkes. Die Antagonisten werden in ihrer Funktion gehemmt. Sie sind hypoton und in ihrer Reaktion vermindert. *Das Muskelzusammenspiel ist gestört*, eine physiologische Funktion nicht mehr möglich. Das Bewegungsausmaß des betroffenen Gelenkes vermindert sich. Alle Bewegungsabläufe werden unbewußt in einer Schonhaltung ausgeführt, also in unphysiologischen Mustern. Diese Schmerz- und Entzündungsreaktion nimmt bei Belastung des Gelenkes zu und verstärkt gleichzeitig die Fehlhaltung. Ein Teufelskreis entsteht!
Im alltäglichen Bewegungsablauf werden diese Fehlhaltungen gebahnt und fest eingeschliffen. Die Folgen sind:
- zunehmende Einschränkung der Gelenkfunktion,
- Kompensationsmechanismen betroffener sowie nicht betroffener Gelenke,
- zunehmende Muskeldystrophie bzw. -atrophie,
- Veränderungen der Gelenkstrukturen durch permanente Fehlbelastung,
- Entwicklung fixierter Gelenkfehlstellungen, Subluxationen.

Besonders von Achsenfehlstellungen bedroht sind nach Seyfried die bandgeführten Gelenke. *Das rechtzeitige Erkennen und Beurteilen der zu Beginn oft harmlos erscheinenden Schonhaltungen ist daher unbedingt notwendig.* Sie können den Beginn schwerwiegender Gelenkfehlstellungen und Behinderungen darstellen. Für den Befund sollen die Fehlhaltungen in Ruhe, Funktion und in Ent- und Belastung beschrieben werden.

Muskelbefund

Die Muskelfunktion ist immer ein Spiegelbild des Gelenkbefundes. Entzündungen führen zu reflektorisch bedingten Funktionsstörungen der gelenkumgebenden Muskulatur. Das Überprüfen von Bewegungsabläufen in Ent- und Belastung gibt Auskunft über Muskelzusammenspiel, Koordination und Reaktion. Die Muskelkraft wird also immer von dem Zustand des jeweiligen Gelenkes abhängig sein.
Beschreiben der gestörten Muskelfunktion, Erkennen der muskulären Schmerzschonhaltung, sowie das Messen von Umfangdifferenzen sind Möglichkeiten den Befund zu dokumentieren.

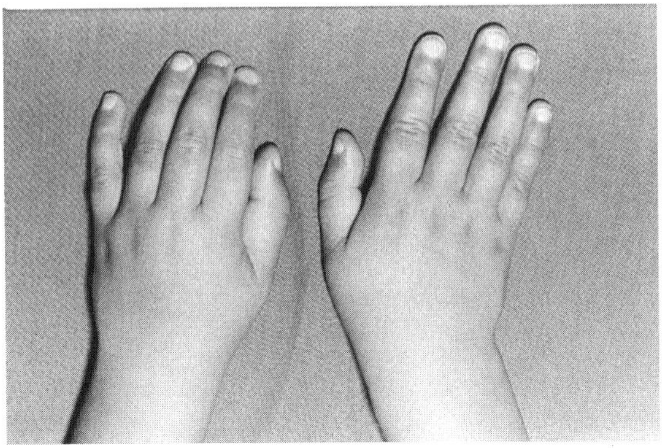

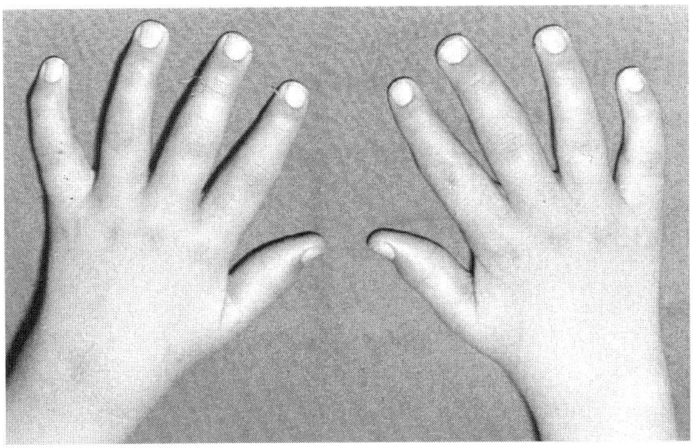

Abb. 162 (oben): Ulnardeviation der re. Hand bei einem 3jährigen Kind.

Abb. 163 (unten): Kindliche Handskoliose. Beginnende Ulnardeviation der Mittelhand, kompensatorische Radialabweichung der Finger.

Beispiele von Achsenfehlstellungen

Handgelenk

Die Schonhaltung des Handgelenkes besteht in aller Regel in einer *Flexionsstellung* mit *Abweichen der Mittelhand nach ulnar* (*Abb. 162*).
Der M. flexor carpi ulnaris ist hyperton, die Handgelenkextensoren sind hypoton. Die Handextension in Mittelstellung kann vom Kind aktiv nicht mehr ausgeführt werden. Während der Greiffunktion wird die Hand mit Hilfe des M. flexor carpi ulnaris stabilisiert. Die Hand weicht zunehmend nach ulnar ab. Die Entwicklung der Ulnardeviation kann zusätzlich durch ein vermindertes Wachstum der Ulna begünstigt werden.
Relativ häufig entsteht daraus das Bild der *kindlichen Handskoliose*. Als Kompensation zur Deviation der Mittelhand nach ulnar ziehen besonders die Finger II und III in den Grundgelenken nach radial (*Abb. 163*).
Die für Erwachsene typische *Radialdeviation* der Mittelhand entwickelt sich nur selten und eher bei älteren Kindern und Jugendlichen mit seropositiver Polyarthritis. Sie ist typischerweise mit einer Ulnardeviation der Finger verbunden.
Die entzündungsbedingte Lockerung des Kapsel-Bandapparates im Karpusbereich verbunden mit dem Überwiegen des M. flexor carpi ulnaris und dem fehlenden Einsatz der kurzen Handextensoren begünstigt eine *Subluxation des Karpus nach volar* (*Abb. 164*).

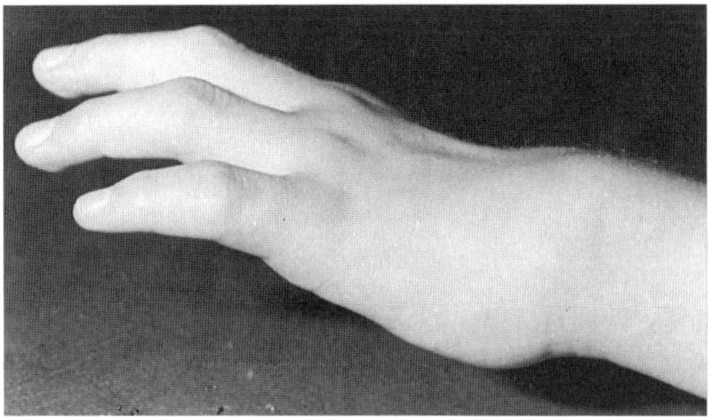

Abb. 164: Subluxation des Karpus nach volar.

Das durch die Entzündung veränderte Muskelzusammenspiel, die sich daraus entwickelnde Fehlstellung und Fehlfunktion wirkt sich schwerwiegend auf die Biomechanik und somit auf die gesamte Entwicklung der kindlichen Hand aus.

Fingergelenke

Bei polyarthritischen Verlaufsformen sind meistens symmetrisch alle Fingergelenke sowie häufig auch Sehnenscheiden mitbetroffen. Eine *Schwanenhalsfehlstellung* entwickelt sich häufiger als die *Knopflochdeformität* der Finger.
Die Schwanenhalsfehlstellung soll deswegen hier beschrieben werden.
Die Schonhaltung der Fingergrundgelenke in Flexionsstellung bei gleichzeitig mangelnder aktiver Flexion der Mittelgelenke führt beim Greifen zu einer permanenten Überlastung der Fingergrundgelenke. Die Mittelgelenke werden nicht eingesetzt. Die typische Schwanenhalsfehlstellung in Flexionsstellung der MCP und Extensionsstellung der IP-Gelenke entwickelt sich (*Abb. 165*). Das Muskelzusammenspiel zwischen dem M. extensor dig. longus und M. flexor dig. superficialis ist gestört. Frühe Anzeichen einer drohenden Schwanenhalsfehlstellung sind also eine mangelnde aktive Extension der MCP-Gelenke bei gleichzeitig eingeschränkter Flexion der IP-Gelenke.
Die Flexotenosynovitis der Finger verursacht eine *gleichmäßige Flexionsstellung* der betroffenen Finger. Unbehandelt kann dies zu bleibenden Beugekontrakturen der Finger führen (*Abb. 166*).

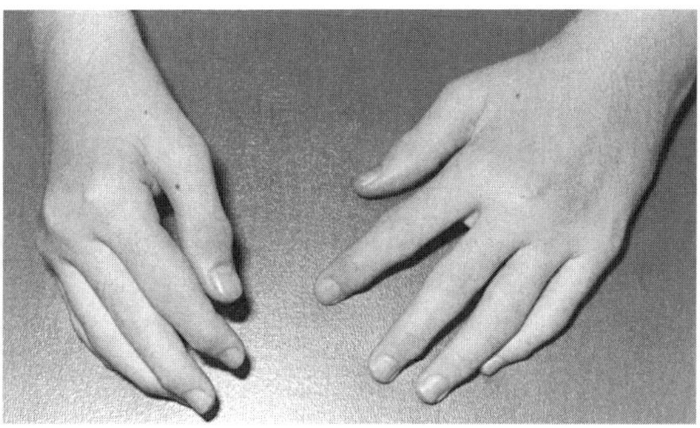

Abb. 165: Beginnende, aber bereits sichtbare Schwanenhalsfehlstellung und Subluxation der Daumengrundgelenke bei einem 10jährigen Mädchen.

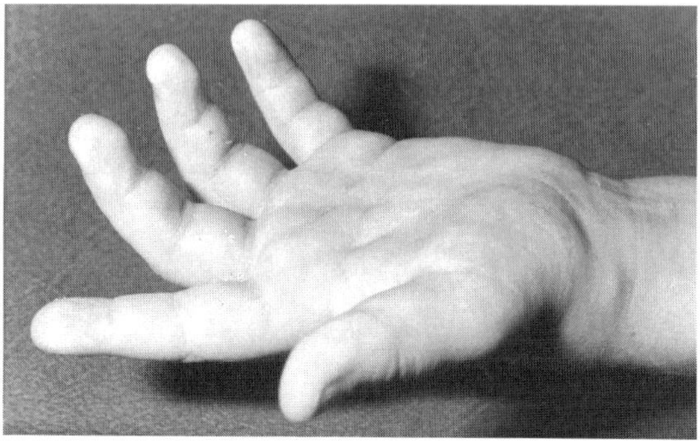

Abb. 166: Flexotenosynovitis der Finger III–V, bestmögliche aktive Extension der Finger.

Die Gelenke des Daumens sind fast immer mitbetroffen. Über das Os trapezium steht der Daumen direkt mit dem Karpus in Verbindung. So wird jede Arthritis des Handgelenkes auch Auswirkungen auf die Daumenfunktion zeigen. Die häufigste Schmerzschonhaltung des *Daumens ist die Adduktion und Flexionsstellung*. Jede aktive Extension und Abduktion wird vermieden. Als Folge entwickelt sich eine zunehmende Verkürzung der kurzen Daumenflexoren. Der unphysiologische Daumeneinsatz begünstigt die Subluxation der Basis des Daumengrundgelenkes nach palmar.

Kniegelenk

Das Kniegelenk erkrankt bei allen Subgruppen der chronischen Arthritis am häufigsten. Besonders beim Kleinkind führen Entzündung und Schwellung in kurzer Zeit zu einer schmerzentlastenden *Schonhaltung in Flexion* (*Abb. 167*). Die ischiokrurale Muskulatur, besonders der M. biceps femoris, übernimmt unter Belastung die Stabilisation des Kniegelenkes in Fehlstellung. Der M. quadriceps wird hypoton und dystrophiert besonders im Bereich des M. vastus medialis. Die aktive Extension unter Belastung ist nicht mehr möglich. Beim Gehen und Laufen wird der Unterschenkel außenrotiert aufgesetzt und der Fuß über die Innenkante abgerollt. Es entsteht eine sich verstärkende *Außenrotationsfehlstellung der Tibia* gegen den Femur. Häufig kompensieren die Kinder die Beuge- und die Außenrotationsstellung mit einer vermehrten Innen-

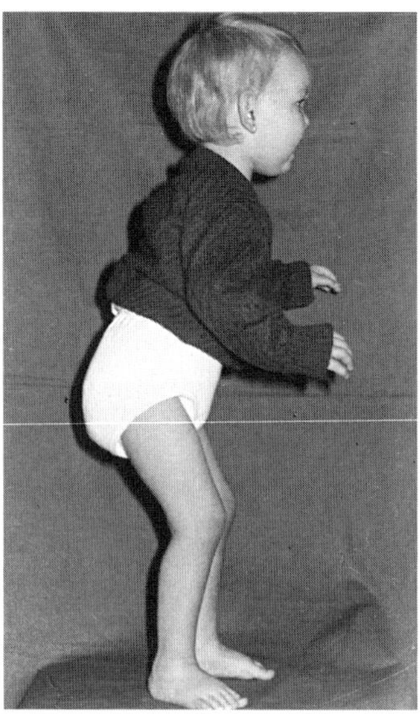

Abb. 167: Beugekontraktur beider Kniegelenke bei 2jährigem Mädchen mit kompensatorischer Hüftflexion.

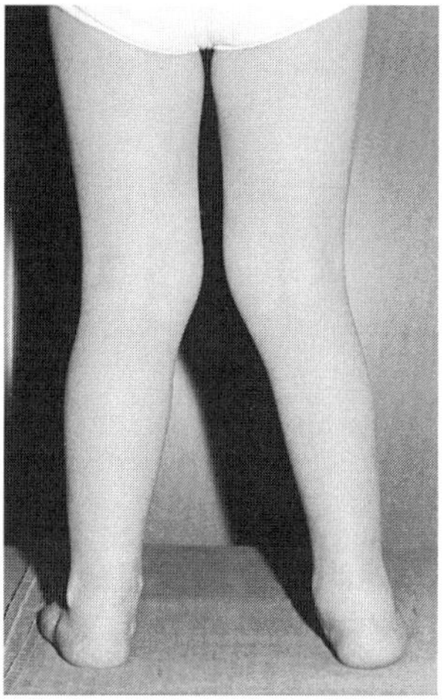

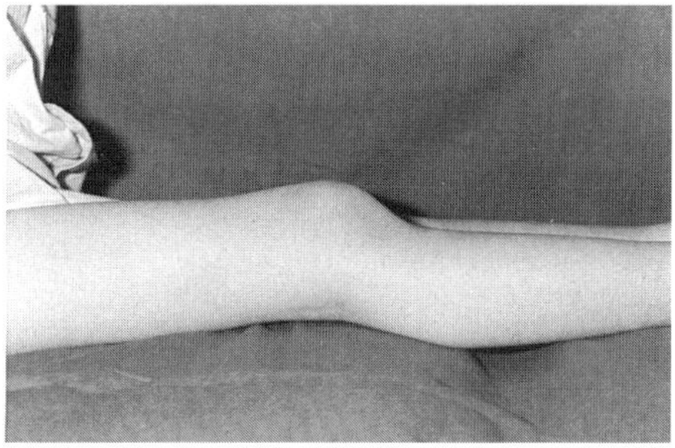

Abb. 168 (links): Genu valgum bei befallenen Knie- und Sprunggelenken.

Abb. 169 (rechts): Deutliche Stufenbildung durch Subluxation der Tibia nach dorsal.

rotation des Beines im Hüftgelenk. Daraus ergibt sich das Bild einer scheinbaren Valgusstellung, der sog. *Pseudovalgusstellung* (*Abb. 168*).
Bei einer Gonarthritis ohne Beugestellung kann sich die physiologische Valgusstellung verstärken. Entscheidend ist hierbei die erhöhte Spannung des Tractus iliotibialis bei instabilem Kapsel-Bandapparat.
Bei lang anhaltender Beugestellung des Kniegelenkes entwickelt sich durch den permanenten Zug der Knieflexoren und unzureichender Aktivität des M. quadriceps die *Subluxation des Tibiakopfes nach dorsal.* Es entsteht eine sicht- und tastbare Stufenbildung (*Abb. 169*).

Fußgelenke

Eine Arthritis der Sprunggelenke führt in Entlastung zu einer Schonhaltung des Fußes in leichter Dorsalextension und Supination. Durch die ständige Spannung des M. tibialis anterior schränkt die Plantarflexion zunehmend ein. Der M. triceps surae wird hypoton und atrophiert sehr schnell.
Ist vor allem das Talonavikulargelenk betroffen, entwickelt sich meist ein *Knick-Senkfuß* (*Abb. 170*). Die Supinationsstellung des Vorfußes wird von den Kindern unbewußt kompensiert, indem sie beim Gehen den Fuß außenrotiert aufset-

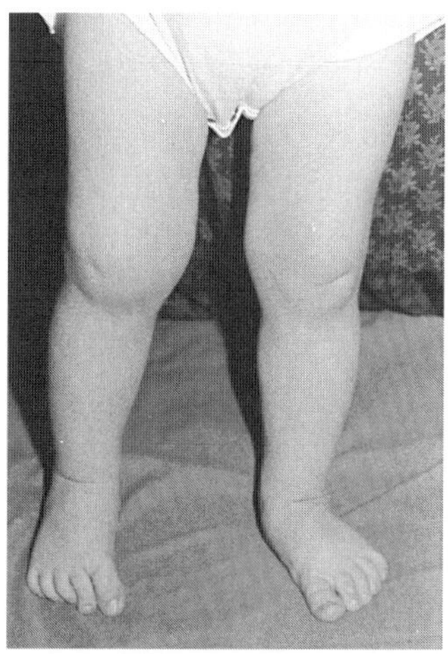

Abb. 170: Rechts: Außenrandbelastung mit Vorfußadduktion – Links: Innenrandbelastung mit Knick-Senkfuß.

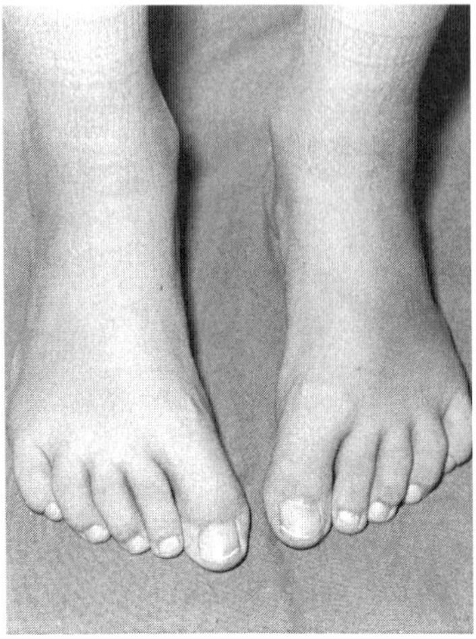

Abb. 171: Vorfußadduktion mit mangelnder Belastung von MTP I.

zen und über den Innenrand abrollen. Diese ständige Fehlbelastung führt zusammen mit der Kapsel-Band-Instabilität zu einer verstärkten *Valgusstellung des Kalkaneus.*
Der *rheumatische Hackenfuß* ist Folge der eingeschränkten Plantarflexion mit verminderter Kranialbewegung der Ferse. Diese mangelnde Funktion wird durch vermehrte Flexion im Großzehengrundgelenk kompensiert. Häufig entwickelt sich gleichzeitig eine Vorfußadduktion (*Abb. 171*). Das Abrollen des Fußes erfolgt von der Ferse über den Fußaußenrand zum Großzehenendglied. Der Großzehenballen fungiert nicht mehr als Hauptbelastungspunkt. Die Abstoßphase beim Gehen wird dadurch vermindert. Bei gleichzeitiger Arthritis des MTP 1 entwickelt sich durch die Fehlbelastung ein *Hallux flexus rigidus* (*Abb. 172*).
Sind weitere MTP-Gelenke betroffen, kommt es während der Belastungsphase zum schmerzbedingten Einkrallen der Zehen. Daraus können sich fixierte Krallenzehen entwickeln. Entzündungs- und schmerzbedingte Fehlbelastung und Kompensationsbewegungen führen zu schwerwiegenden Veränderungen des Gangbildes beim Kind.

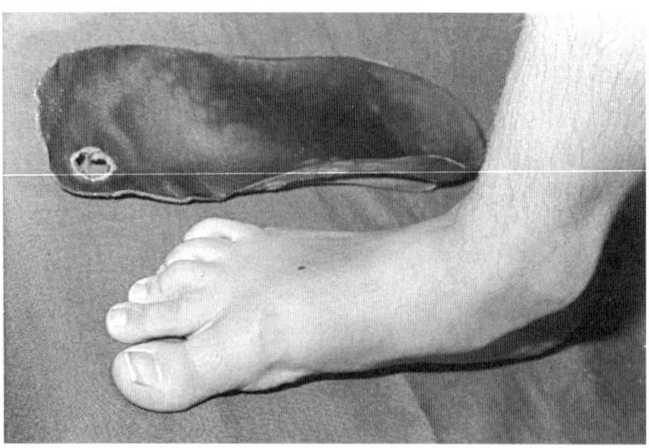

Abb. 172: Verstärkte Belastung des Großzehenendgelenkes, beginnender Hallux rigidus.

Beurteilung der Wirbelsäule

Die Wirbelsäule kann bei allen Formen, besonders bei der systemischen juvenilen chronischen Arthritis, bei polyarthritischen Verlaufsformen und der juvenilen Spondarthritis betroffen sein. Sie muß daher in allen Abschnitten auf ihre freie Beweglichkeit überprüft werden.

Entzündungsbedingte Schmerzschonhaltungen im Bereich der Halswirbelsäule führen zu typischen Befunden:

- *Bewegungseinschränkungen* besonders der Extension und Rotation,
- *Schiefhalshaltung,*
- *Steilstellung der HWS* mit Tendenz zur *Flexionsstellung*, die nach längerem Bestehen aktiv nicht mehr ausgeglichen werden kann.
  Gelegentlich kann sich auch beim Kind eine atlantookzipitale Dislokation wie beim Erwachsenen entwickeln.

Der Bereich der Brust- und Lendenwirbelsäule sowie die Iliosakralgelenke sollten besonders bei der Oligoarthritis Typ II genau untersucht werden (s. S. 232). Zusätzlich gehören zum Wirbelsäulenbefund:

- Beckenkippen / -aufrichten in Belastung und Entlastung;
- Entfaltbarkeit der Brust- und Lendenwirbelsäule;
- Beschreibung eines evtl. Beckenschiefstandes, seiner Ursachen und Folgen auf die Wirbelsäule;
- Beschreibung von skoliotischen Fehlhaltungen.

Analyse des Gangbildes

Die juvenile chronische Arthritis führt zu typischen Störungen im Bewegungsablauf. Die Ursachen der Bewegungsstörungen sind sehr vielfältig. Polyarthritische Verlaufsformen führen zu Schonhaltungen mit allgemeiner Bewegungsarmut. Auffallend ist das Fehlen der Rotationsbewegung des Thorax mit Schultergürtel gegen den Beckengürtel, so daß ein roboterhaft anmutendes Gangbild entsteht. Oligoarthritische Verlaufsformen führen dagegen zu Schonhaltungen der einzelnen Gelenke, jedoch ohne Bewegungsarmut. Fehlende Beweglichkeit oder Schmerzen werden vom Kind durch Ausweichbewegungen geschickt überspielt und kompensiert.

In Abhängigkeit der betroffenen Gelenke können folgende Gangstörungen entstehen.

Bei Befall der *Sprung- oder Zehengelenke* findet man:

- eine veränderte bzw. aufgehobene Abrollbewegung des Fußes;
- unphysiologische Belastungspunkte des Fußes;
- Fußinnenrandbelastung mit Auswärtsdrehung des Fußes;
- Fußaußenrandbelastung, häufig kombiniert mit einer Vorfußadduktion;
- Auswärtsdrehung des Fußes in der Abrollphase als Kompensation einer mangelnden Plantarflexion;
- verstärkte Vorfußbelastung, oft als Kompensation für eine mangelnde Dorsalextension.

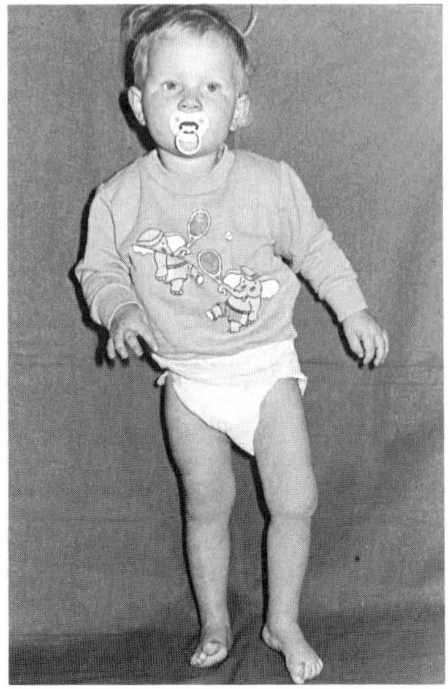

Abb. 173: Schonhaltung des linken Kniegelenkes bei Oligoarthritis Typ I.

Das *Kniegelenk* ist bei allen Subgruppen häufig mitbetroffen, besonders bei der frühkindlichen Form der Oligoarthritis. Dabei zeigt sich ein typisches Bewegungsbild (*Abb. 173*):

- Um Schmerzen während des Gehens zu vermeiden, wird das Knie in einer funktionell fixierten Flexionsstellung gehalten, das gesamte Bein außenrotiert und abduziert aufgesetzt.
- Besteht eine Beinlängendifferenz, ausgelöst durch ein vermehrtes Epiphysenwachstum, so wird die Flexion des Kniegelenkes verstärkt. Die aktive Extension in der Standbeinphase entfällt.
- Bei Lockerung des Kapsel-Bandapparates wird zusätzlich der Unterschenkel außenrotiert aufgesetzt; die Belastungslinie führt durch den medialen Epikondylus und Fußinnenrand.

Sind die *Hüftgelenke* betroffen, zeigt sich häufig eine:

- fehlende aktive Aufrichtung über dem Standbein,
- Schwerpunktverlagerung des Oberkörpers über die betroffene Seite hinaus (Duchenne) oder
- Inaktivität der Glutaealmuskulatur mit Absinken zur Spielbeinseite (Trendelenburg),
- verstärkte Lordosierung der Lendenwirbelsäule bei Beugekontrakturen,
- Innenrotationsstellung mit Adduktionsstellung des Oberschenkels,
- Außenrotationsstellung mit Abduktionsstellung des gesamten Beines,
- schmerzbedingte verkürzte Belastungsphase mit unterschiedlicher Schrittlänge.

Zusammenfassend gehören zur Ganganalyse die Beschreibung:

- des Abrollvorganges,
- der Beinachsen,
- der Belastungsphase,
- der Rumpfrotation.

Gleichzeitig muß die Krankengymnastin die Ursachen und Zusammenhänge bei Befall

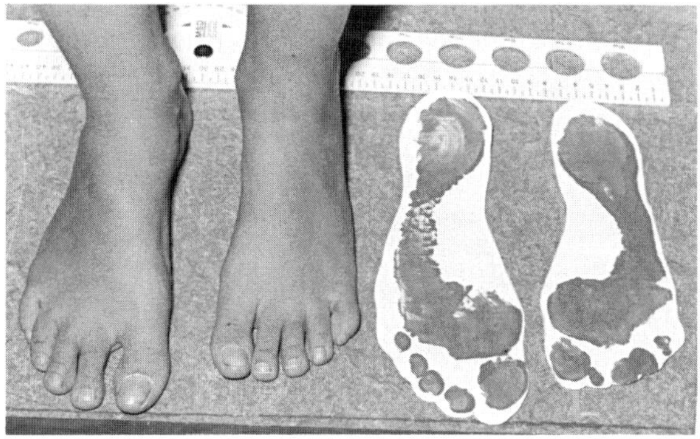

Abb. 174: Wachstumsminderung des linken Fußes.

mehrerer Gelenke und ihrer wechselseitigen Auswirkung auf die funktionellen Zusammenhänge erfassen.
Beim frühkindlichen Erkrankungsbeginn, also im ersten oder zweiten Lebensjahr, entsteht ein motorischer Entwicklungsrückstand. Dieser wird mit Besserung des Gelenkbefundes bei entsprechender Therapie wieder aufgeholt.

Wachstumsstörungen

An den einzelnen Gelenken kommt es zu *typischen Ossifikations- und Wachstumsstörungen.* Sie werden vom Alter des Kindes, der Schwere und Dauer der Arthritis und der jeweiligen Subgruppe mitbestimmt. An Hüftgelenken, Kiefergelenken, Finger- und Zehengelenken kann es zu einem *verminderten* Knochenwachstum durch vorzeitigen Schluß im Metaphysenbereich kommen. Im Gegensatz dazu zeigt sich am Kniegelenk oft ein *vermehrtes* Knochenwachstum der Epiphysen. Neben den bereits erwähnten Ursachen können daher auch Wachstumsstörungen das Entstehen von Achsenfehlstellungen begünstigen. Das Messen der Beinlänge bei betroffenem Knie- oder Hüftgelenk ist daher unbedingt notwendig, um evtl. Differenzen auszugleichen. Mangelnde physiologische Belastung über einen längeren Zeitraum sowie Wachstumsstörungen im Fußwurzelbereich führen zu einer Verminderung der Fußgröße (*Abb. 174*). Diese Wachstumsstörungen müssen ebenfalls dokumentiert werden.

Weitere wichtige Befunde

Die Krankengymnastin braucht die *Information durch den behandelnden Arzt* über die jeweilige Subgruppe, ihre Gefährdungsschwerpunkte und die Belastbarkeit des Kindes entsprechend der allgemeinen Entzündungsaktivität. Dazu gehört die Kenntnis über Beteiligung innerer Organe. Häufig stimmt der röntgenologische Befund mit dem funktionellen Befund nicht überein. Die Krankengymnastin muß daher über den Röntgenbefund informiert sein.
Ein regelmäßiger Austausch zwischen Arzt und Krankengymnastin über den sich oft ändernden Zustand, wie es z. B. die Visite im Krankenhaus ermöglicht, sollte auch zu Hause fortgesetzt werden.

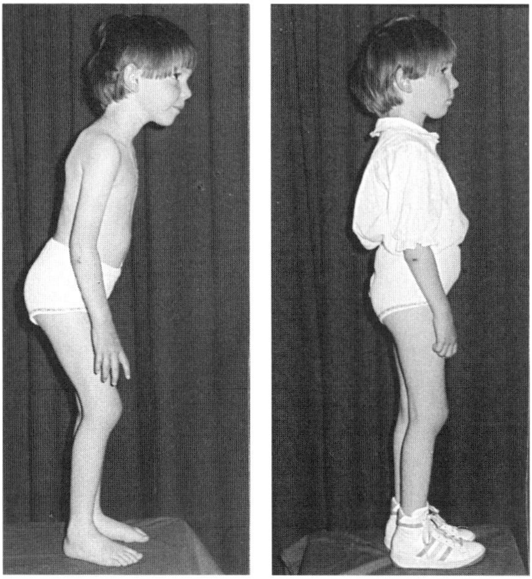

Abb. 175a, b: 6jähriges Mädchen mit polyarthritischer Verlaufsform, zu Beginn und sechs Wochen später.

Richtlinien zur krankengymnastischen Behandlung

Behandlungsziel

Das Ziel der krankengymnastischen Behandlung beim Kind liegt im Erhalten bzw. Wiederherstellen der vollen Gelenkfunktion und der altersentsprechenden Bewegungsmuster. Durch eine physiologische Funktion und achsengerechte Belastung werden betroffene, aber auch nicht betroffene Gelenke am besten vor Fehlbelastung und Achsenfehlstellungen geschützt (*Abb. 175a, b*).
Ein *individueller Behandlungsplan* und *Einzelbehandlung* sind Voraussetzung dazu.

Vermindern der reflektorischen Schmerzschonhaltung

Nur ein entspanntes Kind kann wirkungsvoll behandelt werden. Angst und Schmerzen führen zu einem erhöhten Muskeltonus und verstärken so die reflektorische Schmerzschonhaltung, so daß sich die ohnehin eingeschränkte Gelenkbeweglichkeit verringert. Zunächst muß daher ein Vertrauensverhältnis zum Kind und seinen Eltern aufgebaut werden. Zu Beginn steht das *langsame, gleichmäßig passiv-assistive Bewegen* des betroffenen Gelenkes im Vordergrund. Es sollte innerhalb des schmerzfreien Bewegungsausmaßes und der bestmöglich korrigierten Gelenkachse stattfinden (*Abb. 176*). Der Griff des Therapeuten muß dabei *gelenknah, großflächig* und ohne Druck sein. Das betroffene Gelenk soll insgesamt umfaßt werden, um jede *muskuläre Abwehrspannung* rechtzeitig *zu spüren*. Gleichzeitig sollte immer unter Abnahme der Schwere behandelt werden. Das Kind lernt so, die Behandlung am betroffenen Gelenk zu tolerieren und sich zu entspan-

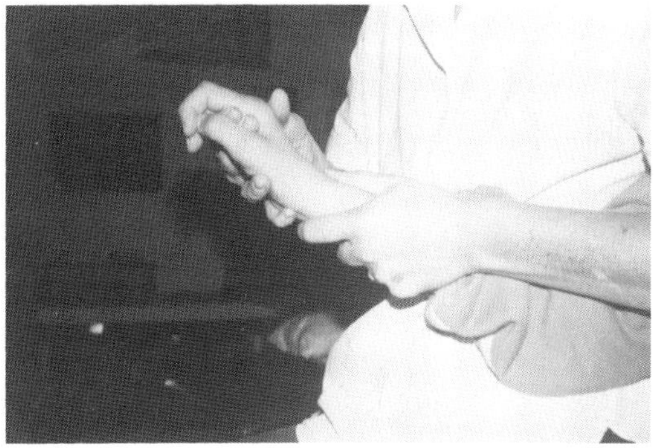

Abb. 176: Passives Bewegen des Handgelenkes.

nen. Vorlesen, Geschichten erzählen usw. hilft dem Kind beim Ablenken und »Lockerlassen«. Diese geführten Bewegungen des Gelenkes verbessern über die Entspannung der hypertonen Muskulatur die reflektorische Schmerzschonhaltung (*Abb. 177*). Dabei werden besonders diejenigen Bewegungsrichtungen gebahnt, die das Kind selbständig nicht mehr ausführen kann.

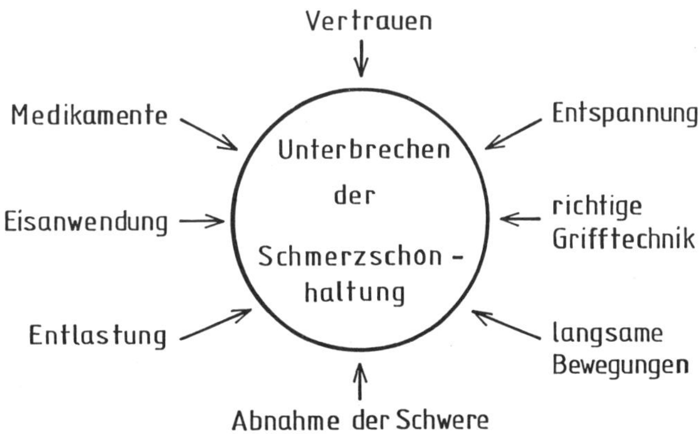

Abb. 177: Verschiedene Faktoren, die zum Unterbrechen der Schmerzschonhaltung notwendig sind.

Bewegungserweiterung der eingeschränkten Gelenkfunktion

Die hypertonen Muskelgruppen und verkürzten Gelenkstrukturen müssen mit Hilfe krankengymnastischer Techniken gedehnt werden.
Grundsätzlich stehen zahlreiche Techniken zur passiven und aktiven Dehnung zur Verfügung, sie müssen jedoch dem jeweiligen individuellen Gelenkbefund angepaßt bzw. modifiziert werden (*Abb. 178, 179*). Die Dehnung muß immer unter Berücksichtigung des *Gelenkschutzes* stattfinden. Folgende Richtlinien sind dabei zu beachten:

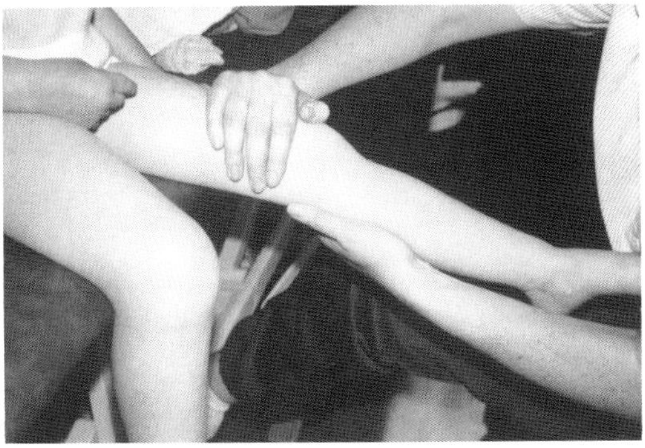

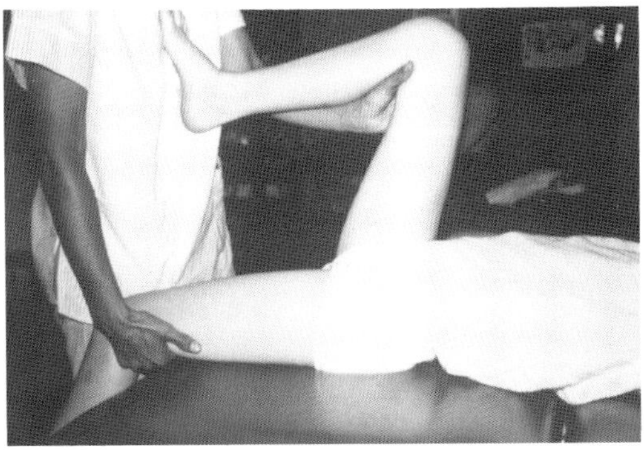

Abb. 178 (oben): Passives Dehnen der kontrakten dorsalen Strukturen des Kniegelenkes.

Abb. 179 (unten): Dehnung des M. iliopsoas über Kontraktion der Antagonisten.

- Der jeweilige Gelenkbefund ist ausschlaggebend für die Ausgangsstellung und Intensität, in der die Dehnung ausgeführt wird. Je akuter ein Gelenk erkrankt ist, desto vorsichtiger muß gedehnt werden.
- Gelenkbelastende Ausgangsstellungen müssen grundsätzlich vermieden werden.
- Die Dehnung darf weder zu einer Hebelwirkung auf die Gelenkanteile, noch zur Erhöhung des intraartikulären Druckes führen.
- Die Muskeldehnung sollte möglichst gleichmäßig über einen längeren Zeitraum gehalten werden. Es darf dabei zu keinen Schmerzen im Gelenk kommen.
- Bei der Muskeldehnung müssen zweigelenkige Muskeln über das weniger betroffene Gelenk gedehnt werden.
- Muskeldehnschmerzen können toleriert werden, solange die Mitarbeit des Kindes gewährleistet ist. Spannt das Kind dagegen, muß die Dehnung unterbrochen werden.
- Bei aktiven Dehntechniken, z. B. postisometrischer Relaxation, dürfen sich Gelenkfehlstellungen während der aktiven Phase nicht verstärken. Die gewünschte Gelenkstellung muß dabei manuell korrigiert werden.

Das Anwenden mobilisierender Gelenktechniken aus der Manuellen Therapie ist vom einzelnen Gelenkbefund abhängig. Entzündungsaktivität, in Lage und Form veränderte Gelenkflächen sowie ein in seiner Struktur veränderter Kapsel-Bandapparat können Kontraindikationen darstellen.

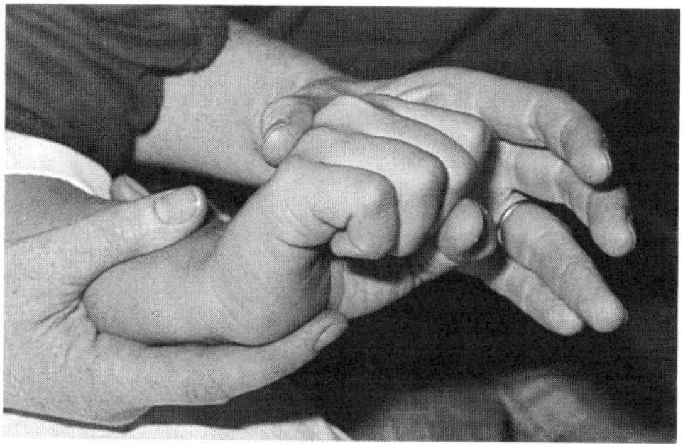

Abb. 180: Gezielte Kräftigung der kurzen Extensoren mit Unterstützung des Karpus.

Das gezielte Aktivieren derjenigen Muskelgruppen, die der Fehlstellung entgegenwirken, ist ein weiterer Schritt in der Bewegungserweiterung. Dabei lernt das Kind bewußt diejenigen Muskelgruppen anzuspannen, die in ihrem Tonus herabgesetzt sind, um so der Fehlstellung aktiv entgegenzuarbeiten (*Abb. 180*). Dabei wird es solange vom Therapeuten manuell unterstützt und korrigiert, bis es aktiv die Fehlstellung ausgleichen kann.

Wiedererlernen physiologischer Bewegungsabläufe

Die *wiedererarbeitete Gelenkbeweglichkeit muß bewußt in den alltäglichen Bewegungsablauf* einbezogen, die unphysiologischen Bewegungsmuster langsam abgebaut werden. Das erforderliche Muskelzusammenspiel wird in *einfachen kleinen Bewegungsabschnitten* Schritt für Schritt erarbeitet. Durch häufiges Wiederholen unkomplizierter Bewegungsabläufe werden diese zunehmend gebahnt und in die Alltagsbewegungen wieder einbezogen.

Im weiteren Verlauf können schnellere und komplexere Bewegungsabläufe trainiert werden. Dabei muß jedoch immer darauf geachtet werden, daß die Übungsauswahl dem jeweiligen Gelenkbefund entspricht. Denn zu früh und zu schnell ausgeführte komplexe Bewegungskombinationen überfordern das Kind hinsichtlich seiner Möglichkeit der aktiven Korrektur der Fehlstellung. Zu schwierige Bewegungsabläufe wirken sich dann negativ auf die Funktion des betroffenen Gelenkes aus. Gestörtes Muskelzusammenspiel und Fehlhaltungen kommen erneut zum Vorschein.

Über ein physiologisches Muskelzusammenspiel wird immer gleichzeitig die Muskelkraft gefördert. Sie stellt sich wieder ein, wenn:

- die Entzündungsaktivität im Gelenk abgeklungen ist,
- die Beweglichkeit, Achsen und Stabilität des Gelenkes ausreichend wiederhergestellt sind und
- physiologische Bewegungsabläufe wieder möglich sind.

Im Schlingenkäfig kann, z. B. unter Abnahme der Schwere und bei gleichzeitiger Korrektur von Ausweichbewegungen, das Muskelzusammenspiel in großen Gruppen geübt werden, ohne daß es zu einer Belastung des Gelenkes kommt (*Abb. 181*).

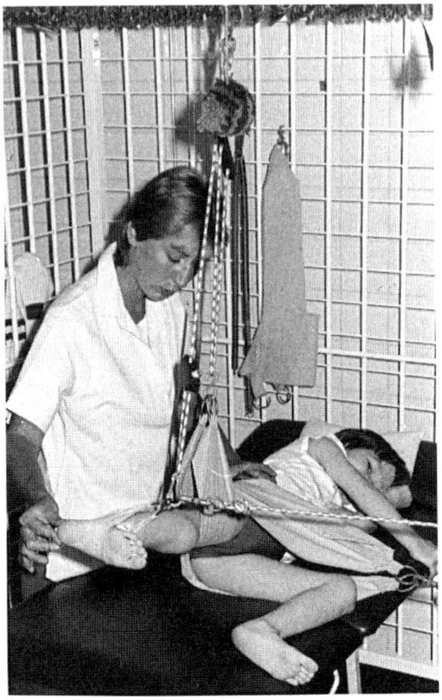

Abb. 181: Kräftigung im Schlingenkäfig unter Abnahme der Schwere.

Wichtiger als Krafttraining und Auftrainieren einzelner Muskelgruppen, z. B. gegen Bewegungswiderstände, ist daher bei der juvenilen chronischen Arthritis das Wiederherstellen von physiologischen Bewegungsabläufen.

Behandlung des Kleinkindes

Die Behandlung des Kleinkindes erfordert vom Therapeuten viel Zeit, Geduld und Einfühlungsvermögen. Das Aufbauen eines Vertrauensverhältnisses zwischen dem Therapeuten, dem Kind und seinen Eltern ist ausschlaggebend für den gesamten Behandlungserfolg. Der Therapiebeginn erfolgt spielerisch unter Einbeziehung der Eltern. Nur langsam kann sich die Krankengymnastin an das betroffene Gelenk herantasten, zumal viele Kinder unangenehme Erfahrungen durch zahlreiche Untersuchungen hinter sich haben.

Da Kleinkinder fast nie über Gelenkschmerzen klagen, sondern *Kompensationsbewegungen und Schonhaltungen als Ausdruck des Schmerzes* einnehmen, werden Schmerzen unterschätzt und nicht als solche erkannt. Angst vor Schmerzen beim Bewegen eines Gelenkes kann sich auch in Abwehrspannung und Verweigerung der Behandlung ausdrücken. Es liegt beim Therapeuten, dem Kind zu zeigen, daß das Bewegen des Gelenkes nicht »weh tut«.

Die Entspannung des Kindes ist hierbei besonders notwendig. Ablenken durch Vorlesen, Spielen und Singen sowie eine Atmosphäre des Gewährenlassens, sind Möglichkeiten, die Mitarbeit des Kindes zu gewinnen (*Abb. 182*).

Besonders zu Beginn dürfen die Griffe nicht »festhaltend« sein.

Durch *Körper- und Zeichensprache* geben die Kinder zu verstehen, ob und wann sie

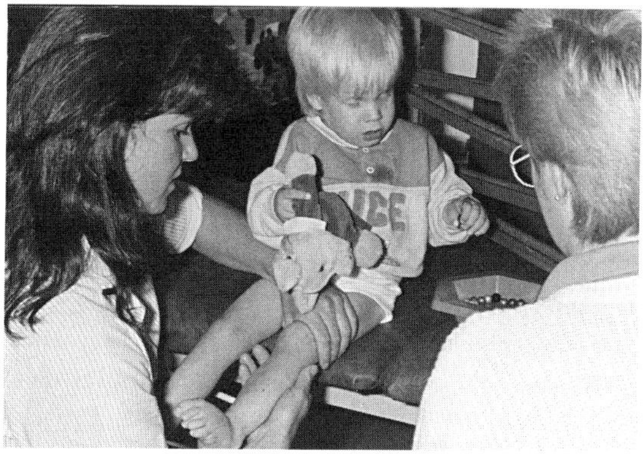

Abb. 182: Vorsichtiges passives Bewegen des Kniegelenkes.

Angst vor Schmerzen haben. Das Beachten dieser Zeichen sowie der sich oft täglich ändernden Schmerzgrenze, ist die Grundlage für das Vertrauen, das das Kind seinem Therapeuten entgegenbringt.
Wir müssen alle unsere Therapiemöglichkeiten nutzen, bestehende Schmerzen zu lindern und nicht durch unsere Behandlung Schmerzen auszulösen.
Kleinkinder mit Bewegungseinschränkungen entwickeln sehr schnell Kompensationsmechanismen, die sie in ihren Bewegungsablauf geschickt integrieren. Sie werden in kürzester Zeit eingeschliffen und automatisiert. Das Überwinden dieser unphysiologischen Muster ist besonders an der unteren Extremität durch vorübergehende Teilentlastung zu erreichen.

Anleitung und Information der Eltern

Die Eltern werden von dem behandelnden Arzt ausführlich über die rheumatische Erkrankung ihres Kindes und die medikamentöse Therapie aufgeklärt.
Der Krankengymnastin fällt die Aufgabe zu, den Eltern *die krankengymnastische Behandlung und ihre Ziele zu erläutern*, sie somit zu Co-Therapeuten, wie häufig in der Pädiatrie, auszubilden. Bei Kleinkindern und jüngeren Schulkindern ist es notwendig, die Eltern am Kind zur täglichen Behandlung anzuleiten (*Abb. 183*).

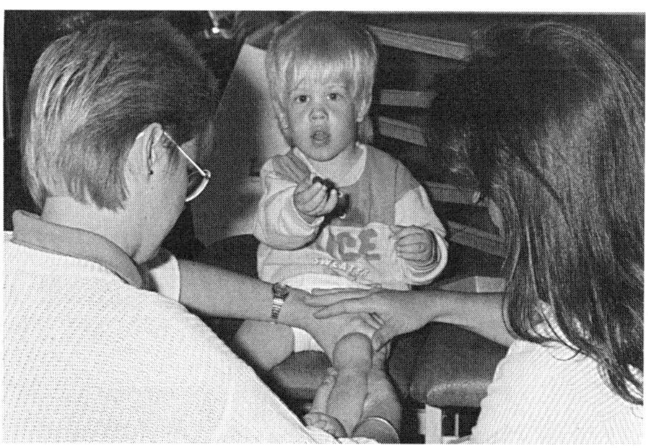

Abb. 183: Elternanleitung bei Kleinkindbehandlung.

Das Vermitteln von Kenntnissen der Gelenkmechanik und Muskelfunktion erleichtert das Verstehen der zu erlernenden Behandlung. Zu Beginn sollen die Eltern nur wenige, jedoch fest umrissene Aufgaben unter Anleitung der Krankengymnastin ausführen. Die Anwesenheit eines Elternteils bei der krankengymnastischen Behandlung ist daher unbedingt erforderlich, bis eine gewisse Sicherheit von seiten der Eltern im Umgang mit den erkrankten Gelenken gewonnen ist. Zu den allgemeinen Informationen gehören die Anwendungsart und Dauer der täglichen physikalischen Maßnahmen sowie das Anlegen von Schienen. Sie müssen lernen, sich mit den täglichen Maßnahmen dem wechselnden Beschwerdebild ihres Kindes anzupassen und Verschlechterungen zu erkennen. Ein zu weit gefaßtes Pensum an therapeutischen Maßnahmen belastet jedoch den Tagesablauf und die Eltern-Kind-Beziehung.
Sollen die Eltern diesen vielseitigen Anforderungen gewachsen sein, ist eine ausführliche und weitreichende Information und Motivierung notwendig. Die Krankengymnastin muß daher auf alle Fragen und Sorgen der Eltern eingehen; sie darf das Gespräch nicht abreißen lassen. Die *Prognose der Erkrankung* wird von der *Mitarbeit der Eltern* wesentlich beeinflußt.
Es bleibt der Beobachtungsgabe und dem Einfühlungsvermögen der Krankengymnastin überlassen, die Bemühungen der Eltern in richtige Bahnen zu lenken.

Versorgung mit Hilfsmitteln

Die ständige Belastung der betroffenen Gelenke verstärkt besonders an bandgeführten Gelenken die typischen Achsenfehlstellungen und Subluxationen. Eine frühzeitige Versorgung mit Hilfsmitteln und Schienen zur Gelenkentlastung und zum Gelenkschutz ist daher notwendig.

Entlastende Hilfsmittel

Ausgeprägte Schwellungen, Schmerzschonhaltungen und drohende Achsenfehlstellungen, die sich durch Fehlbelastung verstärken, sind Indikationen zur Teilentlastung der unteren Extremität. Eine konsequente Teilentlastung begünstigt den Rückgang der Entzündungsreaktion und somit eine Besserung der Schmerzschonhaltung. *Das Entlasten entspannt die hypertonen Muskelgruppen, die das betroffene Gelenk unter Belastung in der Fehlhaltung stabilisieren* und verbessert so die Gelenkfunktion. Gleichzeitig kommt es zum »Vergessen« der unphysiologisch eingeschliffenen Bewegungsmuster.
Zur Entlastung eignen sich je nach Alter und Anzahl der betroffenen Gelenke Münsterpferdchen und Dreiräder, Gehwagen und Gehroller, bei größeren Kindern und Jugendlichen Unterarmgehstützen und Fahrräder (*Abb. 184, 185*).
Sind die Handgelenke zusätzlich betroffen, sollten die Griffe der Unterarmgehstützen mit Hilfe der Ergotherapeutin adaptiert werden.
Für die Gelenke der unteren Extremität gilt besonders, daß sie viel bewegt, jedoch wenig belastet werden sollten.

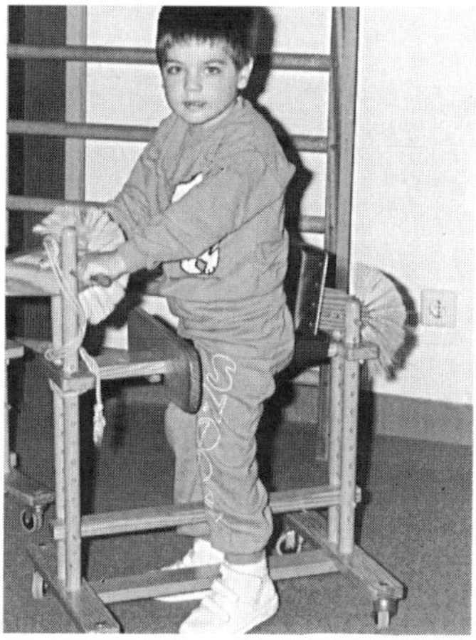

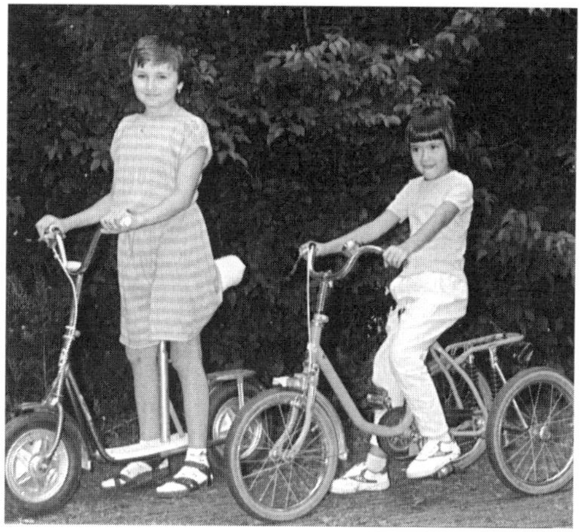

Abb. 184 (links): Münsterpferdchen zur Entlastung der unteren Extremitäten.
Abb. 185 (rechts): Sitzroller und großes Dreirad zur Entlastung der unteren Extremitäten.

Handfunktionsschienen

Die frühzeitige Versorgung mit Funktionsschienen ist besonders bei dem bandgeführten Handgelenk notwendig. Sobald es dem Kind oder Jugendlichen während seiner Alltagsbewegungen nicht mehr gelingt, das Handgelenk in Dorsalextension zu stabilisieren bzw. sich beginnende Schonhaltungen zeigen, muß eine individuelle Handschiene angefertigt werden.
Handfunktionsschienen haben folgende Aufgaben:

- Unterstützung des Handkarpus zur Vorbeugung/Behandlung der Subluxation nach volar,
- Wiederherstellung der physiologischen Mittelstellung der Handgelenkachse,
- Stabilisation und Verbesserung der Kraftübertragung,
- Schutz des Gelenkes vor Über- bzw. Fehlbelastung.

Sind die Fingergelenke oder auch Sehnenscheiden mitbetroffen, sollten Schienen angefertigt werden, die die einzelnen Gelenke in einer physiologischen Position lagern und gleichzeitig der entsprechenden Fehlhaltung entgegenwirken.
Das Anfertigen und Anpassen der Handschienen erfordert eine enge Zusammenarbeit von allen daran beteiligten Berufsgruppen, Ärzten, Ergotherapeuten, Krankengymnasten und Orthopädiemechanikern. Die genaue Analyse der Fehlstellung und die sich daraus ergebende Art und Weise, in der die Schiene angefertigt werden soll, erfordert viel Erfahrung im Umgang mit erkrankten Gelenken (*Abb. 186, 187*).
Die Dauer und wie häufig Funktions- und Lagerungsschienen getragen werden sollten, ist abhängig von dem jeweiligen Befund und muß in Absprache mit Kind und Eltern von dem zuständigen Arzt und Therapeuten entschieden werden.

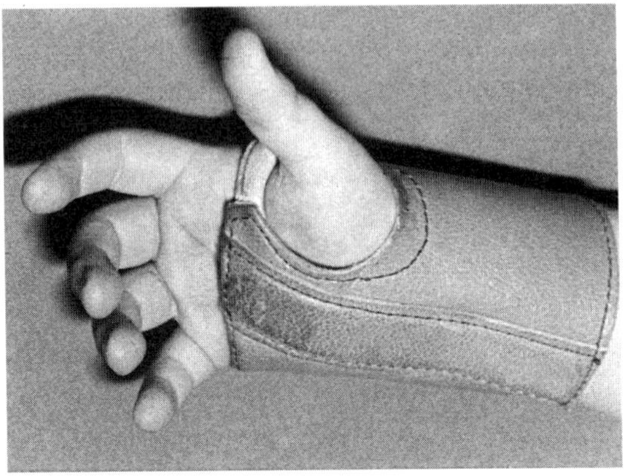

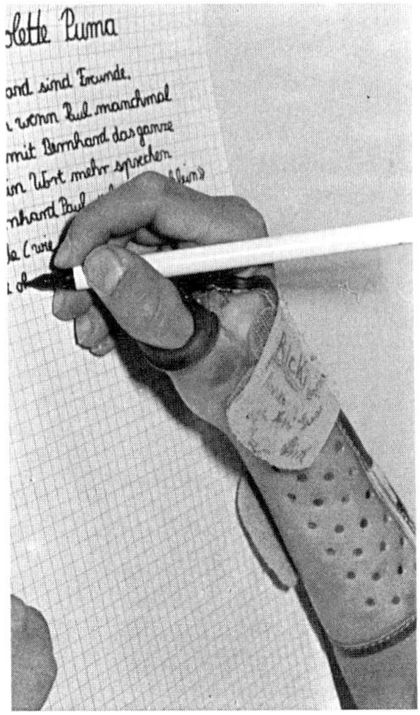

Abb. 186 (links): Ledermanschette.

Abb. 187 (rechts): Stabilisierende feste Handschiene mit eingearbeitetem Daumengrundgelenk.

Lagerungsschienen für das Kniegelenk

Die häufigste Fehlstellung des Kniegelenkes ist die Beugestellung. Zur längeren und gleichmäßigen Dehnung der verkürzten Flexoren eignen sich besonders beim jüngeren Kind Beinlagerungsschienen. Sie sollten je nach Befund in der bestmöglichen Extensionsstellung angefertigt werden und immer den Fuß mit einbeziehen. Ganz entscheidend ist das richtige Aufpolstern, Lagern und Anwickeln der Schiene. Z. B. muß der Tibiakopf von dorsal unterlagert werden, um einer Subluxation vorzubeugen. Fixiert werden großflächig nur Oberschenkel und Fuß. Dadurch wird ein direkter Druck auf das Kniegelenk vermieden. Auch hier ist der Zeitraum, in dem die Schiene getragen werden soll, vom jeweiligen Befund abhängig.

Versorgung mit Halskrawatten

Sind Schmerzschonhaltungen der Halswirbelsäule vorhanden, muß das Kind vorübergehend mit einer *weichen Halskrawatte* zur Schmerzlinderung versorgt werden. Röntgenologische Veränderungen oder Fehlstellungen bilden nach Absprache mit dem Arzt die Indikation für *feste*, genau angepaßte *Halskrawatten.*

Einlagen und Schuhe

Sind Sprunggelenke und / oder Zehengelenke erkrankt, wird das Kind mit *entsprechenden Einlagen* und *Schuhen* versorgt.

Sind Fußfehlstellungen unter Belastung ausgleichbar, werden korrigierende, aber weiche Einlagen angepaßt.
Handelt es sich um eine *Fehlstellung*, die *weder aktiv noch passiv ausgleichbar* ist (Test nach SEYFRIED), muß die Einlage den Fuß vollkommen unterstützen, so daß er eine physiologische Belastungsfläche erhält. Bei Besserung der Fußfunktion muß die Einlage neu angepaßt werden.
Beim *Schuh* ist eine weiche, stoßdämpfende und gut abrollbare Sohle ebenso wichtig wie eine stabile Fersenführung. Der Schuh sollte die Knöchel umschließen und dem Fuß so *einen sicheren Halt geben*. Eine optimale Versorgung mit Schuhen und Einlagen erleichtert den Abrollvorgang, stabilisiert den Fuß und schützt ihn so vor weiteren Fehlstellungen.

Hilfsmittel und funktionelle Spiele in der Ergotherapie

Bei der ergotherapeutischen Behandlung werden die Kinder und ihre Eltern auf mögliche *Hilfsmittel* aufmerksam, z. B. Mal- und Schreibhilfen. Diese werden vom Ergotherapeuten besorgt und individuell adaptiert. Kinder und Eltern werden in der richtigen Handhabung unter Berücksichtigung des *Gelenkschutzes* unterwiesen. Wasch- und Ausziehhilfen werden beim Kind seltener notwendig.
Im Rahmen von spielerischen und handwerklichen Aktivitäten werden die *Gelenkfunktionen* geübt. Das Arbeiten mit Ton oder Knetmassen aktiviert die Muskeln, die den krankheitsbedingten Fehlhaltungen entgegenwirken. Tätigkeiten mit den *Handschienen*, wie Flechten, Seidenmalen, Weben etc. helfen den Patienten sich an die Schienen zu gewöhnen und mit ihnen umzugehen.
Wichtig ist, die Kinder zu motivieren und kreatives Handeln zu unterstützen.

Behandlung bei besonderen Verlaufsformen der Arthritis beim Kind

Systemische juvenile chronische Arthritis (S.j.c.A.)

Die systemische juvenile chronische Arthritis, auch Still-Syndrom genannt, stellt die *schwerste Verlaufsform* der juvenilen chronischen Arthritis dar. Typische Symptome sind hohes intermittierendes *Fieber, Exanthem*, Beteiligung *innerer Organe*, schwere Gelenkentzündungen und Tenosynovitiden.
Meist sind viele Gelenke betroffen, im späteren Krankheitsverlauf mit z. B. schweren destruierenden Veränderungen, besonders an Hand- und Hüftgelenken. Ein Teil der Kinder hat zu Beginn der Erkrankung oft keine Gelenkbeteiligung.
Im Krankheitsverlauf kann es zu systemischen Schüben kommen. Nach längerer Erkrankungsdauer nehmen die systemischen Zeichen ab. Das Krankheitsbild *gleicht mehr und mehr einer chronischen nichtsystemischen Polyarthritis* mit all ihren Folgeerscheinungen.

Im akuten Schub sind besonders an den bandgeführten Gelenken massive Schwellungen zu beobachten, die zu Bandlockerungen, Achsenfehlstellungen und Subluxationen führen. Neben der akuten Gelenkentzündung ist eine meist sehr *schmerzhafte Tenosynovitis* typisch für die S.j.c.A. Beim Bewegen ist ein »Knirschen« über der entsprechenden Sehnenscheide zu spüren. Dies wird häufig übersehen und in ihrer Auswirkung auf Fehlstellungen unterschätzt.
Unbehandelt führt sie besonders an den Beugesehnen der Finger zu schweren Funktionseinbußen.
Die Tenosynovitis findet sich im Fußbereich vor allem an den Mm. peronaei, dem M. tibialis posterior und den Zehenextensoren.
An der Hand ist sie an den Sehnen der Flexoren und Extensoren der Finger zu beobachten.
Bei der Befundaufnahme sind einige charakteristische Merkmale festzuhalten:

- Es sind sowohl bei der Tenosynovitis als auch beim Gelenkbefund innerhalb von Tagen oder sogar Stunden *große Schwankungen* zu beobachten. Gerade bei der S.j.c.A. spielt die *Tageszeit* bei der Befundaufnahme eine wichtige Rolle, da die Krankheitsaktivität besonders morgens sehr ausgeprägt ist und die Gelenke extrem schmerzempfindlich sind. So kann z. B. ein Kind, das morgens mit Schmerzen im Bett liegt und sich kaum bewegt, sich abends wieder normal bewegen.
- Wegen der *Herzbeteiligung* und der allgemeinen Belastbarkeit des Kindes muß unbedingt Rücksprache mit dem behandelnden Arzt gehalten werden.

Die krankengymnastische Behandlung muß bereits *im akuten Schub beginnen*. Alle betroffenen sehr schmerzhaften Gelenke werden vom Kind in einer schmerzentlastenden Schonstellung gehalten. Die *Lagerung* nach Tillmann zur Kontrakturprophylaxe ist zwar erstrebenswert, bei Kindern jedoch nur *begrenzt durchführbar*. Daher müssen die Gelenke mehrmals täglich passiv unterhalb der Schmerzgrenze durchbewegt werden. Die *passive Bewegung* wird *langsam* und *vorsichtig* durchgeführt. Es erleichtert die Lagerung in einer bestmöglichen Extensionsstellung der Knie- und Hüftgelenke.
Im allgemeinen dürfen die Kinder nach Abklingen des Fiebers das Bett wieder verlassen. Ist das Kind wieder stärker belastbar, wird das Durchbewegen durch Muskelkräftigung ergänzt, da häufig ausgeprägte Muskelatrophien vor allem am Bein und im Rumpfbereich im Vordergrund stehen. Anschließend entspricht die krankengymnastische Behandlung den allgemeinen Behandlungsrichtlinien der juvenilen chronischen Arthritis.

Die juvenile Spondarthritis

Die juvenile Spondarthritis versteckt sich anfangs häufig hinter einer juvenilen chronischen Arthritis vom Oligoarthritis-Typ II. Die Erkrankung beginnt meist mit einer asymmetrischen Arthritis der großen Gelenke der unteren Extremitäten. Durch den Befall peripherer Gelenke wird die Abgrenzung gegenüber der juvenilen chronischen Arthritis erschwert. Verdachtskriterien müssen daher in die diagnostischen Überlegungen mit einbezogen werden.

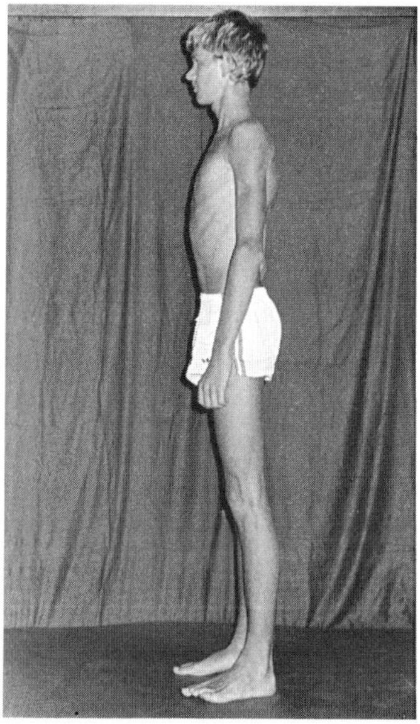

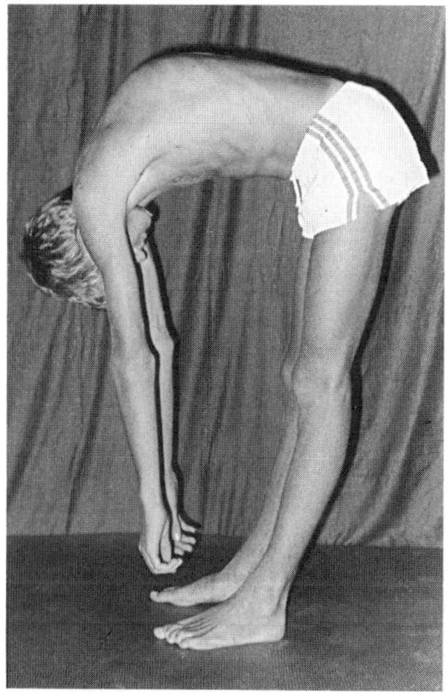

Abb. 188 a, b: 14jähriger Junge mit Spondarthritis, mit Bewegungseinschränkungen der LWS und BWS ohne sichtbare röntgenologische Veränderungen der Wirbelsäule.

Diese sind:
- Familienanamnese,
- Fersenschmerzen oder andere Insertionstendopathien,
- überwiegend akute Iridozyklitis,
- Beschwerden im Bereich von Kreuzbein und Iliosakralgelenken,
- Beschwerden an der Halswirbelsäule,
- genetisches Merkmal HLA-B27, bei juveniler Spondarthritis bis ca. 90% vorhanden.

Die endgültige Diagnose läßt sich jedoch nur durch einen röntgenologischen Nachweis des Befalls der Iliosakralgelenke sichern. Diese oft *ohne Beschwerden ablaufende Sakroiliitis* beginnt meist einseitig und entwickelt sich häufig bilateral. Man findet bei manchen Jugendlichen bereits das klinische Bild des erwachsenen Spondylitis ankylosans-Patienten, *ohne* daß die *typischen Veränderungen im Röntgenbild* nachweisbar sind (*Abb. 188a, b*).

Durch die Schonhaltung infolge der Sakroiliitis wird das Becken aufgerichtet. Dies führt zu einer Abflachung der LWS-Lordose, zu einer kompensatorisch verstärkten BWS-Kyphose sowie einer Translation der HWS nach ventral. Bei einigen Patienten zeigt sich eine Beteiligung der Sternoklavikular- und Sternokostalgelenke und somit eine Herabsetzung der Brustkorbbeweglichkeit während der Atmung.

Zum Krankheitsbild der juvenilen Spondarthritis gehören weiterhin *Enthesiopathien*, die dem Jugendlichen starke Beschwerden bereiten können. Sie sind hauptsächlich am Kalkaneus sowohl kranial als auch plantar lokalisiert. Seltener findet man sie z. B. an der Tuberositas tibiae, am Pes anserinus und am Beckenkamm. Im Bereich des Achillesseh-

nenansatzes wird die Enthesiopathie häufig durch eine Entzündung der darunterliegenden Bursa kompliziert.
Die periphere Arthritis betrifft zu Krankheitsbeginn überwiegend die Knie- und Sprunggelenke. Im weiteren Verlauf tritt der *Befall der Hüftgelenke* besonders in den Vordergrund. Die Koxarthritis zeigt bei der juvenilen Spondarthritis eine rasche Progredienz mit Neigung zur Destruktion. Entzündliche *Veränderungen* findet man auch im Bereich *der MTP-Gelenke*, besonders am MTP I. Der meist asymmetrische Befall wird durch Zusammendrücken der MTP-Gelenke (Gänsslen-Zeichen) geprüft. Sind die Zehengrundgelenke betroffen, so versucht der Patient, die Belastung der Abrollphase auf die Zehenendglieder zu verlagern. Ausbildung von *Krallenzehen* sind die Folge.
Besonders MTP I neigt aufgrund der Entzündung zur Versteifung. Damit geht der aktive Belastungspunkt des Fußes verloren (Seyfried). Kompensatorisch entwickelt sich ein Hallux rigidus.
Neben dem üblichen Gelenkstatus sind folgende Befunde mit aufzunehmen:
1. Untersuchung der Wirbelsäule auf Bewegungseinschränkungen in ihren einzelnen Abschnitten. Die Messung der Entfaltung der BWS und LWS erfolgt mit Hilfe der Methode von Schober und Ott. Sie findet mit gebeugten Knien statt, um die ischiokrurale Muskulatur, die bei starker Verkürzung die Becken- bzw. fortlaufende LWS-Beweglichkeit hemmen kann, auszuschalten.
2. Überprüfung der Iliosakralgelenke auf evtl. Blockierungen.
3. Messen der Atemexkursion bzw. Feststellen des Einsatzes von Atemhilfsmuskulatur.
4. Ganganalyse.

Die Behandlungsmaßnahmen richten sich nach der Befundaufnahme:
- Mobilisation der Wirbelsäule in alle Bewegungsrichtungen mit besonderem Augenmerk auf die Aufrichtung,
- Verbessern der Beckenbeweglichkeit, besonders der Kippung,
- Dehnen von verkürzten Strukturen,
- Kräftigung der Muskulatur, besonders der kurzen Rückenmuskulatur,
- falls nötig Atemübungen, z. B. Dehnlagerungen,
- intensives Bewegen der Hüftgelenke unter Entlastung, z. B. im Schlingenkäfig,
- Behandlung der betroffenen Zehengelenke,
  Passiv-assistives Bewegen unter leichtem Zug der MTP-Gelenke,
  Erarbeiten der aktiven Plantarflexion des I. Strahls sowohl unter Entlastung als auch Belastung,
- Gangschulung,
- Einüben eines Übungsprogrammes für zu Hause,
- Hilfsmittelversorgung, Schuhe etc.

Das Entlasten der Hüftgelenke sollte mit Unterarmstützen erfolgen. Je nach Befall sollte der Drei- oder Vierpunktegang geübt werden.
Schuhe mit einer weichen, leichten Sohle, evtl. Stiefel bis über die Malleolen gehend, erleichtern die Abrollbewegung des Fußes und geben dem Fuß Stabilität.
Bei starken Fersenschmerzen helfen weiche Einlagen mit Aussparung der Ferse. Ebenso

bewährt haben sich bei Schuhen im Bereich des Achillessehnenansatzes Abpolsterungen bzw. Aussparungen der Achillessehne.

Mögliche Fehler bei der krankengymnastischen Behandlung

Da die juvenile chronische Arthritis relativ selten auftritt, kommt es immer wieder zu *typischen Behandlungsfehlern*. Es ist daher wichtig, mögliche Fehlerquellen zu kennen und zu vermeiden.

Zusammenfassend muß auf folgendes geachtet werden:

- Auch während eines Schubes müssen die oft sehr entzündeten Gelenke mehrmals täglich sehr vorsichtig durchbewegt werden.
  Das Ruhigstellen bzw. Nichtbewegen dieser betroffenen Gelenke führt bereits nach kurzer Zeit zu Bewegungseinschränkungen und Kontrakturen.
- Gelenkbelastende Ausgangsstellungen wie Vierfüßlerstand, Kniestand, Fersensitz oder Handstütz sind zu vermeiden.
  Bei betroffenem Handgelenk z. B. kommt es durch die extreme Dorsalextension im Karpusbereich zu einer Belastung und Kompression des Kapsel-Bandapparates, was die Subluxation fördert.
- Bewegungswiderstand zur Kräftigung der geschwächten Muskulatur ohne Berücksichtigung eventueller Fehlstellungen führt zu einer Verschlechterung des Befundes.
- Forcierte aktive oder passive Bewegungen im Bereich der Halswirbelsäule, auch nur bei leichtem Befall, sind kontraindiziert.
- Hilfsmittel wie z. B. Versorgung mit Unterarmstützen müssen bei betroffenem Handgelenk so angepaßt werden, daß evtl. Fehlstellungen im Handgelenkbereich nicht verschlechtert werden.
- Schmerzen während oder nach der krankengymnastischen Behandlung sollten weitgehendst vermieden werden.

Sport beim Kind und Jugendlichen

Da die juvenile chronische Arthritis viele unterschiedliche Einzelbefunde aufweist, ist es schwer allgemeingültige Richtlinien zu geben. Während der Bewegungsdrang des Kindes zunächst spielerischen Charakter hat, mündet er später mehr und mehr in die sportliche Aktivität. Günstig ist es, den natürlichen Bewegungsdrang in eine vernünftige oder zumindest vertretbare Bahn zu lenken. Die Auswahl der sportlichen Betätigung bei Kindern und Jugendlichen mit juveniler chronischer Arthritis erfolgt nach folgenden Kriterien:

- momentaner Aktivitätszustand der Erkrankung,
- Lokalisation der betroffenen Gelenke,
- Gelenkveränderungen und Fehlstellungen,

- Zustand des Kapsel-Bandapparates,
- Zustand der Muskulatur,
- Neigung des Kindes.

Die sportliche Tätigkeit soll nach Möglichkeit unter dem Prinzip des Gelenkschutzes stehen, das heißt:

- die Beweglichkeit der Gelenke fördern,
- die Muskelkraft verbessern ohne Überlastung einzelner Gelenke.

Als günstige Sportarten bieten sich an:

1. Gymnastik
   - Spielerische Gymnastik mit dem Kleinkind;
   - Rhythmische Gymnastik mit Musik, Bällen, Reifen, Bändern etc.;
2. Schwimmen im warmen Wasser zwischen 28–32 Grad;
3. Radfahren (ebenes Gelände ist zu bevorzugen);
4. Tischtennis (auf gutes Schuhwerk achten, falls nötig stabilisierende Hilfsmittel für das Handgelenk tragen);
5. Skilanglauf (einfache Loipen in ebenem Gelände sind zu empfehlen).

Traumatisierende Sportarten, die eine *zerrende, stauchende, stoßende oder gelenkbelastende Einwirkung* haben, bzw. der Kampf- und Leistungssport sind zu vermeiden. Die meisten schulpflichtigen Kinder werden daher *zeitweise vom Schulsport befreit*. Da es sich um eine chronische Erkrankung handelt, ist es naheliegend, die Interessen des Kindes auf andere Gebiete zu lenken. Anbieten würden sich musisch-künstlerische Betätigungen wie z. B. Theaterspielen, Musizieren usw. Denn auch hier haben die Kinder die Möglichkeit, Gemeinschaft zu erleben, sich mit Gleichaltrigen zu messen bzw. Erfolgserlebnisse zu sammeln.

Wird eine Stabilisierung erreicht, muß in Zusammenarbeit mit der Schule versucht werden, das Kind allmählich in einzelne Bereiche des Schulsports einzugliedern. Dabei soll man dem Kind anfangs eine Benotung ersparen.

13

Grundlagen der Ergotherapie

B. Herrmann

Ergotherapie (griech. »ergo« = Werk, Arbeit) kann definiert werden als vom Arzt verordnete Behandlung, die die Aufgabe hat, den Patienten bei der Wiedererlangung seiner größtmöglichen physischen, psychischen und sozialen Fähigkeiten im täglichen Leben zu unterstützen. Sie umfaßt Überprüfungsverfahren und hauptsächlich aktivierende Methoden unter Berücksichtigung psychologischer und didaktischer Gesichtspunkte.

In der Regel erhält der Ergotherapeut vom Arzt eine Verordnung, auf der dieser die von ihm für seinen Patienten für sinnvoll erachteten Behandlungsverfahren anfordert.

Folgende Behandlungsverfahren werden vom Ergotherapeuten durchgeführt:
- Befundaufnahme
- Funktionstraining
- Gelenkschutz
- Selbsthilfetraining/Hilfsmittelerprobung
- Schienenversorgung.

Welches Verfahren für den jeweiligen Patienten indiziert ist, hängt vom Schweregrad der Erkrankung und dem Standpunkt des Patienten bezüglich seiner Krankheitsverarbeitung ab.

Alle Behandlungsverfahren verfolgen als Gesamtziel das Finden bzw. Wiedererlangen der eigenen Lebensqualität, das Erreichen bzw. Erhalten der Selbständigkeit und das Akzeptieren und Lebenlernen mit dieser Krankheit.

Die folgenden Ausführungen erklären die einzelnen Behandlungsverfahren für Patienten mit chronischer Polyarthritis unter besonderer Berücksichtigung der Bereiche, in denen es enge Berührungspunkte gibt zwischen Ergotherapie und Krankengymnastik.

Befundaufnahme

Die Dokumentation des Zustandes dient dem Ergotherapeuten als Basis für die einzuleitenden Therapieschritte.

Geprüft werden:

Motorische Funktionen

Die Prüfung umfaßt:
- die Beweglichkeit der Gelenke
- Deformitäten und Instabilitäten
- Muskelfunktionen, -atrophien
- Schwellungen
- Kontrakturen
- Sensibilitätsausfälle.

Das Untersuchen von Bewegungseinschränkungen und Muskelfunktionen hilft dem Therapeuten, Prioritäten zu setzen hinsichtlich des funktionellen Trainings. Kontrakturen, Deformitäten und Instabilitäten weisen auf die eventuelle Notwendigkeit einer Schienenversorgung hin. Das Erkennen von Schwellungen gibt dem Therapeuten Orientierungshilfen im Hinblick auf Gelenkschutzverhalten bei alltäglichen Verrichtungen.

Selbständigkeit

a) im Haushalt, am Arbeitsplatz, bei der Freizeitgestaltung.

Das Besprechen dieser Tätigkeitsbereiche gibt dem Therapeuten Auskunft über die Notwendigkeit und die Schwerpunkte einer Gelenkschutzinformation für den jeweiligen Patienten.

b) in der eigenen Pflege.

Hierunter fallen:
- An- und Auskleiden
- tägliche Hygiene, z. B. WC benutzen, sich waschen, kämmen etc.
- Essen/Trinken
- Fortbewegung.

Um diesen Bereich abklären zu können, gilt es natürlich auch, den sozialen Hintergrund des Patienten zu beleuchten. Oftmals hat der Patient bereits Möglichkeiten entwickelt, um mit seiner eingeschränkten Selbständigkeit zurechtzukommen, z. B. in Form von Hilfspersonen.

Die bereits gefundenen Lösungen müssen unter dem Aspekt der Zufriedenheit des Patienten betrachtet werden, um seinen Bedürfnissen gerecht zu werden.

Dies wird den Erfolg oder Mißerfolg eines Selbsthilfetrainings mitbestimmen.

Es ist sinnvoll, die Untersuchungsbögen mit in die Krankengeschichte aufzunehmen, um allen Teammitgliedern eine Einsicht zu ermöglichen.

Funktionstraining

Das Funktionstraining stellt sicherlich das Behandlungsverfahren mit den meisten Berührungspunkten zwischen Ergotherapie und Krankengymnastik dar, so daß vor allem in diesem Bereich eine enge Zusammenarbeit notwendig ist.
Die grobe Zielsetzung des ergotherapeutischen Funktionstrainings liegt, ähnlich wie in der Krankengymnastik, in der Verbesserung der Beweglichkeit, in der Kräftigung der Muskulatur und in der Koordination von Bewegungsabläufen unter Berücksichtigung des Gelenkschutzes. Grundlage des Funktionstrainings ist der Befund, der Messungen der Beweglichkeit und der Kraft und Angaben über Schwellungen, Deformitäten und Sensibilität enthält (s. Befundbögen S. 147–151).
Bei chronischer Polyarthritis sind zu einem sehr hohen Prozentsatz die Gelenke der oberen Extremität, hierbei v. a. die Hände, von Entzündungen und deren Folgen betroffen. Die ergotherapeutische Zielsetzung richtet sich vorrangig auf die Funktionsverbesserung bzw. den Funktionserhalt dieser Gelenke.
Ergotherapeutische Behandlungstechniken in der Rheumatologie / Orthopädie haben vor allem in bezug auf das Funktionstraining in den letzten Jahren eine starke Wandlung im Sinne einer Erweiterung erfahren. So wurden die »klassischen« Methoden des ergotherapeutischen Funktionstrainings wie der therapeutische Einsatz handwerklicher / spielerischer Techniken und haushalts- oder berufsspezifischer Arbeiten ergänzt durch physiotherapeutische Behandlungsmethoden wie Manuelle Therapie, FBL oder PNF. Die ergotherapeutische funktionelle Behandlung kann folglich sehr unterschiedlich aussehen, je nach individueller beruflicher Entwicklung des Ergotherapeuten und je nach Institution. Das ergotherapeutische Bemühen ist in jedem Falle von dem Anspruch einer ganzheitlichen Behandlung geprägt, was u. a. die begleitende psychische Betreuung und das Eingehen auf die ganz persönliche Krankheitsverarbeitung impliziert.
Im folgenden werden einige »klassische« Behandlungsverfahren auszugsweise dargestellt.

Handwerkliche Techniken stellen eine aktive Therapieform dar, die häufig im Zusammenhang mit mobilisierenden Maßnahmen angewandt wird.
Die Kombination von Bewegungstherapie und Kreativität läßt viele Patienten die Bewegungen mit Freude durchführen, wobei der ablenkende Effekt nicht zu unterschätzen ist, denn die Fixierung auf den Schmerz läßt manchen Patienten Schonhaltungen einnehmen, die er bewußt fast nicht mehr aufgeben kann.
Bimanuelle Techniken, wie z. B. Weben, Makramee oder Flechten sind therapeutisch besonders wertvoll bei Patienten, die eine Hand gewohnheitsmäßig schonen.
Das Weben stellt eine gute aktive Bewegungstherapie für die Schultergelenke dar. Die Technik läßt sich durch entsprechende Arbeitsgestaltung an die funktionellen Fähigkeiten des Patienten anpassen. Durch den Webvorgang werden die Schultergelenke in der Flexion / Extension und Abduktion / Adduktion trainiert, wobei insbesondere das kräftigende Training der zur Atrophie neigenden Flexoren als positiv zu bewerten ist.
Bei Knorpelschaden des Schultergelenkes oder Entzündung der Sehnenansätze werden

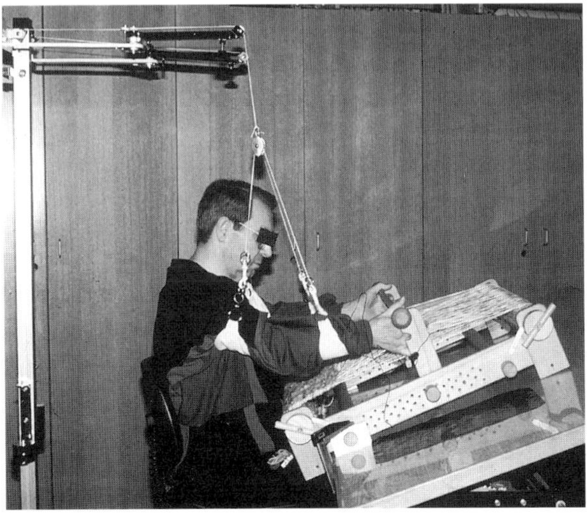

Abb. 189: Weben in Entlastung durch Einsatz des »Help-Arms« zur Abnahme des Eigengewichts.

die Arme des Patienten in die Schlingen des sogenannten »Help-Arms« gehängt, so daß er durch die Abnahme des Eigengewichtes des Armes in Entlastung weben kann (*Abb. 189*).
Dieses Gerät kann bei allen Techniken eingesetzt werden, die eine Entlastung erfordern, z. B. beim Bemalen eines großen Seidentuches oder beim Flechten eines hohen Korbes.
Flechten mit Peddigrohr, Modellieren und Makramee sind Techniken, bei denen vor allem die Geschicklichkeit der Finger trainiert wird. Besonders bei Peddigrohr-Flechtarbeiten und Makramee müssen der Ergotherapeut und der Patient jedoch darauf achten, eventuelle Fehlbelastungen zu vermeiden.
Das Funktionstraining muß immer im Zusammenhang mit Gelenkschutz gesehen werden. Fehlstellungen müssen berücksichtigt und bei der Durchführung der Technik korrigiert werden durch Änderung der Greifart oder Einsatz von Schienen oder Bandagen (*Abb. 190a, b*). So bietet der Einsatz handwerklicher Techniken eine gute Gelegenheit, den Patienten für Gelenkschutz zu sensibilisieren. Neben der Vermittlung der richtigen

Abb. 190 a (links): Daumenfehlstellung (90/90-Deformität), verstärkt durch kraftvollen Spitzgriff beim funktionellen Training.
Abb. 190 b (rechts): Korrektur des Daumens durch Daumenhülse und Entlastung durch veränderte Greifart.

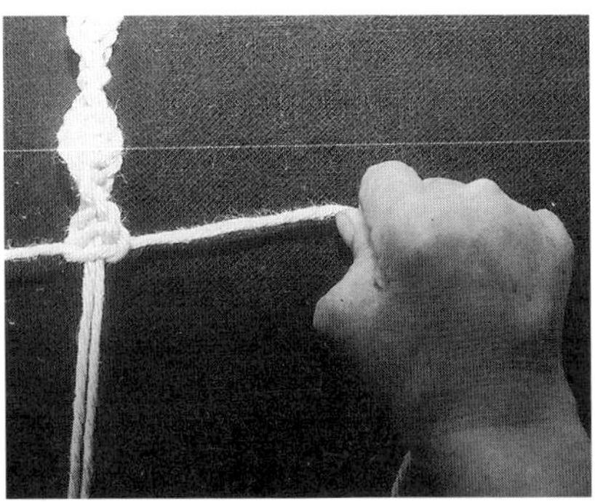

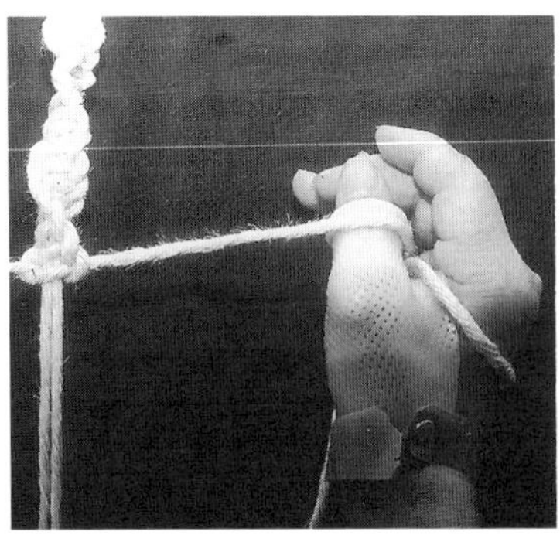

Griffe können die allgemeinen Prinzipien wie korrekte Arbeitshaltung, gelenkschonendes Aufstehen und Hinsetzen, Einhalten von Pausen, etc. eingeübt werden.
Für viele Patienten, insbesondere für diejenigen im fortgeschrittenen Stadium, hat der kreative Anteil des funktionellen Trainings zudem eine wichtige psychische Bedeutung. Die Einschränkung vieler Lebensbereiche durch die Erkrankung schmälert das Selbstbewußtsein der Patienten erheblich und läßt sie glauben, daß sie zu nichts mehr fähig sind. Das Vermitteln eines Erfolgserlebnisses kann hier zu einer Steigerung der Lebensqualität beitragen.
Selbstverständlich ist es sehr wichtig, daß der Therapeut die funktionellen Fähigkeiten des Patienten so gut einschätzen kann, daß er ihm eine für ihn zu bewältigende Technik anbietet.

Funktionelle Spiele werden häufig postoperativ nach Eingriffen an Hand- und Fingergelenken eingesetzt.
Bei Handgelenk- und Strecksehnensynovektomie, häufig kombiniert mit einer Caput-ulnae-Resektion, steht das Üben der Pronation / Supination im Vordergrund, wobei der Zeitpunkt des Übungsbeginnes von den Angaben des Operateurs abhängt. Die Umwendbewegung ist äußerst wichtig für die Verrichtungen des Alltags.
Alle Arten von Würfelspielen stellen ein Beispiel für ein gezieltes spielerisches Training der Pronation / Supination dar. Da das Bewegungsausmaß oft durch Schmerzen limitiert ist, erweist sich das ablenkende Üben als sehr wirkungsvoll. Der Therapeut korrigiert Ausweichbewegungen im Sinne einer Abduktion / Adduktion im Schultergelenk.
Die Instruktion über den Einsatz der operierten Hand im Alltag gewährleistet das Üben auch außerhalb der offiziellen Therapiezeiten. So sollte der Patient die operierte Hand bei leichten Tätigkeiten, die die Pronation / Supination erfordern, nutzen, z. B., um sich zu kämmen oder einzucremen oder um zu essen. Sobald der Patient die Extension und Flexion üben darf, kommen Spiele zum Einsatz, die eine Kombinationsbewegung erfordern, wie z. B. wellen- oder spiralförmige Drähte mit Schiebekugeln (*Abb. 191*).
Da am Handgelenk die Stabilität wichtiger ist als die Mobilität, werden Extension und Flexion aktiv und nur bedingt passiv geübt. Ziel der Behandlung ist eine den Alltagsfunktionen entsprechende Handgelenkbeweglichkeit.

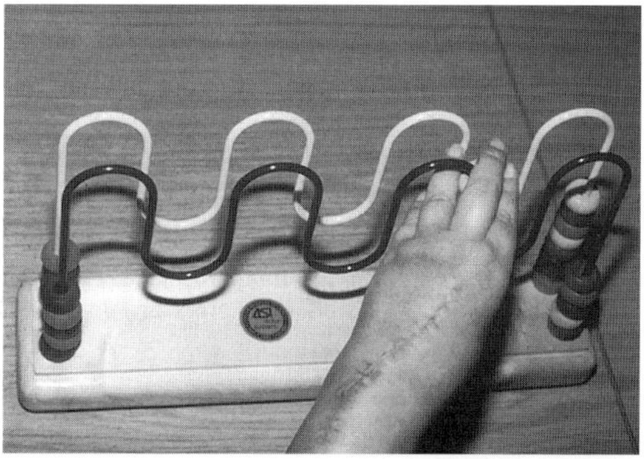

Abb. 191: Spielerisches Üben der Pronation / Supination und Dorsalextension / Palmarflexion durch Hin- und Herschieben der Kugeln.

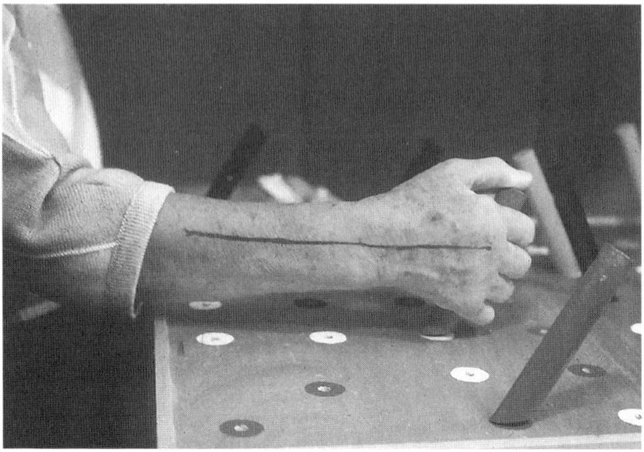

Abb. 192: Training der kleinen Faust mittels eines speziell für Patienten mit Handskoliose entwickelten Greifspiels (Herrmann, 89).

Nach Synovektomie der MCP-Gelenke steht das Üben der Extension und Flexion dieser Gelenke im Vordergrund, wobei nach Abschluß der Wundheilung mit mobilisierenden Maßnahmen begonnen wird. Hierbei gilt es, besonders die Flexion zu fördern, da die MCP-Gelenke, vor allem das Gelenk des Kleinfingers, nach einem operativen Eingriff eher zur Strecksteife neigen. Dies ist auch nach einer Implantation von Swanson-Prothesen der Fall.

Um die Ligg. collateralia accessoria nicht zu belasten, werden aktiv nur der Lumbrikal-Griff und die kleine Faust geübt (Grundlagen der Krankengymnastik S. 166). Die Kräftigung der Interossei-Muskulatur ist äußerst wichtig, da sie die Stabilität der MCP-Gelenke mitbestimmt. Hierbei ist unbedingt darauf zu achten, daß die Finger nur nach radial beübt werden.

Meistens fertigt der Ergotherapeut postoperativ eine dynamische Handorthese an, die der Patient beim aktiven Üben trägt, um die Bewegungsachse zu korrigieren und Fehlbelastungen zu vermeiden (s. Schienenversorgung S. 271).

Das spielerische aktive Üben des Lumbrikalgriffes kann z. B. durch den Einsatz von Kartenspielen erreicht werden. Speziell angefertigte Greifspiele ermöglichen das achsengerechte Training bei bestehender Handskoliose (*Abb. 192*).

Die Kräftigung der Interossei-Muskulatur erfolgt in der dynamischen Handorthese durch das Ergreifen von Spielsteinen zwischen den einzelnen Fingern oder in Form von Widerständen wie z. B. Therapieknete.

Ziel des Funktionstrainings nach Synovektomie der PIP-Gelenke ist die größtmögliche Flexion und Extension des operierten Gelenkes. Mobilisierende Maßnahmen können, je nach Angaben des Operateurs, unterstützt werden durch das Anlegen von PIP-Quengelschienen (s. Schienenversorgung bei Knopflochdeformität S. 274).

Die aktive spielerische Flexion des PIP-Gelenkes erfolgt z. B. durch den Einsatz diverser Greifspiele. Um die MCP-Flexion auszuschalten und eine gezielte PIP-Flexion zu erreichen, kann ein sog. Fingerbrettchen eingesetzt werden (*Abb. 193*). Bei allen Übungen muß

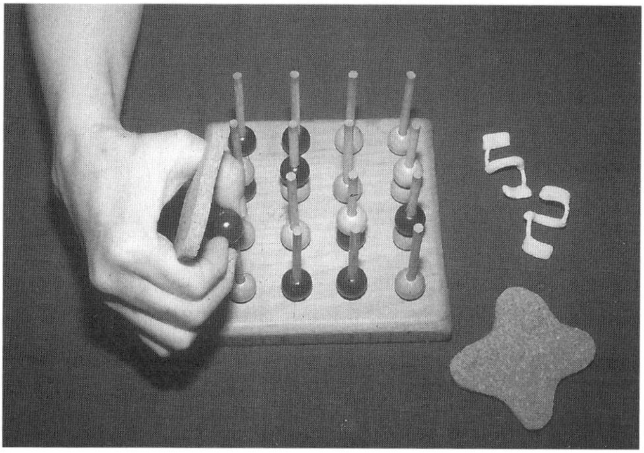

Abb. 193: Gezielte Flexion einzelner PIP-Gelenke und des Daumenendgelenkes unter Ausschaltung der MCP-Flexion durch ein Fingerbrettchen.

darauf geachtet werden, daß das PIP-Gelenk nicht seitlich belastet wird, um die Gefahr einer postoperativ oftmals auftretenden Lateralinstabilität zu vermeiden.
Funktionelle Spiele sind auch dann sinnvoll, wenn es um das Training der Schultergelenke geht, evtl. unter Einsatz des »Help-Arms« (*Abb. 194*).
Höhen- und schrägverstellbare Tische ermöglichen eine entsprechende Adaption an die funktionellen Möglichkeiten des Patienten und das angestrebte Bewegungsausmaß.
Es ist ein Grundsatz der Ergotherapie, den Patienten in allen Bereichen zur »Hilfe zur Selbsthilfe« anzuleiten. So soll er lernen, die für ihn wichtigen Übungen mit der Zeit selbständig und eigenverantwortlich durchzuführen, um die Gelenke vor Einsteifung und die Muskulatur vor Atrophien zu bewahren.

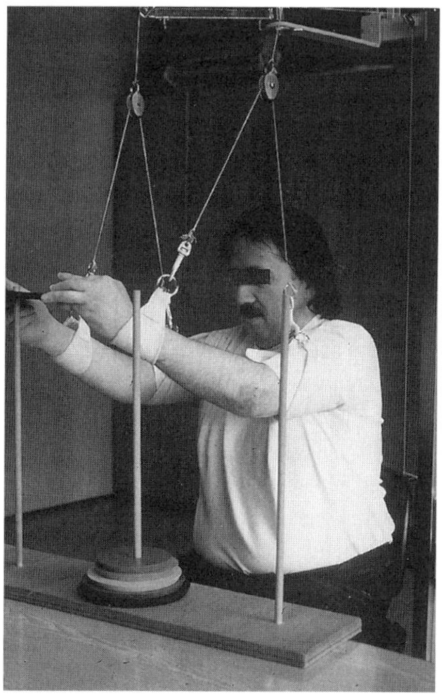

Abb. 194: Einsatz eines funktionellen Spieles zum Training der Armflexion in Entlastung durch den »Help-Arm«.

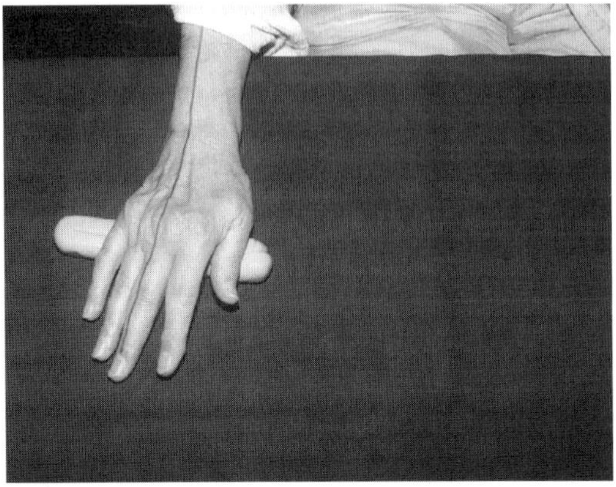

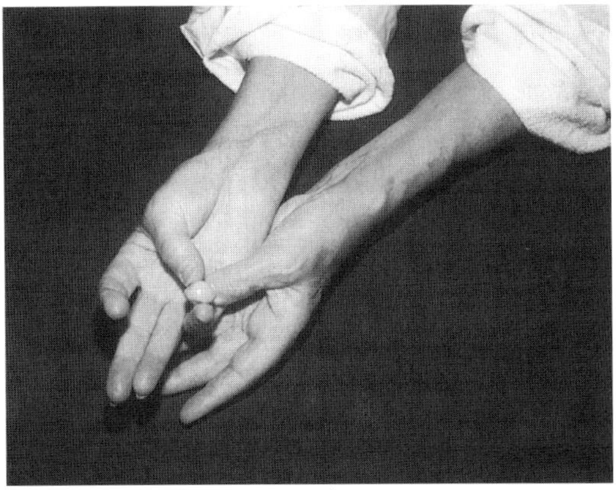

Abb. 195 (oben): Assistive Fingerextensionsübungen mit Therapieknete unter Beachtung der Handachse.

Abb. 196 (unten): Geschicklichkeitsübung mit Therapieknete und manueller Abstützung der MCP-Gelenke mit dem Daumen der anderen Hand.

In der Ergotherapie wird mit dem Patienten ein **Heimprogramm** erarbeitet, das ihm zuerst in Einzeltherapie vermittelt wird. Später folgt im stationären Bereich oftmals zusätzlich die Integration in eine passende Gruppe, um ihn zur Selbständigkeit hinzuführen. Hier werden mit dem Patienten gelenkschonende Übungen eintrainiert, u. a. unter Einsatz verschiedener Medien wie Therapieknete (*Abb. 195, 196*), Kugeln, Bälle, Stäbe, etc. Die Patienten sollten sich mit verschiedenen Medien vertraut machen, um für sich herauszufinden, mit welchem sie zu Hause weiterüben möchten. Das Üben in der Gruppe wirkt meist motivierend auf den Patienten und macht ihm die Notwendigkeit der Eigeninitiative deutlich. Die Therapieknete, Handtrainer, Schaumstoffbälle o. ä. beinhalten die Gefahr, daß der Patient beim Zusammendrücken den Bandapparat der MCP-Gelenke zu sehr belastet. Es ist daher unabdingbar, basierend auf dem Befund, für den Patienten das entsprechende Übungsmedium auszusuchen und den Patienten genau zu instruieren.
So darf die Therapieknete bei entzündlichem Befall der MCP-Gelenke keinesfalls als Widerstandsmedium für die große Faust oder den Spitzgriff eingesetzt werden (*Abb. 197, 198*). Sehr sinnvoll ist ihr Einsatz hingegen für aktive und passive Extensionsübungen der Langfinger, zur Interossei-Kräftigung und zum Training der Geschicklichkeit.

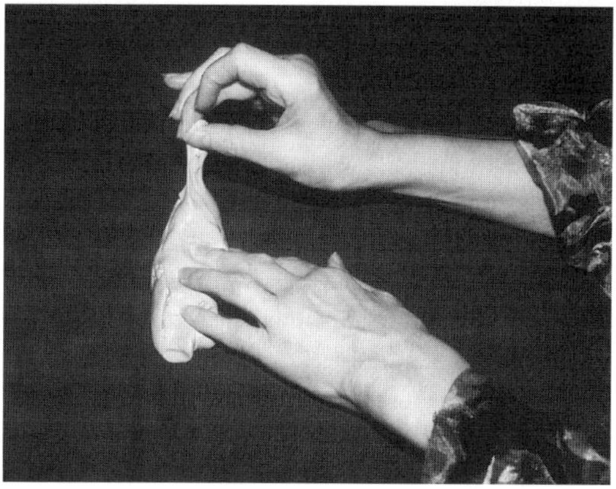

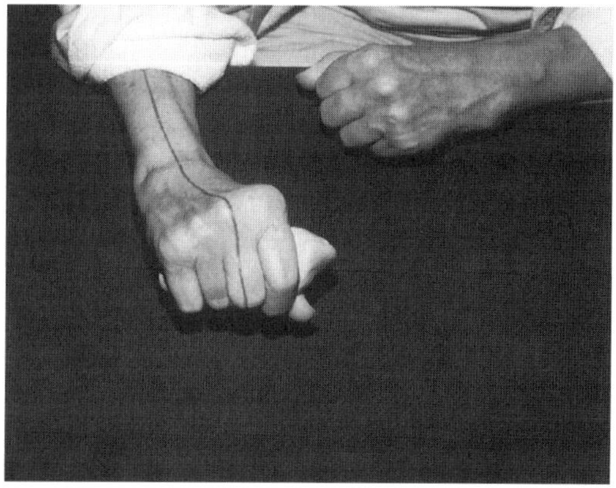

Abb. 197 (oben): Kontraindiziert ist das Üben des kräftigen Spitzgriffes bei Entzündungen der MCP-Gelenke mit Bandlockerung und die forcierte Dorsalextension bei Instabilität des Handgelenkes.

Abb. 198 (unten): Kontraindiziert ist das Üben der großen Faust gegen Widerstand bei Entzündung der MCP-Gelenke mit Bandlockerung.

Die starken Berührungspunkte zwischen Ergotherapie und Krankengymnastik machen die Zusammenarbeit und Rücksprache zwischen diesen beiden Berufsgruppen besonders notwendig. Der multilokuläre Gelenkbefall des Patienten mit chronischer Polyarthritis und der oftmals bestehende Zeitmangel lassen im stationären Rahmen eine Arbeitsaufteilung sinnvoll erscheinen in dem Sinne, daß der Ergotherapeut vorrangig die obere Extremität und der Krankengymnast die untere Extremität und die Wirbelsäule behandelt.
Des weiteren können Ergotherapie und Krankengymnastik sich ergänzen, indem das in der Krankengymnastik erworbene Bewegungsausmaß einzelner Gelenke in der Ergotherapie in eine Komplexbewegung integriert wird, sei es in Form von Alltagsbewegungen, handwerklichen Techniken oder funktionellen Spielen.

Gelenkschutz

Im Rahmen einer Gelenkschutzinformation erfährt der Patient, wie er seine von Entzündungen betroffenen Gelenke im Alltag entlasten und somit Schmerzen, Fehlbelastungen, Überbeanspruchung und Deformitäten reduzieren kann.
Die Gelenkschutzinformation ist besonders wichtig für Patienten im 1. und 2. Stadium der Erkrankung. Jedoch gestaltet sich gerade in diesen Stadien diese Therapie sehr schwierig, weil die meisten Patienten noch nicht glauben können, daß sie wirklich chronisch krank sind. Um so mehr erfordert die Gelenkschutzinformation vom Ergotherapeuten Einfühlungsvermögen und psychologisch-didaktisches Vorgehen, um den Patienten zu motivieren.
In Form von ausgewählten Patienten-Seminaren versucht der Ergotherapeut, die Unsicherheit und Angst des Patienten abzubauen, indem er Informationen über die Krankheit vermittelt und dem Patienten Möglichkeiten aufzeigt, einen aktiven Beitrag zu einem möglichst positiven Krankheitsverlauf zu leisten. Um dem Patienten Richtlinien für sein Verhalten im Alltag geben zu können, muß der Ergotherapeut die vom Patienten zu Hause durchgeführten Tätigkeiten und sein soziales Umfeld analysieren. Es gilt abzuklären, welche Arbeiten vereinfacht werden können und wo Hilfestellungen der Angehörigen oder anderer Personen in Anspruch genommen werden sollten.
Der Patient muß lernen, während der Ruhe und der Arbeit eine optimale Körperhaltung einzunehmen, ein richtiges Verhältnis zwischen körperlicher Belastung und Entlastung zu finden und ökonomische Arbeitsmethoden anzuwenden durch den Einsatz von Hilfsmitteln und Organisation der Arbeit.
Ein praxisnahes Einüben von gelenkschonenden Arbeitsweisen mit individueller Anleitung folgt der Theorie, sofern dies im Klinikbereich möglich ist. So steht dem Ergotherapeuten für die Tätigkeiten im Haushalt in der Regel eine Therapieküche zur Verfügung, in der er praktischen Gelenkschutz vermittelt.
Eine konstruktive Auseinandersetzung mit Gelenkschutz im Alltag erfordert vom Patienten die Bereitschaft, die Art seines bisherigen Umgangs mit Arbeit und Freizeit in Frage zu stellen und möglichen Alternativen einen Platz einzuräumen. Dieses Umlernen stellt den Patienten vor eine schwierige Aufgabe. Maßstab und Richtlinie für die Therapie sind daher die individuelle Lernbereitschaft und Aufnahmefähigkeit des Patienten. Gelenkschutz muß bereits in der Klinik beginnen. Eine entsprechende, auf Rheumatiker zugeschnittene Klinikeinrichtung ist hierfür die erste Voraussetzung. Hierzu gehören z. B. grundsätzlich höhere Sitzgelegenheiten, gut bedienbare Griffe an allen Gegenständen, leichtes Eßgeschirr und gut zu haltendes Besteck, erhöhte Toiletten, höhenverstellbare Betten, Duschkabinen ohne Stufe und vieles mehr.
Viele gelenkschonende Handgriffe, die der Patient in der Ergotherapie lernt, kann er bereits im Klinikbereich einüben.
Im folgenden werden Beispiele für Möglichkeiten des Gelenkschutzes in der Klinik dargestellt und zum Teil ergänzt durch Informationen für den Gelenkschutz zu Hause.

Gelenkschutz beim Schneiden-Essen-Trinken

»Wie schwer eine Tasse sein kann, weiß ich erst, seit ich Rheuma habe.« Solche und ähnliche Aussagen hören wir oft von Betroffenen, insbesondere von den Patienten, die an aktiven Entzündungen leiden. Patienten in fortgeschrittenen Stadien hingegen, bei denen sich keine Entzündung mehr feststellen läßt, deren Deformierungen uns aber schwerste Beeinträchtigungen vermuten lassen, sind oft erstaunlich selbständig in der Durchführung alltäglicher Verrichtungen.

Der Tätigkeitsbereich Schneiden-Essen-Trinken ist für jeden Patienten eine tägliche Aufgabe. Um so wichtiger ist es, bei diesen Tätigkeiten Fehlbelastungen zu vermeiden. Grundsätzlich läßt sich sagen, daß der große Faustschluß eine ungünstige Wirkung auf die gesamte Hand hat. Gelenkschutz bedeutet in diesem Falle, die große Faust möglichst zu vermeiden und ökonomische Arbeitsweisen einzusetzen, die den Kraftaufwand reduzieren. So kann man die Griffe von Besteckteilen, kleinen Messern, Schälmessern etc. mit einem Moosgummischlauch überziehen, um den Griff dick und weich zu gestalten (*Abb. 199*). Patienten mit eingeschränktem Faustschluß nutzen diese Möglichkeiten meist gerne, da sie den Gegenstand besser halten können. Größere Probleme mit der Akzeptanz haben die Patienten, die bisher nur an Entzündungen der Fingergelenke leiden, bei denen jedoch noch keine Funktionseinschränkung besteht. Bei diesen Patienten gilt es, von allen Seiten des therapeutischen Teams Motivationsarbeit zu leisten.

Eine weitere Möglichkeit, Fehlbelastungen im Umgang mit Besteck zu vermeiden, besteht in einer veränderten Handhaltung (*Abb. 200a, b*). Anstatt wie bei der üblichen Handhabung den Zeigefinger in die Mittelgelenk-Überstreckung und die drei anderen Langfinger in die Ulnardeviation zu drücken, ermöglicht diese Alternative ein achsengerechtes Arbeiten. Auch bei einem bestehenden Caput-ulnae-Syndrom bringt sie eine Schmerzreduktion mit sich, weil die Mittelhand nicht nach ulnar gedrückt werden muß und somit keine Kompression am Caput ulnae entsteht. Handhabt der Patient sein Besteck auf diese Art und Weise, müssen die Besteckteile nicht mit Moosgummi verdickt werden, da die Hand nicht zur großen Faust geschlossen werden muß.

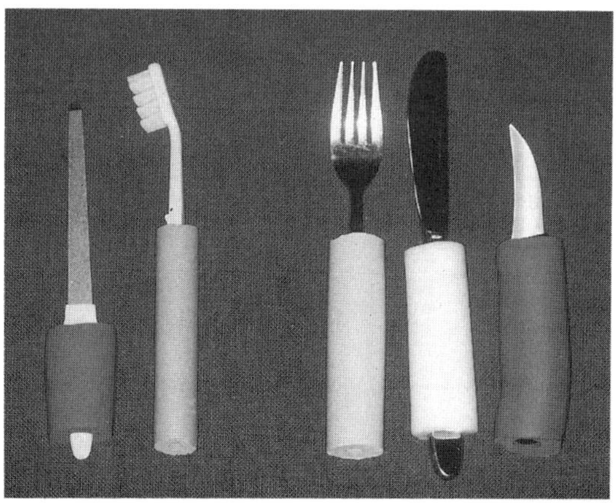

Abb. 199: Griffverdickungen aus Schaumstoff entlasten Gelenke, Sehnen und Bänder der Hand und ermöglichen das Festhalten von Gegenständen bei eingeschränktem Faustschluß.

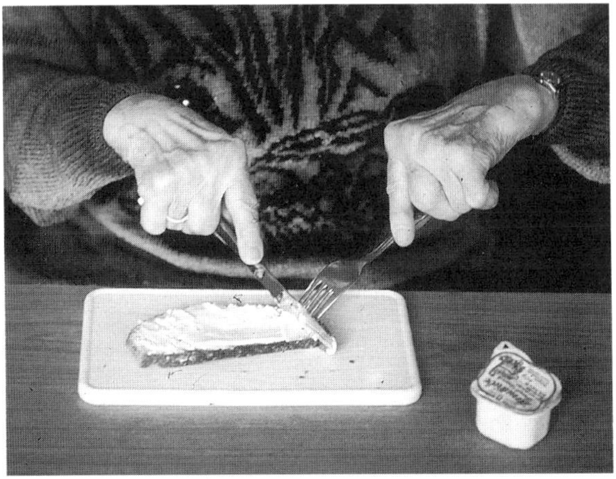

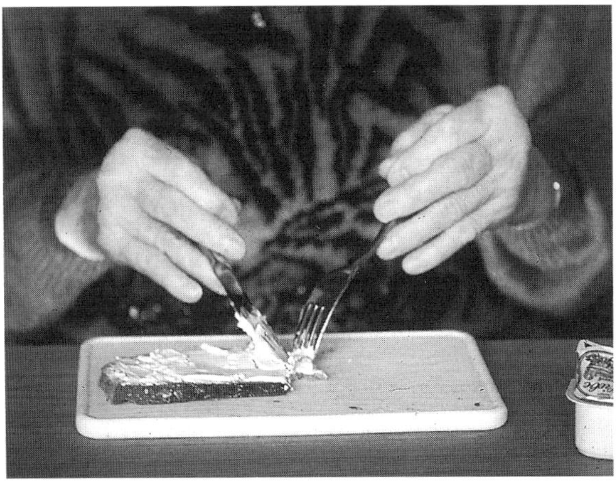

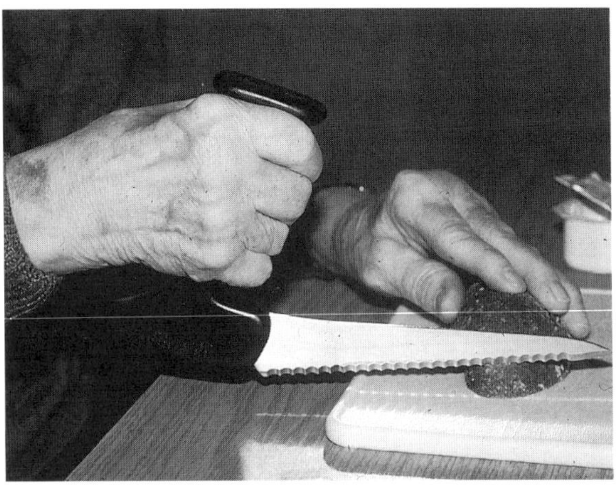

Abb. 200a (oben): Gelenkbelastende Handhabung des Eßbesteckes.

Abb. 200b (Mitte): Durch veränderte Handhabung reduziert sich der intraartikuläre Druck und die Fehlstellung.

Abb. 201 (unten): Spezialmesser zum achsengerechten Schneiden.

Sowohl in einer Rheumaklinik als auch zu Hause sind Messer mit scharfer Klinge wichtig, denn dies reduziert den benötigten Kraftaufwand erheblich. Tassen, Gläser und Kännchen sollen leicht und gut zu halten sein. Der Patient muß lernen, möglichst immer mit beiden Händen einen Gegenstand festzuhalten, um die Belastung auf möglichst viele Gelenke zu verteilen.

Zu Hause kann der Patient zum Schneiden und Zurichten von Lebensmitteln ein Spezialmesser einsetzen (*Abb. 201*). Durch den ca. 60° gegen die Schneide geneigten Handgriff wird die zur Fixation des Messers notwendige Kraft stark vermindert.

Elektrische Geräte wie Brotmaschine, Küchenmaschine und Dosenöffner sind notwendige »Küchenhelfer«, die dazu beitragen, Schmerzen und Fehlbelastungen zu vermeiden.

Ein großes Problem stellt für die Patienten das Öffnen von Gläsern, Flaschen oder sonstigen Verpackungen dar.

Mit Tricks und Hilfsmitteln kann jedoch der großen Mehrzahl von Patienten die Möglichkeit zur Selbständigkeit gegeben werden unter Beachtung der Gelenkschutzprinzipien. Die Anwendung des Hebelgesetzes oder die Vergrößerung der Greiffläche sind Prinzipien, die hier zum Tragen kommen. So können der Nußknacker oder ein Gummi-Hut bei Flaschen mit Drehverschluß den Kraftaufwand reduzieren. Bei Kippverschlüssen benötigt der Patient einen Öffner mit langem Handgriff.

Um die Haltehand zu entlasten, kann die Flasche entweder auf einer rutschfesten Folie oder zwischen den Beinen fixiert werden. Schraubgläser dürfen auf keinen Fall ohne Hilfsmittel geöffnet werden, da die Haltehand überlastet wird und die Finger der drehenden Hand massiv nach ulnar gedrückt werden. Durch leichtes Anheben des Deckelrandes mittels eines Schraubenziehers wird das Vakuum gelöst, wodurch sich der Deckel leichter aufdrehen läßt. Weitere Hilfsmittel stellen verschiedene Schraubglasöffner aus dem Haushaltswarenbereich oder der Rheuma-Liga dar.

Das Abziehen des Deckels von Kunststoffbechern stellt für den Patienten eine große Gelenkbelastung dar, benötigt er hierfür doch den insbesondere für die Fingergrundgelenke schädlichen kraftvollen Spitzgriff. Hier kann nur das Aufschneiden des Deckels mit einem scharfen kleinen Messer oder eine Hilfsperson den Gelenkschutz garantieren.

Milch- bzw. Saftbeutel können mit der sogenannten Rheumaschere gelenkschonend geöffnet werden (*Abb. 202*). Sie ermöglicht eine Beteiligung aller Finger beim Schließen, das Öffnen wird durch eine Feder erleichtert. Weitere Einsatzmöglichkeiten bieten sich in der Selbsthilfe, z. B. zum Nagelschneiden und in der Freizeitgestaltung an.

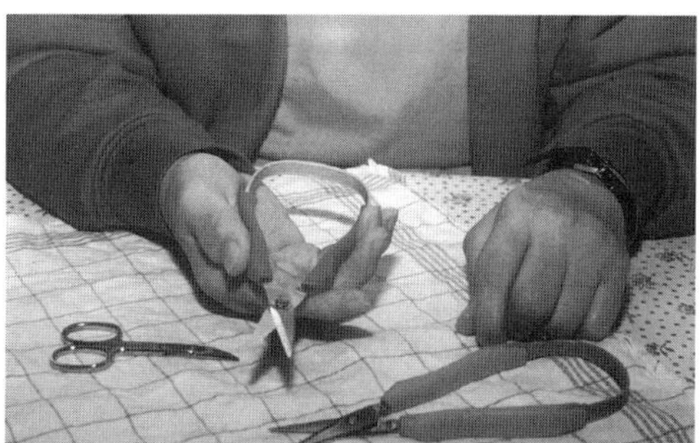

Abb. 202: »Rheumaschere«, eine selbstöffnende Federbügelschere.

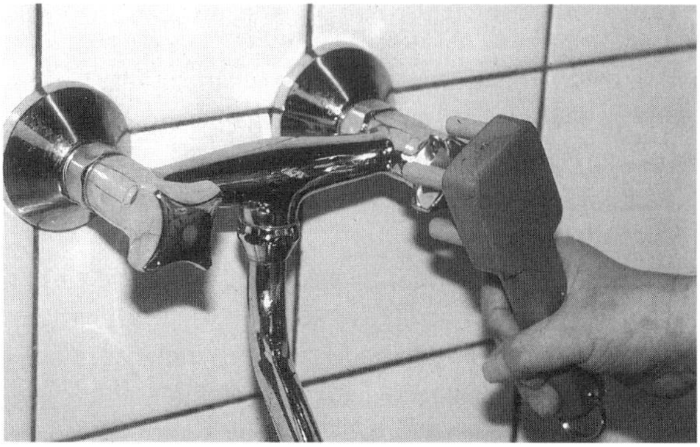

Abb. 203: Ein Wasserhahnöffner aus Holz kann eingesetzt werden, wenn Mischbatterien nicht montiert werden können.

Gelenkschutz bei der Körperhygiene

Das Bedienen von herkömmlichen Wasserhähnen und das Auswinden von Waschlappen oder Kleinwäsche sind sehr gelenkbelastende Tätigkeiten. Voraussetzung für gelenkschonendes Öffnen und Schließen von Wasserhähnen sind Einhebelmischbatterien. Bei herkömmlichen Wasserhähnen können Handgriffe aus Holz zu gelenkschonender Bedienung verhelfen (*Abb. 203*).
Beim Auswinden ist es wichtig, daß der Patient die Hände nicht in Pronation nebeneinanderhält, da bei dieser Handhaltung die Finger nach ulnar gedrückt und die Handgelenke überdehnt werden. Statt dessen soll er lernen, mit übereinandergehaltenen Händen und nach oben zeigenden Daumen, d. h. in Nullstellung des Handgelenkes, den Lappen relativ nah an den Körper zu nehmen und durch schwungvolles Strecken der Ellenbogen auszuwinden (*Abb. 204 a, b*). Auf diese Weise verteilt er die Belastung auf mehrere Gelenke und nutzt Schwung- und Hebelkraft aus. Eine andere Möglichkeit stellt das Schlingen des Lappens um den Wasserhahn mit anschließendem Auswinden mit beiden Händen dar (*Abb. 205*).

Abb. 204 a, b und **205** (nächste Seite oben): Gelenkschonendes Auswinden von Spül- oder Putzlappen.

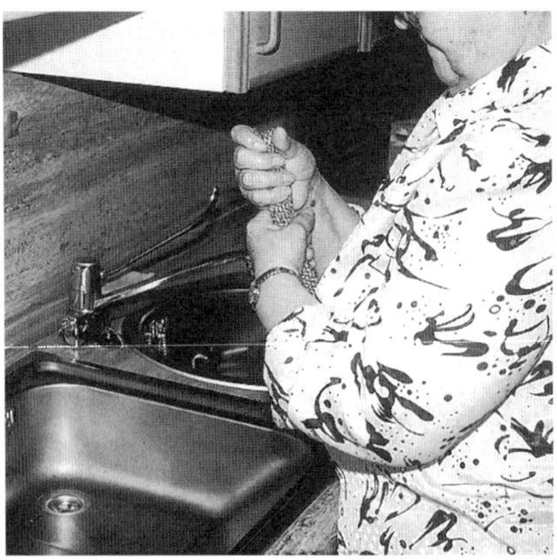

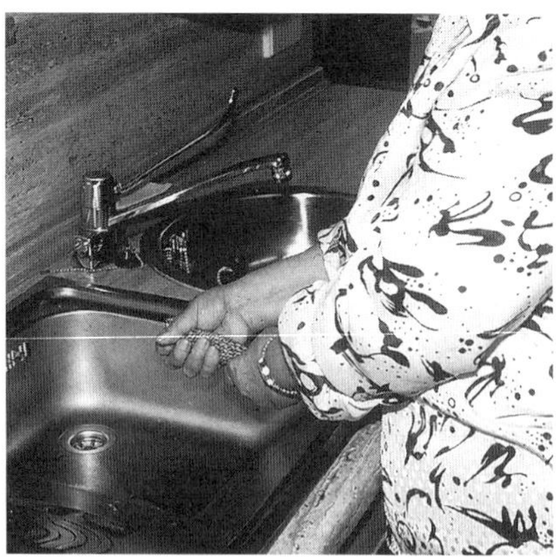

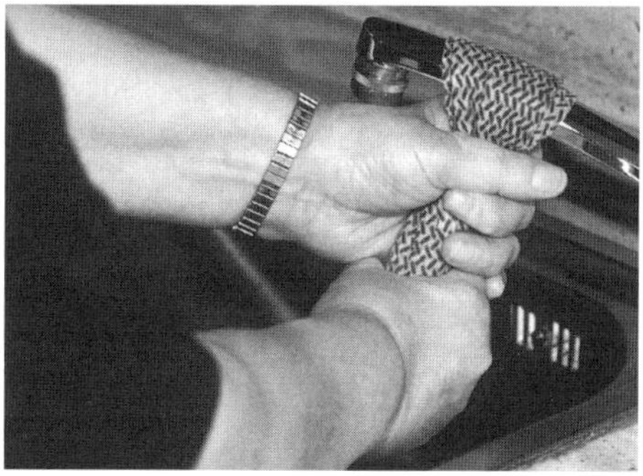

Abb. 205

Bei Betroffenheit der Schulter ist es möglich, daß bereits im Anfangsstadium das Waschen des Rückens ein Hilfsmittel wie z. B. eine lange Rückenbürste erfordert. Fällt dem Patienten das Kämmen schwer, darf er noch kein Hilfsmittel einsetzen, sondern soll die Beweglichkeit erhalten, indem er den erkrankten Arm mit der anderen Hand abstützt und nach oben führt.
Das Ausdrücken einer Zahnpasta-Tube ist sehr belastend für den Daumen. Der Patient kann die Daumengelenke entlasten, indem er die Tube am Waschbeckenrand ablegt und mit der ganzen Hand auf die Tube drückt.
Der Griff der Zahnbürste kann mit Moosgummi überzogen werden. Dies gilt ebenso für den Griff der Nagelfeile oder eines Rasiermessers.
Zum Schneiden von besonders harten Zehen- oder Fingernägeln sollte der Patient die Rheumaschere benutzen.
Das Bedienen einer Spraydose stellt für die Gelenke und die Beugesehne des Zeigefingers eine Belastung dar. Bei Beugesehnensynovitis des Zeigefingers muß statt dessen der Daumen zum Drücken eingesetzt werden, da dieser auch von Natur aus stärker ist.

Gelenkschutz bei sonstigen Alltagsverrichtungen

Für entzündete und funktionseingeschränkte Schultergelenke bedeutet Bewegung in Entlastung den besten Gelenkschutz, um drohenden Einsteifungen und Muskelatrophien vorzubeugen. Somit ist die frühe Versorgung mit Hilfsmitteln oder das Schonen des Armes im Alltag im Sinne des Nichteinsatzes kontraindiziert. Statt dessen muß der Patient lernen, durch Abnahme der Schwerkraft des Armes diesen im Alltag bei leichten Tätigkeiten einzusetzen. Durch Abstützen des erkrankten Armes mit der anderen Hand kann er z. B. auf Kleiderbügeln befindliche Kleidungsstücke aufhängen (*Abb. 206*), Geschirr ein-/ausräumen, abstauben o. ä.

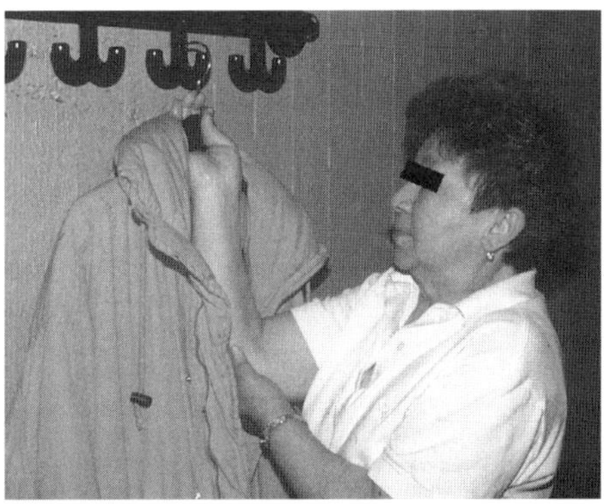

Abb. 206: Einsatz des erkrankten Armes durch Unterstützung mit dem anderen Arm.

Seitliches Pendeln des Armes mit anschließendem Schwung in die Flexion stellt ebenfalls eine gelenkschonende Möglichkeit dar, den Arm in die erhöhte Position zu bringen, z. B., um Gegenstände aus dem Schrank oder Regal zu entnehmen. Beim Tragen von Taschen sollte der Patient diese am Ellenbogen einhängen, um die Hände zu entlasten. Sehr günstig ist auch das überkreuzte Tragen über der Schulter. Das Heben und Tragen von Gegenständen muß grundsätzlich immer beidhändig und körpernah ausgeführt werden. Ruckartige Bewegungen wie z. B. jede Art des Schüttelns sind zu vermeiden. So ist es im Sinne des Gelenkschutzes, beim Aufschütteln von Kissen, Decken oder Kleidungsstücken die Handgelenke steif zu halten. Die Belastung wird somit auf viele Gelenke verteilt. Diese Tätigkeit stellt auch eine Möglichkeit für die Erprobung einer Orthese oder Bandage dar, um die Handgelenke zu stützen und die Erschütterung abzufangen (s. Schienenversorgung).
Auch die Freizeitgestaltung muß den Prinzipien des Gelenkschutzes entsprechen. Ständiges Im-Bett-Liegen bedeutet für den Patienten mit c.P. sicher kein Verhalten im Sinne des Gelenkschutzes, ebensowenig wie stundenlanges Nachgehen einer Handarbeit.
Bei manuellen Tätigkeiten gilt der Grundsatz, daß dynamische Tätigkeiten bevorzugt, statische Haltearbeiten vermieden werden sollen. So kann der Patient im Sitzen eine Buchstütze verwenden, um das Buch nicht mit den Händen festzuhalten (*Abb. 207*), oder einen verstellbaren Lesetisch im Liegen benutzen.

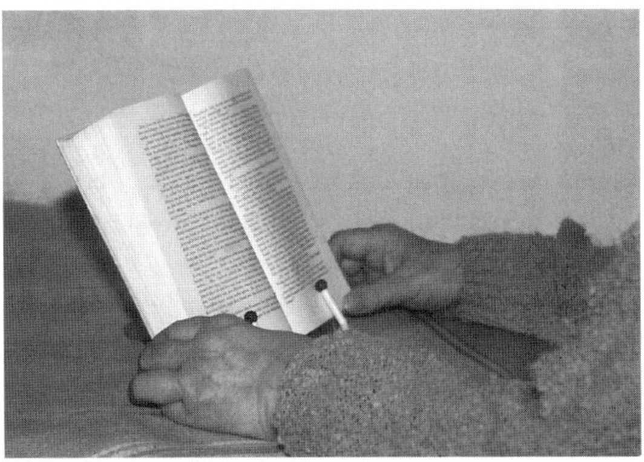

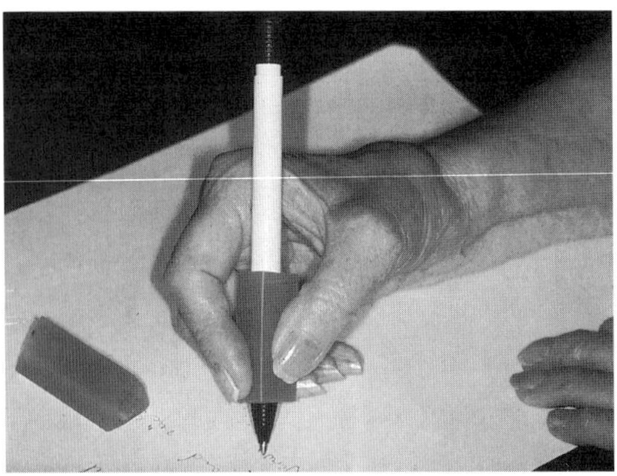

Abb. 207 (oben): Buchstütze.

Abb. 208 (unten): Schreibhilfe.

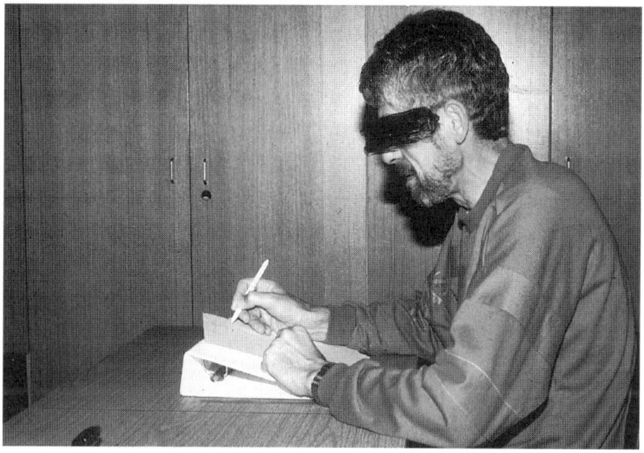

Abb. 209: Einsatz eines Aktenordners beim Schreiben oder Lesen zur Entlastung der HWS.

Beim Schreiben verhindert die Verwendung eines Schreib-Dreiecks (*Abb. 208*) oder eines Moosgummis die Fehlbelastung und Verkrampfung der Hand. Bei Problemen im Zervikalbereich stellt ein dicker Ordner als Schreibunterlage eine einfache Möglichkeit dar, die HWS zu entlasten (*Abb. 209*).
Stricken ist eine vorwiegend statische Haltearbeit und entspricht somit einer muskel- und gelenkbelastenden Tätigkeit. Etwas günstiger ist das Häkeln, weil es dynamischer ist und der Haltegriff durch ein Moosgummi verdickt werden kann. Auch das Sticken ist günstiger als Stricken, sofern der Stoff keinen Widerstand bietet beim Durchführen der Nadel und somit keinen kraftvollen Spitzgriff erfordert. Der Patient kann einen Stickrahmen verwenden, um die Haltearbeit zu reduzieren.
Letztendlich hängt es jedoch hauptsächlich von der Dauer einer Tätigkeit ab, ob sie gelenkbelastend ist oder nicht. Oftmals bedeutet es für den Patienten einen einschneidenden Verlust an Lebensqualität, wenn man ihm die gewohnte Möglichkeit der Freizeitgestaltung ganz verbietet. Eine Tätigkeit mit Maß und Ziel auszuführen und zu lernen, die eigenen Grenzen zu akzeptieren, sollte daher die Richtlinie für den Patienten in diesem Stadium sein.

Gelenkschutz beim Liegen

Während eines Schubes ist die Gefahr der Entstehung von Kontrakturen besonders groß. Der Lagerung muß daher besonders in dieser Situation große Aufmerksamkeit geschenkt werden.
Die optimale Lagerung hat folgende Inhalte:
- Unterstützung der HWS durch anatomisch geformtes Schaumstoffkissen (*Abb. 210a, b*).

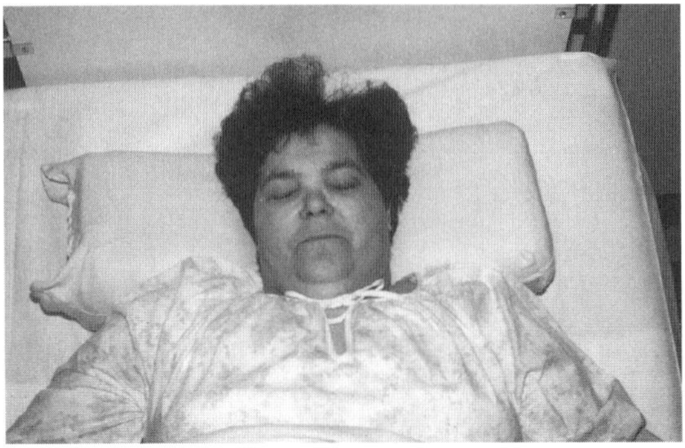

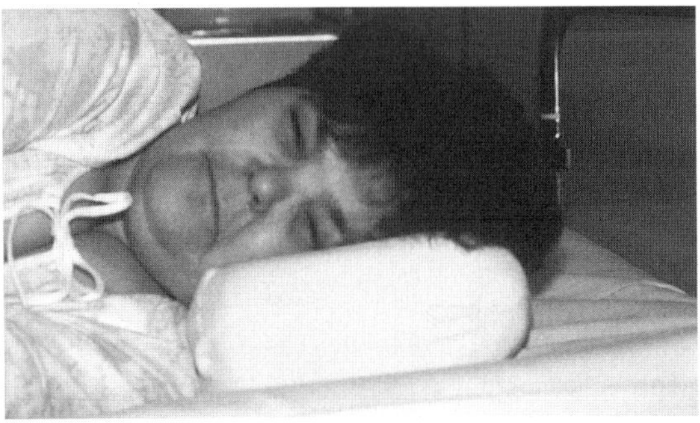

Abb. 210 a, b: Anatomisch geformtes Spezialkissen zur Unterstützung der HWS und Entlastung der Schultergelenke in der Seitlage.

Dies sollte Anwendung finden bei Befall der HWS und Entzündung der Schultergelenke. Es unterstützt die HWS in ihrer physiologischen Krümmung und entlastet die Schultern von Kompressionsschmerzen in der Seitenlage.

- Leichte Abduktionsstellung der Schultern in Rückenlage.
- Leichte Flexionsstellung der Ellenbogengelenke mit Unterstützung des Unterarmes durch ein Kissen oder einen Keil.
- Handgelenke in Nullstellung, Fingergelenke in leichter Flexion.
  Bei starken Schmerzen empfiehlt sich die Lagerung der Hand in einer individuell angepaßten Schiene (Schienenversorgung).
- Extension von Hüft- und Kniegelenken.
  In Rückenlage dürfen die Kniegelenke nie in Flexionsstellung durch eine Rolle oder ein Kissen unterstützt werden. Dies fördert Beugekontrakturen in den Kniegelenken. In Seitenlage sollte ein dickes Kissen zwischen den Knien gelagert werden, um eine Abduktionsstellung zu erreichen und Kompression der Kniegelenke zu vermeiden.
- Unterstützung der Füße im 90°-Winkel, sofern möglich, zur Spitzfußprophylaxe.
  Entzündete Gelenke sind oft so druckschmerzhaft, daß sogar die Decke als Belastung empfunden wird. In diesem Fall ist ein Bettbogen, der die Füße vom Gewicht der Decke befreit, empfehlenswert.

Bei bettlägerigen Patienten ist das Durchbewegen ein wichtiger Faktor des Gelenkschutzes. Um dies für die Schultergelenke zu ermöglichen, kann ein ganz einfaches Hilfsmittel eingesetzt werden, das dem Patienten die Möglichkeit gibt, selbständig in Entlastung zu üben. Eine Schnur mit Haltegriffen an beiden Seiten wird so über den Bettgalgen gehängt,

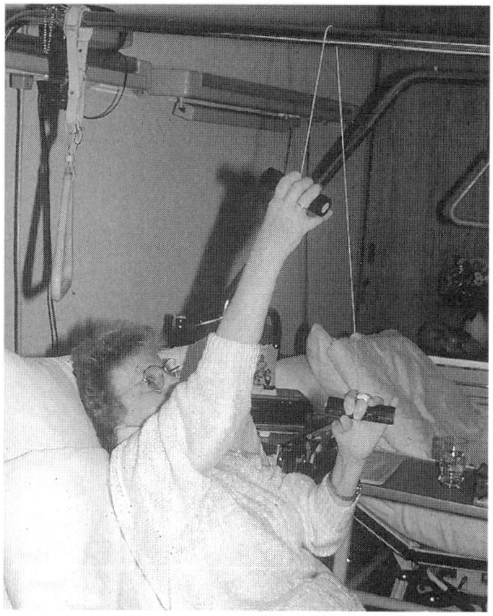

Abb. 211: Eine Schnur mit Haltegriffen bietet dem bettlägerigen Patienten Gelegenheit, selbständig die Schulter- und Ellenbogengelenke durchzubewegen.

daß der Patient beim aktiven Herunterziehen des einen Handgriffes den anderen Arm passiv nach oben zieht. Als Führung kann ein Infusionshalter benutzt werden (*Abb. 211*).
Das Aufstehen aus dem Bett erfolgt über die Seite, d. h., der Patient rollt sich möglichst nah an der Bettkante auf die Seite, streckt die Beine aus dem Bett und setzt sich gleichzeitig auf. Die Hände sollen möglichst nicht zum Aufstützen benutzt werden.

Gelenkschutz beim Sitzen

Für den c.P.-Patienten müssen Sitzgelegenheiten höher sein als normal, d. h., Oberschenkel und Oberkörper sollten sich in einem Winkel von 100–110° befinden. Zum einen reduziert sich hierdurch die Belastung der Gelenke der unteren Extremität, zum zweiten resultiert aus dieser erhöhten Sitzposition die erwünschte physiologische Aufrichtung der Wirbelsäule. Diese Wirkung läßt sich auch durch den Einsatz eines Keilkissens erreichen (*Abb. 212*).

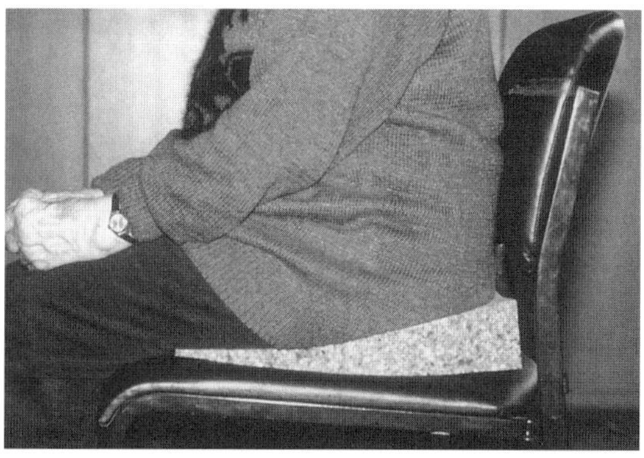

Abb. 212: Keilkissen als Aufstehhilfe.

Ein Bürostuhl ermöglicht die höhenmäßige Anpassung an den vorhandenen Tisch und verhindert somit eine frühzeitige Ermüdung der Arme beim Arbeiten.
Viele Menschen haben die Angewohnheit, beim Sitzen ihren Kopf mit einer Hand oder beiden Händen abzustützen. Diese Belastung der Finger und Handgelenke sollte im Sinne des Gelenkschutzes unterlassen werden. Grundsätzlich gilt, daß sich das Sitzen über einen längeren Zeitraum ungünstig auswirkt. Indem der Patient des öfteren aufsteht oder die Beine im Sitzen beugt und streckt, können die Anlaufschwierigkeiten reduziert werden.

Gelenkschutz beim Aufstehen

Die beste Voraussetzung für gelenkschonendes Aufstehen ist die richtige Sitzgelegenheit. Da diese jedoch nicht immer vorhanden ist, muß der Patient lernen, mit Tricks seine Gelenke zu entlasten.
Die einfachste Möglichkeit hierzu liegt in der Gewichtsverlagerung: der Patient setzt einen Fuß etwas zurück, den anderen etwas vor, verlagert das Gewicht des Oberkörpers maximal nach vorne und richtet sich nach vorn auf (s. S. 208, *Abb. 160*). Die Hände werden zum leichten Abstützen auf den Knien abgelegt oder nach vorne gestreckt. Ist die Entlastung nicht ausreichend, kann er diese Bewegung mit leichtem Schaukeln ausführen. In der Regel braucht er sich dabei nicht mit den Händen abzustützen.
Sollte er die Abstützung doch brauchen, so darf sie in keinem Fall durch Abknicken der Hand in die Dorsalextension erfolgen, sondern durch Aufstützen auf die in den Grundgelenken gebeugten Finger. Das Handgelenk bleibt dabei in der Nullstellung und wird somit entlastet. Viele Patienten praktizieren diese Form des Gelenkschutzes, ohne je von Therapeuten darauf hingewiesen worden zu sein.

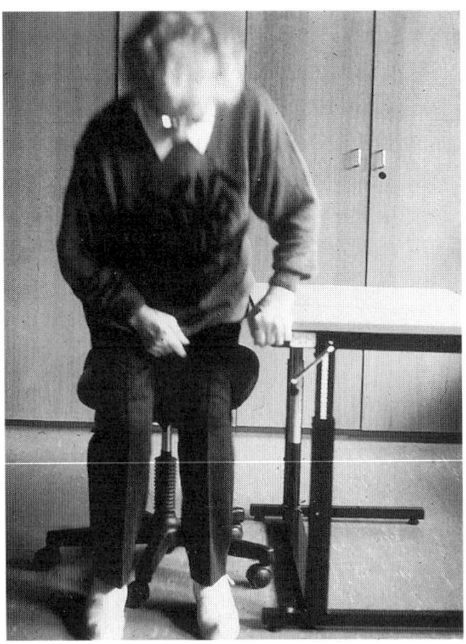

Steht ein Tisch o. ä. zur Verfügung, kann der Patient sich parallel zur Tischkante drehen, die vor ihm befindliche Tischkante umgreifen und sich daran hochziehen (*Abb. 213*). Ein drehbarer Stuhl er-

Abb. 213: Gelenkschonendes Aufstehen durch Gewichtsverlagerung und Hochziehen an der Tischkante.

leichtert hierbei die Veränderung der Sitzposition im Sinne einer 90-Grad-Drehung. Nur dann, wenn der Patient sich parallel zum Tisch dreht, ist diese Aufsteh-Methode als gelenkschonend zu bezeichnen. Bleibt der Patient vor dem Tisch sitzen und umfaßt eine oder beide seitlichen Tischkanten, werden die Handgelenke und Finger massiv nach ulnar gedrückt. In diesem Falle ist es für den Patienten gelenkschonender, sich auf dem gesamten Unterarm aufzustützen.

Gelenkschutz bei der Fortbewegung

Bei Schmerzen in einem oder beiden Kniegelenken ist die frühzeitige Versorgung mit einer Gehhilfe indiziert. In der Regel geht sie von der Krankengymnastik aus.
Die Auswahl des Modells ist individuell zu treffen hinsichtlich Gewicht, Handgriff und auch Design, um eine Akzeptanz beim Patienten zu erreichen. Unterarmgehstützen sollten mit verstellbaren Handgriffen ausgestattet sein, um eine forcierte Dorsalextension zu verhindern (*Abb. 214*). Sprunggelenk- und Vorfußprobleme erfordern eine Versorgung mit Abrollhilfen oder Einlagen. Entzündete Sprunggelenke sollten bei Belastung mittels einer elastischen Binde oder einer im Fachhandel erhältlichen Bandage oder Orthese stabilisiert werden.
Die aufgeführten Beispiele könnten durch eine lange Liste weiterer Möglichkeiten ergänzt werden. Sie sollen jedoch nur eine Vorstellung geben, wie bereits während des Klinikaufenthaltes Gelenkschutz eingeübt werden kann.
Die Veränderung von jahrelang in einer bestimmten Art und Weise erfolgten Haltungen, Bewegungen oder Tätigkeiten ist in der Tat eine schwere Aufgabe. Sie erfordert vom Patienten viel Motivation und Geduld.
Je öfter eine neue Bewegung bewußt ausgeführt wird, umso leichter findet das Bewegungsmuster Eingang in das Unterbewußtsein und wird zur neuen Gewohnheit.
Die Kontrolle von außen ist hierbei eine wesentliche Hilfestellung. Daher ist es so wichtig, daß alle Mitglieder des Teams die Grundsätze des Gelenkschutzes kennen und den Patienten immer wieder motivieren, sich entsprechend den Regeln des Gelenkschutzes zu verhalten.

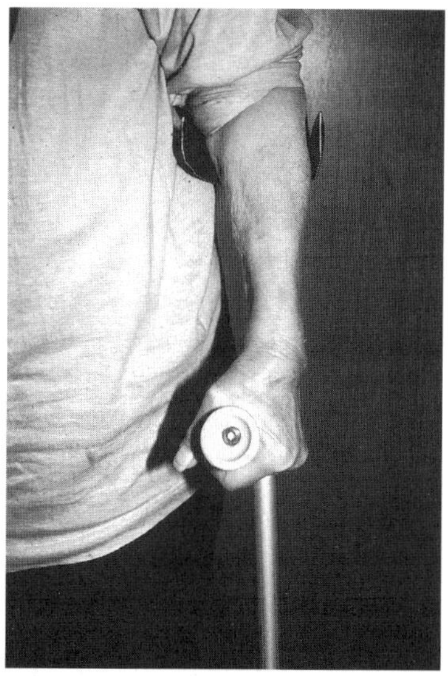

Abb. 214: Unterarmgehstütze mit verstellbarem Handgriff.

Selbsthilfetraining / Hilfsmittelerprobung

Im fortgeschrittenen Stadium der Erkrankung kommt es aufgrund von Ankylosierungen, Muskelatrophien, Instabilitäten und leichter Ermüdbarkeit zu Einschränkungen in der Selbstversorgung. Für die verlorengegangenen Funktionen muß eine Kompensationsmöglichkeit gefunden werden, entweder durch ein Hilfsmittel oder eine Hilfsperson. Grundsätzlich stellt die Selbstversorgung eine nicht zu unterschätzende Form der Bewegungstherapie dar. Übermäßige Hilfeleistungen wirken einschränkend auf die Motorik und auch auf die Psyche. Der Patient sollte daher so wenig Fremdhilfe wie möglich erhalten; die noch möglichen Bewegungen sollte er während der täglichen Verrichtung nutzen.
Der Ergotherapeut analysiert bei der Befundaufnahme, welche täglichen Verrichtungen ein Training und / oder ein Hilfsmittel erfordern.
Folgende Bereiche werden abgeklärt:
- An- und Ausziehen
- Tägliche Hygiene
- Liegen, Sitzen, Aufstehen, Fortbewegung
- Essen / Trinken.

Er probiert verschiedene Alternativen mit dem Patienten aus, stellt die notwendigen Hilfsmittel her oder hilft dem Patienten bei der Besorgung handelsüblicher Modelle.

Selbsthilfe beim An- und Ausziehen

Versorgung der oberen Extremität

Inwiefern ein Patient in diesem Bereich selbständig sein kann, hängt hauptsächlich davon ab, welche Gelenke der oberen Extremität am meisten betroffen sind. Funktionelle Einschränkungen der Schultergelenke sind leichter durch Hilfsmittel oder Trickbewegungen zu kompensieren als Kontrakturen der Ellenbogengelenke. Auch die Beweglichkeit der Wirbelsäule spielt eine Rolle.
In jedem Fall ist es für den Patienten sehr wichtig, daß er seine Arme nicht aus eigener Kraft in einer erhöhten Stellung halten muß. Zu diesem Zweck kann er beim An- und Ausziehen die Ellenbogen auf den Tisch stützen oder im Stehen den Oberkörper weit nach vorne beugen (*Abb. 215*). Voraussetzung ist Standsicherheit und eine relativ intakte Hüftflexion und / oder Wirbelsäulenbeweglichkeit.
Beim Ausziehen von Pullovern oder T-Shirts hilft es vielen Patienten, zuerst die Arme aus den Ärmeln zurückzuziehen, bevor sie das Kleidungsstück über den Kopf ziehen. Hierzu muß das Kleidungsstück unter den Achseln etwas weiter geschnitten sein.
Ist ein Arm stärker betroffen als der andere, sollte dieser beim Anziehen von Westen, Blusen, Jacken etc. immer zuerst in den Ärmel eingeführt werden. Beim Ausziehen erfolgt die Reihenfolge umgekehrt; der stärker betroffene Arm schlüpft zum Schluß aus dem Kleidungsstück. Auch ein Türgriff kann so eingesetzt werden, daß er beim Ausziehen als Hilfsmittel benutzt werden kann (*Abb. 216*).

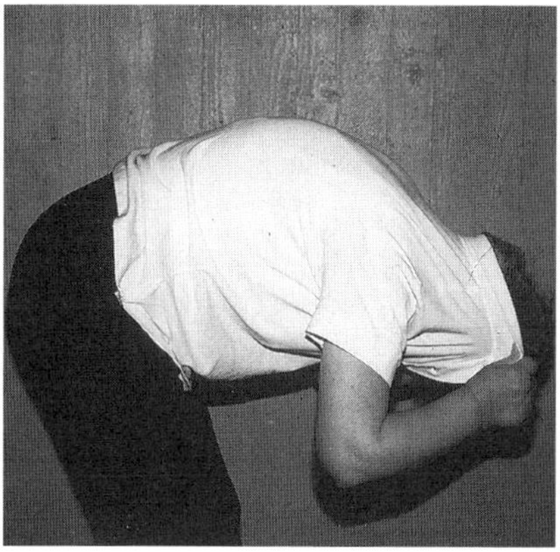

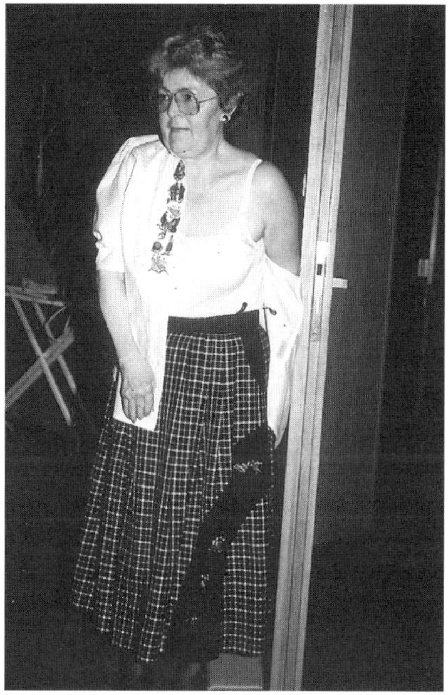

Abb. 215 (links): Entlastung der Schultergelenke beim Entkleiden.

Abb. 216 (rechts): Trickreicher Einsatz eines Türgriffes als Ausziehhilfe.

Erst dann, wenn diese Entlastungsmöglichkeiten nicht ausreichen, soll ein An- und Ausziehhaken, der in der Ergotherapie hergestellt wird, eingesetzt werden (*Abb. 217*). Bei mangelnder Feinmotorik stellen das Öffnen und Schließen von kleinen Knöpfen und das Handhaben eines Reißverschlusses ein großes Problem dar.
Hier kann eine Knöpfhilfe das Schließen erleichtern (*Abb. 218*), ein angebrachter Schlüsselring oder eine kleine Schlaufe erleichtern das Öffnen und Schließen eines Reißverschlusses.

Abb. 217 (links): In der Ergotherapie angefertigter Ausziehhaken. – **Abb. 218** (rechts): Knöpfhilfe.

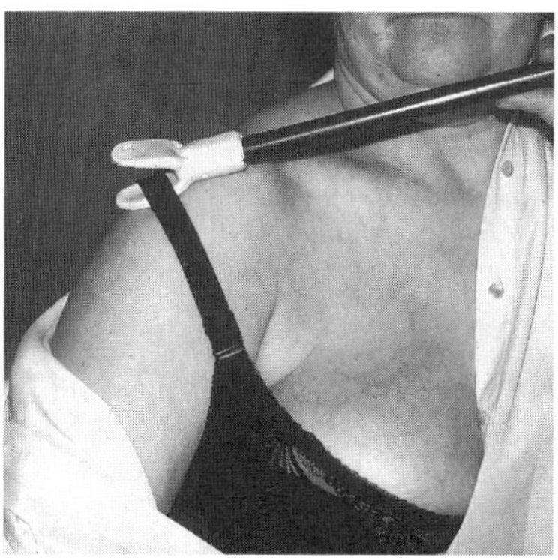

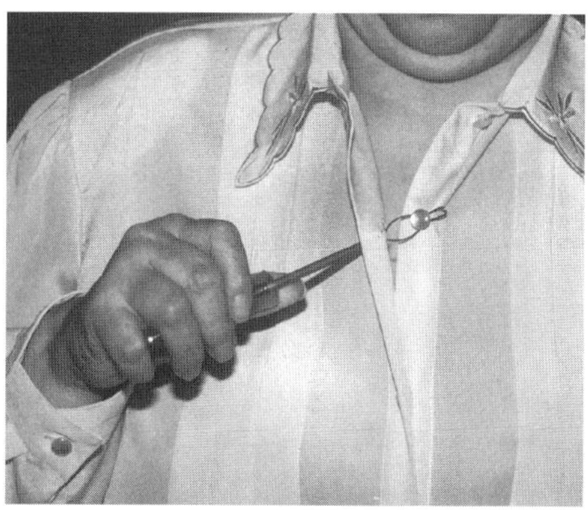

Grundsätzlich sollte sich der Patient mit chronischer Polyarthritis beim Kauf seiner Kleidung für weitere Formen aus dehnbarem Gewebe und unkomplizierten Verschlüssen entscheiden, um die Probleme beim An- und Ausziehen zu minimieren.

Versorgung der unteren Extremität

Das Erreichen der Füße ist für viele Patienten sehr problematisch, so daß das An- und Ausziehen von Strümpfen und Schuhen für sie unmöglich ist. Strumpfan- und -ausziehhilfen sind meist unentbehrliche Hilfsmittel (*Abb. 219*). Es gibt sie in verschiedenen Ausführungen. Die Wahl des geeigneten Hilfsmittels hängt vorrangig vom Zustand der oberen Extremität hinsichtlich Beweglichkeit und Kraft ab. Extrem kraftlose Patienten können keinen Strumpfanzieher bedienen. Besonders das An- und Ausziehen von Gummistrümpfen ist für die Patienten undenkbar und erfordert eine Hilfsperson.
Klettverschlüsse stellen für den Patienten die leichteste Möglichkeit dar, seine Schuhe selbständig zu öffnen und zu schließen. Ist es dem Patienten nicht möglich, seine Füße zu erreichen, kann am Ende jedes Verschlusses eine Schlinge angebracht werden, durch die der Patient mittels eines Hilfsmittels den Verschluß bedienen kann (*Abb. 220*). Schnürschuhe mit kurzer Schnürung können mit elastischen Schnürsenkeln ausgestattet werden, so daß das Binden entfällt. Die Zunge wird evtl. an einer Seite festgenäht. Ein langer Schuhlöffel sollte zur Standardausrüstung gehören. Mit Hilfe einer Greifzange kann der Patient heruntergefallene Gegenstände hochholen oder Hose / Slip bis zum Knie hochziehen (*Abb. 221*). Letzteres kann auch mit einem ganz einfachen Hilfsmittel, nämlich zwei Hosenträgern, gelingen.

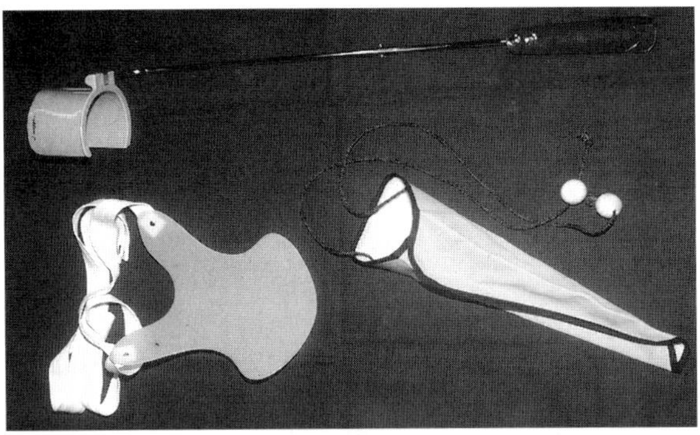

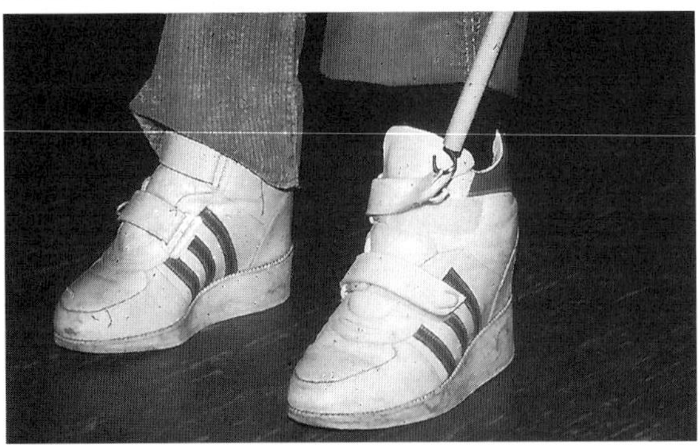

Abb. 219 (oben): Diverse Strumpfanziehhilfen.

Abb. 220 (unten): Hilfsmittel zum Schließen von Klettverschlüssen an den Schuhen.

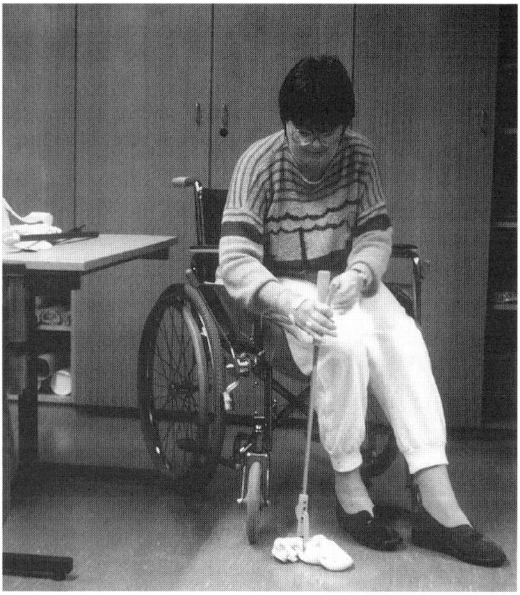

Abb. 221: Greifzange.

Ganz wichtig ist die Sitzgelegenheit beim An- und Ausziehen. Von einem etwas niedrigeren Stuhl können Patienten leichter die untere Extremität versorgen. Allerdings fällt dann das Aufstehen schwerer.

Selbsthilfe bei der täglichen Hygiene

Körperpflege

Patienten im fortgeschrittenen Stadium benötigen zum Waschen und Abtrocknen Hilfsmittel oder eine Hilfsperson. Eine leichte Bürste mit langem gebogenem Stiel oder ein an einem gebogenen Kunststoffrohr oder Kleiderbügel fixierter Schwamm können dem Patienten helfen, schwer zugängliche Körperregionen wie Rücken oder Unterschenkel selbständig zu waschen (*Abb. 222*).

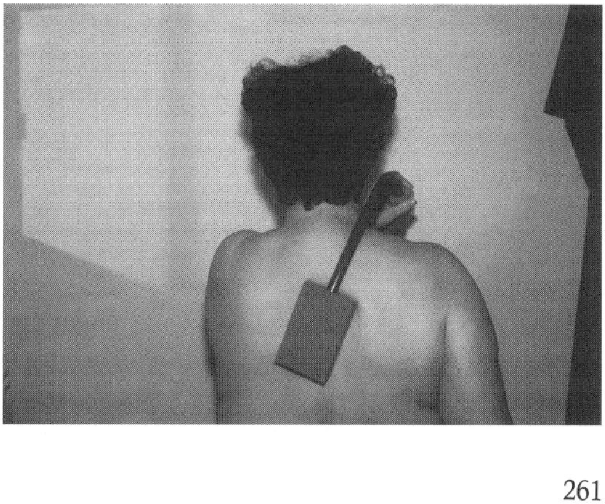

Abb. 222: Rückenschwamm.

Das Abtrocknen des Rückens gelingt manchen Patienten, indem sie sich ein langes Handtuch über die Schulter werfen und an beiden Enden abwechselnd ziehen. Zur leichteren Handhabung können an beiden Enden Schlaufen angebracht werden.
Das Waschen der Füße ist dem Patienten ohne Hilfsperson in der Regel nicht möglich. Einige Patienten nutzen die Dusche, um ihre Füße »einzuweichen«, reiben sie dann mit Hilfe eines auf dem Boden liegenden Handtuches trocken, indem sie die Füße darauf vor- und zurückbewegen. Die Zehenzwischenräume können mit Hilfe eines speziellen Hilfsmittels getrocknet werden.
Beim Waschen und Duschen sollte dem Patienten auf jeden Fall ein Duschhocker, möglichst mit Intimausschnitt, zur Verfügung stehen, um die untere Extremität zu entlasten und die Sicherheit zu gewährleisten.
Das Ein- und Aussteigen in die Badewanne ist dem Patienten in diesem Stadium nicht mehr möglich. Der Einsatz eines Badewannenlifts schont die Pflegeperson und den Patienten und hilft ihm, sich mit diesem technischen Hilfsmittel hinsichtlich einer eventuellen Versorgung für zu Hause vertraut zu machen. Haltegriffe und Gleitschutz in der Badewanne dienen der Sicherheit des Patienten.

Nagelpflege

Meist erfordert die Nagelpflege im fortgeschrittenen Stadium eine Hilfsperson. Zum Schneiden von Fingernägeln kann eventuell die Rheumaschere eingesetzt werden (s. Gelenkschutz). Die Nagelfeile kann mit einer speziellen Griffadaption versehen werden.

Kämmen

Je nach Frisur kann der Patient den gleichen Trick einsetzen wie beim An- und Ausziehen, d. h., er beugt den Oberkörper nach vorne, um leichter an den Kopf zu kommen.
Kommt er mit dieser Methode nicht mehr zurecht, kann er eine Kammverlängerung mit gutem Handgriff benutzen (*Abb. 223*). Es gibt Modelle im Fachhandel, wesentlich preisgünstiger und oft funktionell besser sind jedoch die von Ergotherapeuten hergestellten Modelle.

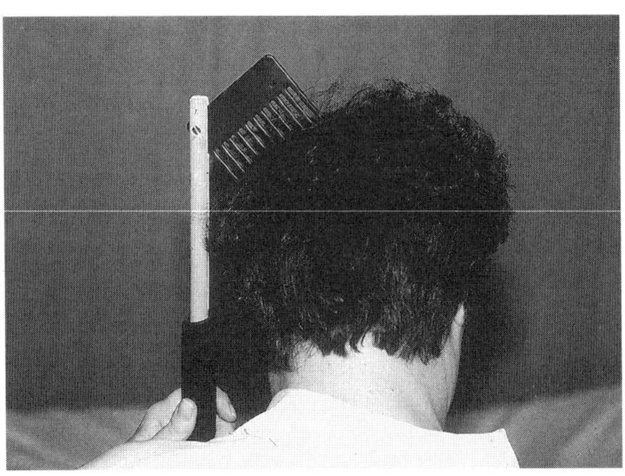

Abb. 223: In der Ergotherapie angefertigte Kammverlängerung.

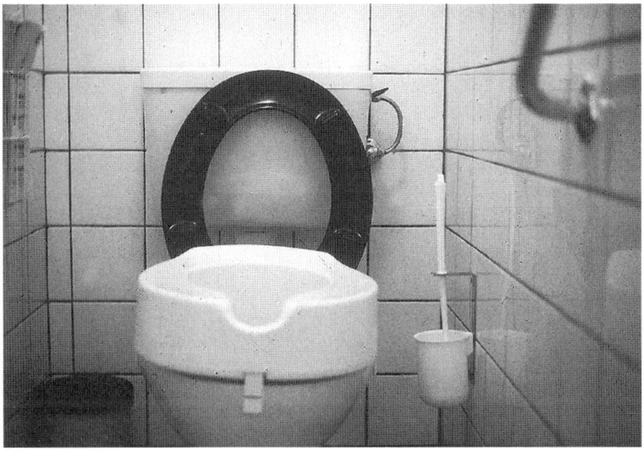

Abb. 224:
Toilettensitz.

WC-Benutzung

Das Hinsetzen und Aufstehen kann durch einen WC-Aufsatz, den es in verschiedenen Ausführungen und Höhen gibt, erleichtert werden (*Abb. 224*). Zusätzliche Haltegriffe an der Wand geben dem Patienten Sicherheit. Aufgrund der eingeschränkten Kraft und Beweglichkeit ist die Intimpflege ein besonderes Problem. Die meisten Patienten können sich nur noch von vorne reinigen nach dem Toilettengang. Manche Patienten benutzen eine gebogene Verlängerung, die sie mit Toilettenpapier umwickeln. Ein Closomat wäre in diesem Fall die beste Lösung.

Selbsthilfe beim Liegen

Die bei der Lagerung zu beachtenden Aspekte sind bereits im Kapitel Gelenkschutz beschrieben.
Dem Patienten im fortgeschrittenen Stadium sollte ein Bettgalgen oder eine Strickleiter am Fußende als Aufrichthilfe zur Verfügung stehen. Das Bett selbst ist so hoch einzustellen, daß der Patient leicht aufstehen kann, wenn er sich aufgerichtet hat. Zu Hause ist dies möglich durch Auflegen einer zweiten Matratze, Anbringen von Holzklötzen unter dem Bettrahmen oder Höhersetzen der Holzleisten, auf denen der Bettrost ruht.

Selbsthilfe beim Sitzen – Aufstehen

Zum entlastenden Sitzen und Aufstehen gehört die Versorgung mit einem Stuhl mit Armlehnen, der sowohl in der Höhe als auch in der Rückenlehne zu verstellen ist. Diese Stühle gibt es auch mit eingearbeitetem Arthrodesesitz, der bei ein- oder beidseitiger Knie- oder Hüftarthrodese oder -ankylose indiziert ist (*Abb. 225*). Spezielle Arthrodesekissen können als Auflage für andere Sitzgelegenheiten genutzt werden.

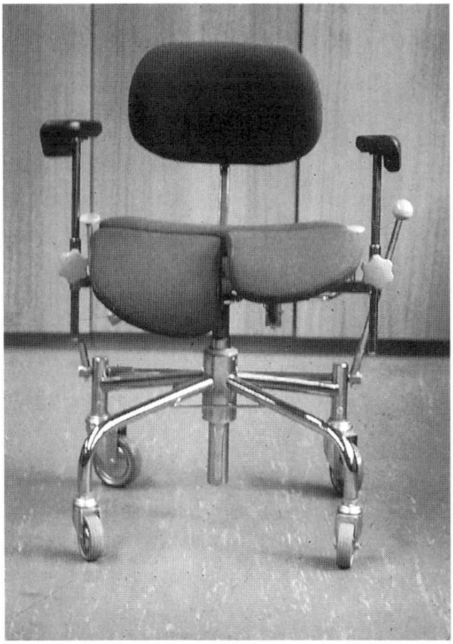

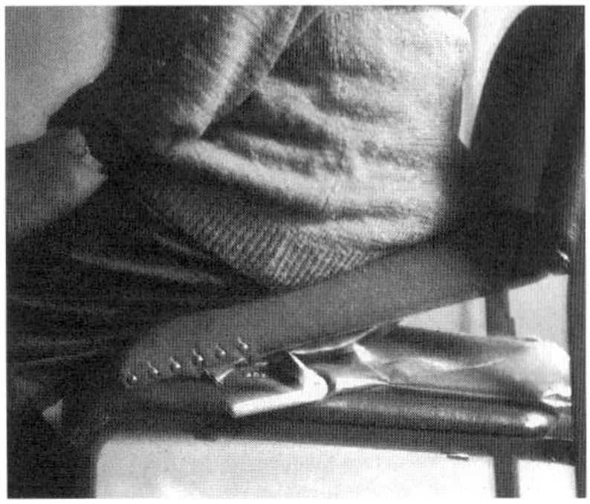

Abb. 225 (links): Arthrodesenstuhl.

Abb. 226 (rechts): Katapultsitz.

Bei massiv eingeschränkter Kraft und hohem Körpergewicht stellt der Katapultsitz eine Aufstehhilfe dar (*Abb. 226*). Er wird auf das Gewicht des Patienten eingestellt und drückt ihn beim Aufstehen nach oben.
Beim Abstützen mit den Händen sind die im Kapitel Gelenkschutz genannten Prinzipien zu berücksichtigen.

Selbsthilfe bei der Fortbewegung

Die Versorgung mit Hilfsmitteln zur Fortbewegung wie Gehhilfen, Rollator, Rollstuhl erfolgt in der Regel durch die Krankengymnastik.
Sind spezielle Adaptionen notwendig, kann in der Ergotherapie durch verschiedene Maßnahmen wie z. B. individuelle Griffanpassungen oder Abpolsterung die Handhabung erleichtert werden.
Bei jeder Versorgung muß auf leichtes Gewicht und gute Bedienbarkeit geachtet werden. Rollstühle sollten für den Hausbedarf mit etwas größeren Vollgummirädern ausgestattet sein, um die Wendigkeit zu verbessern. Zudem benötigen Vollgummiräder keine Wartung. Für den Außenbereich ist Luftbereifung sinnvoll, um Erschütterungen zu vermeiden. Greifreifenüberzüge und Bremshebelverlängerungen müssen als Zubehör vorhanden sein, wenn der Patient sich im Innenbereich noch aus eigener Kraft fortbewegen kann.
Da die selbständige Bedienung eines Rollstuhles dem Patienten im Außenbereich aufgrund der Einschränkungen der oberen Extremität meist nicht möglich ist, kann ein Elektrorollstuhl dem Patienten helfen, ein Stück seiner Selbständigkeit zu erhalten.

Selbsthilfe beim Essen / Trinken

Ein Großteil der im fortgeschrittenen Stadium befindlichen Patienten ist in der Lage, selbständig zu essen und zu trinken.
Unmöglich ist es für die Patienten, deren Ellenbogengelenke eingesteift sind. Je nach Einschränkung ist der Abstand zwischen Hand und Mund zu groß, um ihn überbrücken zu können. Hier helfen in der Regel auch keine Hilfsmittel in Form von Verlängerungen, da den Patienten die Kraft fehlt, ein solchermaßen adaptiertes Hilfsmittel zu halten. Bei weniger starken Einsteifungen kommen manche Patienten mit einem abgewickelten Kinderlöffel zurecht.
Zum Trinken empfiehlt sich die Verwendung eines Strohhalmes bei Einsteifung der Ellenbogengelenke.
Die meisten Patienten können sich keine härteren oder zähen Nahrungsmittel selbständig schneiden. Ein scharfes Messer mit gutem Haltegriff, je nach Handhabungsweise mit Moosgummiüberzug (s. Gelenkschutz), kann eine gute Hilfe sein.
Um das Trinken zu erleichtern bzw. zu ermöglichen, gibt es leichte Kunststofftassen mit zwei großen Haltegriffen, so daß beide Hände zufassen können.
Für den Bereich Essen / Trinken werden vom Fachhandel zahlreiche Hilfsmittel angeboten. Aufgrund des multiplen Gelenkbefalls und der Schmerzproblematik sind viele jedoch für den Patienten mit chronischer Polyarthritis nicht brauchbar.

Allgemeines zur Selbsthilfe

Grundsätzlich gelten alle Prinzipien und Hilfsmittel des Gelenkschutzes natürlich auch für den Selbsthilfebereich. Während die Hilfsmittel und Tricks für den Patienten im Anfangsstadium eine Erleichterung und Vorbeugung bedeuten, stellen sie für den Patienten im fortgeschrittenen Stadium eine Kompensationsmöglichkeit für verlorengegangene Funktionen dar.
Selbständigkeit darf vom Patienten nicht um jeden Preis gefordert werden. Hier sind die Grenzen zwischen Gelenkschutz und Selbsthilfe oft fließend. Um dem Patienten das richtige Maß an Hilfestellungen zukommen zu lassen, sollte im Klinikbereich eine individuelle Absprache zwischen Ergotherapie und Pflege stattfinden. Auch das Einbeziehen der Angehörigen ist, wenn machbar, sehr sinnvoll. Voraussetzung für jegliches therapeutische Bemühen zur Selbsthilfe ist die Kooperationsbereitschaft des Patienten.
Diese wird von vielen Faktoren beeinflußt:
Wie wichtig ist dem Patienten die eigene Selbständigkeit?
Was bedeutet es für den Patienten, von anderen Menschen versorgt zu werden?
Wie reagiert das soziale Umfeld auf den Patienten?
Handelt es sich bei dem Patienten von Natur aus um eine eher aktive oder passive Persönlichkeit?
Löst die Anstrengung beim Patienten Schmerzen aus?
Vor dem Hintergrund dieser Fragen muß die bekanntlich sehr unterschiedliche Motivation des Patienten zur Selbsthilfe gesehen werden.

Schienenversorgung

Schienen oder Orthesen werden als konservative und postoperative Maßnahmen eingesetzt. Nach Absprache mit dem Arzt und/oder Krankengymnasten und dem Patienten fertigt der Ergotherapeut die jeweilige Schiene aus leichtgewichtigem Thermoplast, einem durch Wärme verformbaren Kunststoff, an. Der Patient und das Team sollen genau informiert werden über Einsatz, Tragedauer und Pflege der Schiene.
Die exakte Indikationsstellung für eine Schiene ist die Voraussetzung für deren sinnvollen Einsatz.

Konservative Schienenversorgung

Indikation:

- Reduktion von Schmerzen durch Ruhigstellung entzündeter Gelenke
- Stabilisierung von bandgeführten Gelenken
- Vermeidung eines Fortschreitens von Fehlstellungen
- Dehnung von Kontrakturen
- Übergangslösung, wenn eine OP am betreffenden Gelenk noch nicht möglich ist.

Im konservativen Bereich stellt die Schienen- und Bandagenversorgung eine Maßnahme des Gelenkschutzes dar. Im Vorfeld muß die Motivation des Patienten abgeklärt werden, denn nicht jeder Patient ist bereit oder fähig, eine Schiene zu tragen bzw. die Belastungen, die durch eine Schiene auftreten können, auf sich zu nehmen.
Manche Patienten finden Schienen unpraktisch, unbequem oder zu zeitaufwendig. Auch spielt es eine große Rolle, ob der Patient zu seiner Krankheit steht, denn eine Schiene signalisiert der Umwelt sehr deutlich, daß etwas nicht stimmt. Das Nachfragen der anderen ist für den Patienten oft peinlich.

Postoperative Schienenversorgung

Indikation:

- Verhinderung unerwünschter Bewegungen durch Stabilisation und Fixierung
- Schutz der Sehnen vor Überdehnung oder Ruptur einer Naht
- Training eines oder mehrerer Gelenke unter Korrektur der Bewegungsachse
- Dehnung von Kontrakturen.

Postoperativ muß der Patient bereit sein, konsequent seine Schiene zu tragen, um das Operationsergebnis nicht in Frage zu stellen. Daher sollte der Patient vor der Operation über alle Maßnahmen, die ihn danach erwarten, aufgeklärt sein, um die Kooperationsbereitschaft zu sichern.

Im folgenden werden verschiedene Modelle vorgestellt, deren Indikation, Wirkung, Tragedauer und Akzeptanz.

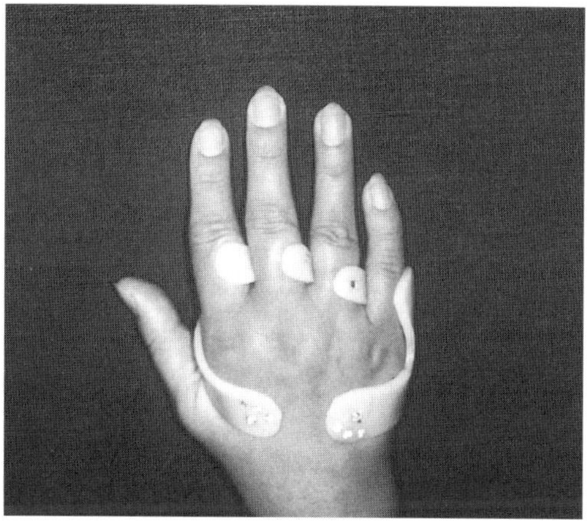

Abb. 227: Ulnardeviationsspange zur Unterstützung des Quergewölbes und ulnaren Abstützung der Langfinger.

Ulnardeviationsspange *(Abb. 227)*

Sie wird hauptsächlich als konservative Maßnahme des Gelenkschutzes eingesetzt bei Patienten mit Ulnardeviation der Finger im Stadium I und II. In einigen Fällen kann man die Anpassung auch bei Fehlstellung im Stadium III versuchen.
Postoperativ wird sie von manchen Operateuren als Nachbehandlungsmaßnahme bei Synovektomie der Fingergrundgelenke oder Einsatz von Swanson-Prothesen verlangt. Sinn und Zweck dieser Schiene ist die Unterstützung des Quergewölbes in Kombination mit der ulnaren Abstützung der Langfinger. Insbesondere bei Insuffizienz der Kollateralbänder ist es wichtig, den Fingern durch Stabilisation von außen die achsengerechte Führung zu gewährleisten. Dies gilt vor allen Dingen für den Einsatz der Hand bei Tätigkeiten, die den großen Faustschluß erfordern. Der Patient sollte diese Spange so oft wie möglich tragen, vor allem, wenn er seine Hände beim Arbeiten einsetzt.
Obwohl die Schiene so klein wie möglich gehalten wird, stellt sie für viele Patienten einen störenden Faktor dar. Das liegt zum einen an der palmaren Unterstützung des Quergewölbes, die den Kontakt zwischen der Handinnenfläche und dem zu ergreifenden Gegenstand verhindert. Dies stellt vor allem beim Halten von Gehhilfen oder Haushaltsgeräten wie Besen oder Staubsauger ein Problem dar. Leichte Abpolsterungen an den Gegenständen können manchmal Abhilfe schaffen. Zum zweiten drücken die Fingerstege recht stark bei Tätigkeiten, die eine Fehlbelastung der Finger nach ulnar beinhalten, mit der Folge, daß der Patient die Schiene auszieht, um die Tätigkeit »bequemer« ausführen zu können. Die richtige Lösung wäre es, den Alarmcharakter der Schiene wahrzunehmen und zu überlegen, wie die gleiche Arbeit auf andere Art und Weise getätigt werden könnte.
Da viele Patienten tagsüber Probleme mit dem Tragen dieser Schiene haben, tragen sie sie gerne nachts. Dies stellt zwar keine Kontraindikation dar, jedoch entspricht es in der Regel nicht dem ursprünglichen Sinn der Versorgung. Eine Alternative zur Ulnardeviationsspange stellt die Wickeltechnik zur Stabilisation der Langfinger dar (Vainio-Touren, *Abb. 228*).

VAINIO-TOUREN

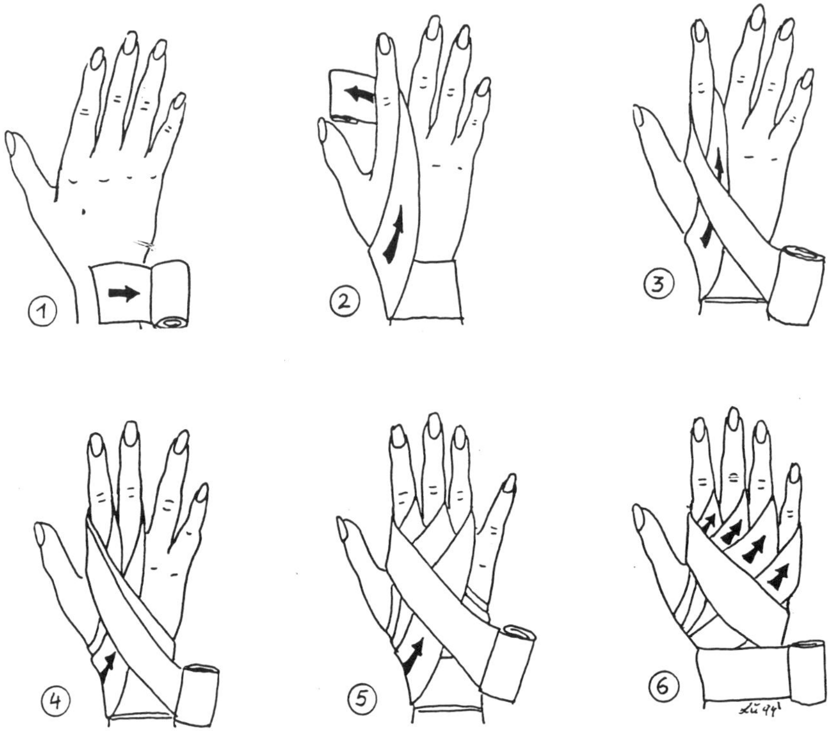

① Von der Daumenseite zur Handkante beginnen,

② Binde um den Zeigefinger bis in Höhe des Zeigefinger-Mittelgelenkes führen und

③ mit leichtem Zug zur Daumenseite zurück zum Handgelenk wickeln.

④ Zweite Tour zwischen Mittel- und Ringfinger führen, (nicht zwischen Zeige- und Mittelfinger zurückwickeln!) und beide Finger zusammenwickeln.

⑤ Den Ringfinger auf die gleiche Weise in Daumenrichtung wickeln.

⑥ Zuletzt den kleinen Finger heranziehen, am besten zweimal für besseren Halt und den Rest der Binde zur Stabilisation um's Handgelenk wickeln.

Abb. 228: Wickeltechnik zur Stabilisation der Langfinger bei c. P.
Aus: B. Lücke: »Handbefundung und Konsequenzen für die Therapie bei entzündlich-rheumatischen Erkrankungen« – Teil II in »praxis ergotherapie«, Heft 3, 1995.

Liegt an einer Hand eine Handskoliose vor, d. h. eine Radialdeviation des Handgelenkes und eine Ulnardeviation der Langfinger, muß der Ergotherapeut zusammen mit dem Arzt und dem Patienten entscheiden, welches Gelenk versorgt wird. In der Regel steht in diesem Falle die Stabilisierung des Handgelenkes im Vordergrund.
Alle Mitglieder des Teams sollten den Patienten ermuntern, seine Spange bei möglichst vielen Tätigkeiten einzusetzen. Es ist wichtig, daß der Patient bereits im Klinikbereich lernt, die Spange als zu ihm zugehörig zu empfinden und das Fremdkörpergefühl zu verlieren.

Handgelenkschiene / -bandage

Das Angebot an Handgelenkschienen und -bandagen ist breitgefächert. Es reicht von diversen im Fachhandel erhältlichen Modellen aus Stretch-Material bis hin zur vom Ergotherapeuten individuell angepaßten Kunststoffschiene (*Abb. 229, 230*).
Handelsübliche Stretch-Modelle gibt es mit und ohne stabilisierender Einlage aus Aluminium oder Kunststoff, mit zusätzlichem Gurtungsband bei besonders starker Instabilität des distalen Radioulnargelenkes oder mit zusätzlicher Daumenhülse.
Schienen aus Thermoplast können palmar oder dorsal angepaßt werden. Der Vorteil der dorsalen Schiene liegt in der geringen taktilen Einschränkung im Bereich der Hohlhand und im Bereich des Unterarmes, kombiniert mit der Möglichkeit einer sehr guten Unterstützung des Quergewölbes. Zudem verhindert sie die für das luxationsgefährdete Handgelenk ungünstige Dorsalextension, was bei der palmaren Schiene in diesem Maße nicht gegeben ist.
Die konservative Indikation für eine Schiene / Bandage ist das schmerzende, instabile, luxationsgefährdete Handgelenk. Die eingeschränkte Handkraft des Patienten wird durch die Stabilisierung von außen positiv beeinflußt. Es resultiert eine bessere Kraftübertragung und somit eine Vergrößerung der Greifkraft.

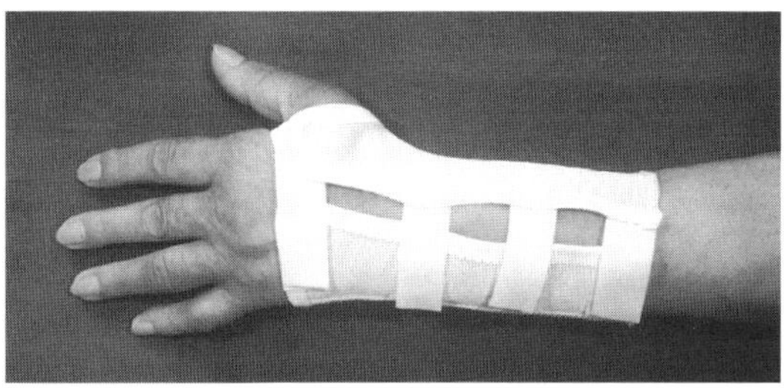

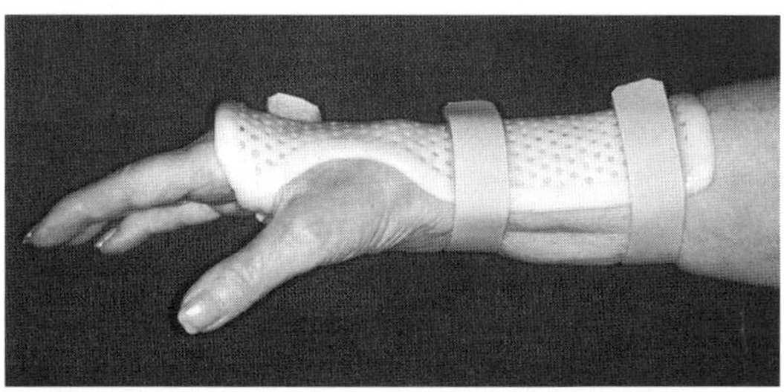

Abb. 229 (oben): Elastische Handgelenkorthese.

Abb. 230 (unten): In der Ergotherapie angefertigte dorsale Kunststoffschiene (HERRMANN, 1988).

Postoperativ findet die Schiene Einsatz nach einer Synovektomie des Handgelenkes, Arthrodese/Teilarthrodese oder Einsatz einer Swanson-Prothese. In diesen Fällen soll durch die Schiene das Gelenk vor belastenden Bewegungen geschützt werden. Oftmals bleibt es jedoch im postoperativen Bereich bei der Versorgung mit einem Gips, da der zeitliche Bedarf den Kostenaufwand einer Kunststoffschiene nicht rechtfertigt.
Sehr wichtig ist die Hygiene, wenn eine Handgelenkschiene postoperativ Einsatz findet. Tägliche Kontrollen zur Überprüfung von eventuell auftretenden Druckstellen sind außerordentlich wichtig.
Insbesondere bei konservativer Indikation, d. h. als Maßnahme des Gelenkschutzes variieren die Angaben über den Einsatz und die Tragedauer sehr stark von Patient zu Patient. Basierend auf dem Befund bespricht der Ergotherapeut mit jedem Patienten, wie er seine Schiene/Bandage einsetzen soll, und probiert sie mit ihm in verschiedenen Situationen aus, z. B. im Rahmen einer handwerklichen Technik oder in der Therapieküche. Je nach Befund reichen die Angaben über den Einsatz vom gelegentlichen Tragen bei einzelnen, besonders beanspruchenden Arbeiten bis hin zum ständigen Tragen.
Die Akzeptanz von Handgelenkschienen/-bandagen ist recht hoch einzuschätzen. Viele Patienten spüren spontan eine Schmerzminderung und eine stärkere Greifkraft.
Grundsätzlich ist darauf zu achten, daß insbesonders bei Patienten mit Gehhilfen auf einen adäquaten Handgelenkschutz geachtet wird.

Lagerungsschienen

Lagerungsschienen werden eingesetzt im Früh- und Spätstadium der Erkrankung. Sie sollen während der Ruhezeiten getragen werden. Ist ein Patient mit Schienen für beide Hände versorgt, so sollte er diese im Wechsel anwenden, da eine beidseitige Schienung eine unzumutbare Belastung darstellt.

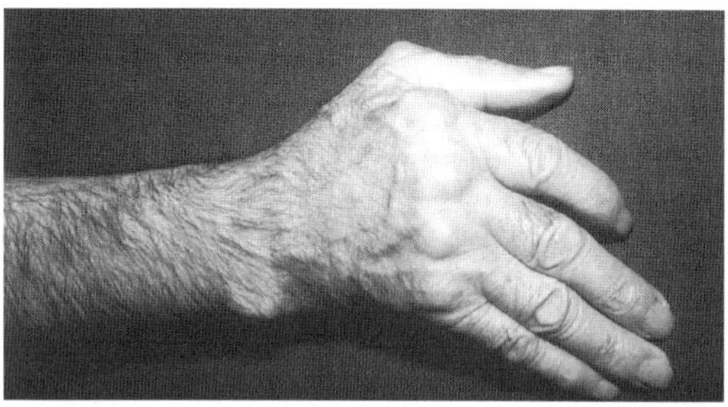

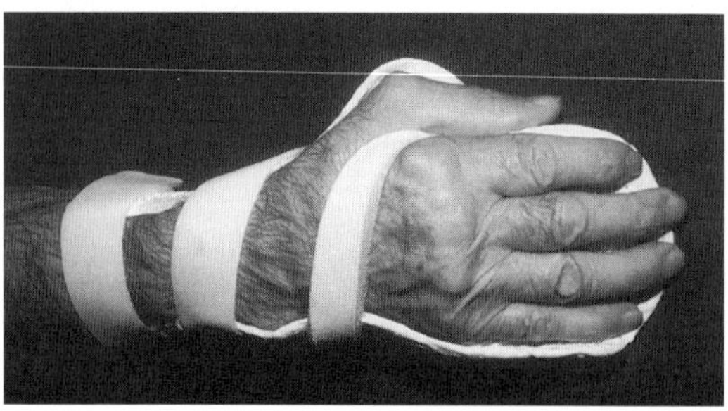

Abb. 231 a (oben): Handskoliose, Stadium III (passiv korrigierbar).

Abb. 231 b (unten): Korrektur der Handskoliose durch Lagerungsschiene.

Hauptaufgabe einer Lagerungsschiene ist die Schmerzreduktion, insbesondere während eines Schubes. Die achsengerechte Lagerung von Hand- und Fingergelenken kann helfen, die Gefahr von im Schub auftretenden Deformitäten zu reduzieren. Bei bereits vorhandenen Fehlstellungen wird die Schiene in bestmöglicher Korrekturstellung angepaßt (*Abb. 231 a, b*). Insbesondere bei Radialdeviation des Handgelenkes und / oder Ulnardeviation der Langfinger hilft die Lagerungsschiene, krampfartige Schmerzen ausgehend von dem pathologisch veränderten Muskelzug zu lindern.
Nicht zu unterschätzen ist die psychische Komponente dieser Schiene, denn viele Patienten haben Angst, ihre Hände könnten über Nacht »verkrüppeln« und versuchen, ihre Hände auch nachts ganz bewußt gerade zu halten. Da dies natürlich im Schlaf nicht möglich ist, empfinden diese Patienten die Lagerungsschiene als wohltuende Beruhigung.
Lagerungsschienen für die Hand können von Ergotherapeuten oder Orthopädietechnikern angefertigt werden. Die von Technikern hergestellten Schienen sind in der Regel aus sehr stabilem Kunststoff, daher sehr haltbar, aber auch recht starr und schwer. Die in der Ergotherapie eingesetzten Kunststoffe sind wesentlich leichter, flexibler und luftdurchlässiger, jedoch nicht ganz so belastbar. Es muß von Fall zu Fall entschieden werden, welche Versorgung in Frage kommt.

Dynamische Handorthesen

Eine dynamische Handorthese ist ausgestattet mit Gummizügeln, durch die eine Bewegung der Finger in korrigierten physiologischen Achsen ermöglicht wird. In der Regel handelt es sich um Streckorthesen (*Abb. 232*). Die Finger werden in die korrigierte Streckstellung gezogen und eine aktive Beugung erfolgt gegen den Widerstand der Gummizügel. Dynamische Beugeorthesen basieren auf dem umgekehrten Prinzip.
Im konservativen Bereich wird in der Regel nur die Streckorthese eingesetzt. Sie dient als Übungsschiene bei Ulnardeviation und / oder Beugefehlstellung der Fingergrundgelenke. Durch die in die Streckung ziehenden Gummizügel können verkürzte Muskeln auf der Beugeseite (z. B. die Lumbrikal-Muskeln) wieder gedehnt werden. Aus diesem Grund wird diese Orthese oft als präoperative Maßnahme für bevorstehende Eingriffe an den Fingergrundgelenken angewendet.

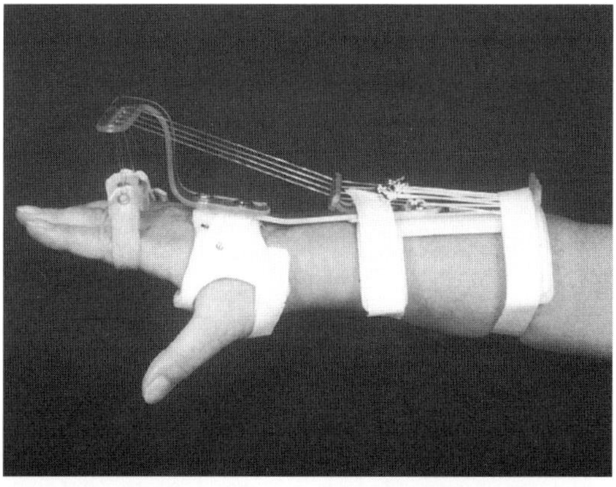

Abb. 232: Dynamische Fingerstreckorthese (Abänderung eines handelsüblichen Modells).

Postoperativ findet die Streckschiene sehr häufig Einsatz nach Synovektomie der Fingergrundgelenke oder Einsatz von Swanson-Prothesen. In diesen Fällen soll die Schiene eine Fehlbelastung der Finger nach ulnar verhindern, indem die MCP-Gelenke durch dynamische Züge in die dorsoradiale Richtung korrigiert werden. Der Patient muß sie in der Regel über einige Monate ständig tragen. Einige Operateure verlangen für die Nachbehandlung eine Ulnardeviationsspange für ihre Patienten, um das OP-Ergebnis zu sichern.
Als Nachbehandlung für die Naht einer oder mehrerer rupturierter Sehnen wird eine dynamische Schiene eingesetzt, um die Sehnen vor Zugbelastung zu schützen. Bei Strecksehnennaht trägt der Patient eine dynamische Streckorthese, bei Beugesehnennaht wird er mit einer dynamischen Beugeorthese versorgt. Die Angaben der Tragedauer richten sich immer nach dem Operateur. In der Regel muß die Orthese für mindestens sechs Wochen getragen werden.
Auch nach Eingriffen am Handgelenk, z. B. einer Synovektomie oder Arthrodese / Teilarthrodese, kann eine dynamische Orthese eingesetzt werden. Nach einer solchen Operation sind die Hand- und Fingerstreckmuskeln oft relativ zu lang, so daß der Patient seine Finger aktiv nicht endgradig strecken kann. Eine dynamische Streckorthese gibt ihm passive Unterstützung bei dieser Bewegung, bis sich die Sehnen an die veränderten Gelenkverhältnisse angepaßt haben.
Dynamische Orthesen stellen für viele Patienten eine große Belastung dar, weil sie alltägliche Verrichtungen behindern. Der Patient muß sie jedoch insbesondere im postoperativen Bereich als notwendiges Übel akzeptieren, um das OP-Ergebnis nicht zu gefährden. Daher ist es ganz wichtig, den Patienten schon vor der Operation über das nach dem Eingriff bevorstehende Procedere zu informieren.

Schienen bei verschiedenen Fingerdeformitäten

Schwanenhalsdeformität

Am Daumen besteht die Schwanenhalsdeformität aus einer Adduktionsstellung im Sattelgelenk, woraus eine Überstreckung des Grundgelenkes und eine Beugestellung des Endgelenkes resultiert. Diese Deformität ist oftmals schmerzhaft, vor allen Dingen während der Entstehung und bei Belastung des Daumens.
Durch eine Daumenschiene (*Abb. 233*) kann das Sattelgelenk in einer Abduktionsstellung, das Grundgelenk in leichter Beugestellung fixiert werden.

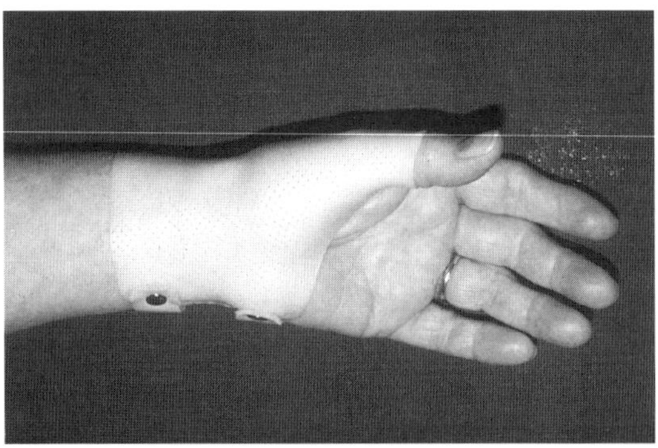

Abb. 233: Daumenschiene bei Schwanenhalsdeformität (in Anlehnung an ein handelsübliches Modell).

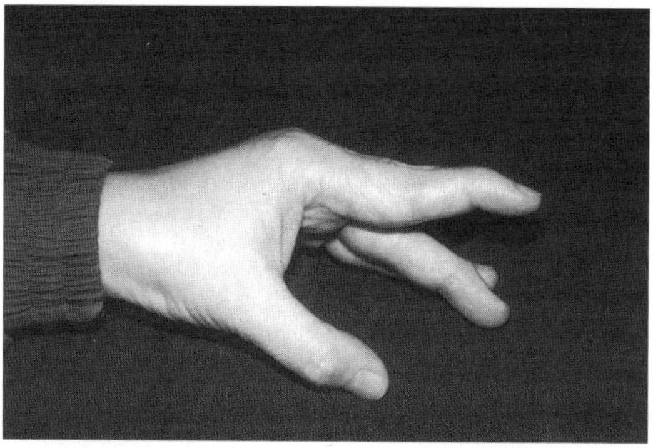

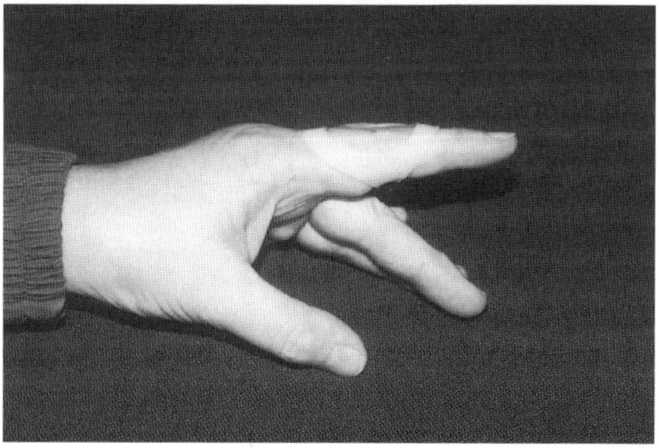

Abb. 234 a (oben): Schwanenhalsdeformität des Zeigefingers.

Abb. 234 b (unten): Korrektur der Deformität durch Schwanenhalsring.

Der Ergotherapeut bespricht mit dem Patienten, in welchen Situationen er diese Schiene tragen soll.
Gehbehinderten Patienten ist das Tragen einer solchen Schiene bei der Benutzung von Gehhilfen in der Regel nicht möglich. In diesem Fall muß ein im Fachhandel erhältliches Modell aus Stretch-Material eingesetzt werden.
Die Schwanenhalsdeformität der Langfinger, d. h. die Überstreckung des Mittelgelenkes und Beugestellung des Endgelenkes, kann durch relativ kleine Schienen korrigiert werden (*Abb. 234 a, b*).
Ziel ist es, die Überstreckung des Mittelgelenkes zu verhindern, die Beugung jedoch zu ermöglichen.
Diese Schienen sollten tagsüber möglichst immer getragen werden. Nachts kann der Patient sie abnehmen, damit sich die Haut erholen kann.

Knopflochdeformität

Als Knopfloch-Daumen, 90/90-Deformität oder Schuster-Daumen wird die Beugefehlstellung des Daumengrundgelenkes mit resultierender Überstreckung im Endgelenk bezeichnet. Das Sattelgelenk ist von dieser Deformität nicht direkt betroffen. Aus diesem Grunde genügt es, das Daumengrundgelenk mit einer Hülse in für den Patienten erträglicher Streckstellung zu fixieren (*Abb. 235*). Sattelgelenk und Endgelenk bleiben frei beweglich. Die Schiene sollte tagsüber so oft wie möglich eingesetzt werden, vor allem bei Tätigkeiten, die den Spitzgriff erfordern.

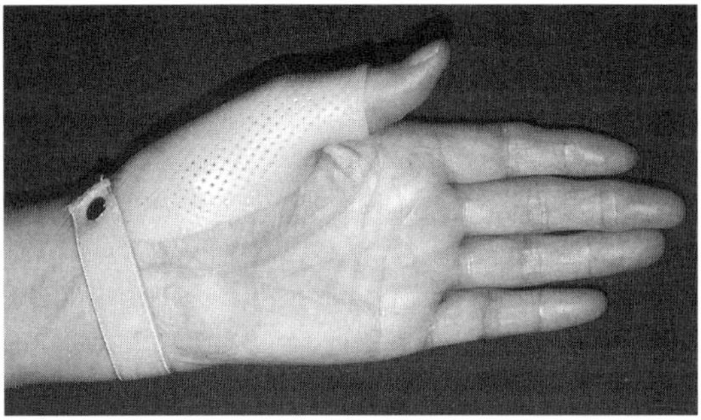

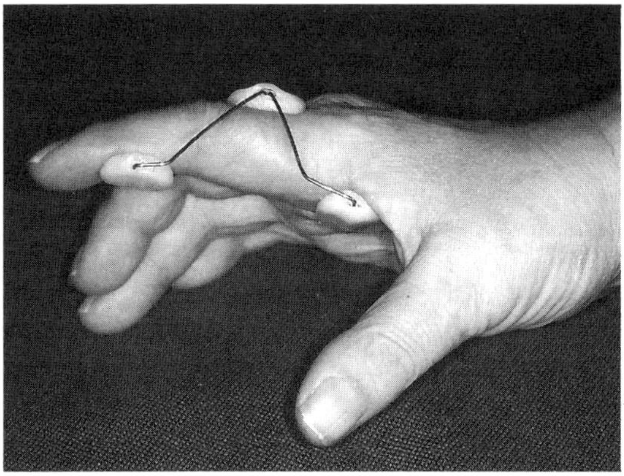

Abb. 235 (oben): Daumenhülse bei Knopflochdeformität des Daumes (HERRMANN, 1989).

Abb. 236 (unten): PIP-Streckquengelschiene (in Anlehnung an ein handelsübliches Modell).

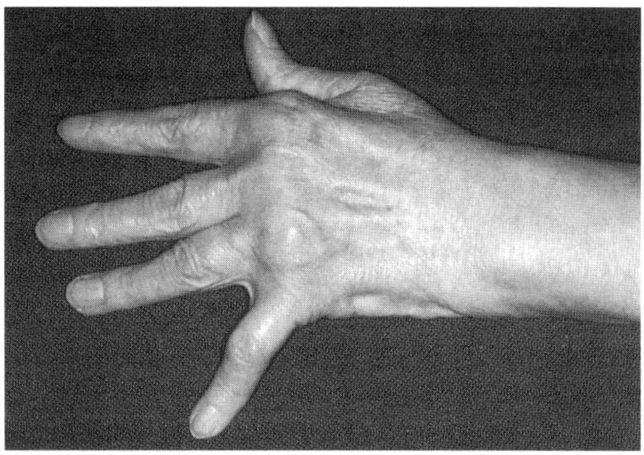

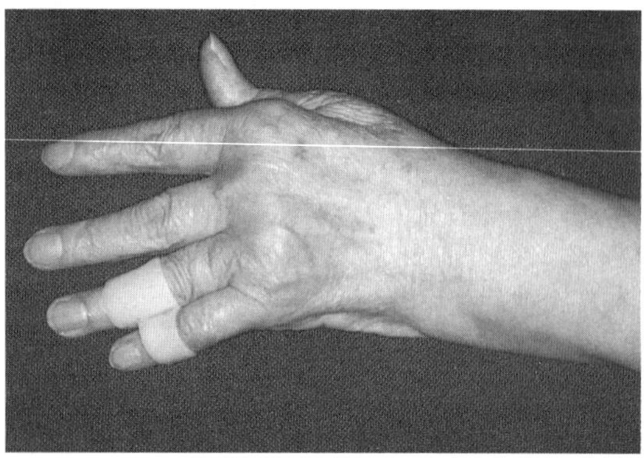

Abb. 237 a (oben): Massive Ulnardeviation des Kleinfingers.

Abb. 237 b (unten): Achterschlaufe zur Fixierung des Kleinfingers am Ringfinger.

Bei Knopflochdeformität der Langfinger wird durch sogenannte Quengelschienen eine dynamische Aufdehnung der Beugekontraktur des Mittelgelenkes angestrebt (*Abb. 236*). Die Anwendung dieser Schienen sollte mehrmals täglich erfolgen. Die Schienen dürfen nicht zu stark eingestellt und zu lange getragen werden, damit keine Durchblutungsstörungen entstehen.
Postoperativ wird diese Schiene nach Synovektomie des Mittelgelenkes eingesetzt, um das aktive Bewegungsausmaß passiv zu unterstützen.

Ulnardeviation des Kleinfingers

Ist nur der Kleinfinger von einer ulnaren Abweichung betroffen, kann er durch eine sogenannte Achterschlaufe an den Ringfinger gekoppelt werden (*Abb. 237a, b*). Sie kann auch zur passiven Mitnahme eines im aktiven Bewegungsausmaß eingeschränkten Fingers eingesetzt werden.

Fuß-Lagerungsschiene (*Abb. 238*)

Sie wird, je nach Angabe des Operateurs, postoperativ nach einer Vorfuß-Korrektur angepaßt. Ziel ist die Stabilisierung der Zehen in achsengerechter Stellung.
Während der ersten Wochen soll die Schiene tagsüber und nachts getragen werden. Später reduziert sich der Einsatz auf die Nachtlagerung.

Die vorgestellten Schienen stellen die häufigsten in der Rheumatologie eingesetzten Modelle dar. Spezielle Problemstellungen erfordern oftmals ganz individuelle »Erfindungen« von seiten des Ergotherapeuten. Um auf die Akzeptanz des Patienten Einfluß nehmen zu können, muß der Ergotherapeut den Patienten an der Entscheidung über eine etwaige Schienenversorgung beteiligen. Das Miteinbeziehen aller psychischen Faktoren ist hierbei von großer Wichtigkeit. Nur so kann die Gefahr gemindert werden, daß die Schienen zum »Schubladenhüter« werden.

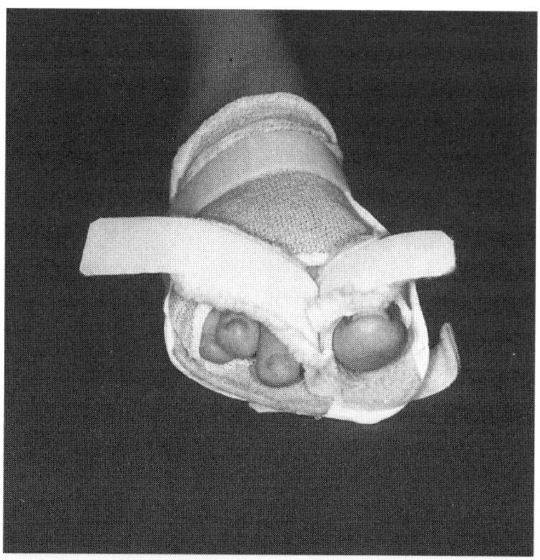

Abb. 238: Postoperative Fußschiene.

Aspekte zur Behandlung chronisch kranker Menschen

In der Klinik treffen wir Patienten in den unterschiedlichsten Stadien an. Die Spanne reicht vom soeben mit einer neuen Diagnose konfrontierten Menschen bis hin zum in seiner Selbständigkeit völlig von Fremdhilfe abhängigen Menschen. Dementsprechend muß die Zielsetzung und die Behandlung auf den Patienten zugeschnitten sein.
Der Patient im Anfangsstadium braucht dringend ein behutsames Eingehen auf seine Probleme und Fragen, denn die oft schlagartige Veränderung vom bisher gesunden zum kranken Menschen ruft Hilflosigkeit und große Ängste hervor. Diese werden noch verstärkt durch den Kontakt zu schwerbehinderten Patienten, denn letztendlich könnte dies ja auch eines Tages das eigene Schicksal sein. Es ist eine anspruchsvolle Aufgabe für den Therapeuten, dem Patienten beim Abbau seiner Ängste zu helfen und ihn gleichzeitig zu motivieren, alles Mögliche zu einem positiven Krankheitsverlauf beizutragen, sei es in Form der Medikamenteneinnahme, eines Übungsprogrammes oder der Durchführung von Gelenkschutz im Alltag.
Zu Beginn der Erkrankung durchlaufen alle Patienten ein Stadium der Verleugnung und Verdrängung. Bis zu einem gewissen Grad ist es notwendig, dem Patienten diese Schutzmechanismen zu gewähren. Die Information über die Erkrankung muß behutsam erfolgen, um den Patienten nicht weiter in seine Ängste zu treiben und somit den Verdrängungsprozeß zu verstärken. Dies erfordert Fingerspitzengefühl von allen, die den Patienten betreuen.
Patienten im fortgeschrittenen Stadium haben oft bereits Wege gefunden, mit ihrer Krankheit und ihren Behinderungen zurechtzukommen. Sofern sie nicht mehr von Schmerzen geplagt werden, zeigen diese Patienten eine oft erstaunliche Aktivität und Lebensfreude, die sie aus kleinen Dingen ihres eingeschränkten Lebensbereiches ziehen. Dies hängt jedoch oft auch sehr davon ab, in welches soziale Milieu sie eingebettet sind.
Der Wunsch nach Selbständigkeit, auch wenn es sich nur um kleine Teilbereiche handelt, ist oftmals stark ausgeprägt. Dieser Antrieb sollte von allen unterstützt und nicht unter organisatorischen Problemen begraben werden. So wird oft aus zeitlichen Gründen der Patient von einer Hilfsperson versorgt, weil es wesentlich zeitaufwendiger ist, den Patienten zur Selbsthilfe zu motivieren und ihm ggf. dabei zu assistieren. Hinzu kommt die Unsicherheit, was man vom Patienten hinsichtlich seiner funktionellen Fähigkeiten erwarten kann und wieviel man ihm zumuten darf.
In diesem Zusammenhang sei nochmals verwiesen auf die enge Zusammenarbeit im Klinikbereich zwischen Ergotherapie, Krankengymnastik und Pflege, die sicher nicht immer selbstverständlich, für das Wohl des Patienten letztendlich jedoch sehr förderlich ist.
Anmerkung der Verfasserin: Wo im Text von Patienten oder Therapeuten die Rede ist, sind selbstverständlich die Patientinnen und Therapeutinnen mitgemeint.

14

Spezielle Probleme der Zusammenarbeit mit Krankenschwestern und -pflegern

H. Mathies

Krankenschwestern und Krankenpfleger betreuen die Patienten praktisch, wenn auch in Schichten, rund um die Uhr. Bei Rheumakranken sollte die Betreuung nicht zur Pflege werden, sondern das Ziel der Funktionserhaltung im Auge haben und deshalb möglichst nur Hilfe zur Selbsthilfe anbieten. Das betrifft praktisch alle Funktionen des Alltags sowohl auf Station als auch im Rahmen der Betreuung am Wohnort und erstreckt sich auf das morgendliche Aufstehen, den Gang zur Toilette, das Waschen und Baden, das Essen, die Beschäftigung über Tag, das Sitzen, die nächtliche Lagerung usw. Das alles sind Tätigkeiten, die die Berücksichtigung der Pathomechanik und des ergotherapeutischen Handelns erfordern, wenn man nicht das Risiko einer zusätzlichen Schädigung der Strukturen des Bewegungsapparates eingehen will. Dazu kommt, daß sich fehlerhafte Anleitungen in die Zeit nach der stationären oder ambulanten Betreuung fortsetzen. Die Arbeit der Krankenschwester und des Krankenpflegers erfordert also auch Kenntnisse der funktionellen Therapie, die sie durch eine enge Zusammenarbeit der Krankengymnastik und der Ergotherapie mit dem Pflegepersonal, möglichst an jedem einzelnen Patienten, erwerben und im Einzelfall überprüfen können.

Für das Vertrauen des Patienten in die Behandlung ist es sehr wichtig, daß diesem die Abstimmung zwischen Krankengymnastik und Ergotherapie einerseits und Krankenschwester und -pfleger andererseits bewußt gemacht wird und nicht offensichtliche Gegensätze in den Anleitungen und Empfehlungen erkennbar werden.

Auf der anderen Seite können aber auch die Krankengymnastik und Ergotherapie von der Krankenschwester wertvolle Hinweise bekommen, da letztere, die ja den Patienten den ganzen Tag überwacht, die verlorengegangenen Fähigkeiten und ihre Kompensationsmöglichkeiten oft besonders gut beurteilen kann.

So ist oft das Erlernen von geeigneten Funktionsabläufen, die Verordnung von Funktionshilfen und Schienen das Ergebnis einer Zusammenarbeit aller, die mit der Betreuung der Patienten befaßt sind.

Auch ist es Aufgabe des Pflegepersonals, die Fortsetzung der von der Krankengymnastik und Ergotherapie evtl. verordneten Maßnahmen des Funktionstrainings und den Gebrauch von Orthesen auf Station bzw. im Krankenzimmer zu überwachen. Die Zeit, die der Patient in der Krankengymnastik und Ergotherapie betreut wird, ist oft zu kurz, um genügend effektiv zu sein.

Ein weiterer Punkt der Zusammenarbeit ist die Vorbereitung durch das Pflegepersonal auf die krankengymnastische Behandlung durch Verabreichung evtl. verordneter Wärme- oder Kältepackungen oder eine zeitgerechte Gabe von verordneten Medikamenten zur Entspannung und Schmerzlinderung.

Alle diese Beispiele zeigen, wie wichtig die enge Zusammenarbeit der Krankengymnastik und Ergotherapie mit den Krankenschwestern und Krankenpflegern für eine möglichst effektive Behandlung des Rheumakranken ist.

15

Organisatorische Probleme bei der Führung einer Krankengymnastik- und Ergotherapieabteilung bzw. -praxis

U. Jochmann

Im Zuge der verwaltungstechnischen Umstrukturierung vieler Kliniken und Praxen, der Vernetzung mit einem EDV-System, nehmen organisatorische Aufgaben auch bei therapeutischen Berufsgruppen immer mehr Raum ein. Eine funktionierende Abteilung zeichnet sich nicht nur durch qualifizierte Mitarbeiter, sondern auch durch den reibungslosen Ablauf des Tagesgeschehens für Patienten und Therapeuten aus.

Die uns heute zur Verfügung stehenden Techniken sollten vom Abteilungsleiter in Absprache mit dem Team, dem medizinischen Personal und der Verwaltung so eingesetzt werden, daß es hilfreich und arbeitserleichternd auf der einen, überschaubar für den Patienten auf der anderen Seite bleibt. Dies stellt an ein EDV-Programm besondere Ansprüche: Die Programmierer sollten es in engem Kontakt mit der damit arbeitenden Fachabteilung erstellen. Sinnvoll ist es, dieses Programm auch nur von der Abteilung aus zu bedienen. Die Benutzer müssen Kenntnisse der medizinischen Abteilung und der EDV mitbringen. Dem Abteilungsleiter muß freie Zu- und Eingriffsmöglichkeit auf Patientendateien, Stammdaten der Mitarbeiter und die Tagesplanung gegeben sein.

Zum Austausch von Informationen zwischen den Berufsgruppen und innerhalb der Abteilung sind tägliche Besprechungszeiten unumgänglich. Hier werden auch schriftliche oder mündliche Übergaben formuliert, da sich ein Therapeutenwechsel wegen z. B. Urlaub oder Krankheit nicht vermeiden läßt. Optimal wäre der Verbleib des Patienten während seiner Behandlungseinheit bei einem Therapeuten. Aber auch aus fachlicher Sicht kann es nötig sein, einen anderen, auf diesem Gebiet erfahreneren Kollegen hinzuzuziehen. Besonders bei der Betreuung von Schülern und Berufsanfängern ist dies unerläßlich.

Der Patient wird in diese Diskussion und Beratung mit einbezogen, so daß ein roter Faden innerhalb seiner Behandlung für ihn erkennbar ist und ihm das ernsthafte Bemühen um seine Genesung bewußt wird. Öffentliche Beratung fördert, der üblichen Ansicht widersprechend, das Vertrauen in die therapeutischen Fähigkeiten. Durch das Hinzuziehen anderer Meinungen kann Befundung und Behandlung effizienter gestaltet werden. Außerdem wird der Patient aus seiner passiven Rolle befreit und zu mehr Eigeninitiative ermutigt. Dies wird durch Anwendungen in Räumen mit mehreren Behandlungsplätzen unterstützt.

Dazu muß das Selbstbewußtsein jedes Therapeuten so gestärkt sein, daß er Beobachtung und Austausch als normal und förderlich empfindet. Diese Vorgehensweise sollte aber nicht, wie in vielen Institutionen üblich, als Kontrollmaßnahme des Abteilungsleiters empfunden werden, sondern vielmehr zu einem gegenseitigen Beraten innerhalb des Teams wachsen.

Die Kunst des Abteilungsleiters besteht darin, die besonderen Fähigkeiten eines jeden Mitarbeiters zu erkennen und sie zu fördern, indem entsprechende Aufgaben und Verantwortungen übertragen werden.

Nur so kann der Fülle der fachlichen und persönlichen Anforderungen, die aus der täglichen Arbeit erwachsen, Rechnung getragen werden.

16

Psychosomatische Probleme

H. Mathies, L. Sänger

In der Rheumatologie spielen psychische Probleme sowohl in der Diagnostik als auch in der Therapie sowie in der gesamten Patientenbetreuung eine ganz erhebliche Rolle. Mit ihnen werden nicht nur die Ärzte, sondern ebenso auch Krankengymnasten und Ergotherapeuten konfrontiert. Eine entsprechende Erläuterung der Zusammenhänge ist also auch in einem Lehrbuch für diese Berufe notwendig. Man muß streng unterscheiden zwischen psychischen Begleiterscheinungen einer rheumatischen Krankheit und den psychogenen Manifestationen am Bewegungsapparat, also Beschwerden am Bewegungsapparat als Folge einer psychischen Alteration.

Psychische Veränderungen als Folge rheumatischer Erkrankungen

Es fällt auf, daß Patienten vor allem mit einer Polyarthritis nicht selten depressiv verstimmt sind. Es muß sich nicht immer um eine ausgesprochene Depression handeln, deren Leitsymptome in Tabelle 29 aufgeführt sind, aber einzelne Symptome weisen doch zumindest auf eine depressive Stimmungslage hin. Das nimmt nicht wunder, wenn man bedenkt, daß der Patient ja weiß oder zumindest ahnt, daß sein Leiden fortschreitet und daß ihn zunehmende Funktionseinschränkungen erwarten. Trotz Behandlung ständige Schmerzen tun ihr Übriges. Und dennoch fällt auf, daß gerade Patienten mit einer chronischen Polyarthritis im Gegensatz zu anderen Gelenk- und Wirbelsäulenerkrankungen besonders häufig und schwer unter einer depressiven Verstimmung leiden. Man sieht deshalb die Depression bei chronischer Polyarthritis als ein direktes Symptom dieser Erkrankung an. Es wurde schon lange die »stille Freundlichkeit« und das »geduldige Vertrauen« des an einer chronischen Polyarthritis leidenden Patienten als Teil des krankhaften Geschehens im Sinne einer Affektstörung angesehen. So bringen die Klagen der Patienten den Arzt auch selten in Bedrängnis. Es fehlt ihnen die Ungeduld, wie sie bei anderen ebenfalls chronisch Kranken gefunden wird. Wir dürfen diese Krankheitszüge jedoch nicht als

Tab. 29: Symptome der Depression.

1. Freudlosigkeit	10. Zukunftssorgen, Pessimismus, Verarmungsideen
2. Lustlosigkeit, Interessenlosigkeit	11. Tendenz zum »Aufgeben« in Beruf, Familie usw.
3. Antriebslosigkeit, Aktivitätsverlust	12. ängstlich-hypochondrische Selbstbeobachtung
4. Entschlußlosigkeit	13. Appetitlosigkeit, Gewichtsverlust
5. Leistungs- und Konzentrationsschwäche	14. Libidoverlust
6. Beziehungsverlust zur Arbeit, zu Personen, zu Freizeitbeschäftigung	15. Selbstvorwürfe
7. Grübeln	16. Angst
8. Schlaflosigkeit, »Morgentief«, Tagesschwankungen	17. Suizidgedanken
9. Problemüberbewertung	18. Spannungslose Stimme und Mimik

etwas rein Positives ansehen, es verbirgt sich dahinter eine depressive Grundstimmung, an der der Patient leidet, und der Arzt und auch das medizinische Assistenzpersonal müssen trotz der offensichtlichen »Zufriedenheit« des Patienten die vorhandenen Wünsche und Bedürfnisse erkennen. Es muß ihnen Gelegenheit gegeben werden, sich auszusprechen.

Es muß also diese negative Grundstimmung bei der Behandlung mit berücksichtigt werden, einmal um auch diesbezüglich eine Besserung zu erzielen, zum anderen aber auch, um eine bessere Voraussetzung für einen Erfolg der medikamentösen und physikalischen Therapie der rheumatischen Symptomatik zu schaffen. Bei einer depressiven Verstimmung ist die Schmerzschwelle herabgesetzt, d. h. der Patient spürt seine Schmerzen eher und stärker, und er wird mit seinen Schmerzen viel schlechter fertig.

Die ganze Therapie muß also stimmungsverbessernde Komponenten mit berücksichtigen. Psychopharmaka haben dabei nur eine untergeordnete Bedeutung, sie wirken meist längst nicht in gleicher Weise wie bei der endogenen Depression. Die psychologische Betreuung umfaßt vor allem die Patienteninformationen über seine Erkrankung, das psychotherapeutische oder auch nur das ermunternde Gespräch mit dem Patienten und überhaupt das ganze positive Klima in einer Rheumaklinik oder auch in der Ambulanz, der Beratung usw. An diesen wichtigen, im wahrsten Sinne des Wortes therapeutischen Bemühungen sind alle Personenkreise beteiligt, die am und mit dem Patienten arbeiten, also nicht nur die Ärzte, sondern außer den Krankenschwestern vor allem die Krankengymnastin und Ergotherapeutin, da diese anläßlich der Behandlungen sich meist länger mit dem Patienten beschäftigen, als es der Arzt tut, aber auch, da die Patienten sich diesen oft eher anvertrauen als dem Arzt, in dem sie leider viel zu oft eine »Respektsperson« sehen, die man mit persönlichen Dingen nicht belästigen möchte. Ein guter Arzt sollte allerdings die psychischen Regungen eines Patienten schon so weit erahnen können, daß er von sich aus bereits das Gespräch sucht. Oft ist es aber das Assistenzpersonal, das die Sorgen der Patienten zuerst spürt, dann aber den Arzt darauf aufmerksam machen sollte.

Patienteninformation

Zuerst zur Patienteninformation, d. h. Aufklärung über die Erkrankung, ihre Prognose und die Notwendigkeit einer wohlüberlegten, vom Arzt verordneten Therapie. Diese Aufklärung sollte dem behandelnden Arzt, ob in der Klinik oder in der Praxis, überlassen bleiben. Nicht selten überläßt der Arzt diese Aufgabe jedoch auch einem seiner Mitarbeiter. Auf jeden Fall sollte auch das medizinische Assistenzpersonal über das Vorgehen bei der Patienteninformation und die spezielle Methodik des zuständigen Arztes orientiert sein, da Patienten oft bei der Krankengymnastin, Ergotherapeutin und Krankenschwester nachfragen, wenn sie etwas nicht verstanden haben oder bezweifeln oder ergänzt haben möchten. Dann sollten keine Widersprüche den Patienten verunsichern. Und schließlich werden Krankengymnasten, Ergotherapeuten und Schwestern nicht selten gefragt, was sie denn von der Therapie halten, die ihnen der Arzt verordnet hat.

Es ist also wichtig, die Probleme der Patientenaufklärung ausführlicher zu beleuchten. Man muß sich vorstellen, daß der Kranke ohne jede entsprechende Führung mit seinem Wissen um die Chronizität und ggf. Progredienz seines Leidens mit der Folge einer verminderten Lebensqualität bei in der Regel normaler Lebenserwartung, mit dem Unverständnis für die notwendige Behandlung und mit der nur sehr bedingt berechtigten Angst vor Nebenwirkungen der notwendigen Medikamente allein gelassen wird. Die wichtigste Aufgabe einer optimalen Information ist die Motivierung zur Mitarbeit in der Behandlung. Dennoch wird viel diskutiert über die Zweckmäßigkeit und Methodik der Information. Es wird immer wieder zu bedenken gegeben, daß der Kranke durch die Aufklärung erst erführe, welche schweren Veränderungen und Funktionseinschränkungen ihn eventuell erwarten. Selbst wenn er es schon ahnen sollte, so führe ihm die Information ein evtl. schweres Schicksal erst so richtig vor Augen. Wir glauben nicht, daß diese Überlegungen stichhaltig sind. Der Patient sieht anläßlich von Krankenhaus- und Kuraufenthalten, Veranstaltungen der Rheuma-Liga usw. ganz zwangsläufig auch fortgeschrittene Stadien. Es würde ihn sicher enttäuschen, wenn er sich dabei bewußt würde, daß man ihm gegenüber den möglichen Verlauf der Erkrankung verharmlost hätte.

Wir sind der Meinung, daß die Angst, auch einmal so schwer behindert zu werden, weitaus größer ist, wenn der Kranke unaufgeklärt bleibt und nicht erfährt, daß alles getan wird und er selbst viel dazu beitragen kann, daß ihm ein solches Schicksal nicht widerfährt.

Mit diesen Überlegungen eng verknüpft ist die psychische Belastung, die die Gegner der weitgehenden Information dem Patienten ersparen möchten. Wir meinen, daß eine entsprechende psychische Führung im Angesicht der Wirklichkeit den Patienten aus der passiven Krankenrolle in eine Aktivität führt, die ihn befähigt, sein Schicksal selbst zu bewältigen, was als Voraussetzung für die günstige Beeinflussung des Krankheitsverlaufs angesehen werden muß.

Da bei der Information über die medikamentösen Möglichkeiten und Notwendigkeiten zwangsläufig auch die möglichen Unverträglichkeiten und Nebenwirkungen angesprochen werden müssen, meinen die Kritiker an der Patientenaufklärung, daß es damit zu einer Unzuverlässigkeit der Medikamenteneinnahme kommen könnte. Wir glauben, daß die Massenmedien bereits für eine unbegründete Angst vor jeder Medikation gesorgt haben. Außerdem klären die übervorsichtigen Beipackzettel den Patienten auch über seltenste oder auch nur mögliche, aber noch nicht beobachtete Nebenwirkungen auf, die er damit sicher überbewertet. So kann es im Interesse des gegenseitigen Vertrauens nur darum gehen, durch entsprechende Aufklärung dem Patienten die bereits vorhandene Angst zu nehmen. Diese Argumente werten wir als Notwendigkeit, den Patienten umfassend über alle Aspekte der Behandlungen und des Krankheitsverlaufs zu informieren.

Der Patient sollte nicht nur über seine eigene Erkrankung, sondern auch über die anderen wichtigsten rheumatischen Erkrankungen und die Stellung seiner Erkrankung in der Gesamtheit der rheumatischen Erkrankungen informiert werden. Man weiß aus Erfahrung, daß selbst beim an einer rheumatischen Erkrankung Leidenden immer noch die Meinung besteht, daß »Rheuma« eine einzige Erkrankung sei, zu deren Behandlung die gleichen Mittel anzuwenden seien. Daraus resultieren offen geäußerte oder auch versteckte Unzufriedenheiten mit der angewendeten Therapie. Man erlebt immer wieder, daß Patienten auf eine bestimmte Behandlung hinweisen, die sie verlangen, weil sie zu wissen glauben, daß sie bei »Rheuma« schlechthin helfen soll oder bei diesen oder jenen Verwandten oder Bekannten einmal gut geholfen hat. Auch kennt man den Neid bei klinisch behandelten Fällen, weil andere Patienten eine Behandlung bekommen, die man ihnen nicht zukommen läßt. Es ist diesen Patienten oft schwer begreiflich zu machen, daß man ihnen nicht die gewünschte Behandlung vorenthalten will, und daß solche »Erfahrungen« keine Allgemeingültigkeit für alle die verschiedenen Erkrankungen und deren Stadien besitzen. Erst die Gegenüberstellung der verschiedenen Erkrankungen und ihrer unterschiedlichen Behandlung schafft das Verständnis beim Patienten. Die wichtigsten rheumatischen Erkrankungen müssen auch bezüglich ihrer Pathogenese zwar laienverständlich, aber dennoch hinreichend ausführlich besprochen werden. Das ist schon deshalb erforderlich, um die bereits erwähnte Forderung, den Patienten über das ganze Spektrum der verschiedenen Erkrankungen hinreichend zu informieren, zu erfüllen. Außerdem darf die fast stets gestellte, manchmal aber auch unausgesprochene Frage der Patienten »Woher kommt das?« oder »Wie kann man denn so etwas bekommen?« auf keinen Fall unbeantwortet bleiben. Manche Patienten suchen eine Ursache ihrer Erkrankung auch in irgendeinem Versäumnis in ihrer Lebensweise oder in irgendeinem Ereignis, von dem sie meinen, daß sie es vielleicht hätten vermeiden können. Auch um hier gelegentlich aufkommende Schuldgefühle und unnötige Gedanken zu zerstreuen, ist die Aufklärung über das, was über die Krankheitsursache bekannt ist, erforderlich. Das geschieht, zumindest in der Klinik, am besten in der Gruppe unter Zusammenfassung der an den verschiedensten rheumatischen Erkrankungen Leidenden. Um so glaubhafter werden die Darlegungen, vor allem unter dem bereits erwähnten Gesichtspunkt, daß dem Patienten bewußt gemacht werden muß, daß Rheuma nicht gleich Rheuma ist. Auch die pathologischen Vorgänge, die zu den Krankheitserscheinungen (bes. den Deformierungen, den Funktionseinschränkungen, der Muskelatrophie usw.) führen, müssen mit den Kranken erörtert werden, denn erst deren Schilderung vermittelt das nötige Verständnis für die Therapie, an der sie ja mitarbeiten müssen.

Voraussetzung für eine zuverlässige Medikamenteneinnahme ist die ausreichende Information über Sinn und Zweck der Medikationen. Auch hier hilft die Gegenüberstellung der medikamentösen Behandlung unterschiedlicher Krankheiten. Noch heute ist beim Laien die Ansicht verbreitet, daß Medikamente und physikalische Maßnahmen austauschbare Behandlungsmethoden seien, und daß man lieber die mehr natürlichen Behandlungswege mit Verzicht auf Medikamente beschreiten soll. Dieses Mißverständnis gilt es durch die richtige Patienteninformation auszuräumen. Dennoch muß immer wieder anklingen, daß man Medikamente nicht leichtfertig gibt und daß man natürlich versucht, so wenig Medikamente wie möglich zu geben, daß die hinreichende Beeinflussung des Krankheitsgeschehens aber oft Medikamente erfordert.

Die Zuverlässigkeit der Einnahme der verordneten Medikamente ist in der Rheumatologie noch relativ groß, da die Patienten an ihren Schmerzen spüren, wenn sie ihre Medikamente (zumindest die Symptomatika) vergessen haben. Nicht selten nehmen sie aber auch Schmerzen in Kauf bei dem Bemühen, die Dosierung der ihnen verabreichten Medikamente zu reduzieren. Das ist besonders der Fall bei ängstlichen Patienten, die aus dem Beipackzettel die ganze Palette der möglichen Nebenwirkungen herausgelesen haben. Sie sind zwar oft von der Notwendigkeit der Medikamenteneinnahme überzeugt, meinen aber dennoch, daß es mit der Hälfte der Dosierung vielleicht auch getan sei. Anders ist es mit den sog. Basistherapeutika, deren unmittelbare Wirkung man nicht verfolgen kann und deren Absetzen nicht sofort eine Zustandsverschlechterung erkennen läßt. Hier glauben die Patienten öfter, daß es ihnen doch gut gehe und daß sie deshalb mal eine Dosis oder das ganze Medikament weglassen können. Ihr Entschluß scheint ihnen auch Recht zu geben, denn der Zustand verschlechtert sich ja auch nicht. Und wenn er sich nach längerem Zeitraum verschlechtert, denkt niemand mehr an den Grund dafür und nimmt alle möglichen anderen Ursachen für die Verschlechterung an. Vor solchen Sünden kann man den Patienten nur durch eine gute Aufklärung bewahren.

Die meisten Patienten verschweigen die Nichteinnahme von Medikamenten, was ganz zwangsläufig zu Fehleinschätzungen des Therapieerfolgs durch den Arzt mit allen eventuellen Folgen an ungerechtfertigten Maßnahmen führt. Deshalb sagen wir unseren Patienten immer, daß wir Verständnis für ein Vergessen einer Einnahme und auch für eine Fehlleistung des Patienten haben, die man dann besprechen kann, daß wir aber sehr enttäuscht sind, wenn wir den Verdacht haben müssen, daß man uns eine Unzuverlässigkeit verschweigt oder sie sogar abstreitet. Man reißt einem Patienten ja nicht den Kopf ab, wenn er, aus welchen Gründen auch immer, ein Medikament nicht oder überhaupt keine Medikamente haben will, nur muß man ihm dann in aller Offenheit sagen, daß er die Konsequenzen solcher Versäumnisse selbst zu tragen hat.

Eng verbunden mit der Einsicht der Notwendigkeit, Medikamente einzunehmen, ist die zunehmende Angst vor Nebenwirkungen, die wir in mehr oder weniger harmlose Befindlichkeitsstörungen oder Unverträglichkeiten und in ernste, wirklich gravierende Nebenwirkungen trennen müssen. Erstere sind häufig, und es gibt nur selten ein wirksames Medikament, das nicht auch Unverträglichkeitserscheinungen machen kann. Letztere sind selten und liegen noch weit unter dem Risiko, das der normale Straßenverkehr oder schädliche Lebensgewohnheiten (Rauchen, Alkohol, Rauschgift) mit sich bringen. Kaum jemand verzichtet freiwillig auf sein Auto oder auf einen Spaziergang auf der Straße, viele verzichten nicht auf Alkoholgenuß und Rauchen, wohl wissend, daß sie damit ein erhebliches Gesundheitsrisiko auf sich nehmen, aber Medikamente, die sie nicht zum Vergnügen, sondern um ihre Krankheit zu beherrschen, nehmen sollen, lehnen sie ab. Auf diesen Widerspruch muß man die Patienten aufmerksam machen.

Natürlich wird die Gefährlichkeit von Medikamenten nach einigen schlechten Erfahrungen aus der Vergangenheit sehr hochgespielt, und die Reaktion vieler Patienten ist darum verständlich. Die Massenmedien tun aus Sensationsmache ihr Übriges dazu. In einer Gesellschaft, die heute kein Risiko mehr auf sich nehmen will, und sei es noch so klein, will sich jeder absichern. Deshalb schreibt eine Herstellerfirma lieber noch eine Nebenwirkungsmöglichkeit auf den Packungsprospekt, selbst wenn sie noch nie beobachtet wurde. Für den Patienten ist es am besten, er lebt mit diesen Gepflogenheiten, und so sprechen wir mit ihm auch ganz offen darüber, sagen ihm aber auch, daß die Risiken minimal sind, wenn man jede Medikation genau kontrolliert. Das festigt das Vertrauen zwischen Arzt und Patient und mindert die Angst vor unerwarteten Nebenwirkungen.

Besonders wichtig ist auch die Unterweisung der Patienten über die Maßnahmen der physikalischen Therapie bei den verschiedenen Erkrankungen, denn gerade hier fehlt dem Patienten oft das Verständnis für die bei den einzelnen Erkrankungen unterschiedliche Behandlung. Patienten fällen oft ein Urteil über einen Arzt, er habe wohl etwas gegen Bäder und Massagen, wenn sie nicht erfahren, daß er diese Maßnahmen sehr wohl bei anderen Patienten für indiziert hält.

Es ist schwer, die uralte, jedoch unverständlicherweise erst im letzten Jahrzehnt zunehmend realisierte Erkenntnis, daß entzündliche Gelenk- und Wirbelsäulenerkrankungen Maßnahmen mit dem Ziel der Funktionserhaltung bzw. der Mobilisierung erfordern, den Patienten begreiflich zu machen. Es kommen immer noch viele, aber zunehmend weniger Patienten mit chronischer Polyarthritis zum Arzt, mit der alten Vorstellung von der Badekur und sind enttäuscht, wenn man sie aktiviert und aktive Mitarbeit von ihnen fordert. Man muß ihnen begreiflich machen, daß Massagen und Wannenbäder weder Muskeln kräftigen noch Gelenke mobilisieren. Der Wunsch nach Moor- und Fangobehandlungen ist allenthalben groß, aber aktiv entzündliche Erkrankungen vertragen sie nun einmal nicht gut. Das müssen die Patienten lernen. Dann verstehen sie auch, warum andere Patienten, beispielsweise mit Arthrosen, Moorbehandlungen bekommen. In diesem Zusammenhang kann dem Patienten auch die Indikation für eine Kältebehandlung nahegebracht werden. Er soll erfahren, daß diese in letzter Zeit hochgespielte Therapie bei hochentzündlichen Krankheitsbildern auch bei uns nichts Neues ist, aber eine bestimmte Indikationsbreite hat. Die Prinzipien der physikalischen Therapie der verschiedenen Erkrankungen müssen den Patienten verständlich gemacht werden. Vor allem müssen sie darauf hingewiesen werden, daß nur die täglichen weiteren Bemühungen auch zu Hause den Erfolg für die Zukunft garantieren können. Natürlich muß man dabei leider auf die viel zu geringe krankengymnastische Versorgung am Wohnort und den oft begrenzten Versorgungsspielraum des Hausarztes hinweisen.

Einen relativ breiten Raum in der Patientenaufklärung nehmen die sog. »außerschulischen« Methoden ein. Es ist durchaus verständlich, daß chronisch Kranke, wie vor allem auch die an chronischer Polyarthritis Leidenden, alles versuchen und jeden Strohhalm ergreifen, der ihnen angeboten wird. So waren viele Patienten schon in homöopathischer Behandlung, waren beim Heilpraktiker, haben eine Akupunkturbehandlung gehabt, haben sich einer diätetischen Behandlung unterzogen usw. Manche berichten sogar über, wenigstens zeitweilige, Erfolge durch diese oder jene Maßnahmen. Es ist sicher falsch, diese oft in bemerkenswerter Offenheit vorgetragenen Mitteilungen des Patienten als Unsinn abzutun. Wir wissen, daß zumindest der psychische Effekt und manchmal auch Wirkungen, die sich unserem Verständnis entziehen, dem Patienten Besserung bringen können. Gerade der Rheumakranke ist ja psychisch besonders belastet und daher oft psychischen Beeinflussungen zugänglich, die häufig Begleitumstände gerade der außerschulischen Behandlung sind. Auch unsere Schulmedizin vermag nicht die von den Patienten ersehnte Heilung zu bringen, und wir stehen schlecht da, wenn wir auf vom Patienten versuchte Behandlungen beim Heilpraktiker überheblich reagieren. Auf der anderen Seite wissen wir aber, daß die sog. außerschulischen Methoden sicher nicht die Erfolge bringen, die die Schulmedizin bei gekonnter Anwendung zu bringen in der Lage ist. Deshalb müssen wir die gelegentlichen Versuche, die Schulmedizin als effektlos oder gar gefährlich zu verdammen und andererseits allein den oft sehr verschiedenen außerschulischen Methoden die Möglichkeit zur Heilung zuzusprechen, verurteilen. Man muß den Patienten sagen, daß es kaum glaubhaft wäre, daß man, wenn es eine Methode zur Heilung oder weit besseren Behandlung der rheumatischen Krankheiten gäbe, sich dann nicht auch auf breiter Basis dieser Methode bediente, denn dann würde es immer weniger Rheumakranke geben, bis die rheumatischen Krankheiten ganz verschwunden wären.

Schon in der Patienteninformation, und möglichst nicht erst, wenn die Patienten darauf zu sprechen kommen, sollte auf Mitteilungen in der Laienpresse hingewiesen werden. Sie wecken falsche Hoffnungen und sind deshalb auch für die Enttäuschung der Patienten verantwortlich. Zudem stören sie das Vertrauensverhältnis zwischen Arzt und Patient. Meist stützen sich solche Sensationsberichte auf *einen* Fall, der »geheilt« wurde. Man macht sich nicht einmal die Mühe anzugeben, um welche Erkrankung es sich gehandelt hat, denn es gibt durchaus auch rheumatische Erkrankungen, die von selbst ausheilen. Auch hört man nie etwas über den Versuch, die mitgeteilte sensationelle, neu entdeckte, oder oft auch nur »wiederentdeckte« Heilmethode auch bei anderen Patienten anzuwenden. Vor der Glaubwürdigkeit dieser, die Atmosphäre vergiftenden Presseberichte kann nicht genug gewarnt werden, und man muß die Patienten, auch ohne daß sie danach fragen, im Rahmen jeder Informationsstunde darüber aufklären. Der aufgeklärte Patient wird feststellen, daß fast alle Abhandlungen sowohl die notwendige Einschränkung ihrer Behauptung auf eine bestimmte Erkrankung vermissen lassen, als auch den Beweis der Allgemeingültigkeit der Empfehlung schuldig bleiben.

Vielleicht wird die Krankengymnastin auch auf die sexuellen Probleme der behinderten Patienten angesprochen. Hier in einem Gespräch unter vier Augen aufzuklären und auf mögliche, keineswegs weniger befriedigende und nicht, wie gelegentlich gemeint, perverse Ersatzbetätigungen hinzuweisen, ist dann ihre Aufgabe.

Patientengespräch

Im Gespräch mit dem Patienten muß man glaubhaft sein. Es bringt also in der Regel nichts, wenn man dem Patienten gegen die eigene Überzeugung einreden möchte, daß alles halb so schlimm sei und schon bald wieder verginge. Erfolgreich kann ein Gespräch nur sein, wenn es von den Tatsachen ausgeht, aber den Patienten ermuntert, sein Leiden zu bewältigen, vor allem, indem er selbst daran mitarbeitet durch zuverlässige Befolgung der Medikation, regelmäßige Durchführung verordneter bewegungstherapeutischer Maßnahmen usw. Der Patient muß wissen, daß er durch seine Mitwirkung erheblich dazu beitragen kann, daß der Verlauf der Erkrankung verlangsamt werden kann. Eine ausgesprochene Gesprächstherapie bleibt dem Psychotherapeuten oder dem entsprechend geschulten Arzt überlassen, aber ein psychotherapeutisches Verständnis und Grundverhalten sollte jeder besitzen, der mit Rheumakranken arbeitet. Es ist hier nicht der Platz, - ausführlich über Methoden eines sog. Schmerzbewältigungstrainings zu informieren. An manchen Kliniken werden solche bereits erarbeitet und durchgeführt. Über die am Hause übliche Methode sollte jedoch das gesamte Krankenhauspersonal informiert sein.

Das patientengerechte psychische Klima in der Rheumaklinik

Es wird oft nicht begriffen, welche Bedeutung das »psychotherapeutische Klima« einer Rheumaklinik für den Erfolg der gesamten Therapie hat. Menschlichkeit, Hilfsbereitschaft, persönliche Zuwendung, fröhliche Stimmung eines jeden Mitarbeiters sind Charakteristika dieses Klimas einer Klinik. Das kann man nicht anordnen oder theoretisch anlernen. Hier geht es um Vorleben, Mitmachen, Mitdenken. Eine Rheumaklinik ist nicht irgendeine Klinik, und eine Behandlung erschöpft sich nicht in Verordnung und Durchführung therapeutischer Maßnahmen. In einer Rheumaklinik zu arbeiten ist eine besondere Verpflichtung. Übertragen gilt das auch für die rheumatologische ärztliche, krankengymnastische und ergotherapeutische Praxis draußen.

Spezielle Probleme der psychischen Betreuung in der Kinderrheumatologie

Kinder gehören nicht in Erwachsenenzentren, sondern in die Obhut eines ärztlich wie auch pflegerisch pädiatrisch ausgebildeten Personals. Ebenso bedeuten pädiatrische Akutkliniken für ein chronisch krankes Kind durch den ständigen Wechsel der Patientenbelegung eine schwere psychische Belastung. Eine rheumatische Erkrankung stellt für einen jungen, noch wachsenden Organismus, wie dies beim Kind der Fall ist, ein so gravierendes Ereignis dar, daß alle Anstrengungen unternommen werden müssen, den

Krankheitsverlauf so günstig wie nur möglich zu gestalten. Für die meist unumgänglichen stationären Behandlungsphasen ist hierzu die voll ausgebaute Spezialklinik mit allen medizinisch-technischen, krankengymnastisch-physikalischen und vor allem auch schulischen Einrichtungen unerläßlich.
Die juvenile chronische Arthritis stellt als eine meist über Jahre verlaufende Erkrankung sowohl für das betroffene Kind als auch für die gesamte Familie einen schweren Eingriff in die bisherige Lebensweise dar.
Dabei dürfen neben allen medikamentösen und Lokalmaßnahmen die psychische, schulische, berufliche und soziale Betreuung nicht vernachlässigt werden.
Wichtig ist dabei ein enger Kontakt zwischen Hausarzt, Klinikarzt, Krankengymnastin und Lehrerschaft, damit das chronisch kranke Kind nicht nur in der eigenen Familie, sondern auch in seiner weiteren Umwelt entsprechend seinen körperlichen Möglichkeiten eingegliedert werden kann.
Eine ausführliche Beratung der Eltern über den erforderlichen langfristigen Behandlungsplan, die nötige ärztliche Überwachung, Lebensführung und die zu erwartenden Heilungschancen soll eine Hilfe darstellen bei den verschiedensten auftretenden Problemen.

Psychogene Manifestation am Bewegungsapparat

Obwohl Beschwerden am Bewegungsapparat auf Grund psychischer Veränderungen keine entzündlichen Erkrankungen sind, sollen sie hier doch kurz erwähnt werden, weil sie oft von differentialdiagnostischer Bedeutung sind und auch neben anderen rheumatischen Erkrankungen gleichzeitig bestehen können. Auch hier ist die Krankengymnastin oft die Person, die entsprechende Auffälligkeiten zuerst bemerkt und dem Arzt Mitteilung von ihren Beobachtungen machen kann.
Polytope, mechanisch nicht erklärbare Insertionstendopathien und Myosen, peripher oder im Wirbelsäulenbereich, sind verdächtig auf eine Psychogenese, wenn weitere Auffälligkeiten offensichtlich werden. Solche Auffälligkeiten sind vor allem extreme Beschwerdeschilderung mit absurden Vergleichen (»wahnsinnige Schmerzen«, »es brennt wie Feuer«, »als ob tausend Nadeln ...«, »als ob etwas abbricht« usw.), bisherige Unbeeinflußbarkeit der Beschwerden trotz oft schon jahrelanger Behandlung bei häufigem Arztwechsel, trotz stärkster, glaubhafter Schmerzen keine entsprechenden objektivierbaren Veränderungen und Befunde, anamnestische Hinweise auf psychogene Manifestation auch an anderen Organen (Herz, Magen u. a.), Angaben von »Nervosität«, »Streß«, körperlichen Belastungen (oft nur ins Körperliche projizierte psychische Belastungen), sowohl ausgesprochene Gesprächigkeit als auch mehr stilles Klagen (letzteres bei Depressionen), Unzufriedenheit in Beruf und Familie, Verlust (Tod von Angehörigen, Heirat der Kinder, Geschäftsaufgabe usw.). Wichtig ist, daß man dem Patienten die Beschwerden, die er tatsächlich verspürt, auch glaubt und sie nicht als Simulation, »Spinnen« usw. abtut.
Es ist den Patienten meist schwer begreiflich zu machen, daß psychische Belastungen (der Patient hört das Wort »Psyche« im Zusammenhang mit seinem Leiden übrigens nicht

gern) Beschwerden am Bewegungsapparat machen können, obwohl jeder weiß, daß Magen- oder Herzbeschwerden durchaus »nervös bedingt« sein können.
Reflektorische muskuläre Verspannungen als Ausdruck psychischer Spannungen und einer Herabsetzung der Schmerzschwelle sind meist die Erklärung für die Manifestation am Bewegungsapparat.
Natürlich ist es Aufgabe des Arztes oder Psychologen, die Ursache für eine eventuelle Psychogenese wahrscheinlich zu machen oder aufzudecken, aber Hinweise aus Gesprächen mit dem medizinischen Assistenzpersonal können dabei sehr hilfreich sein.
Im übrigen ist die physikalische Therapie solcher Zustände durchaus nützlich und kann auch, richtig interpretiert und durchgeführt, einen psychisch-therapeutischen Effekt haben.
Es soll aber nochmals betont werden, daß es sich hier nicht um entzündliche Zustände handelt. Nur zum Gesamtverständnis der psychosomatischen Probleme in der Rheumatologie sollte auch dieser Gesichtspunkt abgehandelt werden.

17

Soziale Probleme

H. Mathies, L. Sänger

Sowohl die in der Klinik als auch besonders die in der Praxis am Wohnort der Patienten tätigen Krankengymnasten werden oft mit den sozialen Problemen der Patienten konfrontiert. Es müssen deshalb einige Fragen erläutert werden, die sich dem Patienten stellen, damit man sich diesbezüglich mit ihm wenigstens unterhalten und ihm erste Hinweise geben kann. Am Wohnort können Krankengymnastinnen sogar selbst aktiv in der Patientenbetreuung tätig werden.

Selbstversorgung

Die soziale Problematik ergibt sich wohl zuerst aus der eingeschränkten Selbstversorgung. Es existiert ein Fragebogen (*Abb. 239*), der insgesamt 65 Alltagsfunktionen enthält, von denen einige noch unterteilt sind. Man sieht daraus, daß es mehr oder auch weniger einschneidende Behinderungen gibt. So ist es für den Patienten sicher weniger belastend, wenn er wenigstens aus dem Bett aufstehen und sich an- und auskleiden und waschen kann, aber andererseits nicht in der Lage ist, einen Brief zu schreiben oder eine Armbanduhr aufzuziehen. Für letztgenannte Tätigkeiten gibt es Ersatz, z. B. Telefon, automatische Uhren oder Wanduhren. Weitaus belastender wäre es jedoch, wenn der Patient nicht aus dem Bett aufstehen und sich nicht ankleiden und waschen könnte, dagegen aber zu sonstigen Tätigkeiten noch fähig wäre, die sonst keine so starke Beeinträchtigung der Bedürfnisse bedeuten würden.
Ganz wesentlich für die Selbstversorgung ist außerdem, ob ein Familienangehöriger ganztägig oder teilweise zur Hilfe zur Verfügung steht. Allzu fürsorgliche Familienangehörige können aber, präventiv betrachtet, auch eine große Gefahr für die Erhaltung der Funktion des Patienten darstellen. Das Wort: »Einem Rheumakranken hilft man am meisten, indem man ihm nicht hilft« hat hier wiederum seine Berechtigung. Natürlich gibt es insofern Ausnahmen, als eine Hilfe angezeigt sein kann, wenn sich die Ausführung einer Tätigkeit ungünstig auf die Funktion auswirken könnte. Funktionshilfen, also Hilfsmittel zur Erleichterung bzw. Ermöglichung von Alltagsfunktionen (s. d.) können wesentlich zur Verbesserung der Selbstversorgung beitragen. Auch das Erlernen von

Abb. 239: Fragebogen zur Erfassung der Alltagsfunktionen

FUNKTIONS-FRAGEBOGEN

Datum ____________ Name ____________

Was ist möglich?	Ja	Mit Mühe	Nein	Falls nein, seit wann nicht mehr?
A) Im Bett 1. auf die eine Seite und dann auf die andere Seite drehen?				
2. aufrecht im Bett sitzen?				
3. umdrehen und auf den Bauch legen?				
4. Gegenstände vom Nachttisch holen?				
B) Körperpflege 1. Haare kämmen oder bürsten?				
2. Zähne putzen?				
3. rasieren oder Gesichtspflegemittel anwenden?				
4. Hände und Gesicht waschen?				
5. Arme und Beine waschen?				
6. Duschen?				
7. in der Wanne baden?				
8. selbst nach dem Duschen oder Baden abtrocknen?				
9. Fingernägel schneiden?				
C) Beim Essen 1. Fleisch schneiden?				
2. Brot streichen?				
3. mit Gabel essen?				
4. mit Löffel essen?				
5. aus einem Glas trinken?				
6. aus einer Tasse trinken?				
7. Kaffee oder Tee umrühren?				
8. Tablett mit Geschirr tragen?				

(Antworten: Ja / Mit Mühe / Nein / Falls nein, seit wann nicht mehr?)

Fortsetzung nächste Seite

	Ja	Mit Mühe	Nein	Falls nein, seit wann nicht mehr?
D) Kleidung 1. a Unterwäsche anziehen? b Unterwäsche ausziehen?				
2. a Hemd bzw. Bluse mit Knöpfen oder Reißverschluß anziehen? b Hemd usw. ausziehen?				
3. a Sakko bzw. Jacke anziehen? b Sakko bzw. Jacke ausziehen?				
4. a Hose bzw. Rock anziehen? b Hose bzw. Rock ausziehen?				
5. Schuhe zubinden oder mit Reißverschluß bzw. Schnallen schließen?				
6. Krawatte binden bzw. Hals- oder Kopftuch?				
7. a Strümpfe anziehen? b Strümpfe ausziehen?				
E) Handgeschicklichkeit 1. Namen und Adresse schreiben?				
2. Briefbogen falten, in Umschlag stecken und zukleben?				
3. Briefumschlag öffnen, Bogen herausnehmen?				
4. Telefon-Nummer wählen?				
5. Buchseiten bzw. Zeitung umblättern?				
6. Armbanduhr aufziehen?				
7. Kühlschränke öffnen und schließen?				
8. Türschloß mit Schlüssel öffnen und wieder zuschließen?				
9. Schubladen auf- und zumachen?				
10. Fenster öffnen und schließen?				
11. Türe öffnen und schließen?				
12. Rolladen herunterlassen oder Fensterläden schließen?				
13. Türglocke läuten?				
14. Stecker in Steckdose schieben?				

Fortsetzung nächste Seite

	Ja	Mit Mühe	Nein	Falls nein, seit wann nicht mehr?
15. Lichtschalter betätigen?				
16. Toilettentüre verschließen bzw. öffnen?				
17. Wasserhahn auf- und zudrehen?				
18. Flasche öffnen bzw. schließen?				
19. Sicherheitsnadel öffnen bzw. schließen?				
20. Streichholz anzünden?				
F) Auf und nieder 1. a vom Bett aufstehen? b ins Bett legen?				
2. a vom Stuhl aufstehen? b auf den Stuhl setzen?				
3. a an den Tisch setzen? b vom Tisch aufstehen?				
4. a vom Polstersessel oder Sofa aufstehen? b) auf Polstersessel oder Sofa setzen?				
5. a auf die Toilette setzen? b von der Toilette aufstehen?				
6. a zum Boden bücken? b wieder aufrichten?				
7. a in Kniebeuge gehen? b wieder hochkommen?				
G) Steigen 1. a sanft ansteigenden Weg etwa 10 m hinaufgehen? b denselben Weg hinuntergehen?				
2. a 6 Treppenstufen (dabei eine Hand am Geländer) hinaufsteigen? b 6 Treppenstufen (dabei eine Hand am Geländer) hinuntersteigen?				
3. a 6 Treppenstufen ohne Festhalten am Geländer hinaufsteigen? b dasselbe hinunter?				
4. a einen Treppenabsatz (mit Geländer) hinauf- und hinuntersteigen? b dasselbe ohne Geländer?				
5. a Bordstein (etwa 15 cm Höhe) hinaufsteigen? b Bordstein (etwa 15 cm Höhe) heruntersteigen?				

Fortsetzung nächste Seite

H) Unterwegs auf der Straße	Ja	Mit Mühe	Nein	Falls nein, seit wann nicht mehr?
1. 10 Meter weit gehen?				
2. Straße überqueren, solange Ampel einmal grünes Licht zeigt?				
3. in den Bus oder die Straßenbahn einsteigen?				
4. an einem über dem Kopf hängenden Griff festhalten?				
5. im fahrenden Bus hinsetzen und aufstehen?				
6. im Bus zur anderen Tür durchgehen?				
7. aus dem Bus oder der Tram auf die Straße hinuntersteigen?				
8. wenige Meter zum Auto gehen, Türen öffnen, einsteigen?				
9. etwa 100 Meter mit leichtem Gepäck oder Tasche gehen?				

Hilfs- und Ersatzfunktionen bzw. Umfunktionieren von Bewegungsabläufen vermag die Selbstversorgung zu verbessern. Und schließlich ist die Anpassung der Umgebung in der Wohnung, aber auch am Arbeitsplatz, an die funktionelle Kapazität des Patienten eine zu nützende Möglichkeit der Verbesserung der Situation.

Der Rheumakranke sollte jedoch seine Bedürfnisse, die er an das Leben stellt, nicht auf seine Wohnung beschränken. In fortgeschrittenen Fällen bedarf es der Erschließung weiterer Hilfen, die die Isolation des Patienten von der Umwelt verhindern.

Fahrgelegenheiten

Es gibt vielfältige Notwendigkeiten, den Kranken durch Vermittlung von Fahrgelegenheiten das Leben zu erleichtern. Wenn der Rheumakranke noch arbeitet, aber der Weg zur und von der Arbeitsstelle zu Fuß und mit öffentlichen Verkehrsmitteln nicht möglich ist, kann ihn u. U. nur eine Fahrgelegenheit arbeitsfähig erhalten. Der Patient scheut sich oft, einen evtl. nahewohnenden Betriebsangehörigen zu bitten, bei ihm vorbeizufahren und ihn mitzunehmen. In größeren Betrieben weiß er oft auch nicht, daß jemand in der Nähe wohnt und bei ihm vorbeifahren könnte. Hier sollte man eine Anfrage an die Betriebsleitung richten. Leider werden die Fälle selten sein, in denen der Betrieb selbst ein Fahrzeug zur Verfügung stellt. Man sollte es wenigstens versuchen.

Die Möglichkeit, die Wohnung zu verlassen, um Bekannte zu besuchen, an Veranstaltungen aller Art teilzunehmen oder auch nur, um mal andere Menschen zu sehen, hängt von vielerlei Faktoren ab, so z. B. in welchem Stockwerk die Wohnung liegt und ob ein Aufzug im Haus vorhanden ist, ob öffentliche Verkehrsmittel benutzt werden können oder ob jemand für Autofahrten zur Verfügung steht, und ob die Verhältnisse beim zu Besuchenden oder im Veranstaltungsraum entsprechend sind. Voraussetzung ist natürlich, daß der Patient überhaupt so weit gehfähig ist, daß er die Wohnung verlassen kann. Auch zum Aufsuchen von Ämtern, vor allem um soziale Beratung und Hilfe in Anspruch zu nehmen, ist das Verlassen der Wohnung notwendig, wenn man nicht die betreffenden Personen bitten will, den Kranken in der Wohnung aufzusuchen. Für viele Rheumakranke ist der Besuch kultureller und gesellschaftlicher Veranstaltungen, ja selbst die Krankengymnastik, nur deshalb nicht möglich, weil sie nicht wissen, wie sie dorthin kommen sollen.

Haushilfen

Die von der Krankenkasse und Sozialhilfe gewährten Haushilfen decken die diesbezüglichen Bedürfnisse nicht. Von den Krankenkassen werden die »häusliche Krankenpflege« und die »Haushaltshilfe« gewährt, und zwar die häusliche Krankenpflege dann, wenn diese nicht durch eine im Haushalt lebende Person wahrgenommen werden kann. Die Haushaltshilfe wird gewährt, wenn wegen eines Krankenhaus- oder Kuraufenthaltes auf Kosten der Krankenkasse die Weiterführung des Haushaltes nicht möglich ist, diese nicht durch eine andere im Haushalt lebende Person übernommen werden kann und im Haushalt ein Kind lebt, das das 8. Lebensjahr noch nicht vollendet hat oder selbst behindert ist.

Die Bedürfnisse gehen aber über diese gesetzlich geregelte Hilfe noch weit hinaus, und für viele dringend notwendige Handreichungen und Besorgungen sieht man zunächst keine Möglichkeiten. Unseren Behinderten Haushilfen (zum Einkaufen, Kochen, Aufräumen, Anziehen usw.) zu besorgen, ist erfahrungsgemäß besonders schwierig, weil auf Anhieb niemand zur Verfügung steht, den man hier vermitteln könnte. Mancherorts steht eine Gemeindeschwester zur Verfügung, die aber meist nicht alle erforderlichen Tätigkeiten übernehmen kann. Manche Hilfen kann das Gesundheitsamt wahrnehmen. Manchmal haben Sozialstationen und Wohlfahrtsverbände mobile Helfer.

Allgemeine soziale Hilfen

Der Kranke kann sich im Gestrüpp der Zuständigkeiten meist nicht zurechtfinden. Auch die evtl. angesprochene Krankengymnastin oder Ergotherapeutin kann nicht wissen, wer für die Ausstellung eines Behindertenausweises, steuerliche Vergünstigungen, für Erleichterungen bei der Benutzung der öffentlichen Verkehrsmittel, für Befreiung von Rundfunk-, Fernseh- und Telefongebühren, für Gewährung von Haushilfen, für Wohnungsangelegenheiten, für Gewährung von Renten, berufsfördernden Maßnahmen und Umschulungen usw. zuständig ist. So vorhanden, sollte die örtliche Arbeitsgemeinschaft der Deutschen Rheuma-Liga hier helfen können. Ansonsten haben viele Einrichtungen der Sozialleistungsbehörden (Kranken- und Rentenversicherungen, Arbeitsämter, Gesundheitsämter, kommunale Behörden) einen Sozialberater, der auch die Schaltstelle zu anderen Sozialleistungsträgern und Hilfsorganisationen sein sollte. An einer dieser Institutionen wird man einen Sozialberater finden.

Gesellschaftliche Veranstaltungen von Rheumakranken

Ein wesentlicher Punkt der Betreuung am Wohnort sind Zusammenkünfte und Veranstaltungen der Rheumakranken mit funktionellem und psychologischem Hintergrund, wie sie an manchen Orten, aber leider längst nicht überall, von der Deutschen Rheuma-Liga durchgeführt bzw. organisiert werden. Auch am Wohnort müssen die Patienten psychisch geführt werden, sowohl durch den Arzt, als auch durch die Krankengymnastin und nicht zuletzt durch die genannten Zusammenkünfte, auf denen psychologisch begabte Helfer viel zur psychischen Bewältigung der Erkrankung durch die Patienten beitragen können. Der psychologische Wert solcher Zusammenkünfte, bei denen Erfahrungen der Krankheitsbewältigungen ausgetauscht, geeignete Darbietungen gebracht, Feste gefeiert werden und sogar auch getanzt werden kann, ist nicht zu unterschätzen.

Schulisch-berufliche Betreuung bei Jugendlichen

Da die körperliche Einsatzfähigkeit in handwerklichen Berufen bei jugendlichen Rheumapatienten nicht selten eingeengt ist, sollte eine gute schulische Ausbildung mit der Möglichkeit, auch weiterführende Schulen besuchen zu können, angestrebt werden.
Gemeinsam mit dem betreuenden Team und dem zuständigen Arbeitsamt ist anschließend die berufliche Ausbildung, u. U. über Einrichtungen der Berufsfindung oder Berufsbildungswerke zu wählen. Grundsätzlich sind Berufe zu bevorzugen, bei denen ein Schutz vor Witterungseinflüssen und der je nach Bedarf erforderliche Wechsel zwischen sitzender und stehender Tätigkeit gegeben sind.
Gesetzliche Hilfen sind durch Krankenkassen, Rentenversicherungsträger oder Sozialamt gegeben. Finanzielle Hilfen können über das zuständige Versorgungsamt im Rahmen der Minderung der Erwerbsfähigkeit (MdE) beantragt werden. Im Rahmen der Deutschen Rheuma-Liga hat sich der Bundesarbeitskreis »Eltern rheumakranker Kinder« etabliert. Er ist durch regionale oder örtliche Elternarbeitskreise vertreten und hat beratende Funktion.

Literatur

ALDER, E. M.: Nicht die Krankheit steht im Zentrum – sondern die in ihrer Gesundheit gestörte Person. Tages-Anzeiger Magazin Zürich, 46/1982

ALTENBOCKUM, C. v., THEMESSL, I., SPAMER, M., JAHNEN, E., BALDUS, G.: Die krankengymnastische Behandlung des chronisch rheumakranken Kindes. Krankengymnastik 9, 577 (1985)

ANSELL, Barbara M.: Rheumatic disorders in childhood (postgraduate paediatrics series) Butterworth & Co. (Publishers) Ltd., 1980

ARDEN, G. and ANSELL, B. M.: Surgical Management of Juvenile Chronic Polyarthritis. Academic Press, London, Grune & Stratton, New York, 1978

BARHAM, J. N.: Mechanische Kinesiologie, Thieme Verlag, Stuttgart, 1982

BENJAMIN, A., HELAL, B.: Surgical Repair and Reconstruction in Rheumatoid Disease. Macmillan Press, London–Basingstoke, 1980

BERENDSEN, E. M. J., HEIJNE-VAN DER KLEIJ, M. F.: Aspekte der Rehabilitation bei chronischer Polyarthritis. Eular Bulletin, 3/1983

BRATTSTROEM, M.: Gelenkschutz und Rehabilitation. Gustav Fischer Verlag, Stuttgart, 1984

CLAYTON, M. L., SMYTH, C. J.: Surgery for Rheumatoid Arthritis. Churchill Livingstone, New York–Edinburgh–London–Melbourne–Tokyo, 1992

DAHMEN, D.: Krankheiten und Verletzungen des Bewegungsapparates – Der Problem-Fuß, Ciba Verlag, Wehr, 1987

DANNENBERG, A.: Patient und Therapie. Mobil, 6/1980

DEBRUNNER, H. U.: Biomechanik des Fußes, Enke Verlag, Stuttgart, 1985

FLATT, A. E. (ed.): The Care of the Rheumatoid Hand. 3rd. Edition, Mosby, St. Louis, 1974

FRIEDMAN, R. J. (ed.): Arthroplasty of the Shoulder. Thieme, New York – Stuttgart, 1994

Gesellschaft medizinischer Assistenzberufe für Rheumatologie e. V. (Hrsg.): Funktionelle Therapie bei entzündlich-rheumatischen Erkrankungen im Sinne des Gelenkschutzes: Teil 1: Obere Extremität, Teil 2: Untere Extremität

Gesellschaft medizinischer Assistenzberufe für Rheumatologie e. V.: Rheumatologische Anamnese- und Befunddokumentation für medizinische Assistenzberufe, Eular Verlag, Basel, 1990

GOLDIE, I. F. (ed.): Surgery in Rheumatoid Arthritis. Reconstruction Surgery and Traumatology, Karger, Basel, 1981

GOSSNER, E.: Krankheit und Sport, Thieme Verlag, Stuttgart

GRUBER, A., MATHIES, H., DONHAUSER-GRUBER, M.: Akt. Rheumatologie 10 (1985) 81–86, Georg Thieme Verlag, Stuttgart, New York

GRUEN, H., MEDSGER, T. A., WHITE, J. F.: Gelenkschutztraining im Frühstadium der rheumatoiden Arthritis. Documenta Geigy, 1980

GSCHWEND, N.: Die operative Behandlung der chronischen Polyarthritis. Thieme Verlag, Stuttgart, 1979

HÄMÄLÄINEN, A. M., HAGENA, F.-W., SCHWÄGERL, W., TEIGLAND, J. (ed.): Revisional Surgery in Rheumatoid Arthritis. Rheumatology Vol. 13, Karger, Basel, 1990

HAGENA, F.-W. (ed.): Rheumatoid Arthritis Surgery of the Complex Hand and Foot. Rheumatology Vol. 11, Karger, Basel, 1987

HEFNER, R. u. TRUCKENBRODT, H.: Verlauf und Prognose der Arthritis bei systemischer juveniler chronischer Arthritis. Akt. Rheumatol. 11, 111 (1986)

HERAMB, K.: Der Rheumatologe aus der Sicht des Rheumakranken. Eular Bulletin, 3/1982

HERMANN, B.: »Handtherapie bei chronischer Polyarthritis« in »praxis ergotherapie«, verlag modernes lernen, Dortmund, Heft 1, 1988

IMMINK, J.: Aspekte der Rehabilitation bei chronischer Polyarthritis. Eular Bulletin, 4/1983

Jacobs, J. C.: Paediatric rheumatology for the practioners. Springer Verlag, New York, 1982

JENTSCHURA, G.: Beschäftigungstherapie Bd. 1. Thieme Verlag, Stuttgart, 1979

KAPANDJI, I. A.: Funktionelle Anatomie der Gelenke, Band 1 Obere Extremität, Bücherei des Orthopäden, Band 40, Enke Verlag, Stuttgart, 1984

KAPANDJI, I. A.: Funktionelle Anatomie der Gelenke, Band 2 Untere Extremität, Bücherei des Orthopäden, Band 47, Enke Verlag, Stuttgart, 1985

KAPANDJI, I. A.: Funktionelle Anatomie der Gelenke, Band 3 Rumpf und Wirbelsäule, Bücherei des Orthopäden, Band 48, Enke Verlag, Stuttgart, 1985

KENDALL, F. P.: Muskeln, Funktionen und Test. Gustav Fischer Verlag, Stuttgart–New York, 1985

KLEIN-VOGELBACH, S.: Funktionelle Bewegungslehre. Springer Verlag, Berlin

KÖLLE, G.: Die juvenile rheumatoide Arthritis (juvenile chron. Polyarthritis) und das Still-Syndrom. In: Rheuma Forum 4 (1975)

LETTIN, A. F. W., PETERSON, C. (ed.): Rheumatoid Arthritis Surgery of the Shoulder. Rheumatology Vol. 12, Karger, Basel, 1989

LORENZ, K., OPPERMANN, J.: Die juvenile rheumatoide Arthritis, Enke Verlag, Stuttgart, 1985

LÜCKE, B.: »Handbefundung und Konsequenzen für die Therapie bei entzündlich-rheumatischen Erkrankungen – Teil II« in »praxis ergotherapie«, verlag modernes lernen, Dortmund, Heft 3, 1995

MATHIES, H. (Hrsg.): Handbuch der Inneren Medizin, Rheumatologie B, spezieller Teil I Gelenke. Springer Verlag, Berlin–Heidelberg–New York–Tokio, 1984

MATHIES, H.: Merkmale der wichtigsten rheumatischen Erkrankungen. Compendia rheumatologica, Bd. 1, Eular-Verlag, Basel, 1978

MATHIES, H., WAGENHÄUSER, F. J. u. SIEGMETH, W.: Richtlinien zur Therapie rheumatischer Erkrankungen. Compendia rheumatologica Bd. 5, Eular-Verlag, Basel, 1983

MATHIES, H.: Rheuma – ein Lehrbuch für den Patienten. Gustav Fischer Verlag, Stuttgart–New York, 3. Auflage, 1983

MATHIES, H.: Funktionelle, soziale und psychische Probleme bei der Prävention und Rehabilitation rheumatischer Erkrankungen; Schriftenreihe der Deutschen Rheuma-Liga. Verlag für Medizin Dr. Ewald Fischer, Heidelberg, 1982
MATHIES, H. u. Mitarbeiter: Leitfaden für Diagnose und Therapie rheumatischer Erkrankungen (auf Veranlassung der WHO). Eular Verlag, Basel, 1984
MATHIES, H. u. SCHNEIDER, P.: Rheumatische Krankheiten, Compendium für die Praxis. Deutscher Ärzte-Verlag, Köln, 1984
MATHIES, O., OTTE, P., VILLIAUMEY, J., DIXON, A. St. u. ROTES-QUEROL, J.: Klassifikation der Erkrankungen des Bewegungsapparates. Compendia rheumatologica, Bd. 4, Eular Verlag, Basel, 1980
MOBERG, E.: Orthesen in der Handtherapie. Georg Thieme Verlag, Stuttgart, 1982
PAUWELS, F.: Gesammelte Abhandlungen zur funktionellen Anatomie des Bewegungsapparates. Springer Verlag, Berlin–Heidelberg–New York, 1985
SÄNGER, L., STOEBER, E., KÖLLE, G.: Langzeittherapie mit Indometacin bei der juvenilen rheumatoiden Arthritis und beim Morbus Still. Arzneimittel-Forsch. 17 (1967), 1414
SÄNGER, L.: Medikamentive Langzeitbehandlung der juvenilen chronischen Arthritis. Euromed, Heft 10 (1981)
SCHMIDT-CARLSHAUSEN, U.: Motivierung der Patienten zur Rehabilitation. Schriftenreihe Ergotherapie, verlag modernes Lernen, Dortmund, 1980
SCHMIDT, K. L.: Möglichkeiten einer physikalischen Therapie bei mon- und oligartikulären Erkrankungen in der Praxis. Med. Welt 30, 1667 (1979)
SCHMIDT, K. L.: Rehabilitation der Rheumapatienten. Aufgaben und Möglichkeiten der Kurorte. Münch. Med. Wschr. 125, 108 (1983)
SCHMIDT, K. L., DREXEL, H., JOCHHEIM, K.-A. (Hrsg.): Lehrbuch der Physikalischen Medizin und Rehabilitation. 6. Auflage von Grober, J.: Klinisches Lehrbuch der Physikalischen Therapie. G. Fischer Verlag, Stuttgart, 1994
SCHMIDT, K. L.: 6.1 Rheumatische Erkrankungen, in: Schmidt, K. L., Drexel, H. u. K.-A. Jochheim: Lehrbuch der Physikalischen Medizin und Rehabilitation. Gustav Fischer Verlag, Stuttgart 1995, S. 329–345
SENN, E., WEBER-FALKENSAMMER, H.: Chronische Polyarthritis, Perimed Verlagsgesellschaft mbH, Erlangen
SEYFRIED, A.: Pathophysiologische Grundlagen der Bewegungstherapie chronisch entzündlicher Gelenk- und Wirbelsäulenerkrankungen, Eular Verlag, Basel, 1984
SEYFRIED, A., GRUBER, A.: Pathophysiologische Grundlagen der Bewegungstherapie bei Arthrosen. Der Orthopäde 15, 394 (1986)
SIMMEN, B., HAGENA, F.-W. (ed.): The Wrist in Rheumatoid Arthritis. Rheumatology Vol. 17, Karger, Basel, 1992
SLATOSCH, D.-U.: Ergotherapie bei der chronischen Polyarthritis aus »Rheumatologie-Lehrbuch für Krankengymnastik und Ergotherapie«, Pflaum Verlag, 1988
STÖRIG, E.: Rheuma-Orthopädie, Perimed Fachbuch-Verlagsgesellschaft mbH, Erlangen, 1982
TAUSCH, R., TAUSCH, A.-M.: Wege zu uns. Rowohlt Verlag, Hamburg, 1983

TILLMANN, K.: Der rheumatische Fuß und seine Behandlung. Enke, Stuttgart, 1977
TILLMANN, K.: Die Bewegungsbehandlung nach gebräuchlichen rheuma-orthopädischen Eingriffen aus der Sicht des Operateurs. Krankengymnastik 33, 77 (1981)
TRUCKENBRODT, H.: Die juvenile chronische Arthritis und ihre Subgruppen. Münch. med. Wschr. 126, 1076 (1984)
TRUCKENBRODT, H. u. ALTENBOCKUM, C. V.: Klinische Aspekte zur Rehabilitation von chronisch rheumatischen Erkrankungen im Kindes- und Jugendlichenalter. Sozialpädiatrie 8, 388 (1986)
TRUCKENBRODT, H. u. HEFNER, R.: Wachstumsstörungen bei juveniler chronischer Arthritis. Pädiatrische Praxis 34, 247 (1986/87)
VOSS, H., HERRLINGER, R.: Taschenbuch der Anatomie. G. Fischer Verlag, Stuttgart
WESSINGHAGE, D.: Taschenatlas der Rheumatologie. Thieme Verlag, Stuttgart–New York, 1984
WOLFF, H.-D.: Neurophysiologische Aspekte der manuellen Medizin. Springer-Verlag, Berlin–Heidelberg–New York–Tokio, 1983

Die Abbildungen 4a, 5, 6, 7, 19, 27, 29, 58a, b sind mit freundlicher Genehmigung des EULAR Verlages, Basel, dem Buch »Pathophysiologische Grundlagen der Bewegungstherapie chronisch entzündlicher Gelenk- und Wirbelsäulenerkrankungen« von A. SEYFRIED (1984) entnommen.

Wichtige weiterführende Adressen

Bundesverband für Körper- und Mehrfachbehinderte e. V., Brehmstr. 5–7, 40239 Düsseldorf, Tel. 0211/626651

Deutsche Gesellschaft für Rheumatologie e. V., Schriftführer: Prof. Dr. med. Ekkehard Genth, Rheumaklinik und Rheumaforschungsinstitut Aachen, Burtscheider Markt 24, 52066 Aachen

Deutsche Morbus Crohn/Colitis ulcerosa Vereinigung, Schwabstr. 68, 72074 Tübingen, Tel. 07071/21351

Deutsche Rheumaliga e. V., Rheinallee 69, 53173 Bonn, Tel. 0228/957500, Fax 0228/957 50 20

Deutsche Vereinigung Morbus Bechterew e. V., Metzgergasse 16, 97421 Schweinfurt, Tel. 09721/22033, Fax 09721/22955

Deutscher Psoriasisbund e. V., Oberaltenallee 20a, 22081 Hamburg, Tel. 040/22709 85/86

Gesellschaft medizinischer Assistenzberufe für Rheumatologie e. V., Geschäftsstelle: Renate Mayerhofer, Mitterfeldstr. 26, 80689 München, Tel. 089/588295

Lupus Erythematodes Selbsthilfegemeinschaft e. V., Göllenkamp 3, 44357 Dortmund, Tel. 0231/370286, Fax 0231/370286

Selbsthilfegruppe Sklerodermie in Deutschland e. V., Jagdstr. 1, 90559 Burgthann, Tel. 09188/512, Fax 09188/3867

Sachregister

Im Sachregister ist jedes Stichwort mit der Seitenzahl in Normalschrift angegeben, auf der es erwähnt ist. Wird ein Sachverhalt über zahlreiche Seiten abgehandelt, findet sich ein »ff« hinter der Seitenzahl. Erstreckt sich die Abhandlung lediglich über die unmittelbar folgenden 1–2 Seiten, wird ein »ff« nicht angegeben. Zusammenfassende Übersichtstabellen sind mit der entsprechenden Seitenzahl in Kursivschrift angegeben.